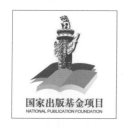
国家出版基金项目
NATIONAL PUBLICATION FOUNDATION

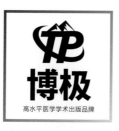
博极
高水平医学学术出版品牌

"十四五"国家重点出版物出版规划项目

COMPLEX DISEASES OF ENDOCRINE SYSTEM

内分泌系统复杂病

主　审　吴松华

主　编　贾伟平

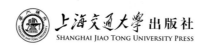
上海交通大学 出版社
SHANGHAI JIAO TONG UNIVERSITY PRESS

内容提要

本书包括 4 章,按照糖尿病分型诊断与特殊类型糖尿病、糖尿病急慢性并发症、复杂内分泌代谢性疾病和复杂代谢性骨病,对内分泌系统临床诊治过程中诊断复杂或治疗复杂的疾病进行了分类。在此基础上,在全国范围内的一流医院中选取了对应的典型病例,并根据病例资料,通过病理学特点及诊治过程的讨论,以及专家的述评,从整合医学的角度,集中呈现了内分泌系统复杂性疾病的临床科研成果及临床思维的形成过程,可供高年资住院医师和主治医生参考。

图书在版编目(CIP)数据

内分泌系统复杂病/贾伟平主编.—上海:上海
交通大学出版社,2023.1
整合医学出版工程. 复杂病系列
ISBN 978 - 7 - 313 - 27892 - 0

Ⅰ.①内⋯ Ⅱ.①贾⋯ Ⅲ.①内分泌病—诊疗 Ⅳ.
①R58

中国国家版本馆 CIP 数据核字(2023)第 037628 号

内分泌系统复杂病

NEIFENMI XITONG FUZABING

主　　编:贾伟平
出版发行:上海交通大学出版社　　　　地　　址:上海市番禺路 951 号
邮政编码:200030　　　　　　　　　　电　　话:021 - 64071208
印　　制:上海万卷印刷股份有限公司　　经　　销:全国新华书店
开　　本:787mm×1092mm　1/16　　　印　　张:21
字　　数:502 千字
版　　次:2023 年 1 月第 1 版　　　　　印　　次:2023 年 1 月第 1 次印刷
书　　号:ISBN 978 - 7 - 313 - 27892 - 0
定　　价:128.00 元

《整合医学出版工程·复杂病系列》
丛书编委会

主　任　陈国强

副 主 任　胡翊群

编　　委（按姓氏笔画排序）

朱　兰　何　奔　狄　文　邹多武

沈　南　张长青　陈云丰　陈生弟

陈国强　邵　莉　周　新　周海燕

郑　青　赵维莅　胡翊群　贾仁兵

贾伟平　倪兆慧　蒋　益　薛　蔚

学术秘书　马　骏

本书编委会

主　审　吴松华

主　编　贾伟平

副主编　包玉倩　章振林

编　委（按姓氏笔画排序）

　　　　于浩泳（上海交通大学医学院附属第六人民医院）

　　　　王晓黎（中国医科大学附属第一医院）

　　　　包玉倩（上海交通大学医学院附属第六人民医院）

　　　　匡洪宇（哈尔滨医科大学附属第一医院）

　　　　刘晓霞（复旦大学附属华山医院）

　　　　李　红（浙江大学医学院附属邵逸夫医院）

　　　　李连喜（上海交通大学医学院附属第六人民医院）

　　　　李益明（复旦大学附属华山医院）

　　　　李　静（中国医科大学附属第一医院）

　　　　汪　纯（上海市骨疾病临床研究中心）

　　　　张　浩（上海市骨疾病临床研究中心）

　　　　岳　华（上海市骨疾病临床研究中心）

　　　　周　健（上海交通大学医学院附属第六人民医院）

　　　　单忠艳（中国医科大学附属第一医院）

　　　　胡　承（上海交通大学医学院附属第六人民医院）

　　　　贾伟平（上海交通大学医学院附属第六人民医院）

　　　　殷　峻（上海交通大学医学院附属第六人民医院）

　　　　章振林（上海市骨疾病临床研究中心）

　　　　韩峻峰（上海交通大学医学院附属第六人民医院）

　　　　潘洁敏（上海交通大学医学院附属第六人民医院）

病例作者（按姓氏笔画排序）

作者	单位
马雪菲	哈尔滨医科大学附属第一医院
王　松	哈尔滨医科大学附属第一医院
王诗韵	上海交通大学医学院附属第六人民医院
王梓媛	上海市骨疾病临床研究中心
邓子玄	上海交通大学医学院附属第六人民医院
卢　琪	上海市骨疾病临床研究中心
卢薇娜	浙江大学医学院附属邵逸夫医院
朱伟芬	浙江大学医学院附属邵逸夫医院
刘风静	上海交通大学医学院附属第六人民医院
刘　丽	上海市骨疾病临床研究中心
刘婷婷	中国医科大学附属第一医院
闫丹丹	上海交通大学医学院附属第六人民医院
孙全娅	复旦大学附属华山医院
李　想	上海市骨疾病临床研究中心
李新宇	哈尔滨医科大学附属第一医院
李嘉姝	中国医科大学附属第一医院
吴　量	上海交通大学医学院附属第六人民医院
沈　赟	上海交通大学医学院附属第六人民医院
张明亮	上海交通大学医学院附属第六人民医院
张　磊	上海交通大学医学院附属第六人民医院
陆静毅	上海交通大学医学院附属第六人民医院
陈立立	复旦大学附属华山医院
陈　思	上海交通大学医学院附属第六人民医院
林小云	上海市骨疾病临床研究中心
单　慈	上海市骨疾病临床研究中心
赵蔚菁	上海交通大学医学院附属第六人民医院
莫一菲	上海交通大学医学院附属第六人民医院
徐　杨	上海市骨疾病临床研究中心

徐　甜　上海市骨疾病临床研究中心

高　非　上海交通大学医学院附属第六人民医院

陶晓卉　上海市骨疾病临床研究中心

梅亚墅　上海市骨疾病临床研究中心

屠印芳　上海交通大学医学院附属第六人民医院

彭丹凤　上海交通大学医学院附属第六人民医院

蔡诗雅　上海市骨疾病临床研究中心

谭启源　上海交通大学医学院附属第六人民医院

总 序

21世纪以来,现代医学获得了极大的发展。人类从来没有像现在这样长寿,也从来没有像现在这样健康,但医学受到的质疑也从来没有像现在这样激烈,史无前例的发展瓶颈期扑面而来。其中,专业过度细化、专科过度细划和医学知识碎片化是现代医学发展和临床实践遇到的难题之一。要解决问题,需要新的思维方式和先进的科学技术。于是,整合医学便应运而生。

何谓整合医学? 它是从人的整体出发,将各医学领域最先进的知识理论和各临床专科最有效的实践经验加以有机整合,并根据生物、心理、社会、环境的现实进行修整与调整,形成的更加符合、更加适合人体健康和疾病诊疗的新的医学体系。整合医学是实现医学模式转变的必由之路,更是全方位、全周期保障人类健康的新思维、新模式和新的医学观,是集认识、方法、发展、创新、融合的系统工程,需要在由院校基础教育、毕业后教育及继续教育构成的进阶式医学教育体系中得以体现和实践。

长期以来,我国的医学教育基本上还是沿袭了20世纪的传统模式。在院校教育这一阶段,学生不得不面对不同课程间机械重复、相关内容条块分割、各课程间衔接不紧密的问题。医学生毕业后在临床工作中也形成了惯性思维,在处理临床病例时,往往以孤立、分割的思维诊治,从而出现了"只见树木,不见森林"的现象。因此,构建以器官系统整合为核心的教学体系,体现国内整合医学领域的最新学术成果,无疑可以让医学生和医生从器官系统的角度学习、梳理并掌握人体知识,使基础和临床结合、内外科诊治统一,更好地服务于患者。这是对医学教学的一大创新,也是临床实践的一大创新,既可以从根本上推动我国医学人才的培养和医疗改革工作的开展,又可以促进我国分级诊疗措施的实施和医学临床科研的发展,助力《"健康中国2030"规划纲要》的实施。

为培养卓越医学创新人才,上海交通大学医学院长期致力于医学教改和医改实践,从20世纪90年代就开始尝试进行医学整合教育的探索。学校成立了医学院整合课程专家指导委员会,在试点了近10年的基础上,在全国率先实现了教学改革的"最后一公里",建立了临床医学专业整合课程体系,在所有医学专业中全面铺开系统整合式教学,打破传统的三段式教学模式,使基础与临床交错融合,加强文理并重的医学通识教育,实现医学教育的三个前移,即接触临床前移、医学问题前移、科研训练前移;三个结合,即人文通识教育与医学教育结合、临床和基础医学教育结合、科研训练和医学实践结合;四个不断线,即基础医学教育不断线、临床医学教育不断线、职业态度与人文教育不断线、科研训练和创新能力培养不断线。并于2008年率先组织编写并出版了国内第一套《器官系统整合教材》,引领了国内高水平医学院校的整合式教学改革。《整合医学出版工程·复杂病系列》,是在前述理论教材基础上的实践升华,是多年来整合医学在临床医学研究与应用方面的成果呈现,也是上海交通大学出版社对重大学术出版项目持续跟进、功到自然成的体现。

生命健康是关乎国计民生的大事,对于百姓来说,常见病、多发病皆能在社区医院或其他基层医院得到处理,真正困扰他们的是诊断难、治疗难的相对复杂的疾病。现阶段我国基层医疗单位处置复杂疾病的能力和设备有限的现状,直接导致了"看病难"等现象的发生。随着人民对健康需求的日益增长,这也成为影响当代中国的一个痛点。而医学科研的目的是为了临床应用,也就是解决临床诊疗中的各种问题。复杂性疾病亦是临床问题的焦点之一,全世界为此投入了巨大的人力和物力,所产生的科研成果也应用在临床具体病例的诊疗过程中。本套图书以上海交通大学医学院的临床专家为基础,邀请了协和、北大、复旦、华西等著名医学院校的一大批专家,主要抓住"复杂病"这一疾病中的主要矛盾,以人体器官系统为纲,选取了全国各大医院的典型病例,由全国著名的专家学者进行点评和解析,将医学相关领域最先进的理论知识和临床各专科最有效的实践经验加以整合,并根据患者个体的特点进行修正和调整,使之形成更加符合人体健康和疾病诊治的全新医学知识体系,是整合医学在临床研究和应用方面的具体探索,不仅可以帮助基层医师、住院医师对复杂病进行识别从而及时转诊,还可以帮助专科医师掌握诊治技能,从而提高诊治效率、服务于更多的患者,对于建立现代医疗体系、促进分级诊疗体系等也具有重大意义。

非常欣慰本套图书体现的改革传承。编者团队的权威、所选案例的典型、专家解析的深刻,给我留下了深刻印象,我相信,这种临床医学的大整合、大融合,必将为推进我国以"住院医师规范化培训""专科医师规范化培训"为核心的医学生毕业后教育的改革和发展做出重大的贡献。

中国工程院院士
上海交通大学副校长
上海交通大学医学院院长

范先群

2022 年 12 月 24 日

前言

《内分泌系统复杂病》由全国多位内分泌代谢性疾病专家共同编写完成。内分泌代谢性疾病在临床上是较为多见的病种，其中糖尿病和骨代谢病在我国呈高发的态势。内分泌代谢性疾病在临床上既可有典型的临床表现，也可起病隐匿不伴明显症状，前者较易识别，后者的诊治过程比较复杂。为了提高初、中级临床医师对于疑难/复杂疾病的诊治水平，本书收集了50例疑难、复杂性内分泌代谢性疾病和代谢性骨病的临床资料，内容包括影像学、病理学特点以及诊治过程等。每个病例的临床资料比较完整，并邀请专家结合病例特点撰写了讨论和述评。相信读者通过学习病例的诊治过程，一定会在疑难/复杂性内分泌代谢性疾病以及代谢性骨病的临床诊治思维方面有所领悟和提高。

在此，我要感谢为本书提供病例的单位和作者，感谢他们为医学教育事业付出的辛勤劳动，感谢专家在百忙中为每个病例撰写讨论和述评。

由于时间较为紧迫，书中难免会有错漏之处，恳请读者提出宝贵意见。

贾伟平

上海交通大学医学院附属第六人民医院

内分泌代谢科

目 录

第一章

糖尿病分型诊断与特殊类型糖尿病

病例1 青少年发病合并酮症，1型糖尿病？

主诉

患者，女性，17岁，口干、多尿，发现血糖升高6年。

病史摘要

现病史：患者于6年前无明显诱因下出现口干、多尿，无明显多饮（具体饮水量不详）、多食易饥、消瘦，于外院查静脉随机血糖33 mmol/L，尿酮（＋＋＋），确诊为糖尿病酮症，住院予静脉小剂量胰岛素补液降糖消酮治疗后酮体转阴，外院住院期间查C肽水平较低（具体值不详），诊断为1型糖尿病，后改为"诺和灵50R"早22 U、晚20 U，餐前30 min皮下注射，监测空腹血糖9 mmol/L左右，餐后血糖16 mmol/L左右，口干、多尿明显缓解。出院后继续上述方案应用至今，血糖控制如前，未再出现糖尿病酮症。今为进一步控制血糖入住我科，入院测末梢随机血糖16.4 mmol/L。

患者发病以来无视物模糊，偶有泡沫尿，无胸闷、心悸，无手脚麻木，无四肢疼痛，无间歇性跛行。既往无酮症或酮症酸中毒史。患病以来否认低血糖发作史，精神尚可，食欲、睡眠可，大便正常，小便如前，近6年体重逐渐增加7 kg。

既往史：有双肾囊肿病史。否认高血压、冠心病病史。否认手术、外伤史，否认输血、献血史。否认药物过敏史，有海鲜过敏史。

个人史：原籍上海，无吸烟、饮酒史，无疫水、疫区接触史。

婚育史：13岁初次月经，周期30天，经期6天。无痛经，经期规则，经量中等，末次月经为2009年6月21日。

家族史：患者祖父、1位伯父、1位姑姑均患糖尿病，否认其他家族遗传病史。

入院查体

T 37℃，P 72次/分，R 18次/分，BP 92/64 mmHg。神清气平，发育正常，体形肥胖，对答切题，查体合作。双侧甲状腺Ⅰ度肿大，无压痛，气管居中。心、肺、腹未见明显异常。双下肢无水肿，四肢肌力、肌张力正常。生理反射正常，病理反射未引出。

专科检查:身高 169 cm,体重 52.5 kg,体重指数(body mass index,BMI)18.4 kg/m²。有胫前斑。双侧针刺痛觉、音叉震动觉、压力觉、温度觉均正常;双侧膝反射正常;双侧踝反射正常;双侧足背动脉搏动减弱。无足部溃疡。

辅助检查

(2009 - 07 - 12)糖化血红蛋白(glycated hemoglobin A1c,HbA1c)14.4%,糖化白蛋白(glycated albumin,GA)38%。

胰岛功能(2009 - 07 - 12):见表 1 - 1。

表 1-1　患者入院后血糖及胰岛功能检测结果

指标	0 min	120 min
血糖(mmol/L)	7.53	6.57
胰岛素(μU/ml)	11.04	52.08
C 肽(ng/ml)	0.53	0.21

糖尿病相关抗体(2009 - 07 - 14):谷氨酸脱羧酶抗体(glutamic acid decarboxylase antibody,GADA)(-),酪氨酸磷酸酶抗体(protein tyrosine phosphatase antibody,IA - 2A)(-)。

尿常规(2009 - 07 - 12):尿糖(+++),尿酮(-),尿蛋白(-)。

生化(2009 - 07 - 12):丙氨酸氨基转移酶(alanine aminotransferase,ALT)12 U/L,天冬氨酸氨基转移酶(aspartate aminotransferase,AST)20 U/L,总胆红素 11.4 μmol/L,总胆固醇(serum total cholesterol,TC)4.75 mmol/L,甘油三酯(triglyceride,TG)1.0 mmol/L,高密度脂蛋白胆固醇(high density lipoprotein cholesterol,HDL - C)0.98 mmol/L,低密度脂蛋白胆固醇(low density lipoprotein cholesterol,LDL - C)3.71 mmol/L,血尿素氮(blood urea nitrogen,BUN)4.5 mmol/L,血清肌酐(serum creatinine,Scr)83 μmol/L,尿酸(uric acid,UA)355 μmol/L,血钾 3.8 mmol/L,血钠 140 mmol/L,血钙 2.39 mmol/L,血磷 1.25 mmol/L,血镁 0.76 mmol/L。

甲状腺功能(2009 - 07 - 12):游离三碘甲状腺原氨酸(free triiodothyronine,FT₃)4.4 pmol/L,游离甲状腺素(free thyroxine,FT₄)16.01 pmol/L,超敏促甲状腺激素(thyroid stimulating hormone,TSH)0.47 IU/L,抗甲状腺球蛋白抗体(anti-thyroglobulin antibodies,TgAb)145.3 kIU/L,甲状腺过氧化物酶抗体(thyroid peroxidase antibody,TPOAb)142 kIU/L。

24 小时尿蛋白(2009 - 07 - 12):24 小时尿蛋白定量 0.03 g/24 h。24 小时尿微量白蛋白 5.61 mg/24 h。

眼底摄片(2009 - 07 - 15):双眼未见渗出、出血。

动脉超声(2009 - 07 - 13):双侧颈动脉、双下肢动脉未见斑块。

甲状腺超声(2009 - 07 - 13):双侧甲状腺回声欠均匀。

妇科超声(2009 - 07 - 13):子宫及双侧卵巢未见异常。

上腹部增强 CT(2009 - 07 - 15):①胰腺异常,仅见胰头钩突部分、胰体、胰尾萎缩;②双肾多发囊肿(最大病灶直径 1.0 cm)。

初步诊断

1 型糖尿病,双肾囊肿,桥本甲状腺炎。

治疗及转归

患者 11 岁起病,体形偏瘦,首诊即合并糖尿病酮症,既往诊断为 1 型糖尿病,一直依赖胰岛素治疗。此次查空腹及餐后 2 小时 C 肽均低于 1 ng/ml,存在胰岛素分泌不足,符合 1 型糖尿病临床特点。但患者 GADA、IA - 2A 均为阴性,家族史提示其祖父、1 位伯父、1 位姑姑均患糖尿病,追问病史,其祖父的 1 位妹妹、2 位弟弟也患有糖尿病,符合常染色体显性遗传规律,此遗传特征恰恰是青少年的成人起病型糖尿病(maturity onset diabetes of the young, MODY)的特点,因此,我们对其家系进行了调查(图 1 - 1),并完善了 MODY 相关基因的检测。结果提示,该患者肝细胞核因子 - 1β(hepatocyte nuclear factor-1beta, $HNF - 1\beta$)基因存在杂合突变($HNF - 1\beta$:c. 494G>A:p. R165H)(图 1 - 2),进一步检测其祖父、1 位伯父、1 位姑姑也存在同一突变。结合既往病例报道[1],确诊该患者为 $HNF - 1\beta$ 基因突变糖尿病(MODY5)。明确诊断后,调整降糖方案为:"诺和灵 50R"早 23 U、晚 17 U,餐前 30 min 皮下注射,监测餐前血糖 5~6 mmol/L,餐后血糖 7~10 mmol/L,后续密切监测肝功能、肾功能、电解质。

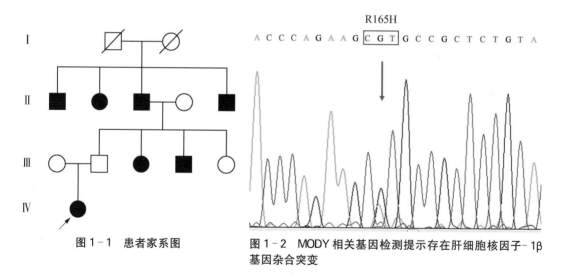

图 1 - 1　患者家系图

图 1 - 2　MODY 相关基因检测提示存在肝细胞核因子 - 1β 基因杂合突变

讨论与分析

MODY[2]是一组临床表现类似 2 型糖尿病但表现为常染色体显性遗传方式的特殊类型糖尿病,由某一特定基因突变致使其产物功能异常,导致胰岛 β 细胞功能缺陷,进而引起血糖升高。目前通用的 MODY 临床诊断常依据三点:①家系内至少三代直系亲属中有糖尿病患者,符合常染色体显性遗传规律;②家系中至少有一位糖尿病患者在 25 岁或 25

岁之前确诊;③糖尿病确诊后至少 2 年内不依赖胰岛素控制血糖。但是,MODY 患者多存在异质性,高血糖出现年龄不一,同一基因突变所致临床表现也不尽相同,因此,通常建议当家系中至少有一个糖尿病患者的诊断年龄在 25 岁之前,家系中两代均有糖尿病患者且不能排除常染色体显性遗传时,即可进行 MODY 基因型检查。该患者 11 岁时以酮症起病,起病后即依赖胰岛素,胰岛功能差,体形偏瘦,曾确诊为 1 型糖尿病。但其糖尿病家族史却符合常染色体显性遗传,且患者合并肾囊肿,此临床表现符合 $HNF-1\beta$ 基因突变糖尿病(MODY5)的临床特征,而后续基因检测结果证实患者确实存在 $HNF-1\beta$ 基因突变,该位点在 2004 年被首次报道[3],因此,该患者 $HNF-1\beta$ 基因突变糖尿病(MODY5)诊断明确。

$HNF-1\beta$ 基因[4]位于 17cen-q21.3,其编码的 HNF-1β 是一种核蛋白,属组织特异性含同源结构域的转录因子,该蛋白质与 HNF-1α 以同源/异源二聚体的形式结合到目的 DNA 上,调控 $HNF-4\alpha$ 的转录,并参与组成 β 细胞转录调控网络,同时 HNF-1β 通过与葡萄糖转运子 2(GLUT2)、胰岛素(INS)、L 型丙酮酸肌酶(PKL)等靶基因的特异序列结合,使胰岛素分泌减少,导致血糖升高,即 MODY5。近期的动物模型[5]显示,$HNF-1\beta$ 突变可导致小鼠慢性胰腺炎伴腺泡细胞丢失,胰岛 α 细胞体积及胰岛 β 细胞体积均明显减小,胰岛素容量明显降低,胰岛内分泌及外分泌功能均受累及。除参与机体葡萄糖稳态调节外,由于 HNF-1β 是一种分布广泛的转录因子,早期表达于肾脏、肝脏和胰腺,在肾脏、胰腺、肝脏和苗勒氏管的胚胎发育中起关键作用,因此,肾囊肿、胆囊及肝内胆管畸形、胰腺发育不良也是 MODY5 患者较为常见的临床表现之一,其中肾脏发育异常是 $HNF-1\beta$ 基因突变携带者最常见的胰腺外临床表现[6],因此,MODY5 患者最易合并先天性肾囊肿,少数患者存在附睾囊肿。HNF-1β 还通过调节 $FXYD2$ 基因($FXYD2$ 编码基底膜外侧钠钾 ATP 酶亚基)而调控远曲肾小管中镁离子的再吸收,因此患者可能出现低镁血症、高尿酸血症和低钾血症[7]。

由于 $HNF-1\beta$ 基因突变与胰岛素分泌、葡萄糖转运均相关,$HNF-1\beta$ 突变所致的 MODY5 患者常同时存在胰岛 β 细胞分泌功能障碍和胰岛素抵抗,此类患者对磺脲类药物反应欠佳,常需早期起始胰岛素治疗控制血糖。既往研究提示[8],该患者所携带突变位点($HNF-1\beta$:c.494G>A:p.R165H)位于 $HNF-1\beta$ 的非典型 POU 特异性结构域,此突变位点的 DNA 结合活性不变,但反式激活能力显著降低,可能影响蛋白间的相互作用。

MODY5 患者的另一特征性病变为肾脏发育异常,也可合并泌尿生殖道畸形、胰腺发育不良、肝功能异常、痛风、高尿酸血症、甲状旁腺功能亢进等,因此,MODY5 患者在治疗时需及时完善生化、泌尿生殖系统及肝胆系统的全面检查。该患者超声检查提示合并双肾囊肿,目前肝肾功能、电解质正常,在后续治疗中需注意监测肾功能、肝功能、电解质、甲状旁腺激素(parathyroid hormone, PTH),及时予对症处理。

● 最终诊断 ▶▶▶

肝细胞核因子-1β 基因突变糖尿病(MODY5),双肾囊肿,桥本甲状腺炎。

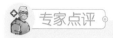 专家点评

　　该患者 11 岁时以酮症起病,胰岛功能差,体形偏瘦,很容易被误诊为 1 型糖尿病,但其家族连续 3 代糖尿病病史符合常染色体显性遗传规律及合并双肾囊肿的临床特点均符合 MODY5 临床表现,基因检测结果也证实患者及其家属均存在 $HNF-1\beta$ 基因杂合突变,对于此类有典型家族史的患者,需注意完善 $HNF-1\beta$ 基因型检测。另外,肾脏发育异常是 $HNF-1\beta$ 基因突变携带者最常见的胰腺外表现,约占 MODY5 先证者的 90%[1],其中,最常见的是肾囊肿。对于不明原因肾囊肿伴糖尿病家族史时,需警惕 $HNF-1\beta$ 基因突变的可能。对于确诊为 $HNF-1\beta$ 基因突变的糖尿病患者,磺脲类疗效不佳,早期即可加用胰岛素。另外,必须完善电解质、肾功能、泌尿生殖系统及肝胆系统的全面检查,筛查 MODY5 相关胰腺外异常,并对患者及其所在家系进行遗传咨询,指导优生优育。

病例提供单位:上海交通大学医学院附属第六人民医院

整理:闫丹丹

述评:胡承

参考文献

[1] EDGHILL EL, BINGHAM C, ELLARD S, et al. Mutations in hepatocyte nuclear factor-1beta and their related phenotypes [J]. J Med Genet, 2006, 43(1): 84-90.

[2] ANIK A, ÇATLI G, ABACI A, et al. Maturity-onset diabetes of the young (MODY): an update [J]. J Pediatr Endocrinol Metab, 2015, 28(3-4): 251-263.

[3] BELLANNÉ-CHANTELOT C, CHAUVEAU D, GAUTIER JF, et al. Clinical spectrum associated with hepatocyte nuclear factor-1beta mutations [J]. Ann Intern Med, 2004, 140(7): 510-517.

[4] EL-KHAIRI R, VALLIER L. The role of hepatocyte nuclear factor 1β in disease and development [J]. Diabetes Obes Metab, 2016, 18 Suppl 1: 23-32.

[5] QUILICHINI E, FABRE M, NORD C, et al. Insights into the etiology and physiopathology of MODY5/HNF1B pancreatic phenotype with a mouse model of the human disease [J]. J Pathol, 2021, 254(1): 31-45.

[6] FAGUER S, DECRAMER S, CHASSAING N, et al. Diagnosis, management, and prognosis of HNF1B nephropathy in adulthood [J]. Kidney Int, 2011, 80(7): 768-776.

[7] VERHAVE JC, BECH AP, WETZELS JF, et al. Hepatocyte nuclear factor 1β-associated kidney disease: more than renal cysts and diabetes [J]. J Am Soc Nephrol, 2016, 27(2): 345-353.

[8] BARBACCI E, CHALKIADAKI A, MASDEU C, et al. HNF1beta/TCF2 mutations impair transactivation potential through altered co-regulator recruitment [J]. Hum Mol Genet, 2004, 13(24): 3139-3149.

病例2 家族聚集性血糖偏高，病因何在？

主诉

女性，30岁，发现血糖升高5年，停经5周余。

病史摘要

现病史：患者于5年前体检测静脉空腹血糖6.8 mmol/L，当时无口干、多饮、多尿、多食症状，体重未见明显下降，未服药，未行饮食及运动治疗，平素自测空腹血糖6～7 mmol/L，餐后2 h血糖7～8 mmol/L。3月前于外院行口服葡萄糖耐量试验（oral glucose tolerance test，OGTT）试验：空腹血糖6.8 mmol/L，0.5 h血糖11.1 mmol/L，1 h血糖13.1 mmol/L，2 h血糖11.7 mmol/L，3 h血糖9.3 mmol/L，空腹胰岛素61.90 pmol/L，30 min胰岛素336.80 pmol/L，1 h胰岛素344.30 pmol/L，2 h胰岛素350.90 pmol/L，3 h胰岛素177.30 pmol/L，开始吡格列酮二甲双胍片（15 mg/500 mg）1片每日2次（bid）口服（po），服药后监测餐后血糖6～8 mmol/L。5周前因停经于外院检查后确诊早期妊娠，就诊于我院门诊，停吡格列酮二甲双胍片，改为"门冬胰岛素30特充"早6 U、晚4 U分别于餐前5 min皮下注射，自测空腹血糖5.3～6.8 mmol/L，餐后2 h血糖5.9～7.8 mmol/L。2天前改为"门冬胰岛素30特充"早6 U、晚6 U，餐前5 min皮下注射。今为进一步调整血糖和检查并发症收住我科。入科测末梢随机血糖7.2 mmol/L。

患者发病以来无视物模糊，无泡沫尿，无胸闷，无心悸，无手脚麻木，无针刺感，无痛温觉异常，无四肢疼痛，无间歇性跛行。既往无酮症或酮症酸中毒史。近5年否认低血糖发作史。患者起病以来，精神尚可，食欲可，睡眠可，二便如常，发病来体重无明显变化。

既往史：无特殊。

个人史：原籍上海，长期居住于本地，无吸烟、饮酒史，无疫水、疫区接触史。

月经史：14岁初次月经，周期29～31天，经期6～8天。无痛经，经期规则，经量中等。末次月经：2021年2月3日。

婚育史：已婚，爱人体健，0-0-1-0，6年前行药物流产1次。目前孕5周3天。

家族史：父亲有高血压、脑梗死病史，母亲、外祖母及1个阿姨均患有糖尿病，阿姨及外祖母已故，母亲目前未服降糖药，家族中否认冠心病史，否认其他家族遗传性疾病史。

入院查体

T 36.5℃，P 86次/分，R 20次/分，BP 112/73 mmHg。神清气平，发育正常，营养良好，体形中等，全身浅表淋巴结无肿大。双侧甲状腺未触及肿大，气管居中。心肺腹未见明显异常。双下肢无水肿，四肢肌力Ⅴ级，肌张力正常。生理反射正常，病理反射未引出。肛门及外生殖器未检。

专科查体：身高160 cm，体重56 kg，BMI 21.88 kg/m²，腰围76 cm，臀围92 cm。无胫前

斑。双侧针刺痛觉、音叉震动觉、压力觉、温度觉均正常；双侧膝反射正常；双侧踝反射正常；双侧足背动脉搏动正常。无足部溃疡。

◆ 辅助检查 ▶▶▶

口服葡萄糖耐量试验(2020 - 12 - 09)：见表 2 - 1。

表 2 - 1　患者口服葡萄糖耐量试验结果(2020 - 12 - 09)

指标	0 min	30 min	60 min	120 min	180 min
血糖(mmol/L)	6.8	11.1	13.1	11.7	9.3
胰岛素(μU/ml)	61.9	336.8	344.3	350.9	177.3

入院后检查：

三大常规(2021 - 03 - 16)

尿常规：尿糖(一)，尿蛋白(一)，酮体(＋＋)。

粪常规：(一)。

血常规：白细胞计数(white blood cell count，WBC) 7.2×10^9/L，红细胞计数(red blood cell count，RBC) 4.3×10^{12}/L，血红蛋白(hemoglobin，Hb) 135 g/L，血小板(platelet count，PLT) 329×10^9/L。

生化(2021 - 03 - 16)：

肝肾功能、电解质均正常，总胆固醇 3.07 mmol/L，甘油三酯 0.38 mmol/L，HDL - C 0.96 mmol/L，LDL - C 1.84 mmol/L。尿酸 238 μmol/L。

甲状腺相关(2021 - 03 - 16)：FT_3 4.44 pmol/L，FT_4 19.90 pmol/L，TSH 0.48 IU/L。TgAb 16.90 kIU/L。TPOAb 9.000 kIU/L。降钙素 0.82 ng/L，甲状腺球蛋白 3.41 μg/L。(2021 - 03 - 16)HbA1c 5.90%，GA 15.4%。

血糖及胰岛功能(2021 - 03 - 16)：见表 2 - 2。

表 2 - 2　患者入院后检测血糖及胰岛功能(2021 - 03 - 16)

指标	0 min	30 min	120 min
血糖(mmol/L)	5.36	8.12	6.6
胰岛素(μU/ml)	2.89	41.51	12.41
C 肽(ng/ml)	0.98	3.58	2.57

糖尿病相关抗体(2021 - 03 - 18)：GADA 0.00 U/ml，IA - 2A 0.00 U/ml。胰岛素抗体阴性。

24 小时尿(2021 - 03 - 18)：尿糖 0.04 mmol，尿蛋白定量 0.04 g，尿酸定量 3 665 mmol；24 小时尿肌酐定量 7 546.8 μmol，尿微量白蛋白 10.7 mg，尿转铁蛋白 2.21 mg，尿 α_1 微球蛋白 5.94 mg。

肿瘤标记物(2021 - 03 - 16)：正常。

内分泌激素(2021 - 03 - 16):β-人绒毛膜促性腺激素(human chorionic gonadotrophin,HCG)(原倍)>1 292.00 IU/L,β-HCG(稀释)5 562.00 IU/L。孕酮 93.62 nmol/L,催乳素(prolactin,PRL)1 447.00 mIU/L,黄体生成素(luteinizing hormone,LH) 0.26 IU/L,雄烯二酮 3.37 ng/ml,孕酮 64.92 nmol/L,睾酮 1.71 nmol/L,雌二醇 3 370.00 pmol/L,卵泡刺激素(follicle-stimulating hormone,FSH) 0.12 IU/L。脱氢表雄酮 298.00 μg/dl,促肾上腺皮质激素(adrenocorticotropic hormone,ACTH)(8am) 27.61 ng/L,皮质醇(8am) 18.48 μg/dl,25 羟维生素 D 28.68 μg/L,骨钙素(osteocalcin,OC) 12.43 ng/ml,PTH 11.50 ng/L。

心电图(2021 - 03 - 16):正常心电图。

产科超声(2021 - 03 - 17):子宫后位,长径 67 mm,厚径 59 mm,宽径 65 mm,肌层回声均匀,宫腔内见一个无回声区,呈"双环征",大小 23 mm×13 mm×10 mm,内探及一个胚芽,长 2 mm,探及原始心管搏动。双侧卵巢形态大小如常,边界清晰,内部回声未见明显异常。结论:①宫内早孕,目前探及一个存活胚胎;②双卵巢未见异常。

腹部超声(2021 - 03 - 17):肝胆胰脾肾未见明显异常。

甲状腺彩超(2021 - 03 - 17):左叶甲状腺内探及低回声区,形态规则,边界尚清,大小 5 mm×3 mm。彩色多普勒血流显像(color-flow Doppler imaging,CDFI)示:内部未见血流信号。右侧甲状腺未见明显肿块。双侧甲状旁腺区域探查:未见明显肿块。结论:左侧甲状腺结节。

泌尿道彩超(2021 - 03 - 17):双肾、双侧输尿管、膀胱均未见明显异常。

初步诊断

2 型糖尿病,早期妊娠,左侧甲状腺结节。

治疗及转归

该患者为青年女性,5 年来多次测静脉空腹血糖 6～7 mmol/L,餐后血糖未测,存在血糖升高但未确诊糖尿病,无糖尿病典型"三多一少"症状,未进行药物或饮食运动治疗,5 年来监测血糖无进一步升高,也无酮症或酮症酸中毒病史,入院前完善 OGTT 提示餐后血糖高于 11.1 mmol/L,确诊为糖尿病,予吡格列酮二甲双胍治疗。入院后查胰岛功能未见胰岛素绝对缺乏,糖尿病相关自身抗体均为阴性,有糖尿病家族史,因此,糖尿病分型诊断倾向于 2 型糖尿病。但患者 25 岁起病,发病年龄较早,体形正常,家族史提示有三代糖尿病家族史(图 2 - 1),符合常染色体显性遗传规律,故需考虑青少年的成人起病型糖尿病(MODY),与患者沟通后完善 MODY 相关分子生物学检测,结果显示,该患者及其母亲均在人葡萄糖激酶(GCK)基因同一位点(GCK:exon4:c.389T>C:p.I130T)上检测出杂合突变(图 2 - 2)。由于患者处于早期妊娠状态,胰岛素治疗情况下血糖仍高于妊娠期血糖控制目标,故调整治疗方案为:门冬胰岛素 30 针早 8 U、晚 8 U,餐前 5 min 皮下注射,患者目前规律监测餐前血糖 5～6 mmol/L,餐后血糖 6～7 mmol/L,无心慌、手抖、多汗等低血糖症状。嘱患者继续胰岛素控制血糖,注意监测血糖,遵妇产科医嘱规律随访,定期行产科超声检查,密切监测胎儿宫内发育情况,并注意监测胎儿出生后血糖水平。

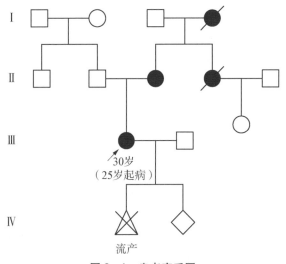

图 2-1　患者家系图

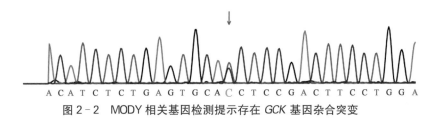

图 2-2　MODY 相关基因检测提示存在 *GCK* 基因杂合突变

讨论与分析

　　该患者青年起病,且家族内有三代直系亲属(患者、患者母亲及患者外祖母)均确诊糖尿病,符合常染色体显性遗传特征,临床需排除 MODY。患者及其母亲临床表现均为血糖轻度升高,仅通过饮食运动治疗血糖即可达标,临床表现十分接近 *GCK* 基因突变所致血糖调节异常。而后续基因检测也提示两人均存在 *GCK* 基因同一位点的杂合突变,临床表现与基因检测结果相符,结合既往文献报道[1],该患者 *GCK* 基因突变所致葡萄糖激酶基因突变糖尿病(MODY2)诊断明确。

　　GCK 基因位于染色体 7p15.3-15.1,其编码的葡萄糖激酶是葡萄糖代谢的第一个限速酶,可在胰腺、肝脏、小肠和中枢神经系统中表达,其中胰腺、肝脏呈高表达。在胰岛 β 细胞内,GCK 是细胞内的葡萄糖浓度感受器,可改变葡萄糖进入糖分解通路的速率来控制葡萄糖的代谢率。在肝脏细胞中,GCK 对糖原生成起重要作用,从而影响餐后血糖。动物研究发现[2],胰岛 β 细胞或肝脏 *GCK* 基因杂合突变的小鼠仅出现胰岛素分泌减少和轻度血糖升高,*GCK* 基因纯合突变小鼠则表现为严重高血糖。GCK/MODY2 主要发病机制为胰岛 β

细胞对葡萄糖敏感性下降、肝脏糖原合成障碍,使得机体葡萄糖稳态调定点升高,杂合基因突变患者多数仅表现为空腹血糖轻度升高(大多在 $5.5 \sim 8.0$ mmol/L)。导致 MODY2 的 *GCK* 基因突变主要包括错义突变、无义突变、移码突变和剪切位点突变,目前已报道的 *GCK* 基因突变有 600 余种[3],其中错义突变占 60% 左右。GCK/MODY2 患病率在不同人群中差异较大[4],在早发糖尿病人群中进行基因检测,白种人中 MODY2 患病率高达 10%~50%,而黄种人中仅占 1%~4%。既往研究发现,在妊娠期糖尿病患者中,结合空腹血糖>5.5 mmol/L、BMI<25 kg/m² 、家族史等临床特征进行 *GCK* 基因筛查,MODY2 基因突变检出敏感性可达 68%,特异性达 99%[5]。而且,由于妊娠糖尿病与 MODY2 在妊娠期间及分娩后的处理截然不同,当妊娠糖尿病患者符合上述特征时,需警惕 MODY2 可能。

GCK 基因检测对糖尿病患者的精准治疗及预后有重要意义。*GCK* 基因纯合突变可导致永久性新生儿糖尿病,需终生依赖胰岛素控制血糖。对于 *GCK* 基因杂合突变的患者,血糖轻度升高且无症状,患者合并其他代谢异常的比例较低,后期糖尿病并发症的风险也很低[6],可通过饮食、运动的方式控制血糖,控制饮食可减少总热量摄入,运动可增加肌肉组织对胰岛素的敏感性,增加肌肉对葡萄糖的利用,达到降糖目的。需要注意的是,MODY2 患者罹患 1 型糖尿病或 2 型糖尿病的概率与一般人群相当,因此,如 MODY2 患者血糖明显升高,糖化血红蛋白大于 7.6%,不能排除其合并其他类型糖尿病的可能[7],需结合患者血糖水平及胰岛功能进行相应治疗。患者母亲为 *GCK* 基因杂合突变,血糖轻度升高,可继续通过饮食运动控制血糖。

携带 *GCK* 基因突变的妇女,其后代为巨大儿及出现不良妊娠结局的风险明显增加[8]。患者本人携带 *GCK* 基因杂合突变,其后代携带该突变的比例为 50%,如果该患者胎儿携带 *GCK* 基因杂合突变,其胰岛对母亲葡萄糖浓度感知能力减弱,胰岛素分泌减少进而导致胚胎发育迟缓、生长受限,极少情况下会出现永久性新生儿糖尿病。如果该患者胎儿无 *GCK* 基因突变,则可能因母体高血糖导致巨大儿。极少情况下,携带 *GCK* 基因纯合突变患儿会出现胚胎生长受限、宫内或新生儿期死亡。因此,孕期治疗取决于患者血糖水平及胎儿宫内生长情况,当血糖失控或存在巨大儿证据时需启动胰岛素治疗,分娩后则多不需要继续应用胰岛素,定期随访即可。虽然胚胎 *GCK* 基因型很大程度上决定了胎儿的宫内生长情况,但考虑孕妇流产风险,目前不建议通过有创操作进行胎儿基因检测,如有其他原因需进行绒毛膜绒毛取样或羊膜腔穿刺,可在操作同时获取胎儿 DNA 进行遗传学检测,明确胚胎 *GCK* 基因型,对孕期治疗也具有重要指导意义[9]。另外,还需对 MODY2 患者所在家族进行遗传咨询,在受累家系中可采用空腹血糖、糖化血红蛋白进行筛查,必要时可完善基因检测明确诊断。

● 最终诊断

葡萄糖激酶基因突变糖尿病(MODY2),早期妊娠,左侧甲状腺结节。

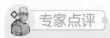 专家点评

MODY 临床表现接近 2 型糖尿病但呈常染色体显性遗传,当患者有明确的早发糖

尿病病史或家族史时,需进行详细的家系调查,排查 MODY。当糖尿病患者高血糖表型不明显,尤其是妊娠糖尿病患者,表现为空腹血糖轻度升高、体形不胖、伴有早发糖尿病家族史时,需高度警惕 GCK 基因突变所致 MODY2 的可能,进一步行基因检测有助于明确糖尿病分型,实现精准治疗。女性 MODY2 患者妊娠不良结局显著增加,胚胎宫内生长发育情况取决于胎儿及其母亲的 GCK 基因型,因此,除对确诊患者进行对症治疗外,还需利用超声密切监测患者胎儿宫内生长情况。目前超声检查胎儿宫内生长情况可被用作胎儿 GCK 状态的替代标志物。虽然不建议将绒毛膜绒毛取样或羊膜腔穿刺进行胎儿基因检测作为 GCK 突变孕妇的常规检查,但在因其他原因进行绒毛膜绒毛取样或羊膜腔穿刺操作时,可同步获取胎儿 DNA 进行遗传学检测,根据胚胎 GCK 基因型,为 MODY2 孕妇提供个性化治疗。

病例提供单位:上海交通大学医学院附属第六人民医院

整理:闫丹丹

述评:胡承

参考文献

[1] THOMSON KL, GLOYN AL, COLCLOUGH K, et al. Identification of 21 novel glucokinase (GCK) mutations in UK and European Caucasians with maturity-onset diabetes of the young (MODY)[J]. Hum Mutat, 2003,22(5):417.

[2] QUILICHINI E, FABRE M, NORD C, et al. Insights into the etiology and physiopathology of MODY5/HNF1B pancreatic phenotype with a mouse model of the human disease [J]. J Pathol, 2021,254(1):31 – 45.

[3] OSBAK KK, COLCLOUGH K, SAINT-MARTIN C, et al. Update on mutations in glucokinase (GCK), which cause maturity-onset diabetes of the young, permanent neonatal diabetes, and hyperinsulinemic hypoglycemia [J]. Hum Mutat, 2009,30(11):1512 – 1526.

[4] CHAKERA AJ, STEELE AM, GLOYN AL, et al. Recognition and management of individuals with hyperglycemia because of a heterozygous glucokinase mutation [J]. Diabetes Care, 2015,38(7):1383 – 1392.

[5] CHAKERA AJ, SPYER G, VINCENT N, et al. The 0.1% of the population with glucokinase monogenic diabetes can be recognized by clinical characteristics in pregnancy: the Atlantic Diabetes in Pregnancy cohort [J]. Diabetes Care, 2014,37(5):1230 – 1236.

[6] STEELE AM, SHIELDS BM, WENSLEY KJ, et al. Prevalence of vascular complications among patients with glucokinase mutations and prolonged, mild hyperglycemia [J]. JAMA, 2014,311(3):279 – 286.

[7] STEELE AM, WENSLEY KJ, ELLARD S, et al. Use of HbA1c in the identification of patients with hyperglycaemia caused by a glucokinase mutation: observational case control studies [J]. PLoS One, 2013,8(6):e65326.

[8] SPYER G, MACLEOD KM, SHEPHERD M, et al. Pregnancy outcome in patients with raised blood glucose due to a heterozygous glucokinase gene mutation [J]. Diabet Med, 2009,26(1):

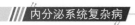
14-18.

[9] CHAKERA AJ, CARLETON VL, ELLARD S, et al. Antenatal diagnosis of fetal genotype determines if maternal hyperglycemia due to a glucokinase mutation requires treatment [J]. Diabetes Care, 2012, 35(9):1832-1834.

病例 3 胰岛功能差、非自身免疫介导,但为何无酮症倾向?

主诉

女性,51岁,口干、多饮、多尿5年,双下肢水肿伴视物模糊半年。

病史摘要

现病史:患者于5年前无明显诱因出现口干、多饮,每日饮水约4 000 ml。同时伴有多尿,每日小便量约2 000 ml,夜尿4~5次,同时伴有多食,夜间饥饿感明显。当时未予重视及治疗。2010年11月因上呼吸道感染、发热于当地医院门诊就诊,当时查随机血糖18 mmol/L,诊断为"糖尿病"。当地医院予以口服降糖药物(具体不详)治疗。此后患者不规律服用降糖药物,自诉空腹血糖波动于8~10 mmol/L。服用药物治疗5个月后,自行停用药物治疗,此后未再监测血糖。但仍有口干、多饮、多尿、多食症状,未予重视。

半年前患者无明显诱因下出现双下肢乏力,伴有双下肢凹陷性水肿,活动后水肿加重。同时出现双眼视物模糊,无飞蚊症,无眼痛、视野缺损、畏光等症状。遂至当地医院就诊,当时查血糖28 mmol/L,当地医院予以口服降糖药物:二甲双胍0.5 g每日2次口服、阿卡波糖50 mg每日3次餐时口服,格列吡嗪10 mg每日2次治疗。患者不规律服用上述药物,仍未监测血糖。1个月前患者自觉双下肢水肿及视物模糊症状较前明显加重,为求进一步诊治收入我科。入院随机血糖测不出,血酮体0.3 mmol/L。

病程中精神可,食欲欠佳,睡眠可,大、小便正常,体重下降5 kg。

既往史:否认肝炎、结核、伤寒、血吸虫传染病史。否认高血压史、冠心病、脑血管疾病、血脂异常史。否认肾脏疾病史。否认甲亢病史。否认皮质醇增多症病史。否认长期服用利尿剂史。否认长期服用糖皮质激素史。

个人史:否认吸烟、饮酒史,否认疫水、疫区接触史。

婚育史:已婚育有1女。配偶及女儿健康状况良好。

家族史:否认糖尿病家族史,既往否认高血压、冠心病、脑血管家族史。

入院查体

T 36.6℃, P 80次/分,R 20次/分,BP 110/75 mmHg。身高159 cm,体重39 kg,BMI 15.43 kg/m²,腰围77 cm,臀围83 cm,腰臀比0.93。神志清晰,呼吸平稳,步入病区,发育正常,营养不良,自主体位。贫血貌,皮肤、黏膜无黄染,无瘀点、瘀斑。全身浅表淋巴结无肿大。头颅正常,巩膜无黄染,无口唇发绀,扁桃体无肿大。颈软,气管居中,甲状腺无肿大,颈静脉无怒张。胸廓无畸形,双肺呼吸音清,未闻及干、湿性啰音,心率 80 次/分,节律齐,各瓣膜区未闻及病理性杂音。腹部膨隆,脐突出,无压痛,无肌卫,无反跳痛,肝、脾肋下未触及。肝区无叩痛,肾区无叩痛,无移动性浊音。四肢活动自如,脊柱正常,生理反射正常,病理反射未引出,双下肢中度凹陷性水肿,双上肢肌力 Ⅴ 级,双下肢肌力 Ⅴ 级。肛门、直肠与外生殖器正常。双侧足背动脉搏动正常。无足部溃疡。

辅助检查

血糖及胰岛功能(2015 - 06 - 15):如表 3 - 1 所示。

表 3 - 1 患者入院后检测血糖及胰岛功能

指标	0 min	30 min	120 min
血糖(mmol/L)	23.81	28.58	35.20
胰岛素(μU/ml)	3.44	15.49	45.27
C 肽(ng/ml)	0.45	0.65	0.92

(2015 - 06 - 12)血糖及胰岛自身抗体:HbA1c 19.9%, GA 81.6%, GADA 0.00 U/ml, IA - 2A 0.00 U/ml。

皮质醇及 ACTH 节律如表 3 - 2 所示。

表 3 - 2 患者入院后查皮质醇及 ACTH 节律

指标	8:00am	4:00pm	0:00am
皮质醇(μg/dl)	24.7	14.91	10.5
ACTH(ng/L)	26.33	28.17	4.76

甲状腺功能:

(2015 - 06 - 12)FT_3 1.84 pmol/L, FT_4 11.39 pmol/L, TSH 1.53 mIU/L。

(2015 - 06 - 15)FT_3 2.13 pmol/L, FT_4 11.9 pmol/L, TSH 1.32 mIU/L, TgAb 和 TPOAb 均阴性。

肝功能:

(2015 - 06 - 12)ALT 178 U/L, AST 119 U/L, γ - 谷氨酰转移酶(gamma glutamyl transferase, GGT)84 U/L, 碱性磷酸酶(alkaline phosphatase, ALP)249 U/L。

(2015 - 06 - 15)ALT 230 U/L, AST 138 U/L, GGT 87 U/L, ALP 282 U/L。

(2015 - 06 - 17)ALT 116 U/L, AST 68 U/L, GGT 73 U/L, ALP 104 U/L。

电解质:

(2015 - 06 - 15)钠 125 mmol/L,钾 4.6 mmol/L,氯 84 mmol/L。

(2015 - 06 - 17)钠 132 mmol/L,钾 3.4 mmol/L,氯 94 mmol/L。

(2015 - 06 - 18)钠 139 mmol/L,钾 4.0 mmol/L,氯 101 mmol/L。

血常规:

（2015 - 06 - 12）WBC 6.4×10^9/L，RBC 5.49×10^{12}/L，PLT 236×10^9/L，Hb 106 g/L。

（2015 - 06 - 15）WBC 3.7×10^9/L，RBC 4.93×10^{12}/L，PLT 209×10^9/L，Hb 94 g/L。

（2015 - 06 - 12）WBC 5.9×10^9/L，RBC 5.11×10^{12}/L，PLT 279×10^9/L，Hb 98 g/L。

尿微量白蛋白：

（2015 - 06 - 12）61.3 mg/24 h。

（2015 - 06 - 17）44.11 mg/24 h。

（2015 - 06 - 18）18.4 mg/24 h。

肿瘤指标（2015 - 06 - 16）：

甲胎蛋白（alpha-fetoprotein，AFP）2.22 ng/ml，癌胚抗原（carcinoembryonic antigen，CEA）23.28 ng/ml，鳞状细胞癌抗原（squamous cell carcinoma antigen，SCC）0.30 μg/L，糖类抗原（carbohydrate antigen，CA）125 10.98 U/ml，CA153 13.37 U/ml，CA199 21.88 U/ml，神经元特异性烯醇化酶（neuron specific enolase，NSE）10.25 μg/L，CA242 6.56 IU/ml，CA50 13.77 IU/ml。

上腹部增强 CT（2015 - 06 - 19）：

①胰腺实质萎缩，胰管明显扩张，胰腺周围多发钙化，慢性胰腺炎？请结合临床。②腹腔积液。③左肾微小结石。④肠腔明显积气（图 3 - 1）。

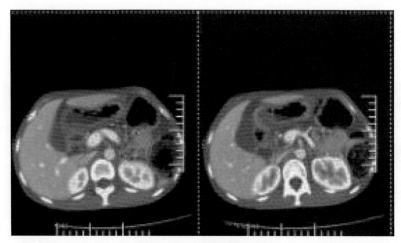

图 3 - 1　上腹部增强 CT

垂体动态增强 MRI（2015 - 06 - 20）：垂体下缘见可疑异常信号影。

B 超：

（2015 - 06 - 19）颈动脉 B 超示右颈动脉内膜中层厚度（intima-media thickness，IMT）0.9 mm，左 IMT 0.9 mm，双侧颈动脉轻度硬化，未见明显斑块形成，颈静脉未见明显异常。

（2015 - 06 - 17）双下肢 B 超示两下肢动脉轻度硬化。

（2015 - 06 - 15）消化系 B 超未见腹水。

（2015 - 06 - 15）残尿 B 超示残余尿 20 ml。

（2015 - 06 - 19）甲状腺 B 超未见明显异常。

肾小球滤过率（2015 - 06 - 19）：血流灌注相示腹主动脉显影后 3 s（帧）内，双肾显影清

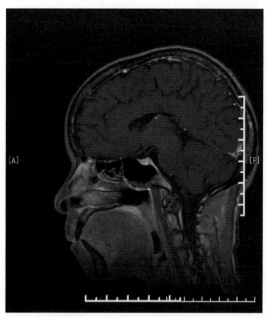

图 3-2 垂体动态增强 MRI

晰。肾图示双侧肾图曲线正常,左肾 GFR 85.9 ml/min,右肾 GFR 60.1 ml/min。

心脏超声(2015-06-19):①左室向心性重构。②三尖瓣反流(轻微-轻度)。③心包腔微量液体。④未见节段性室壁运动异常。

初步诊断

糖尿病(分型待定),肝功能不全,轻度贫血。

治疗及转归

患者入院后予完善相关检查,监测血糖,同时糖尿病饮食控制,健康教育,根据血糖检测结果调整治疗方案,给予患者"诺和灵 R"早 18 U、中 6 U、晚 16 U,餐前 30 min 皮下注射,"诺和灵 N"12 U 睡前皮下注射,患者血糖控制于餐前 7.1～8.0 mmol/L,餐后 9.1～12.6 mmol/L,同时给予补充胰消化酶、硫酸亚铁补铁、补钙、补维生素 D 等对症治疗,患者病情平稳,血糖控制可,予以出院,继续门诊定期随诊。

讨论与分析

本例患者糖尿病病史 5 年,既往口服降糖药物疗效不佳,此次血糖失控入院,入院后完善相关检查,提示患者胰岛功能较差,但胰岛自身抗体阴性,上腹部增强 CT 提示胰腺实质萎缩,胰腺周围多发钙化,高度怀疑为胰腺纤维钙化性糖尿病。目前国际上公认的诊断标准为[1]:①符合世界卫生组织(World Health Organization,WHO)制订的糖尿病的诊断标准。②明显消瘦,BMI$<20\,kg/m^2$。③儿童期多有反复腹痛的病史。④影像学如彩超、CT、X 线或 ERCP 等检查证实有胰管结石、纤维化或胰管扩张。⑤无长期酗酒史、胆石症及其他导致慢性胰腺炎的疾病。⑥多需要长期使用胰岛素治疗。

1. **胰腺纤维钙化性糖尿病的流行病学特征及遗传背景**

胰腺纤维钙化性糖尿病最早是由 Zudemia 在印度尼西亚报道[2]，随后在世界其他热带地区被报道。近期有研究表明，胰腺纤维钙化性糖尿病的发病率从 20 世纪 90 年代的 1.65%，逐渐下降至近 10 年的 0.09%[3]。胰腺纤维钙化性糖尿病的发病机制尚不明确，既往有研究表明营养不良可能是其发病诱因之一，其他致病机制还包括食用木薯以及遗传易感性；另一个有争议的假设是细胞色素 P450 酶类介导的氧化解毒反应增强。几项研究已经证明了胰腺纤维钙化性糖尿病的家族聚集性，表明遗传背景可能也是潜在的致病因素之一。来自印度金奈的一项研究证明了这一点，该研究表明 8% 的胰腺纤维钙化性糖尿病患者具有家族聚集性[4]。基因突变形式的遗传因子已被证明与胰腺纤维钙化性糖尿病相关。胰腺损伤或腺泡细胞损伤的主要机制是胰酶的自消化作用。防止胰蛋白酶原过早活化为胰蛋白酶的基因突变会导致胰腺炎的发生。在慢性胰腺炎中，以下基因的突变非常普遍：丝氨酸蛋白酶抑制剂 1（*SPINK 1*）基因、阳离子胰蛋白酶原（*PRSS 1*）基因和囊性纤维化跨膜电导调节剂（*CFTR*）基因。来自孟加拉国和印度的一项研究表明，*SPINK1* 基因与 N34S 突变高度相关，与慢性胰腺炎相关。低脂摄入和异源生物也与胰腺纤维钙化性糖尿病的病因有关。除此之外，胰腺外分泌功能不全也可导致该病发生，机制包括缺乏胰岛素作用导致腺泡萎缩、自主神经病变导致肠胰反射受损、血管病变引起胰腺纤维化和慢性炎症同时破坏胰腺实质的内分泌和外分泌部分。对胰腺纤维钙化性糖尿病的最新理解表明，它属于"继发性糖尿病"的一种[5]。

2. **胰腺纤维钙化性糖尿病的病理生理基础**

从病理解剖角度来说，胰腺的形态随该病的病程而变化，可见胰腺纤维化和萎缩。腺体的大小与糖尿病的持续时间成反比，在晚期阶段，腺体被脂肪组织取代。可见导管狭窄和扩张，胰管内结石的范围从几毫米到 5 厘米不等。结石的核心基质由脱皮的上皮、黏蛋白、纤维蛋白和蛋白质沉积物组成，碳酸钙沉积在该基质的周围。显微镜下的特征性表现包括主管和胰管的导管周围纤维化，引起其扩张。免疫组织化学显示胰岛的 α 细胞和 β 细胞百分比显著降低。

3. **胰腺纤维钙化性糖尿病的临床表现及转归**

消瘦是该病的典型特征之一，腮腺肿大、腹部膨大和特殊的腹部紫纹如今很少见。其他典型症状包括反复发作的中上腹疼痛，向前弯腰或俯卧时缓解；血糖失控但无酮症倾向，这些临床特征已得到充分证明。胰腺纤维钙化性糖尿病患者的年龄往往较大，呈消瘦体形。然而，他们仍具有较高的糖尿病相关并发症，胰腺癌和外分泌疾病的风险。部分患者可能有脂肪泻，这是由于胰腺外分泌功能不全引起的脂质吸收不良。

胰腺纤维钙化性糖尿病患者的血糖均较难控制，其血糖变异性及药物治疗需求从最初的仅需要口服降糖药物到后来依赖胰岛素治疗以及外分泌胰酶。然而，尽管血浆葡萄糖水平高，胰腺纤维钙化性糖尿病患者的独特特征是无酮症倾向，这是由于仍有部分胰岛 β 细胞残存，同时 α 细胞的破坏导致胰高血糖素（一种主要的生酮激素）的分泌减少，非酯化脂肪酸的减少等。

胰腺纤维钙化性糖尿病患者中也可能存在胰岛素抵抗，但机制尚不清楚。导致胰岛素抵抗的可能原因包括肝胰岛素受体（insulin receptor，IR）的胞吞作用的改变，以及在肝质膜水平上葡萄糖转运蛋白 GLUT-2 内在化的缺陷，其他因素包括肝 IR 数量减少或生物利用度改变。

研究发现,以腹痛,胰腺结石和糖尿病等典型三联征为主要表现的病例仅占 10%～15%,其余病例的临床表现均不尽相同[6]。新诊断的年轻糖尿病患者中,体形消瘦的男性无酮症倾向,1 型糖尿病自身免疫标志物阴性,影像学显示胰管扩张伴钙化,应首先考虑诊断胰腺纤维钙化性糖尿病。本例患者虽不符合年轻男性这些特点,但患者入院时血糖测不出,血酮仅为 0.3 mmol/L, GADA 及 IA - 2A 均阴性,上腹部增强 CT 提示胰管明显扩张,胰腺周围多发钙化,故诊断为胰腺纤维钙化性糖尿病。

胰腺纤维钙化性糖尿病的并发症归因于长期的高血糖状态。不断变化的临床特征使患者易于发生糖尿病的微血管并发症和大血管并发症,但是在胰腺纤维钙化性糖尿病患者中,大血管并发症并不常见。在这些患者中常发生糖尿病性视网膜病变、糖尿病性肾病、周围神经病变以及自主神经病变。

胰腺纤维钙化性糖尿病最为致命的并发症是胰腺癌。实际上,一些前瞻性和回顾性研究已将胰腺纤维钙化性糖尿病描述为癌前病变状态。胰腺癌的表现为厌食、体重减轻和黄疸。由于发生胰腺癌的风险增加了超过 100 倍,因此必须通过定期 CA199 测定以及腹部超声或 CT 扫描等影像学手段对这些患者进行监测,以早期诊断胰腺癌[7-8]。由吸收不良和脂溶性维生素(如维生素 A、D、E 和 K)缺乏导致的并发症比较常见。维生素 D 缺乏可导致胰性骨营养不良症。胰腺纤维钙化性糖尿病患者最常见的死因是胰腺癌和糖尿病肾病。

4. 胰腺纤维钙化性糖尿病的治疗

治疗上,生活方式干预仍然是基础,可同时配合口服药物或胰岛素治疗。建议该病患者饮食均衡健康,摄入富含蛋白质的食物,辅以蔬菜、全麦谷物、水果和坚果以及不饱和脂肪。但是,在胰腺外分泌功能不全出现后,最好限制脂肪的摄入。患者可因脂溶性维生素吸收而受到影响,导致脂肪泻,因此应食用富含维生素和矿物质的食物,并酌情补充维生素 B_{12} 和维生素 D。同时建议每周进行 5～6 次、每次 30 min 的快步走等体育锻炼,当然也鼓励进行力量训练等无氧运动。

可以在早期使用口服抗糖尿病药物进行血糖控制,但在后期这些患者最终仍然需要胰岛素治疗。当使用胰岛素促分泌剂如磺脲类药物时,以小剂量的短效磺酰脲类如瑞格列奈为首选,因为胰高血糖素缺乏会引起严重的低血糖症。双胍类药物如二甲双胍能够有效地改善患者的胰岛素抵抗程度,也有助于预防癌症。但是,一些消化道不良反应诸如体重下降和胃肠道不适(如腹胀、腹泻)可能会限制其使用,尤其在患者存在明显吸收不良的情况下。在没有吸收不良综合征的情况下,α 葡萄糖苷酶抑制剂(如伏格列波糖)可用于单纯餐后高血糖。但是,它们可能会引起肠胃胀气,增加患者的不适感。此类患者在使用胰高血糖素样肽 1(glucagon-like peptide 1, GLP1)受体激动剂(GLP1 - RA)和二肽基肽酶 4(dipeptidyl peptidase 4, DPP4)抑制剂上存在相对禁忌,因为肠促胰素类药物可能会导致胰腺炎发病的风险显著增加。关于在胰腺纤维钙化性糖尿病患者中使用噻唑烷二酮和钠葡萄糖共转运蛋白 2(sodium-glucose cotransporter 2, SGLT2)抑制剂(SGLT2i)的文献及依据尚不充分。

胰腺纤维钙化性糖尿病常表现为脆性糖尿病且血糖难以控制,往往需要每日多次注射胰岛素。当空腹血糖高时,短效胰岛素类似物与基础胰岛素联用是更好控制血糖的治疗方案。我们需要加强对此病患者微血管和大血管并发症的筛查,并进行相应治疗。尽管有视网膜病变、肾病和神经病变,尤其是周围和自主神经病变(心脏自主神经病变),这样的微血管并发症很普遍,但在积极干预治疗下,患者的预期寿命仍能够得到显著延长。在胰腺纤维钙化性糖尿病患者中,较少出现大血管并发症,其原因可能是患者起病年龄小,多为消瘦体形和体内胆固醇水平尤其是低密度脂蛋白胆固醇较低等。在此病患者中使用肾素-血管紧张素-醛固酮系统阻滞剂以及 SGLT2i 是否可以改善其心肾结局尚不明确,需进一步研究[9]。

关于胰腺外分泌功能不足的治疗,应对此病患者适当补充胰酶,能够显著改善患者的营养状况。主要的补充形式为胰腺脂肪酶,起始剂量为每餐 500~1 000 U 脂肪酶/千克体重,每餐最高 2 500 U 脂肪酶/千克体重。

关于胰腺钙化的治疗,胰腺纤维钙化性糖尿病患者常有腹部疼痛症状,根据疼痛严重程度,可以使用非麻醉类或麻醉类镇痛药以及抗痉挛药来治疗疼痛,建议采用手术来治疗顽固性疼痛。Puestow-Gillesby 纵向胰空肠吻合术为首选手术。其他手术治疗方法包括体外冲击波碎石术伴结石溶解和内镜下取石,但疗效不明确。一些研究表明,胰酶提取物及口服抗氧化剂可适当减轻疼痛。经手术疗法疼痛明显缓解的患者,其血葡萄糖水平也会得到一定程度的改善[10]。

本例患者诊断明确,治疗上给予患者每日多次皮下胰岛素注射,同时积极补充胰消化酶、硫酸亚铁补铁、补钙、补维生素 D 等,患者预后良好,目前尚未出现严重糖尿病并发症,血糖控制较为平稳。

最终诊断

胰腺纤维钙化性糖尿病,肝功能不全,轻度贫血。

 专家点评

　　本例中年女性患者,因血糖失控入院,但无酮症倾向,体形明显消瘦,胰岛功能差,胰岛自身抗体阴性,影像学提示胰管明显扩张,胰腺周围多发钙化,胰腺纤维钙化性糖尿病诊断明确。治疗上以每日多次胰岛素皮下注射为主,辅以胰酶、维生素及微量元素补充等对症治疗,患者血糖控制平稳后出院,长期门诊随访治疗。结合本例患者的诊断和治疗经验,我们发现糖尿病的分型诊断尤为重要,有利于指导后续治疗方案的制订。对于胰腺纤维钙化性糖尿病,相关支持治疗包括胰酶、维生素及微量元素补充等也非常重要。

病例提供单位:上海交通大学医学院附属第六人民医院

整理:沈赟

述评:周健

参考文献

[1] EWALD N, HARDT PD. Diagnosis and treatment of diabetes mellitus in chronic pancreatitis [J]. World J Gastroenterol, 2013,19(42):7276 - 7281.

［2］ZUIDEMA PJ. Cirrhosis and disseminated calcification of the pancreas in patients with malnutrition［J］. Trop Geogr Med，1959，11(1)：70－74.

［3］HART PA，BELLIN MD，ANDERSEN DK，et al. Type 3c (pancreatogenic) diabetes mellitus secondary to chronic pancreatitis and pancreatic cancer［J］. Lancet Gastroenterol Hepatol，2016，1(3)：226－237.

［4］JYOTSNA VP，SINGH SK，GOPAL D，et al. Clinical and biochemical profiles of young diabetics in Noth-eastern India［J］. J Assoc Physician India，2002，50：1130－1134.

［5］GULLO L. Alcohol and chronic pancreatitis：leading or secondary etiopathogenic role［J］. J Pancreas，2005，6(1 Suppl)：68－72.

［6］MOHAN V，PREMALATHA G，PITCHUMONI CS. Tropical chronic pancreatitis：an update［J］. J Clin Gastroenterol，2003，36(4)：337－346.

［7］GEEVARGHESE PJ. Pancreatic Diabetes［M］. Bombay：Popular Prakashan，1968：110－115.

［8］UNNIKRISHNAN R，MOHAN V. Fibrocalculous pancreatic diabetes (FCPD)［J］. Acta Diabetol，2015，52(1)：1－9.

［9］UNNIKRISHNAN AG，BHATIA E，BHATIA V，et al. Type 1 diabetes versus type 2 diabetes with onset in persons younger than 20 years of age［J］. Ann N Y Acad Sci，2008，1150：239－244.

［10］AUGUSTINE P. Discussion on epidemiology and clinical features of tropical calcific pancreatitis［M］//Kumar N，Acharya SK. Tropical calcific pancreatitis. Trivandrum：Roussel Scientific Institute，1997：41－44.

病例4　糖尿病患者出现与年龄不符的严重心功能不全？

主诉

女性，39岁，反复口干、多饮、多尿12年，双下肢水肿1年余。

病史摘要

现病史：患者于2003年无明显诱因下出现多尿、口干、多饮、多食，查空腹血糖＞7 mmol/L，诊断为"糖尿病"。一直服用格列齐特、二甲双胍治疗，未规律监测血糖。2011年因血糖控制欠佳改用"门冬30"胰岛素早餐前18 U，晚餐前16 U皮下注射治疗，空腹血糖波动于10～12 mmol/L。2013年起患者听力逐渐减退，并出现四肢水肿，伴干咳，低于日常体力活动即引起胸闷、气喘症状，有夜间阵发性呼吸困难。2014年患者因胸闷、气喘伴双下肢水肿于当地医院住院3次，2014年12月住院期间查白蛋白28 g/L，尿蛋白（＋＋＋）。心超：左心扩大，室壁增厚；二、三尖瓣及主动脉瓣少量反流；肺动脉高压；左心室收缩及舒张功能降低（左心室射血分数44%）；心包积液。胸部CT平扫：心影增大，两侧胸腔积液。予降糖、利尿、补充白蛋白等治疗，患者症状无明显改善，现为进一步诊治收入院。患者有视物模糊1年余，无泡沫尿，无四肢麻木，无四肢疼痛，无间歇性跛行，无皮肤瘙痒。既往无酮症或酮症酸中毒史。

病程中精神可,食欲欠佳,睡眠可,大、小便正常,体重下降 3 kg。

既往史:2014 年于当地医院住院期间查出乙肝"大三阳";否认结核、伤寒、血吸虫传染病史。否认高血压、冠心病、脑血管疾病、血脂异常史。否认肾脏疾病史。否认甲亢病史。否认皮质醇增多症病史。否认长期服用利尿剂史。否认长期服用糖皮质激素史。否认急、慢性胰腺炎病史。

个人史:否认吸烟、饮酒史,否认疫水、疫区接触史。

婚育史:已婚,1-0-0-1,1994 年顺产 1 女婴。配偶及女儿健康状况良好。

家族史:患者有糖尿病家族史(母亲、哥哥),既往否认高血压、冠心病、脑血管疾病。

入院查体

T 36.5℃,P 76 次/分,R 20 次/分,BP 120/80 mmHg。听力减退,问多答少。颈静脉充盈,双侧甲状腺无肿大。两侧中下肺叩诊浊音,两侧中下肺呼吸音消失,双肺未闻及干、湿啰音。心前区无异常隆起,心尖搏动位于左第 5 肋间锁骨中线外 0.5 cm,心尖搏动范围 2～2.5 cm。心前区无震颤,无抬举感。叩诊心浊音界扩大。心率 76 次/分,心律齐,各瓣膜区未闻及病理性杂音。无腹壁静脉曲张,肠鸣音 3 次/分。腹软,无腹部压痛、反跳痛,肝、脾肋下未及。移动性浊音(+),肝、肾区叩击痛(-)。双下肢水肿,膝盖以下凹陷性水肿,腰骶部凹陷性水肿。四肢肌力 V 级,四肢肌张力正常。

辅助检查

血常规(2015-01-14):WBC $6.9×10^9$/L,RBC $3.86×10^{12}$/L,Hb 107 g/L,血细胞比容 33.3%,PLT $213×10^9$/L,中性粒细胞(neutrophil, N)百分比(N%) 68.9%。

尿常规及尿蛋白定量:

(2015-01-14)尿白细胞 7 个/μl,尿红细胞 22 个/μl,尿糖(阴性),尿蛋白(+),酮体(阴性)。

(2015-01-15)24 小时尿蛋白定量 0.86 g,24 h 尿微量白蛋白 566.1 mg。

(2015-01-16)24 小时尿蛋白定量 1.92 g,24 h 尿微量白蛋白 1 635 mg。

(2015-01-17)24 小时尿蛋白定量 2.60 g,24 h 尿微量白蛋白 2 355.0 mg。

血气分析(2015-01-14):pH 7.37,动脉血氧分压(PaO_2)84.4 mmHg,动脉血二氧化碳分压($PaCO_2$)41.8 mmHg,全血碱剩余(BE-B)-1.0 mmol/L,血氧饱和度(SaO_2)96.0%。

生化(2015-01-14):总蛋白 54 g/L,白蛋白 30 g/L,ALT 44 U/L,AST 60 U/L,总胆红素 8.3 μmol/L,直接胆红素 2.9 μmol/L,血清钾 4.1 mmol/L,血清钠 142 mmol/L,血清氯 105 mmol/L,钙 2.58 mmol/L,镁 0.72 mmol/L,磷 1.08 mmol/L。

甲状腺功能(2015-01-15):FT_3 3.91 pmol/L,FT_4 12.59 pmol/L,TSH 4.24 IU/L,TgAb 10.00 kIU/L。TPOAb 7.56 kIU/L。

贫血三项检查(2015-01-16):叶酸 6.33 μg/L,维生素 B_{12} 809.00 ng/L,铁蛋白 11.20 μg/L,血清铁 5.10 μmol/L;总铁结合力 64.90 μmol/L。

肿瘤指标(2015-01-16):CA199 63.40 kU/L

心肌酶谱:B 型钠尿肽(B-type natriuretic peptide, BNP)前体(proBNP)4 665.00 ng/L,

肌酸激酶(creatine kinase，CK)206 U/L,肌酸激酶同工酶(CK-MB)25.0 U/L,乳酸脱氢酶(lactate dehydrogenase，LDH)282 U/L,α-羟丁酸脱氢酶246 U/L。

血糖及糖尿病分型抗体(2015-01-16)：HbA1c 9.8%，GA 14.3%，GADA(-)，IA-2A(-)。

胰岛功能(2015-01-16)：如表4-1所示。

表4-1　患者入院后查胰岛功能结果

指标	0 min	30 min	120 min
C肽(ng/ml)	0.93	0.52	0.8

精氨酸试验(2015-01-18)：如表4-2所示。

表4-2　患者入院后查精氨酸试验结果

指标	0 min	2 min	4 min	6 min	C肽/胰岛素指数
C肽(ng/ml)	1.29	1.41	1.37	1.34	0.08
胰岛素(mIU/L)	4.43	5.35	4.81	4.49	0.45

心电图(2015-01-14)：ST段水平压低(Ⅰ，Ⅱ，aVF，V5，V6)，T波倒置(V4～V6)。

B超检查：

(2015-01-15)消化系超声示肝胆胰脾未见明显异常，未见腹水。

(2015-01-15)泌尿系超声示：①双肾未见明显异常；②双侧输尿管未见扩张；③膀胱未见明显异常。

眼底摄片(2015-01-17)：双眼后极部见片状出血，双眼非增殖性糖尿病视网膜病变。

心脏超声(2015-01-18)：①左心房扩大(前后径48 mm)；②左心室肥大[左心室重量指数(left ventricular mass index，LVMI)174 g/m²]；③二尖瓣反流(轻度)；④三尖瓣反流(轻度)；⑤肺动脉高压(轻度-中度)；⑥主肺动脉扩张；⑦左室收缩功能减退[左心室射血分数(left ventricular ejection fractions，LVEF)33%]；⑧心包积液(少量)。

心肌灌注显像(2015-01-18)：静息状态下左心室心肌下后壁仅在短轴断面显像放射性分布稀疏，考虑下后壁血流灌注降低可能。

心脏增强MRI(2015-01-20)：

①左室心尖及侧壁心内膜下心肌缺血及水肿，心脏收缩功能轻度降低，LVEF 40%，请结合临床；②心包少量积液可能(图4-1)。

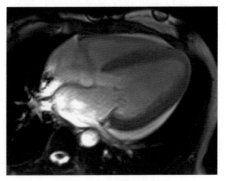

图4-1　心脏增强MRI

胸部CT平扫(2015-01-16)：

①两肺符合轻度间质性肺水肿表现，请随访；②右肺中叶及左肺下叶纤维灶；③心脏增大，心包积液；④双侧胸腔积液，右肺下叶节段性膨胀不全(图4-2、图4-3)。

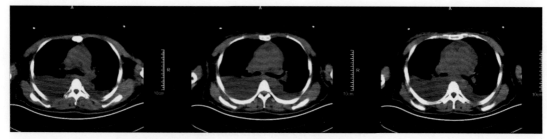

图 4 - 2　胸部 CT 平扫(纵隔窗)

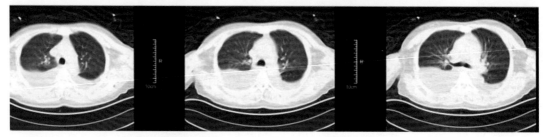

图 4 - 3　胸部 CT 平扫(肺窗)

电测听、声阻抗、耳声发射检查(2015 - 01 - 19):双耳神经性耳聋。

初步诊断

糖尿病(分型待定),心功能不全,心功能Ⅲ级,肺水肿。

治疗及转归

患者入院后给予糖尿病饮食控制,监测血糖,入院前 4 天予以胰岛素泵控制血糖,后改为预混人胰岛素 70/30 早餐前 17 U、晚餐前 8 U 皮下注射,血糖控制于餐前 6～8 mmol/L,餐后 8～10 mmol/L;予抗血小板(阿司匹林)、利尿(呋塞米＋螺内酯)、改善周围循环(贝前列腺素钠)、调脂(阿托伐他汀)、保肝(多烯磷脂酰胆碱)、保肾(肾炎康复片)、降低尿蛋白(氯沙坦钾)、减轻心脏负荷(美托洛尔)、改善能量代谢(辅酶 Q10、曲美他嗪)等治疗。治疗同时积极进行糖尿病分型鉴别诊断,根据本例患者的特点,同时存在糖尿病、母系遗传、神经性耳聋,需高度怀疑线粒体基因突变糖尿病,因此,我们取患者外周血检测线粒体基因 A3243G 位点突变为阳性,同时对其家族内部分成员(母亲、妹妹及侄女)进行线粒体基因突变筛查,其母亲外周血未见线粒体基因 A3243G 点突变,但其尿沉渣细胞检测线粒体基因 A3243G 点突变阳性,而其妹妹及侄女检测结果为阴性(图 4 - 4)。该患者经治疗后血糖控制平稳,症状明显好转后出院,定期门诊随访就诊。

讨论与分析

本例患者的特点包括青年女性、糖尿病、胰岛功能差、大量蛋白尿、多浆膜腔积液、神经性耳聋以及病因不明的心功能不全,后续线粒体基因突变位点的检测也证实了患者为线粒体基因突变糖尿病。线粒体基因突变糖尿病是线粒体 DNA 突变导致的单基因疾病,是一种胰岛 β 细胞功能突变的特殊类型糖尿病。临床上常表现为非肥胖的糖尿病患者,起病较早,自身胰岛功能较差,胰岛自身抗体往往为阴性。线粒体基因突变糖尿病的特点是母系遗传,常伴神经性耳聋、中枢神经系统病变、骨骼肌病变及视网膜色素变性等。线粒体基因突变疾病的致病效应,往往取决于基因突变发生的部位以及基因突变的性质,除此之外,还受以下两个因素的影响[1]:①细胞线粒体的杂胞质性;②组织对能量代谢的依赖程度。心脏作为机体能量需求较大的器官,在线粒体基因突变疾病中常常受累。

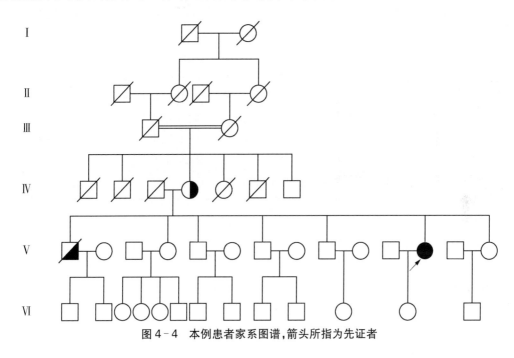

图 4-4　本例患者家系图谱,箭头所指为先证者

线粒体 DNA 突变所致其数目、结构和功能的异常会导致心肌能量代谢异常,临床表现为母系遗传的心肌病,称为线粒体心肌病。线粒体心肌病临床表现复杂多样,心脏受损的表现可大体上分为心肌重塑异常和传导系统异常。其中心肌病变可以表现为:①肥厚型心肌病。研究表明,38%～56%的线粒体 A3243G 突变者存在左心室肥厚[2],并且发现骨骼肌内突变比例与左心室重量指数有明显相关性,突变负荷高者可能有更高的发病风险。此类心肌病发病机制尚未完全明确,目前认为能量代谢异常在心肌细胞肥大、衰竭的发生发展中起到了关键作用,线粒体基因结构异常是导致能量代谢障碍重要的分子生物学基础。线粒体DNA 突变多发生在 tRNA 基因位点上,tRNA 基因的突变将影响 tRNA 的结构和功能,导致相关蛋白质的合成受到影响,缺陷的肌肉持续而无效的收缩可能会增加心肌对 ATP 的代谢需求。在能量供应本就不足的情况下,心肌组织会发生退行性改变或代偿性肥厚增生等病理变化,从而导致心肌肥厚,引发心功能不全。左心室肥厚表现的线粒体心肌病发展至终末期常常表现为进行性收缩功能障碍、心室扩张乃至心力衰竭。②扩张型心肌病。临床上较肥厚型重塑少见,多为左心室肥厚的终末期表现[3]。线粒体为心肌活动提供能量,线粒体 tRNA 突变使得其氧化磷酸化系统障碍,而心肌活动高度依赖氧化磷酸化系统提供的能量,故易引发心脏收缩功能障碍。当突变的线粒体 tRNA 达到一定比例,ATP 的生成低于细胞代谢所需的最低阈值时,即导致心肌扩张乃至心功能不全的发生。③缩窄性心肌病。临床罕见,多继发于持续性的心肌扩张和收缩功能障碍。

除了心肌病变,线粒体心肌病同时可表现为传导系统异常:①传导阻滞和缓慢性心律失常。传导阻滞为线粒体 A3243G 突变心肌病的一种常见临床表现,研究表明有 5%～10%的线粒体 A3243G 突变者存在房室或室间传导阻滞,其机制尚未明确,可能与不同心肌细胞间突变比例和对突变的敏感性差异有关。②心室预激和快速性心律失常。线粒体基因突变者常见室性和室上性心动过速,尤其在儿童和已经发生心肌病变的患者中,有学者指出在此类患者中常出现 QT 间期的延长,其风险和发生率还需要进一步的研究[4]。另有研究发现,3%～27%的线粒体 A3243G 突变者存在心室预激,也可能与心肌病变有关。

回顾一下本例患者的诊断思路,患者以胸闷、气喘等心力衰竭症状为突出表现就诊,实验室检查提示严重的心功能不全,影像学检查显示患者存在心包积液、心脏收缩功能降低、大量胸腔积液。完善病史发现患者糖尿病起病早,胰岛 β 细胞分泌功能差,且胰岛自身抗体检测阴性,有母亲、哥哥患糖尿病家族史,同时伴神经性耳聋,根据以上特征高度怀疑患者为线粒体基因突变糖尿病、心肌病。取患者血标本查线粒体 A3243G 点突变为阳性,同时查得其母亲线粒体 A3243G 点突变也为阳性,支持上述诊断。综上,本例患者诊断为线粒体 tRNA$^{Leu(UUR)}$ A3243G 突变糖尿病、线粒体心肌病。

对疑似者首先应做 tRNA$^{Leu(UUR)}$ A3243G 突变检测[5],如为阴性结果,尤其是有上述多种情况者,尚应做其他线粒体 DNA 突变检查。另外,患者母亲的外周血 WBC 线粒体 A3243G 点突变检测阴性,而在其尿沉渣细胞中检出 A3243G 突变阳性,为本病例的另一重要特征。临床基因突变检出样本多采用周围血 WBC,但是线粒体 A3243G 突变在周围血 WBC 的杂胞质程度仅为 1%～40%[6],远低于骨骼肌(70%～90%)、口腔颊黏膜细胞(40%～50%)及尿沉渣细胞[7-8],因此,临床上高度怀疑为本病,但周围血 WBC 突变检出阴性者应进行其他样本的检查,如口腔黏膜及尿沉渣细胞,甚至通过肌肉活检。目前临床上多采用限制性片段长度多态性聚合酶链反应(PCR/RFLP)技术或 DNA 测序以确认突变。此法仅适用于杂胞质性 5%～10%的样本。实时 PCR、变性高效液相(DHPLC)、焦磷酸测序技术在样本杂胞质性 1%～5%时仍可检出突变,其中磷酸测序相比于其他技术有更高的准确性和精确度,可在样本杂胞质性大于 2%时检测到突变,是良好的检测手段[9]。同时对于此类患者应及时警惕线粒体心肌病的发生,在明确诊断的同时评估心肌重塑或纤维化状况,并定期筛查其进展情况,有利于降低本病致死率。临床医师需要注意线粒体心肌病与肥厚型心肌病以及以肥厚型心肌病为主要临床表现的单基因疾病如 Anderson-Fabry 综合征、糖原累积病等疾病鉴别,线粒体心肌病极少发生左室流出道梗阻,但比肥厚型心肌病更易发展至心室扩张、心力衰竭等终末期表现。虽然检测突变基因是本病的金标准,但在一些少见线粒体 DNA 突变的患者中,心肌活检也是一项十分重要的检查。组织学检查发现常见非特异性弥漫性细胞肥大肿胀、心肌细胞空泡变性等,少见肥厚型心肌病常见的间质纤维化改变、肌纤维混乱等典型改变。骨骼肌活检具有相近的诊断价值而且风险较小,在没有出现肌病表现的患者中同样有效。同时行心肌增强 MRI 及超声心动图可获取心肌病变的组织特征,亦可为鉴别线粒体心肌病与肥厚型心肌病提供线索[10]。

线粒体突变所致糖尿病应尽早使用胰岛素治疗,且不宜严格限制饮食,以免造成营养不良及加重病情;肌肉细胞 ATP 合成减少,葡萄糖氧化不足,容易发生乳酸堆积,有更高的乳酸性酸中毒的发生风险,故不宜剧烈运动,可在一段时期内口服磺脲类降糖药,并且要避免应用双胍类药物。如前所述,目前对于线粒体心肌病无特效治疗方法,主要包括针对心肌病的一般治疗和针对合并症的对症治疗。对于左心室肥厚和收缩障碍,与肥厚型心肌病类似,非二氢吡啶类钙通道阻滞剂和β受体阻滞剂具有较好的疗效。一些代谢调节药物,如供给和运输电子的辅酶(辅酶 Q10 等)以及抗氧化的维生素可以改善能量代谢。尽管仍有争议,但有学者建议在符合指征的患者体内早期安装植入式除颤器和起搏器。

最终诊断

线粒体 tRNA$^{Leu(UUR)}$ A3243G 突变糖尿病,线粒体心肌病,心功能不全,心功能Ⅲ级。

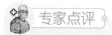

专家点评

　　本例患者为青年女性,糖尿病病史 12 年,起病较早,糖尿病呈典型母系遗传家族史,伴神经性耳聋,血标本线粒体 A3243G 点突变为阳性,故线粒体基因突变糖尿病诊断明确。该疾病常累及多系统,患者此次以胸闷、气喘、双下肢水肿等心功能不全症状为突出表现来诊,影像学证据提示患者心脏血流灌注低,心功能储备差,结合患者病史综合考虑为线粒体心肌病所致心功能不全,临床医师需要及时警惕线粒体心肌病并注意与其他类型心肌病相鉴别。目前该病尚无特效治疗方法,治疗上多以对症治疗为主,能够有效地缓解患者症状。

病例提供单位:上海交通大学医学院附属第六人民医院

整理:沈赟

述评:周健

参考文献

[1] MEYERS DE, BASHA HI, KOENIG MK. Mitochondrial cardiomyopathy: pathophysiology, diagnosis, and management [J]. Tex Heart Inst J, 2013,40(4):385 - 394.

[2] LIMONGELLI G, TOME-ESTEBAN M, DEJTHEVAPORN C, et al. Prevalence and natural history of heart disease in adults with primary mitochondrial respiratory chain disease [J]. Eur J Heart Fail, 2010,12(2):114 - 121.

[3] STALDER N, YAROL N, TOZZI P, et al. Mitochondrial A3243G mutation with manifestation of acute dilated cardiomyopathy [J]. Circ Heart Fail, 2012,5(1):e1 - e3.

[4] KARANIKIS P, KORANTZOPOULOS P, KOUNTOURIS E, et al. Kearns-Sayre syndrome associated with trifascicular block and QT prolongation [J]. Int J Cardiol, 2005,101(1): 147 - 150.

[5] 项坤三. 特殊类型糖尿病[M]. 上海:上海科学技术出版社,2011:270 - 271.

[6] MURPHY R, TURNBULL DM, WALKER M, et al. Clinical features, diagnosis, and management of maternally inherited diabetes and deafness (MIDD) associated with the 3243A>G mitochondrial point mutation [J]. Diabetic Med, 2008,25(4):383 - 399.

[7] 尹士男,潘长玉. 中国 40 岁以下发病的糖尿病患者线粒体 tRNALeu(UUR) A3243G 突变的研究 [J]. 中华内分泌代谢杂志,2002,18(1):29 - 32.

[8] FINSTERER J. Genetic, pathogenetic, and phenotypic implications of the mitochondrial A3243G

tRNA Leu(UUR) mutation [J]. Acta Neurol Scand, 2007,116(1):1 - 14.

[9] YAN JB, ZHANG R, XIONG C, et al. Pyrosequencing is an accurate and reliable method for the analysis of heteroplasmy of the A3243G mutation in patients with mitochondrial diabetes [J]. J Mol Diagn, 2014,16(4):431 - 439.

[10] LEE KH, PARK HS, PARK CH, et al. Extracellular volume imaging and quantitative T2 mapping for the diagnosis of mitochondrial cardiomyopathy [J]. Circulation, 2014, 130 (20): 1832 - 1824.

病例5 既像 1 型又像 2 型的糖尿病,1 型糖尿病合并酮症?

主诉

男性,30 岁,间断口干、多饮、多尿 1 年,血糖控制不佳 2 个月。

病史摘要

现病史:患者于 1 年前无明显诱因下出现口干、多饮、多尿症状,具体饮水量及尿量情况不详,当时无多食表现,体重未见明显下降,2019 年 4 月就诊于外院门诊,完善相关检查:空腹血糖 13.2 mmol/L,餐后 2 小时血糖 14.3 mmol/L,糖化血红蛋白 10.1%,胰岛素 0 min 7.25 μU/ml,胰岛素 120 min 6.85 μU/ml,C 肽 0 min 1.99 ng/ml,C 肽 120 min 1.99 ng/ml;GADA 75(参考值 0.51~30),IA - 2A 阴性,尿酮(—)。门诊诊断"1 型糖尿病",建议口服药物降糖[吡格列酮二甲双胍 515 mg bid po,阿卡波糖 100 mg 每日 3 次(tid) po,西格列汀 100 mg 每日 1 次(qd)po],患者未服用上述药物,自行购买曲格列汀 100 mg 每周 1 次(qw)po 治疗,用药后上述症状有所缓解,监测空腹血糖波动于 6~7 mmol/L,餐后 2 小时血糖 8~12 mmol/L。2019 年 5 月就诊于我科门诊完善检查:GADA 221.20 U/ml,IA - 2A 324.00 U/ml,建议患者胰岛素治疗,患者拒绝,继续口服曲格列汀治疗。近 2 个月患者血糖较前明显升高,监测空腹血糖波动于 11~13 mmol/L,餐后 2 小时血糖 13~15 mmol/L。现患者为调整血糖和检查并发症收住我科。入科测末梢随机血糖 19.1 mmol/L,血酮 1.1 mmol/L。尿常规提示尿糖(＋＋＋＋),尿蛋白(—),酮体(＋＋)。

患者发病以来无视物模糊,无泡沫尿,无胸闷,无心悸,无四肢麻木,无四肢疼痛,无间歇性跛行。近期否认低血糖发作史。患者起病以来,精神尚可,食欲可,大便如常,小便如常,近期体重未见明显下降。

既往史:否认高血压史、血脂异常史、冠心病史、脑血管疾病及甲亢病史,否认长期服用糖皮质激素史,否认急、慢性胰腺炎病史;否认肝炎、结核、伤寒、血吸虫等传染病史;否认药物、食物过敏史;否认输血及手术、外伤史;预防接种史按规定完成。

个人史:原籍河南。有吸烟史 10 年,20 支/日。饮酒史 5 年,每日饮 4 两白酒。

婚育史:未婚未育。

家族史:家族中仅姨妈有糖尿病家族史,否认冠心病、高血压及其他家族遗传病病史。

入院查体

T 36.3℃，P 110 次/分，R 20 次/分，BP 130/70 mmHg。身高 184 cm，体重 77 kg，BMI 22.74 kg/m²，腰围 88 cm，臀围 96 cm。神清，发育正常，营养良好，体形正常，皮肤、黏膜未见黄染及瘀点、瘀斑，浅表淋巴结未及肿大。颈软，气管居中，胸骨无压痛，双肺呼吸音清，未及干、湿啰音，心率 110 次/分，律齐，未及病理性杂音。腹平软，无压痛，肝、脾肋下未及。双下肢无水肿。神经系统检查正常。糖尿病专科体查：无胫前斑。针刺觉：左侧正常，右侧正常。音叉震动觉：左侧正常，右侧正常。触痛温度：左侧正常，右侧正常。膝反射：左侧正常，右侧正常。踝反射：左侧正常，右侧正常；双侧足背动脉搏动正常。无足部溃疡。

辅助检查

尿常规（2020 - 03 - 30）：尿糖（＋＋＋＋），尿蛋白（一），酮体（＋＋）。

血气（2020 - 03 - 30）：pH 7.44，全血碱剩余 2.2 mmol/L。

生化（2020 - 03 - 30）：肌酐 65 μmol/L，尿酸 412 μmol/L，ALT 25 U/L，AST 23 U/L，GGT 22 U/L，总胆红素 8 μmol/L。总蛋白 76 g/L，总胆固醇 5.42 mmol/L，甘油三酯 2.43 mmol/L，HDL - C 1.00 mmol/L，LDL - C 3.43 mmol/L。

血糖及胰岛功能相关（2020 - 03 - 30）：HbA1c 10.70%，GA 27.8%。血糖 0 min 7.77 mmol/L，血糖 30 min 11.18 mmol/L，血糖 120 min 12.58 mmol/L。C 肽 0 min 0.64 ng/ml，C 肽 30 min 0.88 ng/ml，C 肽 120 min 1.19 ng/ml。

糖尿病分型诊断相关（2020 - 03 - 30）：GADA 141.80 U/ml，IA - 2A 179.50 U/ml。胰岛素抗体阴性。

糖尿病并发症（2020 - 03 - 30）：尿微量白蛋白 10.5 mg/L；颈部及下肢血管超声未见明显异常，神经肌电图正常，眼底检查未见明显糖尿病视网膜病变。

初步诊断

1 型糖尿病合并酮症。

治疗及转归

患者入院后予以完善胰岛功能等相关检查：患者入院时血糖 19.1 mmol/L，尿常规酮体（＋＋）。入院后予以胰岛素泵强化治疗，基础率总量：21.3 U/d，三餐前大剂量早 10 U、中 8 U、晚 8 U，共计 47.3 U/d，使用胰岛素泵后患者血糖显著改善，空腹血糖 8～9 mmol/L，餐后血糖 9～15 mmol/L。停用胰岛素泵后建议患者胰岛素治疗，患者拒绝，要求使用度拉糖肽，故调整降糖治疗方案为：度拉糖肽 1.5 mg 皮下注射 qw，阿卡波糖 50 mg tid po，二甲双胍 0.5 g tid po。后出院，门诊随访。

讨论与分析

糖尿病（diabetes mellitus，DM）是一组以慢性高血糖为主要特征的代谢性疾病，由于胰岛素缺乏和（或）胰岛素作用障碍，导致糖脂代谢紊乱，长期可并发眼、肾、神经、心血管等多脏器损害。1980 年 WHO 糖尿病专家委员会首次提出将糖尿病分类为"原发性糖尿病、继发性糖尿病、糖耐量受损、妊娠期糖尿病",之后基于多年的研究进展,1999 年 WHO 正式公布了糖尿病病因学分型并沿用至今(表 5-1)。

表 5-1 糖尿病分型标准(WHO, 1999)

1 型糖尿病(自身免疫介导的胰岛 β 细胞破坏)
2 型糖尿病(以胰岛素抵抗为主的胰岛素相对缺乏)
其他特殊类型糖尿病
　　β 细胞功能遗传性缺陷
　　胰岛素作用缺陷
　　胰腺外分泌疾病
　　内分泌疾病所致
　　药物或化学药品所致
妊娠期糖尿病

随着世界经济的发展和人民生活水平的提高,糖尿病已经成为一种常见病,并且全世界糖尿病的发病率逐年攀升。其中 2 型糖尿病(type 2 diabetes mellitus,T2DM)主要发病人群为中老年,主要病理生理机制是肥胖及超重导致的胰岛素抵抗。而 1 型糖尿病(type 1 diabetes mellitus,T1DM)的病因与发病机制主要是以易感人群为背景的胰岛 β 细胞自身免疫性破坏,导致胰岛素分泌绝对缺乏,患者需要终身依赖胰岛素进行治疗。目前认为,T1DM 是一种主要由 T 淋巴细胞介导的,以免疫性胰岛炎和胰岛 β 细胞损伤为特征的自身免疫性疾病,具体发病原因可能和病毒感染及理化损害相关。经典的 1 型糖尿病往往在青年甚至幼年起病,胰岛功能极差,有显著的酮症倾向,可能发生糖尿病酮症酸中毒,血清中自身免疫胰岛炎相关抗体如 GADA、IA-2A 以及其他抗胰岛素抗体如胰岛素自身抗体(insulin autoantibody,IAA)、锌转运体 8 抗体(zinc transporter 8 antibody,ZnT8-Ab)阳性。然而临床上可见部分糖尿病患者既有 T2DM 的特征又可检测出 T1DM 的特异性抗体,称为 1.5 型 DM,这一部分患者即为成人隐匿性自身免疫糖尿病(latent autoimmune diabetes in adults,LADA)。1993 年,澳大利亚学者对一些非胰岛素依赖性糖尿病患者检测 GADA,发现有较高的阳性率,并提出"LADA"的概念[1]。1997 年 WHO 对 DM 分型提出新建议,将 LADA 归属于 T1DM 的亚型(自身免疫性缓慢进展型)。

大部分流行病学调查认为 LADA 发病率占全部糖尿病的 2%～12%[2]。遗传学研究表明 LADA 患者可同时存在 T1DM 和 T2DM 的某些易感基因,在中国人群中,*HLA-DQ* 易感基因型频率呈现由经典 1 型糖尿病、LADA 向 T2DM 的递减趋势[3]。

目前认为 LADA 和经典 1 型糖尿病的病理生理机制基本一致,是在遗传易感的基础上由环境因素触发的胰岛 β 细胞自身免疫性破坏所致。LADA 的发病过程在临床上分为非胰岛素依赖期和胰岛素依赖期,病程中胰岛 β 细胞功能进行性损伤,胰岛素分泌进行性减少,随着病程延长,患者口服降糖药逐步失效,需用胰岛素治疗。

LADA 患者在基本临床特征中和 T2DM 十分相近,难以区分,往往中年起病,起病时胰岛功能尚佳,短期之内不需要胰岛素治疗,后期胰岛功能逐渐衰退,需要胰岛素进行治疗。胰岛 β 细胞自身抗体阳性对识别 T2DM 中的 LADA 患者将起决定作用。在 T2DM 患者中,如检测出 GADA、IA-2A 等胰岛相关自身抗体,则要考虑 LADA 的诊断,其中抗体检出阳性率依次为 GADA>抗胰岛细胞抗体(islet cell antibody,ICA)>IAA,其中 LADA 患者 GADA 的检出率大约为 90%[4]，并且和 C 肽下降速度、胰岛素依赖程度成正比。LADA 患者一般胰岛功能介于 T1DM 与 T2DM 之间，且胰岛功能(C 肽水平)衰减比 T2DM 显著增快。对于糖尿病并发症而言，LADA 的急性并发症如酮症、酮症酸中毒(DKA)或高血糖高渗状态的比例并不常见，一般高于 2 型糖尿病而低于 1 型糖尿病，这与 LADA 胰岛素缺乏程度有关。对于慢性并发症而言：一般 LADA 微血管病变比 T2DM 少，然而后期由于血糖控制不佳，发病率会增加[5]。LADA 大血管病变患病率与 2 型糖尿病类似，高于经典的 1 型糖尿病，这与 1 型糖尿病发病年龄小相关[6]。

目前 LADA 的诊断标准没有统一定论，然而 LADA 的诊断要点是得到公认的，在于早期的非胰岛素依赖性以及胰岛自身抗体的检测阳性。根据国际糖尿病免疫学学会(IDS)标准，LADA 诊断标准为：①30 岁之后起病；②至少一种胰岛自身抗体阳性(GADA、ICA、IAA、ZnT8 - Ab)；③确诊为糖尿病后至少 6 个月内不需要胰岛素治疗。然而 LADA 的年龄划分仍然值得探讨，根据目前成人年龄的划分，以及对于 18 岁以上人群的 LADA 筛查，也有很多学者把 LADA 的年龄区间定义为 18 岁之后起病。LADA 的诊断主要需要与晚发 1 型糖尿病(late-onset type 1 diabetes mellitus)及晚期 T2DM 相鉴别：晚发 T1DM 患者发病年龄较大，易于发生酮症酸中毒，较早需要依赖胰岛素治疗，胰岛自身抗体为阳性。晚期 T2DM 患者其胰岛功能较差，逐渐需要使用胰岛素治疗，该类患者的自身抗体多为阴性。

LADA 在非胰岛素依赖期治疗的目的在于减少胰岛自身免疫损害，尽可能保留残存 β 细胞功能，延缓胰岛素依赖阶段的出现和减少酮症酸中毒的发生。目前对于 LADA 的治疗没有统一方案，尤其是 LADA 患者早期是否需要使用胰岛素治疗以改善糖代谢、保护残存胰岛功能意见不一。胰岛素本身除了降糖作用之外，还有免疫抑制作用，可以有效促进炎性辅助 T 淋巴细胞(T helper 1 cells)向抑炎的辅助 T 淋巴细胞(T helper 2 cells)转换，因此胰岛素治疗对于自身免疫介导的 LADA 患者是有益的。磺脲类则是降糖药物中首先不推荐适用于 LADA 患者的。由于促泌剂在促进胰岛素分泌的同时可能会增加胰岛自身抗原暴露，从而恶化 LADA 患者的自身免疫胰岛炎，对其病情产生不利影响。很多研究均表明，使用磺脲类药物的 LADA 患者 C 肽水平较使用胰岛素的 LADA 患者下降迅速，因此不建议 LADA 患者使用磺脲类药物。DPP4 酶抑制剂由于具有免疫调节作用，并且可以保护胰岛 β 细胞活性和功能，可以用于 LADA 患者[7]。GLP1 受体激动剂在 LADA 患者中使用并不多见，但由于 GLP1 受体激动剂可以有效改善 LADA 患者糖化血红蛋白水平，此外还可以有效保护患者胰岛功能，因此合并体重超重的 LADA 患者是可以使用的[8]。由于 GLP1 受体激动剂胃肠道反应较为明显，恶心、呕吐、进食困难也可能增加酮症的发生概率，因此胃肠道反应过大的 LADA 患者也应该慎用。SGLT2 抑制剂是除磺脲类药物之外需要慎用或限制使用的药物。SGLT2 抑制剂通过抑制肾小管葡萄糖重吸收，降糖效果显著，但 SGLT2 抑制剂的使用可以明显增加患者酮症风险。因此对于胰岛功能较差，相较于 T2DM 更容易发生酮症的 LADA 患者需要谨慎使用该类药物。最新 LADA 管理国际共识[9]认为需要对 T2DM 人群进行 GADA 抗体筛查，明确 LADA 诊断后进行胰岛功能及动脉粥样硬化性心血管疾病(atherosclerotic cardiovascular disease，ASCVD)/慢性肾脏病(chronic kidney disease，CKD)合并症评估，如患者 C 肽水平<0.3 nmol/L 时，则建议采用多种胰岛素治疗方案，参照相关 T1DM 指南治疗；C 肽水平>0.7 nmol/L 时，可按照 T2DM 管理指南进行治疗；当患者 C 肽水平在 0.3～0.7 nmol/L 时，建议采用改良的美国糖尿病学会(American

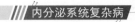

Diabetes Association，ADA)/欧洲糖尿病研究学会(European Association for the Study of Diabetes，EASD)T2DM 管理指南,避免使用损害胰岛 β 细胞功能的药物。表 5-2 中列举了几种常见的降糖药物,包括口服药及注射制剂在 LADA 中应用的优缺点。

表 5-2　常用降糖药物在 LADA 治疗中的优缺点[10]

治疗方法	优点	缺点
胰岛素	已证实有效性及安全性,可能可以抑制胰岛自身免疫反应	增加低血糖风险和体重
二甲双胍	经验有限	
噻唑烷二酮	对血糖调节作用有限	体重增加,对消瘦的人作用有限
磺脲类	价格低廉	增加低血糖风险,在 LADA 患者中使用可能增加胰岛自身免疫破坏
DPP4 抑制剂	调节免疫,有保护 β 细胞活性和功能的潜能	有保护 β 细胞潜能,可用于胰岛素抵抗的人
GLP1 受体激动剂	有效改善糖化血红蛋白,改善胰岛功能	胃肠道反应
SGLT2 抑制剂	经验有限	增加 DKA 风险

　　就本例患者而言,发病年龄正好为 29 岁,起病时无酮症,胰岛功能尚存,1 年内未使用胰岛素治疗未发生 DKA,胰岛自身抗体阳性,因此本例患者仍应考虑为 LADA。本例患者起病时于外院查 C 肽 0 min 1.99 ng/ml，C 肽 120 min 1.99 ng/ml，1 年后本次住院查 C 肽 0 min 0.64 ng/ml，C 肽 30 min 0.88 ng/ml，C 肽 120 min 1.19 ng/ml。可以看出患者胰岛功能不佳,且 1 年内基础 C 肽水平有明显衰退。本例患者本次入院时有糖尿病酮症发生,与近期血糖控制不佳相关,但未发生糖尿病酮症酸中毒,入院期间经检查未发现糖尿病慢性(神经、血管、肾脏、视网膜)并发症。本例患者在发病后 1 年内坚持使用 DPP4 抑制剂周制剂曲格列汀,无酮症酸中毒发生,因胰岛功能逐渐下降,血糖逐渐失控。住院后通过使用胰岛素泵,患者血糖得到很好的控制。患者胰岛功能较差,最佳治疗方案应该是在胰岛素治疗基础上联合使用口服降糖药治疗,但患者出院后拒绝医生建议的胰岛素＋口服降糖药治疗方案,坚持使用并不适合的 GLP1 受体激动剂度拉糖肽治疗。患者出院后未来我院随访,故后续血糖控制情况不详。

最终诊断

　　成人隐匿性自身免疫糖尿病(LADA)。

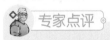 专家点评

　　LADA 是一类比较特殊的 1 型糖尿病,成人发病,起病缓慢,发病时胰岛功能尚存,短期内不需要胰岛素治疗,但又具备胰岛自身免疫的依据。LADA 兼具 1 型糖尿病和 2 型糖尿病的临床特点,其代谢特征、胰岛功能、急慢性并发症概率,甚至其综合治疗方

案均介于经典 1 型和 2 型糖尿病之间。临床诊断 LADA 并非易事,对于本例患者而言,其诊断的模糊点在于起病年龄小于 30 岁,病程中(如本次入院时)还发生了酮症。然而结合其病情发展、胰岛功能,患者诊断为 LADA 还是比较明确的。对于 LADA 的规范治疗目前没有定论,关键是保护残存的胰岛功能,胰岛素治疗是基础,根据患者特点,可以联合部分口服降糖药或 GLP1 受体激动剂,但应避免使用磺脲类药物。根据最新的 LADA 国际诊疗共识,可以根据 C 肽水平和心脑血管并发症情况对患者进行综合评估。胰岛功能过差可按 1 型糖尿病处理,胰岛功能佳的患者参照 2 型糖尿病治疗,处于中间地带的 LADA 患者应根据其心脑血管疾病合并情况使用胰岛素＋口服降糖药/GLP1 受体激动剂治疗,慎用 SGLT2 类药物。

病例提供单位:上海交通大学医学院附属第六人民医院

整理:谭启源

述评:李连喜

参考文献

[1] TUOMI T, GROOP LC, ZIMMET PZ, et al. Antibodies to glutamic acid decarboxylase reveal latent autoimmune diabetes mellitus in adults with a non-insulin-dependent onset of disease [J]. Diabetes, 1993,42(2):359 - 362.

[2] TURNER R, STRATTON I, HORTON V, et al. UKPDS 25: autoantibodies to islet-cell cytoplasm and glutamic acid decarboxylase for prediction of insulin requirement in type 2 diabetes. UK Prospective Diabetes Study Group [J]. Lancet, 1997,350(9087):1288 - 1293.

[3] BUZZETTI R, ZAMPETTI S, MADDALONI E. Adult-onset autoimmune diabetes: current knowledge and implications for management [J]. Nat Rev Endocrinol, 2017,13(11):674 - 686.

[4] XIANG Y, HUANG G, ZHU Y, et al. Identification of autoimmune type 1 diabetes and multiple organ-specific autoantibodies in adult-onset non-insulin-requiring diabetes in China: A population-based multicentre nationwide survey [J]. Diabetes Obes Metab, 2019, 21 (4): 893 - 902.

[5] MADDALONI E, COLEMAN RL, AGBAJE O, et al. Time-varying risk of microvascular complications in latent autoimmune diabetes of adulthood compared with type 2 diabetes in adults: a post-hoc analysis of the UK Prospective Diabetes Study 30-year follow-up data (UKPDS 86)[J]. Lancet Diabetes Endocrinol, 2020,8(3):206 - 215.

[6] ISOMAA B, ALMGREN P, HENRICSSON M, et al. Chronic complications in patients with slowly progressing autoimmune type 1 diabetes (LADA)[J]. Diabetes Care, 1999, 22 (8): 1347 - 1353.

[7] AWATA T, SHIMADA A, MARUYAMA T, et al. Possible long-term efficacy of sitagliptin, a dipeptidyl peptidase-4 inhibitor, for slowly progressive type 1 diabetes (SPIDDM) in the stage of non-insulin-dependency: an open-label randomized controlled pilot trial (SPAN - S) [J]. Diabetes Ther, 2017,8(5):1123 - 1134.

[8] POZZILLI P, LESLIE RD, PETERS AL, et al. Dulaglutide treatment results in effective

glycaemic control in latent autoimmune diabetes in adults（LADA）：A post-hoc analysis of the AWARD-2,-4 and -5 Trials［J］. Diabetes Obes Metab，2018,20(6)：1490-1498.

［9］BUZZETTI R，TUOMI T，MAURICIO D，et al. Management of latent autoimmune diabetes in adults：a consensus statement from an international expert panel［J］. Diabetes，2020,69(10)：2037-2047.

［10］KOUFAKIS T，KATSIKI N，ZEBEKAKIS P，et al. Therapeutic approaches for latent autoimmune diabetes in adults：One size does not fit all［J］. J Diabetes，2020,12（2）：110-118.

病例6 极度消瘦的早发糖尿病,1型糖尿病?

主诉

女性,21岁,消瘦21年,发现血糖升高4年。

病史摘要

现病史:患者自出生开始即为消瘦体形,并长期有口干、多饮、多尿症状(饮水量约3 L/d,小便10余次/日)。入院前4年于当地医院体检查血糖升高,具体不详,诊断为糖尿病,给予口服瑞格列奈、格列齐特治疗,血糖波动于12~30 mmol/L。入院前20余天,患者开始注射胰岛素治疗:"优泌林"70/30早16 U、晚14 U控制血糖,近3天来未注射胰岛素,入院随机血糖26.7 mmol/L,血酮0.3 mmol/L,现为进一步控制糖代谢紊乱及明确糖尿病分型于2009年4月17日入院。

患者发病以来有视物模糊2年,无泡沫尿,无胸闷,无心悸,无四肢麻木,无四肢疼痛,无间歇性跛行。既往否认酮症或酮症酸中毒史。病程中否认低血糖发作史。患者目前精神、食欲可,常有腹泻,小便如上述,近1年体重无明显增减。

既往史:有血脂异常病史十余年,未规律用药。

个人史:足月顺产,出生体重2 kg,母乳喂养3~4个月后改为人工喂养,正常出牙,智力正常。

月经史:13岁时曾有1次月经来潮,后无月经来潮。

家族史:患者父母为近亲结婚,其妹患类似疾病(17岁,自幼消瘦,糖尿病史4年)。

入院查体

BP 108/62 mmHg,身高143 cm,体重32 kg,BMI 15.8 kg/m²,神志清楚,消瘦体形,发育迟滞(图6-1)。自主体位,步入病区,查体合作,对答切题。全身皮下脂肪缺如,皮肤、黏膜无黄染,无瘀点、瘀斑。无贫血貌,无黑棘皮,发际低,无肝掌、蜘蛛痣。全身浅表淋巴结无肿大。颧骨突出,巩膜无黄染,眼裂无增大,眼球无突出,双瞳孔等大、等圆,对光反射灵敏,唇色红润,伸舌居中,咽部无充血,双侧扁桃体无肿大。颈软,气管居中,颈静脉无怒张,甲状腺无肿大。胸廓无畸形,乳房未发育,双肺呼吸音清,未闻及干、湿性啰音,心率85次/分,节律齐,各瓣膜区未闻及病理性杂音。腹平坦,脐部突出,腹软,无压痛,无反跳痛,肝右肋下2cm,脾肋下未触及。移动性浊音阴性,肝区无叩痛,肾区无叩痛,肠鸣音正常。脊柱、四肢:无脊柱畸形,指趾关节畸形,无双下肢水肿,四肢肌张力正常,左侧肢体肌力Ⅴ级,右侧肢体肌力Ⅴ级。阴蒂肥大,阴毛少。生理反射正常,病理反射未引出。

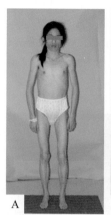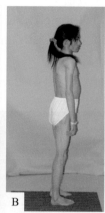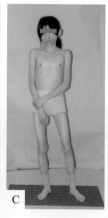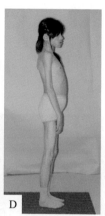

图6-1　A、B为患者;C、D为患者妹妹

辅助检查

尿常规(2009-04-17):白细胞120/μl,尿糖(++++),尿蛋白(+),酮体(-)。

血脂(2009-04-18):总胆固醇6.27mmol/L,甘油三酯7.12mmol/L,HDL-C 0.96mmol/L,LDL-C 4.11mmol/L。

糖尿病分型相关(2009-04-20):GADA阴性,IA-2A阴性,胰岛素抗体阴性。

(2009-04-18)HbA1c 10.3%。

血糖及胰岛功能:见表6-1。

表6-1　患者入院后查血糖及胰岛功能

指标	0 min	120 min
血糖(mmol/L)	10.5	15.3
C肽(ng/ml)	5.14	5.11
胰岛素(μU/ml)	76.69	151.83

糖尿病肾病相关(2009-04-19):24h尿微量白蛋白356.4mg。(2009-04-20)24h尿微量白蛋白259.2mg。(2009-04-21)24h尿微量白蛋白427.92mg。

性激素(2009-04-18):雌二醇<10ng/L,孕酮0.1μg/L,卵泡刺激素25.70IU/L,黄体生成素23.2IU/L。

体脂含量(2009-04-17):5.6%。

心电图(2009-04-20):窦性心律,V1、V2 ST段抬高。

妇科超声(2009-04-20):子宫未见异常,双侧卵巢显示不清。

腹部超声(2009-04-20):肝脾肿大,腹水(少量),胆胰未见异常。右肾结石,双侧输尿管未见扩张,膀胱未见异常。

眼底摄片(2009-04-20):双眼视网膜糖网病变(重度非增殖性)。

动态血糖监测(2009-04-20):平均血糖7.7 mmol/L,血糖标准差2.4 mmol/L,最高值、最低值分别为13.5 mmol/L、4.2 mmol/L,早餐前1h平均血糖为7.6 mmol/L。平均24小时血糖≥7.8 mmol/L、≥10 mmol/L及≥11.1 mmol/L的时间分别为29小时10分(43%)、14小时25分(21%)及5小时5分(7%);血糖≤3.9 mmol/L及≤2.8 mmol/L的时间分别为0小时0分(0%)和0小时0分(0%)。

腹部CT平扫(2009-04-20):肝肿大,密度减低(图6-2)。

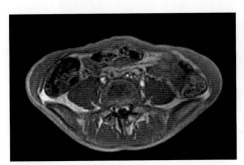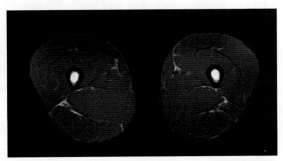

图6-2 CT提示腹腔、肢体脂肪组织极少,仅腹腔脏器周围、大腿肌间隙及骨髓腔存在少许脂肪组织

右手X线摄片(2009-04-20):右手第2～5指呈屈曲位,第2～5指近侧指间关节肿胀。右下肢X线摄片:右胫骨腓侧局部骨小梁结构似有紊乱,右侧腓骨小头密度欠均匀。右肘X线摄片:右肘关节诸骨未见明显异常。右下颌骨X线摄片:右下颌骨所见诸骨未见明显骨质异常。

血常规、粪常规、肝肾功能、电解质、甲状腺功能、颈部及下肢血管超声、肌电图、胸片、心超等未见明显异常。

初步诊断

糖尿病合并视网膜病变、肾病Ⅳ期,混合型高脂血症。

治疗及转归

患者入院后胰岛素皮下注射治疗,胰岛素最大用量为56 U,同时联合阿卡波糖等治疗,定期监测血糖,调整治疗方案,同时进行糖尿病饮食控制和健康教育。完善胰岛功能及慢性并发症检查,根据检查结果及血糖调整治疗方案,出院时用药方案为:"优泌林R"早14 U、中8 U、晚14 U,"优泌林N"12 U 10pm皮下注射,罗格列酮4 mg qd po,阿卡波糖50 mg qd po,血糖控制于餐前6～8 mmol/L,餐后8～10 mmol/L;同时予福辛普利10 mg qd po降尿蛋白,羟苯磺酸钙0.5 g bid改善眼底微循环,非诺贝特200 mg每晚1次(qn)po降脂及对症治疗。出院后,患者姐妹未再至我院随访。数年后,与患者家属电话随访,患者姐妹不幸先后于2017年猝死。

讨论与分析

此患者病例特点为全身皮下脂肪萎缩，肌肉及静脉轮廓显露；胰岛素抵抗，且不发生酮症；伴有明显肝肿大；有高甘油三酯血症；有阴蒂肥大体征；有明确的家族史。其临床特点与脂肪萎缩性糖尿病相符，高度怀疑此病。脂肪萎缩性糖尿病是由脂肪营养不良症所致的特殊类型糖尿病。根据是否为遗传及脂肪萎缩的范围，脂肪营养不良症可分为四类：先天性全身性脂肪营养不良症（congenital generalized lipodystrophy，CGL）、家族性部分性脂肪营养不良症、获得性全身性脂肪营养不良症、获得性部分性脂肪营养不良症[1]。此患者姐妹病例特点类似，均自幼起病，全身性脂肪萎缩，父母系近亲结婚，考虑为 CGL 所致的脂肪萎缩性糖尿病。

CGL 是一种罕见的常染色体隐性遗传病，95% 由 AGPAT2 或 BSCL2 基因突变所致，少数由 CAV1、PTRF、PPARG 基因突变所致[2,3]。CGL 临床特点主要包括：①出生或婴儿期及出现遗传。②全身代谢脂肪组织如皮下、骨髓、胸腔及腹腔内脂肪组织几乎完全缺如，根据保护性脂肪组织是否存在可分为 CGL1 和 CGL2，二者的临床差异见表 6-2。③瘦素及脂联素水平极度低下。④在婴儿期即可有高甘油三酯血症，严重者可有皮疹样黄瘤及乳糜血症，并反复出现胰腺炎。至儿童期，多见脂肪肝引起肝肿大，几乎所有患者都有脐部突出或呈脐疝。⑤在婴儿期即可有明显高胰岛素血症。患者生长增速，骨龄超前，下颌、手足略粗大呈肢端肥大症样外貌。青春期后可在肱骨、股骨、尺骨、桡骨等肢体骨处出现局灶性溶骨样病变。⑥儿童或青少年期即可有明显的黑棘皮病。女孩在青春期出现月经少、多毛、阴蒂肥大并多囊卵巢。⑦70%~80% 的患者伴有糖尿病，在青少年期起病，不易发生酮症。⑧约 20% 患者有肥厚性心肌病及轻度智力缺陷。⑨蛋白尿多见，且常为大量蛋白尿。

表 6-2　CGL1 和 CGL2 的临床表现差异

临床表现	CGL1 （AGPAT2 基因突变）	CGL2 （BSCL2 基因突变）
糖尿病、胰岛素抵抗、高甘油三酯血症、脂肪肝	+++	+++
代谢活跃性脂肪组织丧失	+++	+++
机械保护性脂肪组织丧失	—	++
轻度智能障碍	—	++
心肌病	—	+
青春期后溶骨性改变	++	—或少见
早亡	+	++

对于具有严重胰岛素抵抗的早发糖尿病，除了脂肪萎缩性糖尿病外，还需要考虑的鉴别诊断主要包括：A 型胰岛素抵抗综合征、矮妖精貌综合征、Rabson-Mendenhall 综合征、B 型胰岛素抵抗综合征[1,4]。其中，前三者均是由胰岛素受体基因突变所致。①矮妖精貌综合征又称 Donohue 综合征，极为罕见，是胰岛素受体基因突变致细胞的受体功能缺陷最严重的的

类型。患者有明显的宫内发育迟缓及异常，出生时面貌怪异，呈眼距增宽、鞍鼻、低后耳位，患儿有明显的高胰岛素血症、糖尿病、黑棘皮病、多毛、阴蒂肥大等严重胰岛素抵抗表现，可见空腹低血糖。患儿多在 2 岁内夭折。②Rabson-Mendenhall 综合征亦极为少见，是由胰岛素受体基因突变纯合子或复合突变杂合子所致，多在儿童期确诊。患者出生后有明显生长发育延迟，皮下脂肪少而呈早老面容，有高胰岛素血症、空腹低血糖、餐后高血糖、多毛等胰岛素抵抗表现，其特征性表现为出牙早伴齿列不齐、指（趾）甲增厚及腹部膨隆，并可有松果体肥大。患者多在 20 岁前死亡。③A 型胰岛素抵抗综合征是胰岛素受体基因突变病中最多、亦是较轻的类型，常在青春期甚至成年后确诊，女性比男性常见，患者仅有胰岛素抵抗表现而无发育异常，不伴肥胖。本例患者生长发育正常，无空腹低血糖，基本排除矮妖精貌综合征和 Rabson-Mendenhall 综合征；具有明显的高甘油三酯血症，与 A 型胰岛素抵抗综合征患者的血清甘油三酯偏低或正常不符。B 型胰岛素抵抗综合征是由胰岛素受体自身抗体所致，其特点为：①80％见于女性，多在成年甚至老年确诊；②绝大多数患者伴有自身免疫病；③严重的胰岛素抵抗综合征，80％患者有中至严重高血糖，血清胰岛素水平可在 200 mU/L 以上；④部分患者在高血糖病程后出现自发性低血糖；⑤虽然患者游离脂肪酸增高，但甘油三酯水平降低；⑥患者可伴造血系统恶性肿瘤。本例患者发病早，血清甘油三酯水平明显升高，无自发性低血糖，血清胰岛素水平仅轻度增高，故暂不考虑。综上，此患者临床诊断考虑为 CGL1 所致的脂肪萎缩性糖尿病，遗憾的是缺乏基因检测的结果。

CGL 的治疗主要是改善糖脂代谢，目前的治疗方法有饮食疗法、药物疗法及脂肪移植[5,6]。但除了瘦素类似物，目前还没有来自临床试验的证据支持特定的营养建议或药物来管理 CGL 的代谢并发症。有部分学者认为饮食疗法应作为 CGL 管理的基础，鼓励 CGL 患者摄入高碳水化合物、低脂饮食以降低血脂。对于甘油三酯明显增高的患者，建议联用烟酸类降脂药物。对于 CGL 导致的糖尿病患者，二甲双胍和磺脲类药物是降糖的一线药物，噻唑烷二酮类药物可能具有潜在疗效但仍需进一步临床试验的评估。大多数患者需要大剂量的胰岛素以控制血糖。美曲普汀是一种瘦素类似物，在多项前瞻性研究中被证明可改善 CGL 患者的代谢并发症，如糖尿病、高甘油三酯血症和肝脏脂肪变性，于 2014 年由美国食品药品监督管理局（Food and Drug Administration，FDA）批准用于 CGL 患者治疗。

● 最终诊断 ▶▶▶

脂肪萎缩性糖尿病合并视网膜病变、肾病Ⅳ期，混合型高脂血症。

专家点评 ●

CGL 是一种异质性常染色体隐性遗传病，其特征是出生时几乎完全缺乏脂肪组织，随年龄增长逐渐出现糖尿病、高甘油三酯血症和肝脏脂肪变性等代谢并发症。其代谢并发症的机制是由于脂肪组织不能储存甘油三酯，导致甘油三酯在肝脏和骨骼肌中过度堆积。严重的低瘦素血症会增加食欲，从而进一步加剧新陈代谢紊乱。此类患者往往预后很差，多过早死于心脑血管疾病。治疗方面，患者需要低脂饮食、增加体力活动，除了高脂血症和糖尿病的常规治疗外，美曲普汀替代疗法可以显著改善 CGL 患者的代谢并发症。对于临床怀疑 CGL 所致的脂肪萎缩性糖尿病,需着重询问家族史、生长发育史等,尽可能行基因检测以确诊。

病例提供单位:上海交通大学医学院附属第六人民医院

整理:彭丹凤

述评:于浩泳　贾伟平

参考文献

[1] 项坤三. 特殊类型糖尿病[M]. 上海:上海科学技术出版社,2011.

[2] ARAÚJO-VILAR D, SANTINI F. Diagnosis and treatment of lipodystrophy:a step-by-step approach [J]. J Endocrinol Invest, 2019,42(1):61 – 73.

[3] AGARWAL AK, GARG A. Genetic basis of lipodystrophies and management of metabolic complications [J]. Annu Rev Med, 2006,57:297 – 311.

[4] FEINGOLD KR. Atypical Forms of Diabetes [M]//FEINGOLD KR, ANAWALT B, BOYCE A, et al. Endotext. South Dartmouth (MA): MDText.com, Inc., 2019.

[5] PATNI N, GARG A. Congenital generalized lipodystrophies—new insights into metabolic dysfunction [J]. Nat Rev Endocrinol, 2015,11(9):522 – 534.

[6] TCHANG BG, SHUKLA AP, ARONNE LJ. Metreleptin and generalized lipodystrophy and evolving therapeutic perspectives [J]. Expert Opin Biol Ther, 2015,15(7):1061 – 1075.

病例7　身材矮胖、体重进行性增加伴生长发育迟缓,2 型糖尿病?

主诉

女性,18 岁,体重进行性增加伴生长发育迟缓 12 年。

病史摘要

现病史:患者自 5 岁开始出现食欲亢进,食量较前明显增加,并有偷吃行为,体重呈进行性增加,每年体重增加约 5 kg,为全身性肥胖,伴生长发育迟缓,每年身高增长缓慢,在 2～3 cm,16 岁仍无月经来潮,乳房、外生殖器未发育,无阴毛、腋毛生长,伴智力发育障碍。无头晕、头痛,无怕冷、乏力,无胸闷、心慌,无口干、多饮,无骨痛、痤疮。故 2010 年 8 月 17 日到我院门诊就诊,其间测空腹血糖 11.27 mmol/L,生长激素 0.07 ng/ml,诊断“肥胖原因待查”,为进一步明确诊治收入院。

病程中无恶心、呕吐、腹痛、腹泻,无心悸、胸闷、呼吸困难等。

既往史:否认高血压病史,否认糖尿病病史,否认头部外伤史,否认甲状腺疾病史。有喜食油炸食物史。否认偏食、挑食史。否认服用减肥药史。否认长期服用糖皮质激素史。否认传染病史。否认青霉素过敏史。否认手术、外伤史。否认输血史。预防接种史不详。

个人史：患儿为早产儿（孕 8 月），孕期胎动少，出生体重 2.3 kg，身长不详，新生儿评分不详，无窒息抢救病史，生后人工喂养，按时添加辅食。患儿出生时哭泣，吸吮能力无异常，坐、爬、走、体格发育较同龄幼儿迟缓，8 月时尚不能抬头，2 岁时学会行走。

婚育史：未婚未育。

月经史：无月经初潮。

家族史：否认糖尿病家族史，否认家族遗传性病史。家族中无类似疾病患者，父母非近亲婚配，另生有一女，现 3 岁，生长、发育尚正常。

入院查体

T 37℃，P 80 次/分，R 20 次/分，BP 140/80 mmHg。神志清醒，对答切题，反应稍缓慢。发育迟缓，体形极度肥胖，营养良好，无头颅畸形，头发正常，发际一般，无满月脸，无多血质，无贫血貌，面部无痤疮，杏仁眼，小嘴，薄上唇、嘴角向下，上唇无小须，口唇无发绀。有水牛背，颈软，颈后部有轻度黑棘皮样改变，甲状腺未触及肿大，颈静脉无怒张，腹部及四肢皮肤有痤疮，无腋毛生长，腋下无紫纹。双侧乳房未发育。双肺呼吸音清，未闻及干、湿啰音。HR 80 次/分，心律齐，各瓣膜区未闻及病理性杂音，无额外心音。腹部膨隆，腹部皮肤无紫纹，无压痛，无肌卫，无反跳痛。肝脾触诊不满意，无移动性浊音。四肢关节活动正常，双下肢无水肿。双下肢肌力Ⅴ级。外生殖器发育幼稚，阴毛未生长。小手，手窄、双尺骨边缘缺乏弧度，小脚，见多处皮肤破损。双侧巴氏征阴性。

专科查体：身高 142 cm，体重 102.9 kg，BMI 50.59 kg/m^2，腰围 127 cm，臀围 152 cm，腰臀比 0.84。颈后部有轻度黑棘皮样改变，腹部腋下无紫纹，外生殖器发育幼稚，阴毛、腋毛无生长，小手小脚，手窄、双尺骨边缘缺乏弧度。

辅助检查

血常规（2010 - 08 - 31）：WBC 8.6×10^9/L，RBC 4.87×10^{12}/L，Hb 137 g/L，血细胞比容 41.3%，PLT 247×10^{12}/L，N% 68.8%。

肝功能（2010 - 08 - 31）：总蛋白 78 g/L，白蛋白 43 g/L，ALT 61 U/L，AST 46 U/L↑，ALP 163 U/L↑，GGT 66 U/L↑。肾功能（2010 - 08 - 31）：尿素氮 3.8 mmol/L，肌酐 35 μmol/L↓，尿酸 267 μmol/L。血脂（2010 - 08 - 31）：总胆固醇 5.64 mmol/L，甘油三酯 1.50 mmol/L，HDL - C 1.12 mmol/L，LDL - C 4.33 mmol/L。

垂体-甲状腺轴（2010 - 08 - 31）：FT$_3$ 4.58 pmol/L，FT$_4$ 14.57 pmol/L，超敏 TSH 1.49 IU/L。TgAb 10.00 kIU/L，甲状腺微粒体抗体（thyroid microsome antibody，TMAb）17.54 kIU/L，甲状腺球蛋白 26.46 μg/L。

垂体-性腺轴（2010 - 08 - 31）：孕酮＜0.1 ng/ml，睾酮 0.33 ng/dl，催乳素 32.11 ng/ml，雌二醇 23 pg/ml，卵泡刺激素 4.18 mIU/ml，黄体生成素 1.166 mIU/ml，生长激素 0.07 ng/ml。

垂体-肾上腺轴（2010 - 08 - 31）：见表 7 - 1。

表 7-1 皮质醇及促肾上腺皮质激素(ACTH)节律

指标	8:00am	4:00pm	0:00am
ACTH(ng/L)	12.76	11.03	14.46
皮质醇(μg/dl)	30.44	23.14	80.58

OGTT-胰岛素-C 肽释放试验(2010-09-01):见表 7-2。

表 7-2 患者入院后查 OGTT-胰岛素-C 肽释放试验

指标	0 min	30 min	60 min	120 min	180 min
血糖(mmol/L)	8.79	14.25	18.41	16.71	5.65
C 肽(ng/ml)	5.64	6.68	9.99	8.88	7.41
胰岛素(μU/ml)	44.82	101.5	123.5	101.8	66.42

智力测定(2010-09-01):联合瑞文测验(combined Raven's test,CRT)智商<54。韦克斯勒儿童智力量表修订版(Wechsler intelligence scale for children-revised,WISC-R)测定:语言智商<45,操作智商 45,总智商<40。

基因检测(2010-09-01):检测到染色体 15q11.2-q13 区域杂合性缺失,*SNRPN* 及 *MAGEL2* 基因甲基化率为 100%。

特殊检查:

胸片(2010-09-01):心影增大。

心电图(2010-09-01):正常心电图。

乳腺超声(2010-09-02):双侧乳房未见明显的腺体组织回声,局部未见明确肿块。

心超(2010-09-03):各房室大小正常范围,未见节段性室壁运动异常。

骨密度(2010-09-04):$L_1 \sim L_4$ 1.086 g/cm²,股骨颈 0.796 g/cm²,股骨全部 0.949 g/cm²。

妇科 B 超(2010-09-05):①子宫体积较小;②双侧附件区未见明确肿块。

肾上腺超声(2010-09-06):双侧肾上腺区域未见明显占位,腹主动脉旁未见明显异常肿块。

腹部 B 超(2010-09-07):脂肪肝,胆胰脾双肾未见明显异常。

垂体 MRI(2010-09-08):未见明显异常。

初步诊断

Prader-Willi 综合征,2 型糖尿病。

治疗及转归

完善术前检查,谨慎评估手术风险后行袖状胃手术(Sliver 胃)治疗 Prader-Willi 综合征导致的肥胖,手术过程顺利,无手术并发症,术后体重下降明显,术后 1 年 BMI 降至 33.27 kg/m²。

讨论与分析

Prader-Willi 综合征（Prader-Willi syndrome，PWS）又称为 Prader-Labhar-Willi 综合征、肌张力低下-智能障碍-性腺发育滞后-肥胖综合征、普拉德·威利综合征，由学者 Prader Cabbant 和 Willi 于 1956 年首次报道并命名，是最早被证实涉及基因组印记的遗传性疾病。PWS 的临床表现复杂多样，自胎儿期起已有异常表现，并呈现随年龄而异的时序化临床症候群，涵盖了生命过程中生长、发育、代谢等各方面。我国对儿童 PWS 已有临床特征研究等报道，但主要为家系或个例报道，其中相对大样本的研究提示中国 PWS 患者与国际上普遍描述的以西方人群为主体的临床表现不尽相同[1]（详见表 7-3）。

表 7-3 Prader-Willi 综合征不同年龄段的主要临床表现

年龄	体貌特征	肌力和肌张力	神经精神发育	性腺发育	其他
胎儿期～3 岁	出生时可不明显，随年龄增长特征性面容逐渐典型，包括：长颅、窄面、杏仁眼、小嘴、薄上唇、嘴角向下；与家庭成员相比皮肤白皙	胎儿期胎动少，出生时多为臀位产；新生儿期中枢性肌张力低下（松软儿）、活动少，吸吮无力	早期即可出现运动/语言发育落后	外生殖器发育不良，在新生儿期即明显并伴随一生：男婴阴囊发育不全、隐睾、小阴茎，女婴阴唇、阴蒂缺如或严重发育不良等	新生儿期生长缓慢或停滞
～10 岁	小手/小足，手细长伴尺侧缘弧度缺失，手背肿胀、手指呈锥形；40%～100% 的患儿因生长激素缺乏导致身材矮小；因过度摄食出现超重或肥胖	肌张力低下随年龄增长不断改善，但通常低于同龄正常儿童	6 岁前认知、运动及语言发育落后明显，智商低于 70，构音障碍常见；学龄期可有严重的学习困难及系列行为问题，如固执、抓挠皮肤和脾气暴躁等	15%～20% 的患儿可发生肾上腺皮质功能初现（阴毛、腋毛生长等），偶有发生性早熟者	过分贪食可引起胃穿孔；出现肥胖相关并发症，成为死亡的主要原因
～18 岁	肥胖体形更显著	肌张力低下随年龄增长不断改善但通常低于同龄正常儿童	行为问题随年龄增长日趋明显，可出现偷窃、囤积食物或异常摄食行为	青春期发育延迟、不完全	缺乏青春期生长突增
成人期	身材矮小，未予 GH 干预者的平均身高为男性 155 cm，女性 148 cm	仍有轻度肌张力低下伴肌肉容积和肌张力减低	10%～20% 的年轻成年患者可有明显的精神病样症状；老年患者行为问题明显减少	性腺功能减退表现如不孕不育、原发性闭经、月经稀发等	

注：由于临床特征具有连续性，为避免重复，表中仅描述相应年龄段的特征性表型[1]

本例患者胎儿期至 3 岁出现的表现包括：胎动减少，肌张力低下，运动/语言发育落后，5 岁期起开始出现过度摄食并导致肥胖，身材矮小，并出现偷窃食物问题，青春期表现为性腺发育延迟，无月经来潮，缺乏青春期生长突增。

PWS 为父源染色体 15q11.2-q13 区域印记基因的功能缺陷所致。15q11.2-q13 区域长约 6 Mb，从染色体长臂远端至着丝粒方向可依次分为远端非印记区域、Angelman 综合征印记区、PWS印记区及近着丝粒处断裂点BP1和BP2间的非印记区域4个亚区。印记中心（imprinting center）位于PWS印记区内SNURF-SNRPN基因启动子区域，掌控印记区内父源印记与母源印记之间的转换[2]。PWS主要遗传类型包括：父源染色体15q11.2-q13片段缺失、母源同源二倍体（maternal uni-parental disomy，UPD）导致15q11.2-q13区域的父源等位基因缺失及印记中心微缺失及突变，极少数PWS患儿（<1%）由于15号染色体发生平衡易位，尽管保留了SNURF-SNRPN基因的启动子和编码序列及其转录活性，但患儿仍呈PWS的典型表现。

临床评分诊断：目前国际上通行的PWS临床评分标准主要根据Holm等[3]于1993年提出、2012年Cassidy等[2]修正后的标准：包括6条主要标准、11条次要标准和8条支持证据。年龄<3岁，总评分5分以上，主要诊断标准达4分即可诊断；年龄≥3岁，总评分8分以上，主要诊断标准达5分即可诊断（表7-4）。本例患者根据临床诊断标准评分总分为8.5分，主要标准5分，包括：婴儿期肌张力低下（8个月时尚不能抬头）；1～6岁体重过快增长，肥胖、贪食（5岁开始出现食欲亢进，食量较前明显增加，并有偷吃行为，体重呈进行性增加，入院查体BMI：50.59 kg/m^2）；特征性面容（杏仁眼、小嘴、薄上唇、嘴角向下）；外生殖器小、青春发育延迟（外生殖器发育幼稚，阴毛、腋毛无生长，16岁仍无月经来潮）；发育迟缓、智力障碍（CRT智商<54，WISC-R测定：语言智商<45，操作智商45，总智商<40）；次要标准3.5分，包括：胎动减少，特征性行为问题（偷窃食物），睡眠呼吸暂停，15岁仍矮小，与同身高人相比小手小脚，手窄、双尺骨边缘缺乏弧度，自我皮肤损伤（皮肤见多处破损、抓痕）。

表7-4 Prader-Willi综合征的临床评分标准

标准	内容
主要标准（1分/项）	① 新生儿和婴儿期肌张力低下、吸吮力差 ② 婴儿期喂养、存活困难 ③ 1～6岁体重过快增长，肥胖、贪食 ④ 特征性面容：婴儿期头颅长、窄脸、杏仁眼、小嘴、薄上唇、嘴角向下（三种及以上） ⑤ 外生殖器小、青春发育延迟或发育不良、青春期性征发育延迟 ⑥ 发育迟缓、智力障碍
次要标准（0.5分/项）	① 胎动减少，婴儿期嗜睡、少动 ② 特征性行为问题：易怒、情感爆发和强迫性行为等 ③ 睡眠呼吸暂停 ④ 15岁时仍矮小（无家庭遗传） ⑤ 色素沉着减退（与家庭成员相比） ⑥ 与同身高人相比，小手（<正常值第25百分位数）和小足（<正常值第10百分位数） ⑦ 手窄、双尺骨边缘缺乏弧度 ⑧ 内斜视、近视 ⑨ 唾液黏稠，可在嘴角结痂 ⑩ 语言清晰度异常 ⑪ 自我皮肤损伤（抠、抓、挠等）

分子遗传诊断：PWS临床评分诊断标准受年龄、病程、种族等多因素影响，易致漏诊或延误诊断，确诊需依据分子遗传诊断。诊断方法包括染色体核型分析技术、荧光原位杂交（fluorescence in situ hybridization，FISH）、微卫星连锁分析和甲基化分析等。本例患者基

因检测检测到染色体 15q11.2 - q13 区域杂合性缺失,*SNRPN* 及 *MAGEL2* 基因甲基化率为 100%。结合患者临床表现及基因检测结果,Prader-Willi 综合征诊断明确。

同年龄段的 PWS 表现不一,需要按照就诊相应年龄鉴别诊断。

(1) 婴儿期的肌张力低下需要与以下疾病进行鉴别:①新生儿败血症、中枢神经系统继发性异常如缺血、缺氧性脑病;②各类神经肌肉疾病,如先天性强直性肌营养不良 1 型、脊肌萎缩症、先天性肌营养不良、糖原累积症 2 型等;③其他遗传综合征如 Angleman 综合征、脆性 X 染色体综合征等。

(2) 儿童期出现肥胖和智力异常需要与以下疾病进行鉴别:①心理性疾病等所致继发性肥胖;②伴有以上类似症状组分的遗传综合征如 Rett 综合征、Albright 遗传性骨病、Cohen 综合征、Bardet-Biedl 综合征、Alstrom 综合征、Urban-Roger 综合征、Camera 综合征、Vasquez 综合征等;③染色体缺失或重复类疾病如 1p36、2q37.3、6q16.2、10q26、3p25.3 - 26.2、xq27.2 等。

PWS 的治疗应采用包括内分泌遗传代谢、康复理疗、心理、营养、新生儿、眼科、骨科、外科等在内的多学科参与的综合管理模式,根据不同年龄段患儿的表型特征,针对不同的内分泌代谢紊乱及相关问题进行有效干预。①饮食行为与营养管理:早期的饮食治疗和长期的营养监测可以改善预后。对于肌张力低下伴进食困难的婴幼儿期患儿,应尽力保证足够的热量摄入。对于吸吮无力者,可给予鼻饲管或特殊奶嘴喂养。对于年长儿,需严格管理食物,包括严格控制饮食规律,甚至将食物储存处上锁。制订三餐计划,在下一餐时间未到之前,不允许给孩子计划外的食物。②性腺发育不良及青春期发育问题的处理:PWS 患儿同时存在下丘脑功能低下所致低促性腺激素性性腺功能低下和原发性性腺缺陷,可给予性激素替代治疗或手术治疗。③生长激素(GH)治疗:40%~100% 的 PWS 患儿因缺乏 GH 导致身材矮小。2000 年美国 FDA 批准 rhGH 用于治疗 PWS 儿童矮小,而欧洲批准 rhGH 治疗 PWS 主要是用于改善瘦体重,而不论是否合并矮小[4]。④其他内分泌问题的处理:20%~30% 的 PWS 婴儿合并甲状腺功能减退,可给予左甲状腺素钠替代治疗,PWS 患儿可发生下丘脑-垂体-肾上腺轴功能紊乱[中枢性肾上腺皮质功能低下(central adrenocortical insufficiency,CAI)],建议所有 PWS 婴幼儿在发生中重度应激事件时,都应该考虑氢化可的松替代治疗。本例患者极重度肥胖,在已进行饮食行为干预的情况下体重未见明显下降,且合并有 2 型糖尿病,完善术前检查,谨慎评估手术风险后行腹腔镜胃袖状切除术(laparoscopic sleeve gastrectomy,LSG)治疗,手术过程顺利,无并发症出现,术后给予铁、钙、维生素 D、矿物质和多种维生素的营养补充治疗,术后体重下降明显,术后 1 年,BMI 降至 33.27 kg/m², 2 型糖尿病也达到临床缓解,停用降糖药物治疗后血糖仍达标[5]。

随访方面,不同年龄段 PWS 患儿的随访指标包括体格发育、营养状况、青春发育、神经精神状况等的评估,也包括血生化指标、骨龄、骨密度、脊柱 X 线片等的监测,应定期进行随访观察。

● 最终诊断 ▶▶▶

Prader-Willi 综合征,2 型糖尿病。

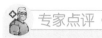 专家点评

　　Prader-Willi综合征是人类父源第15号染色体基因表达缺陷导致的以下丘脑功能异常为中心的多系统疾病。临床表现复杂多样,自胎儿期起已有异常表现,并呈现随年龄而异的时序化临床症候群,涵盖了生命过程中生长、发育、代谢等各方面,需要按照就诊的年龄及相应异常表现进行鉴别诊断。确诊可依靠临床评分标准结合分子遗传诊断。PWS的治疗应采用包括内分泌遗传代谢、康复理疗、心理、营养、新生儿、眼科、骨科、外科等在内的多学科参与的综合管理模式,根据不同年龄段患儿的表型特征,针对不同的内分泌代谢紊乱及相关问题进行有效干预。PWS患者接受减重手术能获得一定疗效,在一定程度上减缓肥胖和相关代谢并发症的进展。

病例提供单位:上海交通大学医学院附属第六人民医院

整理:陈思

述评:韩峻峰

📚 参考文献

[1] 中华医学会儿科学分会内分泌遗传代谢学组. 中国Prader-Willi综合征诊治专家共识(2015) [J]. 中华儿科杂志,2015,53(6):419-424.

[2] CASSIDY SB, SCHWARTZ S, MILLER JL, et al. Prader-Willi syndrome [J]. Genet Med, 2012,14(1):10-26.

[3] HOLM VA, CASSIDY SB, BUTLER MG, et al. Prader-Willi syndrome: consensus diagnostic criteria [J]. Pediatrics, 1993,91(2):398-402.

[4] GOLDSTONE AP, HOLLAND AJ, HAUFFA BP, et al. Recommendations for the diagnosis and management of Prader-Willi syndrome [J]. J Clin Endocrinol Metab, 2008,93(11):4183-4197.

[5] YU H, DI J, JIA W. Laparoscopic sleeve gastrectomy in Chinese female patient with Prader-Willi syndrome and diabetes [J]. Surg Obes Relat Dis, 2013,9(2):e25-27.

病例8　儿童期起病的糖尿病伴视力下降,1型糖尿病合并视网膜病变?

主诉

　　女性,14岁,进行性视力下降4年,口干、多饮、多尿、多食10个月。

病史摘要

　　现病史:患者于4年前无明显诱因下出现双眼视力下降,无视物重影,无视物黑影,无恶心呕吐,无头痛等不适,当时在外院眼科门诊就诊,查视力下降(左眼0.8,右眼0.6),考虑近

视,予配镜处理,但视力进行性下降,未重视,无口干、多饮、多尿、多食,无体重下降,无听力下降,无嗅觉减退等不适。2年前患者视力进行性下降,再次至外院眼科门诊就诊,当时眼科查视力左眼 0.6,右眼 0.5,测听力正常,眼球彩超、眼底、眼压情况正常,头颅 MRI 提示未见占位,视神经相关检查提示双眼视神经萎缩(具体不详,上述报告均未见),空腹血糖6 mmol/L,无特殊处理,嘱定期门诊随访视力、血糖等,但患者未饮食控制,血糖未监测,一直未复诊。10个月前患者无明显诱因出现口干、多饮、多尿、多食症状,每天饮水量 2.5～3 L,尿量与饮水量相当,小便每天 8～10 次,夜尿 1～3 次不等,食欲较前增加,每天 3 餐,每次 1 碗饭＋半碗面食,体重增加(具体不详),未重视,症状持续,性质基本同前,但近期视力较前下降,无听力减退,无嗅觉减退,总尿量基本同前,无头痛、恶心、呕吐,无胸闷、气促等不适,2天前来我院眼科门诊就诊,查视力、视野、眼底等提示视力下降、视神经萎缩,测末梢血糖＞33.3 mmol/L,建议立即至内分泌科门诊就诊,故来我科就诊,查尿常规(1月27日18时左右):葡萄糖(＋＋＋＋),酮体(＋＋＋),诊断"糖尿病酮症",予急诊留观,输液＋胰岛素等治疗(500 ml 生理盐水＋胰岛素,5％葡萄糖 500 ml＋胰岛素等治疗,共 1 000 ml 静脉补液,并大量饮水,具体量不详),约 7 小时后(1月28日1:00左右)复测末梢血糖 10.8 mol/L,尿常规:葡萄糖(＋＋＋),酮体(＋),患者遂回家。患者归家后未测血糖、未使用降糖药物,无恶心、呕吐,无胸闷、气促等不适,多饮、多尿、多食有所缓解,今为调整血糖控制及筛查并发症及合并症,于2021年1月29日入院。入院随机血糖 22.1 mmol/L,血酮 3.1 mmol/L。

患者发病以来有视力下降 4 年(如上述),间断偶发泡沫尿 6 个月,无胸闷,无心悸,无四肢麻木,无针刺感,无痛温觉异常,无四肢疼痛,无间歇性跛行。既往无酮症或酮症酸中毒史。否认低血糖发作史。患者起病以来,精神可,睡眠可,食欲如上述,大便如常,小便如上述,整体体重增加约 12 kg。

既往史:患者足月出生,出生体重 3.6 kg,当时评分良好,无窒息等并发症,生长环境良好,发病前无严重疾病发生或接触过有毒、放射性物质病史。母亲:27 岁生育,备孕及孕期无严重疾病及影响胎儿发育的药物口服等不良事件。父亲:备孕期间亦无特殊严重疾病、不良药物口服病史。

有"右下眼睑近外眼裂处软组织裂伤"(自己不慎跌倒撞到车把手)病史 6 年,在当地医院急诊予清创缝合术治疗,治疗后无明显后遗症,视力良好。有右踝关节骨折(同学打闹时撞伤)病史 6 年,当时在复旦大学附属儿童医院就诊,予"钢钉内固定术"治疗,骨折愈合后予"拔除钢钉术"治疗,目前关节活动可。否认高血压病史,否认慢性肾脏疾病史。否认甲状腺疾病史。否认急、慢性胰腺炎。

家族史:家族中否认类似病史,否认糖尿病史、高血压病史。否认其他家族遗传性疾病史。

入院查体

BP 125/89 mmHg,BMI 20.31 kg/m²,身高 160 cm(对照青少年生长曲线:50th～75th)、体重 52 kg(对照青少年生长曲线:50th～75th)。神志清醒,呼吸平稳。颈软,甲状腺无肿大。颈静脉无怒张,双肺呼吸音清,未闻及啰音。心率 85 次/分,心律齐,各瓣膜区未闻及病理性杂音。腹软,无压痛,无肌卫,无反跳痛,肝、脾肋缘下未及,无叩痛,肠鸣音 3～4 次/分。双下肢无水肿。无胫前斑,双侧足背动脉搏动正常。无足部溃疡。智力正常,计算能力、语言表达正常,嗅觉测试(酒精棉花/干棉球)正常,头发黑、茂密,发际线不低,双侧眼睑无下垂,眼距未见增宽,眼球活动正常,直接、间接对光反射正常,无颈部、腰腹部皮肤色素改变,乳房、乳头已发育,乳晕色加深,直径2.0 cm,乳房 Tanner 分期:2 期。有腋毛,Tanner 分期:4 期。有会阴阴毛,Tanner 分期:4 期。胸背部皮肤无痤疮,腹部皮肤无紫纹、白纹,四肢皮肤干燥、脱屑,无关节增厚,无杵状指,无肘外翻,无手指、足趾发育异常。外生殖器发育正常。

辅助检查

动脉血气(2021-01-29):pH 7.39,PaO_2 78.2 mmHg,$PaCO_2$ 45.6 mmHg,标准重碳酸盐 26.5 mmol/L,细胞外液剩余碱 2.3 mmol/L。

尿常规(2021-01-29):尿比重 1.048,pH 5.0,尿白细胞 22 个/μl,尿红细胞 19 个/μl,蛋白阴性,葡萄糖(++++),酮体(+++)。(2021-01-29 第二次)尿比重 1.015,pH 5.0,尿白细胞 7 个/μl,尿红细胞 2 个/μl,蛋白阴性,葡萄糖(++++),酮体阴性。

糖尿病分型相关(2021-01-30):GADA 阴性,IA-2A 阴性,胰岛素抗体阴性。

血糖及胰岛功能(2021-01-30):HbA1c 15.20%,GA 43.7%。

表 8-1　患者入院后检测血糖及胰岛功能情况

指标	0 min	30 min	120 min
血糖(mmol/L)	7.67	12.52	14.23
C 肽(ng/ml)	0.36	0.66	0.87
胰岛素($\mu U/ml$)	8.01	21.76	21.30

糖尿病肾病相关(2021-02-01):尿微量白蛋白<10.8 mg/L,尿转铁蛋白<2.43 mg/L,尿 α1 微球蛋白<5.94 mg/L,尿 IgG<3.73 mg/L,24 h 总尿量 1800 ml。(2021-02-02)尿微量白蛋白<10.8 mg/L,24 h 总尿量 1800 ml。(2021-02-03)尿微量白蛋白<10.8 mg/L,24 h 总尿量 1600 ml。

听功能检测(2021-02-01):

畸变耳声发射(distortion products otoacoustic emission,DPOAE):左耳 2 kHz、4 kHz 引出 DPOAE,其余频率未引出 DPOAE;右耳 1 kHz、2 kHz、4 kHz、8 kHz 引出 DPOAE,其余频率未引出 DPOAE。提示听力检查基本正常。

眼科检查(2021-02-01):

视力:左眼(oculus sinister,OS)0.15,右眼(oculus dexter,OD)0.15。非接触眼压计(non-contact tonometer,NCT):OD 18.4,OS 18.2。眼底照片:双眼视盘苍白,未见视网膜出血、渗出。光学相干断层成像(optical coherence tomography,OCT):双眼后极视网膜神经纤维薄。提示双眼视神经萎缩,未见明显糖尿病视网膜病变。

肝肾功能、电解质、血脂、甲状腺功能、性激素、心电图、肝胆胰脾超声、泌尿系超声、甲状腺超声、颈部及下肢血管超声、肌电图等未见明显异常。

初步诊断

糖尿病合并酮症,视神经萎缩。

治疗及转归

患者入院后完善相关检测,定期监测血糖,同时饮食控制,完善胰岛功能及糖尿病慢性并发症监测。入院后予以补液降糖、消酮治疗,同时予胰岛素泵降糖治疗,后调整为四针胰岛素治疗:"诺和灵 R"早 8 U、中 8 U、晚 5 U,餐前 30 min 皮下注射,"诺和达"10 U 睡前皮下注射,血糖控制于餐前 5.4~6.2 mmol/L,餐后 7.7~9.2 mmol/L。同时予甲钴胺 500 μg tid po 营养神经治疗。入院后根据临床表现考虑为 Wolfram 综合征,进一步进行分子遗传学检测,检测结果显示患者的 WFS1 基因存在复合杂合突变,分别为:外显子 8 第 634 位密码子发生无义突变即 Lys634Ter,外显子 8 第 674 位密码子发生错义突变即 Gly674Arg。患者父、母分别携带 Lys634Ter 和 Gly674Arg 突变。根据患者临床表现及分子遗传学改变,明确诊断为 Wolfram 综合征,继续四针胰岛素降糖,与家属充分沟通后加用牛磺熊去氧胆酸 500 mg tid po 稳定突变蛋白、改善内质网应激。患者目前无听力减退、尿崩症等其他表现,嘱内分泌科、眼科、耳鼻咽喉科定期随访。

讨论与分析

Wolfram 综合征又称为尿崩症-糖尿病-视神经萎缩-耳聋综合征(diabetes insipidus, diabetes mellitus, optic atrophy and deafness syndrome, DIDMOAD syndrome),是一种罕见病,患病率约为 1/160 000~1/170 000。其主要临床表现包括以下 4 个:①糖尿病,常是首发疾病,多在儿童期发病,表现为胰岛素依赖型糖尿病;②视神经萎缩,起病早,视力减退至失明,检查可见视神经萎缩、视野缩小及视觉诱发电位异常,但无视网膜色素变性;③尿崩症,出现晚于前二者,表现为中枢性尿崩症,对垂体后叶素治疗反应良好;④神经性耳聋,起病亦较晚,呈高频神经性耳聋。此外还可有其他神经及精神系统等表现:小脑、脑干或全脑萎缩,小脑共济失调,神经性膀胱,躁狂,抑郁,等等。临床表现分析可见,糖尿病及视神经萎缩出现早,确诊者必有此 2 种表现,尿崩症及神经性耳聋仅见于 2/3 患者,仅 12%~54% 患者 4 个表现俱全[1,2]。

大多数学者认为 Wolfram 综合征呈常染色体隐性遗传,即个体需要携带 2 个功能丧失性突变等位基因才发病。患者的突变可为纯合子或复合突变杂合子,前者多有近亲通婚。现已明确 90%~95% 的 Wolfram 综合征家系是由于染色体 4p16.1 的 WFS1 基因突变所致[3]。目前已发现 WFS1 基因的 100 多种突变,散在分布于编码区。WFS1 基因主要在脑、胰及心肌内表达,其产物为 Wolframin。Wolframin 是跨膜糖蛋白,仅在内质网表达,与内质网应激的未折叠蛋白反应有关。Wolframin 与保持内质网内钙浓度有关,有利于消除内质网应激,WFS1 基因突变导致未折叠蛋白反应过强,从而导致胰岛 β 细胞凋亡[4]。

胰岛素依赖型糖尿病和视神经萎缩是 Wolfram 综合征的最主要临床表现。临床上,16 岁前诊断的糖尿病出现视神经萎缩时需怀疑此病,基因检测可明确诊断。常见的鉴别诊断如下[5]:

(1) 线粒体基因突变糖尿病:此病是线粒体 DNA 发生突变所致,最常见的致病位点为 tRNA^Leu(UUR) 基因上的 A3243G 突变,主要临床特点如下:①呈母系遗传。②糖尿病起病较早,40 岁前多见,最早可在 10 岁起病;胰岛 β 细胞功能减退,并随病程延长而明显;胰岛自身抗体阴性。③75% 线粒体 DNA A3243G 突变糖尿病患者有听力障碍,累及高频阈。④家系成员的临床表现可不一致,某些成员呈糖尿病和(或)耳聋,而另一些成员呈 MELAS 综合征,后者表现为破红肌纤维病变性骨骼肌病、脑病、乳酸性酸中毒及卒中样发作。患者亦常有其他系统表现,如神经系统(偏头痛、抑郁、认知障碍、双侧基底节钙化、脑萎缩)、心脏(左心室肥厚、心脏自主神经病变、传导障碍)、眼(黄斑视网膜营养不良)、骨骼肌肌病、蛋白尿等。

(2) Alström 综合征:此病是由 ALMS1 基因突变纯合子或复合突变杂合子致病,主要临床表现如下:①所有患者均存在视锥-视杆细胞营养不良,多数在 1 岁内起病,视力逐渐减退,90%患者在 16 岁时失明。眼底检查可见视网膜上皮细胞色素变性、血管变细及视神经萎缩。②接近 90%患者有听力障碍,表现为双层高频神经性耳聋。③绝大部分患者有肥胖、胰岛素抵抗、糖尿病,患者在 4～5 岁时即可出现糖尿病,至 16 岁时约 82%有糖尿病。

目前,Wolfram 综合征的预后很差,患者的平均死亡年龄为 30 岁,大多数患者存在严重的神经功能障碍,如眼球功能障碍和器质性脑综合征,通常死于脑干萎缩导致的呼吸衰竭。目前尚无有效的治疗方法可以延缓、停止或逆转此病的进展,但通过仔细的临床监测和支持性护理可以缓解患者症状。针对其发病机制,目前正在开发一些潜在的治疗方法[6]:①分子伴侣,如 4-苯基丁酸和牛磺熊去氧胆酸,通过稳定突变 WFS1 蛋白的天然构象来减轻内质网应激。②内质网钙稳定剂,如丹曲林钠,通过调控内质网钙转运蛋白发挥维持内质网钙浓度的作用。在 Wolfram 综合征小鼠模型中,丹曲林钠可抑制神经元和 β 细胞的细胞凋亡和功能障碍。③靶向调控内质网应激,p21 是潜在的一个分子靶点,其在内质网应激后的细胞增殖和存活中发挥作用。已证明丙戊酸能增加 Wolfram 综合征细胞中 p21 的表达并保护细胞免于死亡。目前正在进行一项丙戊酸治疗 Wolfram 综合征的 Ⅱ 期临床试验。

本例患者儿童期出现视力进行性下降,眼底检查提示视神经萎缩,约在 3 年后出现糖尿病症状,以酮症起病,胰岛功能差,体形正常,无糖尿病家族史。患者具有 Wolfram 综合征的 2 个主要临床表现,临床需高度怀疑此病。患者无糖尿病家族史,且家族成员均无听力下降,线粒体突变糖尿病可能性小;患者体形不胖,无胰岛素抵抗,Alström 综合征可能性较小。最终经过基因检测,患者为 WFS1 基因复合突变杂合子(突变均位于外显子区域),父母分别携带一个突变位点,故可明确诊断为散发性 Wolfram 综合征。

最终诊断

Wolfram 综合征(特殊类型糖尿病、视神经萎缩)。

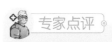 专家点评

临床发现儿童期起病的糖尿病,如伴有视神经萎缩、神经性耳聋,须警惕特殊类型糖尿病如 Wolfram 综合征、线粒体基因突变糖尿病的可能。应开展详细的病史问询,包括患者的家族史,询问家族中有无近亲结婚,家族成员有无糖尿病、视力下降、耳聋、尿崩、骨骼肌病、神经系统疾病等。对于临床怀疑 Wolfram 综合征、线粒体基因突变糖尿病者应进一步完善基因检测以明确诊断。本例患者,根据其临床表现和基因检测结

果,Wolfram 综合征诊断明确。患者目前仅有糖尿病、视神经萎缩,但还需密切随访其听力、尿量、尿比重等指标,关注神经系统相关症状等,同时继续胰岛素治疗糖尿病,用牛磺熊去氧胆酸稳定突变蛋白、改善内质网应激。期望目前关于治疗 Wolfram 综合征的潜在方法取得成功,为此类患者带来福音。

病例提供单位:上海交通大学医学院附属第六人民医院

整理:彭丹凤

述评:胡承

参考文献

[1] BLASI C, PIERELLI F, RISPOLI E, et al. Wolfram's syndrome: a clinical, diagnostic, and interpretative contribution [J]. Diabetes Care, 1986,9(5):521 - 528.

[2] URANO F. Wolfram syndrome: diagnosis, management, and treatment [J]. Curr Diab Rep, 2016,16(1):6.

[3] POLYMEROPOULOS MH, SWIFT RG, SWIFT M. Linkage of the gene for Wolfram syndrome to markers on the short arm of chromosome 4[J]. Nat Genet, 1994,8(1):95 - 97.

[4] YAMADA T, ISHIHARA H, TAMURA A, et al. WFS1-deficiency increases endoplasmic reticulum stress, impairs cell cycle progression and triggers the apoptotic pathway specifically in pancreatic beta-cells [J]. Hum Mol Genet, 2006,15(10):1600 - 1609.

[5] 项坤三. 特殊类型糖尿病[M]. 上海:上海科学技术出版社,2011.

[6] ABREU D, URANO F. Current landscape of treatments for Wolfram syndrome [J]. Trends Pharmacol Sci, 2019,40(10):711 - 714.

病例9 大量胰岛素仍无法控制血糖,如何分型和诊治?

主诉

女性,65 岁,口干、多饮、多尿伴体重进行性下降 1 年。

病史摘要

现病史:患者于入院前 1 年(2011 年 9 月)因血常规三系下降至外院就诊,当时外院诊断为干燥综合征后予以甲泼尼龙 4 mg bid po 治疗。口服甲泼尼龙 2 个月后患者自感口干、多饮,体重下降约 25 kg,遂至外院就诊测空腹血糖 17.0 mmol/L,餐后 2 h 血糖 27.0 mmol/L。即予逐渐减量停用甲泼尼龙,并皮下注射胰岛素治疗(具体方案不详),出院后患者血糖控制欠佳,空腹血糖 18～22 mmol/L,餐后 2 h 血糖 26～28 mmol/L。2012 年 3 月患者自觉手足麻木,视物模糊,后再次入住外院,入院后调整降糖方案("诺和锐 30"早 46 U、中 38 U、晚

50 U,皮下注射,维格列汀 50 mg bid po,二甲双胍格列齐特复合制剂 40 mg bid po,艾塞那肽针 10 μg 皮下注射),出院后空腹血糖波动于 12～16 mmol/L,餐后 2 h 血糖波动于 18～19 mmol/L。2 个月前患者出现尿中泡沫增多,多食表现,空腹血糖波动于 22 mmol/L,后患者自行停用艾塞那肽,调整降糖方案为"诺和锐 30"早 60 U、中 60 U、晚 60 U,皮下注射,口服药物剂量不变,但空腹血糖仍波动于 28～29 mmol/L,餐后 2 h 血糖波动于 30～32 mmol/L,11 月 21 日外院尿常规:葡萄糖(＋＋＋),酮体(＋),现为进一步调整血糖并完善并发症检查收治入院。入院随机血糖 23.8 mmol/L,血酮 1.4 mmol/L。自起病 1 年以来患者体重下降 25 kg。

既往史:高血压病史 10 年,血压最高 160/100 mmHg,口服氨氯地平,血压控制可。否认肝炎、结核等传染病史。否认食物及药物过敏史。否认冠心病、脑梗死等病史。

个人史:无吸烟、饮酒史。

月经婚育史:已绝经。已婚,育 2 子。

家族史:否认糖尿病家族史。

入院查体

T 36.8℃,P 68 次/分,R 14 次/分,BP 130/85 mmHg。神志清醒,气平,发育正常,营养差,体形消瘦,步入病房,自主体位,对答切题,查体合作。皮肤、黏膜色深,无黄染,无瘀点、瘀斑,睑结膜苍白,眼周色素沉着,有贫血貌。全身浅表淋巴结无肿大。颈无抵抗感,气管居中,颈动脉搏动正常,颈静脉无充盈,甲状腺无肿大。胸廓无畸形,无肋间隙增宽,双侧呼吸运动对称,触觉语颤对称,无胸膜摩擦音,叩诊清音,双肺听诊呼吸音粗,未及干、湿啰音。心前区无隆起,心界无扩大,心率 68 次/分,律齐,各瓣膜区未闻及病理性杂音。无水冲脉,无奇脉,无股动脉枪击音,无毛细血管搏动征。腹壁柔软,无压痛,无腹部反跳痛,肝肋下未触及,脾肋下未触及。无移动性浊音,无肝区叩击痛,无肾区叩击痛。肠鸣音正常。双下肢无水肿,四肢肌力、肌张力正常对称。右侧胫前见色素沉着,生理反射存在,病理反射未引出。

专科查体:身高 165 cm,体重 50 kg,BMI 18.4 kg/m²,腰围 80 cm,臀围 93 cm。右侧胫前见少量色素沉着。针刺觉:左侧正常,右侧正常。音叉震动觉:左侧减退,右侧减退。触痛温度:左侧正常,右侧正常;双侧足背动脉搏动正常。无足部溃疡。

辅助检查

血常规(2012 - 11 - 25):WBC 3.5 × 10⁹/L, HB 101 g/L, PLT 188 × 10⁹/L,N% 62.1%。

尿常规(2012 - 11 - 25):尿糖(＋＋＋＋),尿酮(＋＋)。

血气分析(2012 - 11 - 25):pH 7.36,PaCO₂ 46.3 mmHg,PaO₂ 93.3 mmHg,标准碳酸氢盐(SB)1.0 mmol/L。

生化(2012 - 11 - 25):白蛋白 35 g/L,ALT 18 U/L,AST 18 U/L,总胆固醇 4.23 mmol/L,甘油三酯 0.96 mmol/L,LDL - C 2.49 mmol/L,尿素氮 4.8 mmol/L,血肌酐 39 μmol/L,尿酸 109 μmol/L,血钾 4.3 mmol/L,血钠 134 mmol/L,血氯 100 mmol/L,血钙 2.24 mmol/L。游离脂肪酸 383 μEq/L。C 反应蛋白(C-reactive protein, CRP)0.41 mg/L。

HbA1c(2012-11-25):11.70%；GA(2012-11-25):50.80%。

血糖及胰岛功能(2012-11-25):见表9-1。

表9-1 患者入院后查血糖及胰岛功能情况

指标	0 min	30 min	120 min
血糖(mmol/L)	15.14	15.14	25.51
胰岛素(μU/ml)	857.3	>1000	>1000
C肽(ng/ml)	4.2	5.88	6.98

甲状腺功能(2012-11-25):FT_3 1.94 pmol/L，FT_4 11.10 pmol/L，TSH 1.47 mIU/L。

(2012-11-25)生长激素 0.92 ng/ml。促肾上腺皮质激素 8:00am 47.76 ng/L,皮质激素 8:00am 16.35 μg/dl。

(2012-11-25)性激素睾酮<0.35 ng/ml,性激素结合球蛋白 128.20 ng/ml。催乳素 160.08 ng/ml。

自身免疫指标(2012-11-26):GADA(—)，IA-2A(—)，IAA(—);抗核抗体(antinuclear antibody，ANA)(±),抗双链 DNA(double-stranded DNA，dsDNA)抗体(—),抗链球菌溶血素 O(antistreptolysin O，ASO)(—),类风湿因子(rheumatoid factor，RF)(—);抗 SS-A 抗体阳性(++),抗 Ro-52 抗体阳性(++),抗着丝点抗体阳性(++),抗核糖体 P 蛋白抗体阳性(++),血清 C3 0.44 g/L↓;TPOAb(+)，TgAb(—);血未见 LE 细胞,血清免疫固定电泳(—)。

超声(2012-11-25):甲状腺弥漫性改变。腹部 B 超肝、胆、胰、脾未见明显异常。

眼科检查(2012-11-25):泪腺分泌提示双眼干燥症。

口腔唇腺活检(2012-11-28):(下唇)小唾腺间质内多灶性淋巴细胞浸润伴唾腺萎缩,符合干燥综合征。

初步诊断

糖尿病并酮症,结缔组织病(干燥综合征),高血压 2 级(很高危)。

治疗及转归

入院后予"诺和灵 30R"早 60 U、中 60 U、晚 60 U,皮下注射,二甲双胍 500 mg bid,胰岛素临时静滴控制血糖。但 1 天后即因血糖控制不佳停用皮下胰岛素,改为胰岛素静滴;停用二甲双胍,改为吡格列酮 15 mg qd,伏格列波糖 0.2 mg tid。后续住院期间静脉胰岛素用量逐渐增加至 800~1200 U/d(10~50 U/h),同时吡格列酮 30 mg qd,伏格列波糖 0.4 mg tid,监测空腹血糖(FBG)12~15 mmol/L,餐后 2 h 血糖(PBG)18~25 mmol/L,其间无低血糖发生。

经过疑难病例讨论后,考虑患者为 B 型胰岛素抵抗所致高血糖。经过会诊后决定择期行免疫治疗。告知病情并签署知情同意书后,患者于 1 月 5 日、1 月 15 日两次给予环磷酰胺 1000 mg 冲击治疗,口服药物泼尼松及环孢素 A。1 月 18 日开始患者静脉胰岛素用量减为

700 U/d,改为4针皮下注射方案。后续患者分别于2月16日、3月26日、5月11日接受环磷酰胺治疗。患者3月底接受第四次环磷酰胺治疗后出现夜间血糖偏低,空腹血糖低于4.0 mmol/L,胰岛素逐渐减量,直至4月14日停用胰岛素。具体治疗方案及指标变化见下表9-2。8月22日行最后一次环磷酰胺800 mg治疗,出院后治疗方案为:泼尼松5 mg qd po,环孢素A 75 mg bid;伏格列波糖0.2 mg tid po控制血糖,以及保护胃黏膜、预防骨质疏松等治疗。患者出院后回当地随访。

表9-2 患者治疗方案及随访指标变化

日期	2013-01-05	2013-01-15	2013-02-16	2013-03-26	2013-05-11
胰岛素用量/(U/d)	800~1 200	750	400	停用	停用
环磷酰胺/mg	1 000	1 000	1 000	800	500
泼尼松/(mg qd)	30	20	10	7.5	5
环孢素A/(mg bid)	75	75	75	75	75
空腹血糖/(mmol/L)	17~20	14~20	5.9~10.4	4.0~7.1	5.2~5.5
餐后血糖/(mmol/L)	20~24	16~23	10~19	7.3~8.1	6.0~8.0
糖化血红蛋白/%	11.7			9.8	6.3
体重/kg	50		60	54	57
空腹胰岛素/(μU/ml)	857.3		765.1	245.9	64.1
空腹C肽/(ng/ml)	4.3		2.81	1.55	2.37

讨论与分析

患者65岁女性,存在口干、多饮症状,多次测量血糖>11.1 mmol/L,糖尿病诊断明确。患者空腹血胰岛素水平857.3 pmol/L,餐后血胰岛素峰值>1 000 pmol/L,提示存在严重胰岛素抵抗,且在治疗过程中每日外源性胰岛素用量达800~1 200 U/d,仍然难以控制血糖,进一步支持严重胰岛素抵抗存在。而2型糖尿病或类固醇相关糖尿病不太可能导致如此严重的胰岛素抵抗,应该考虑是否为其他原因所致胰岛素抵抗。

临床上可导致严重胰岛素抵抗的疾病可分为胰岛素受体病变、胰岛素信号转导基因和蛋白降解酶基因突变以及脂肪营养不良症。其中胰岛素受体病变可进一步分为胰岛素受体基因突变以及胰岛素受体自身免疫疾病/B型胰岛素抵抗。脂肪营养不良症患者常出现的体内脂肪过少可由脂肪细胞数减少或脂肪细胞内甘油三酯存储不足引起。前者,即脂肪组织/细胞明显过少的疾病称之为脂肪营养不良症,后者则见于消耗状态。除脂肪组织减少外,均可伴胰岛素抵抗、代谢综合征及严重慢性高胰岛素血症的表现,一般不伴有酮症酸中毒。患者通常合并高甘油三酯血症和皮肤黄色瘤表现。先天性脂肪组织减少可呈家族性发病。该患者发病年龄晚,无家族史,且无高甘油三酯血症或皮下脂肪萎缩,与脂肪营养不良症不符,暂不考虑。

A型胰岛素抵抗病是胰岛素受体基因突变病中最多见类型,其症状亦较轻。除胰岛素受体基因突变纯合子或复合突变杂合子引起外,亦可由 β 亚单位突变杂合子引起。常在青春期甚至成年后被确诊。多为女性,但亦可见于男性。患者仅呈严重胰岛素抵抗综合征表现而无前两个综合征的发育异常,通常不伴肥胖。Rabson-Mendenhall 综合征或矮妖精貌综合征均存在发病年龄早,发育异常,故不考虑。

胰岛素受体自身免疫病,即 B 型胰岛素抵抗是抗体与胰岛素受体 α 亚单位 C 端氨基酸残基 540 - 601 的免疫源结构域结合,除阻断受体生物学效应外尚致复合体内化,促使受体降解致细胞表面胰岛素受体数减少而发生胰岛素抵抗。部分自身抗体与受体结合可激活受体酪氨酸磷酸化,由此可引起低血糖症[1]。本病有以下特点:①性别及年龄,80%见于女性,确诊年龄多在成年人甚至老年人。报道种群中以非洲籍美国人为多见。②自身免疫疾病,绝大多数患者伴随系统性自身免疫疾病,最常见的是红斑狼疮,其次为未分化结缔组织病,常在本病确诊前出现。③严重胰岛素抵抗综合征,90%有黑棘皮病,除典型部位外,尚可出现在眼周及唇上,亦可见于躯干、臀部及阴唇。患者可有卵巢增大及卵巢性高雄激素状态,常伴明显体重下降。80%患者可有中至严重高血糖症。循环胰岛素水平可达 200 mU/L 以上。平均每日胰岛素用量可达 5 100 U(200~25 000 U)。严重胰岛素抵抗综合征可经一年或数年自发缓解或在应用免疫抑制剂后缓解。缓解后循环内胰岛素受体抗体消失。④自发性低血糖症,部分患者在一段高血糖病程后出现自发性低血糖。少数病例可仅呈自发性低血糖而无高血糖。⑤血脂异常,虽然患者游离脂肪酸水平增高,但其甘油三酯水平降低。此见于半数以上患者。⑥肿瘤,患者可伴造血系统恶性肿瘤如骨髓瘤、霍奇金病及单克隆 γ 球蛋白病。本患者有系统性红斑狼疮病史,多个自身免疫抗体阳性,结合患者还存在黑棘皮症,游离脂肪酸升高、甘油三酯水平正常偏低等特点,符合 B 型胰岛素抵抗综合征。进一步诊断应完善自身抗胰岛素受体抗体检查,然而限制于检查技术并未进行。

B 型胰岛素抵抗患者多为个案报道,对 B 型胰岛素抵抗病者可在单用或合用糖皮质激素、血浆置换或用免疫抑制剂如环磷酰胺、环孢素 A、吗替麦考酚酯(mycophenolate mofetil)、抗 B 细胞表面抗原 CD20 单克隆抗体-利妥昔单抗(rituximab)以及胰岛素样生长因子- 1 后出现临床缓解。严重胰岛素抵抗消除后黑棘皮病亦会明显改善。入院后患者对于单纯外源性胰岛素及降糖药物治疗反应不佳,尽管每日静脉给予 800~1 200 U/d 胰岛素同时联合使用吡格列酮、伏格列波糖等药物,患者血糖仍然波动于 12~25 mmol/L。给予免疫抑制治疗后,患者的症状明显改善,体内胰岛素水平下降,每日胰岛素用量减少,血糖水平得到控制,体重恢复。在第三次环磷酰胺冲击后患者停止外源胰岛素也可以将血糖控制在理想范围内。

需要注意的是,本病另外一个特点为低血糖事件,约 25%的患者可发生自发性低血糖。部分因低血糖症死亡[2]。低血糖阶段通常在高血糖阶段之后,考虑与个体不再需要胰岛素治疗,但仍接受大量外源性胰岛素用量有关。但在疾病的高血糖阶段,由于外源性胰岛素治疗而发生低血糖是极其罕见的。部分患者由于低血糖时存在空腹高胰岛素血症可能被误诊为胰岛素瘤。

最终诊断

特殊类型糖尿病(B 型胰岛素抵抗)合并酮症,结缔组织病(干燥综合征),高血压病 2 级(很高危)。

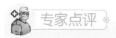

B型胰岛素抵抗是一种自身免疫性疾病,可导致自身免疫介导的低血糖及严重的糖尿病表现,甚至出现糖尿病酮症酸中毒。大多数患者的主要临床特征是高血糖。这种疾病的高血糖阶段通常与明显的体重减轻有关,因此大多数人在诊断时(BMI<30)都是非肥胖者[3]。90%以上的人患有黑棘皮病,好发于眼周和口周,可随着高胰岛素血症的缓解得到改善[4]。多囊卵巢增大和其他高雄激素血症的临床和生化特征在绝经前妇女中并不少见,据报道,随着病情的缓解,高雄激素血症也有所改善[3]。几乎25%的个体在疾病过程中会出现自发性低血糖[2]。

严重胰岛素抵抗综合征的诊断并不困难。空腹血胰岛素水平>150 pmol/L(>25 mU/L)和(或)在葡萄糖负荷后或餐后血胰岛素峰值>1 500 pmol/L(>250 mU/L)时提示存在严重胰岛素抵抗。如果在该患者的糖尿病治疗中每日外源性胰岛素用量>200 U/d 或>3 U/(kg·d),则进一步支持存在严重胰岛素抵抗,结合患者是否有长期明显高胰岛素血症的临床表现,即黑棘皮病、多囊卵巢和卵巢性高雄激素血症等,可考虑严重胰岛素抵抗综合征。但也需与库欣综合征及肢端肥大症等内分泌疾病患者、大量长期应用糖皮质激素治疗者、妊娠及感染等应激情况以及应用胰岛素治疗者,甚至伴肥胖的2型糖尿病患者相鉴别。确认严重胰岛素抵抗综合征后,要进一步鉴别患者是胰岛素受体病还是脂肪营养不良症[1]。

针对严重胰岛素抵抗综合征的治疗主要是减轻胰岛素抵抗程度,治疗相应的卵巢高雄激素血症及黑棘皮病。有报道应用高浓度胰岛素制剂(正规胰岛素 400～500 U/ml)治疗可减少注射容量。与常规胰岛素制剂比较,高浓度制剂在注射部位吸收量及日间吸收量差异上相对较小,且其作用时间有所延长。免疫抑制剂治疗除环磷酰胺外,还有单用或合用其他免疫抑制剂(如环孢素、吗替麦考酚酯)、糖皮质激素、血浆置换或用抗B细胞表面抗原 CD20 单克隆抗体——利妥昔单抗以及胰岛素样生长因子-1后出现临床缓解的案例[5-7]。但总体而言严重胰岛素抵抗综合征的治疗尚待规范及完善。

病例提供单位:上海交通大学医学院附属第六人民医院

整理:邓子玄

述评:于浩泳 贾伟平

参考文献

[1] 项坤三.特殊类型糖尿病[M].上海:上海科学技术出版社,2011.

[2] MUSSO C, COCHRAN E, MORAN S A, et al. Clinical course of genetic diseases of the insulin receptor (type A and Rabson-Mendenhall syndromes): a 30-year prospective [J]. Medicine, 2004,83(4):209-222.

[3] ARIOGLU E, ANDEWELT A, DIABO C, et al. Clinical course of the syndrome of autoantibodies to the insulin receptor (type B insulin resistance): a 28-year perspective [J]. Medicine, 2002,81(2):87-100.

［4］FAREAU GG，MALDONADO M，ORAL E，et al. Regression of acanthosis nigricans correlates with disappearance of anti-insulin receptor autoantibodies and achievement of euglycemia in type B insulin resistance syndrome［J］. Metabolism，2007，56(5)：670 - 675.

［5］YAMAMOTO T，SATO T，MORI T，et al. Clinical efficacy of insulin-like growth factor-1 in a patient with autoantibodies to insulin receptors：a case report［J］. Diabetes Res Clin Pract，2000，49(1)：65 - 69.

［6］GEHI A，WEBB A，NOLTE M，et al. Treatment of systemic lupus erythematosus-associated type B insulin resistance syndrome with cyclophosphamide and mycophenolate mofetil［J］. Arthritis Rheum，2003，48(4)：1067 - 1070.

［7］ERIKSSON JW，BREMELL T，ELIASSON B，et al. Successful treatment with plasmapheresis，cyclophosphamide，and cyclosporin A in type B syndrome of insulin resistance. Case report ［J］. Diabetes Care，1998，21(8)：1217 - 1220.

病例10 胃癌术后血糖升高，肿瘤免疫治疗导致糖尿病？

主诉

男性，62 岁，胃癌术后 1 年余，发现血糖升高 1 个月。

病史摘要

现病史：患者于 2019 年 11 月因"胃恶性肿瘤"于我院普外科住院治疗，2019 年 11 月 29 日行"全胃切除食管空肠 Y 型吻合术、腹腔粘连松解术、腹膜后淋巴结清扫术"，术后病理示：（胃）腺癌Ⅱ～Ⅲ级，癌侵及全层，达浆膜外脂肪组织；癌侵及食道鳞状上皮下。2020 年 3 月开始使用紫杉醇化疗，共计化疗 5 次。2020 年 7 月停用化疗，开始使用卡瑞利珠单抗联合阿帕替尼治疗，一直使用至今，共计治疗 11 次。1 个月前（2021 年 2 月 22 日）自测随机指末血糖 24.8 mmol/L，无"三多一少"症状，遂至我院急诊治疗，查随机静脉葡萄糖 15.77 mmol/L，尿糖（＋＋＋），尿酮（＋＋），急诊予补液、小剂量胰岛素持续静脉滴注降糖纠酮治疗，次日至我科门诊就诊，查空腹血糖 9.21 mmol/L，餐后血糖 120 min 7.15 mmol/L，糖化 Hb 7.90％，糖化血清白蛋白 25.6％，C 肽 0 min 0.27 ng/ml，胰岛素 0 min 0.56 μU/ml，C 肽 120 min 0.34 ng/ml，胰岛素 120 min 0.53 μU/ml，胰岛素抗体阴性。予"优泌乐 25"早 12 U、晚 6 U，餐时皮下注射，恩格列净 5 mg qd po，降糖治疗，监测空腹指末血糖波动在 3.2～4.6 mmol/L，餐后指末血糖波动在 10～18 mmol/L，血糖偏低时有心慌、乏力、头晕、黑蒙症状，近期有一次低血糖昏迷，伴大汗淋漓，测指末血糖 1.9 mmol/L，静推葡萄糖后复测指末血糖 6.1 mmol/L，患者自行苏醒。2 天前患者为求进一步诊治，遂至我科门诊就诊，调整降糖方案为"优泌乐 25"早 10 U、晚 4 U，餐时皮下注射，并拟以"糖尿病"收治入院。入院随机血糖 14.7 mmol/L，血酮 1.4 mmol/L。

患者发病以来无视物模糊，无泡沫尿，无胸闷，有心悸，有双足趾麻木，无四肢疼痛，无间歇性跛行。既往有酮症病史，否认酮症酸中毒史。近期有低血糖昏迷史，伴有大汗淋漓，测指末血糖 1.9 mmol/L,静推葡萄糖后复测指末血糖 6.1 mmol/L,患者自行苏醒。患者起病以来,精神欠佳,睡眠可,食欲较差,大小便如常,近 1 年体重下降 22 kg。

既往史:有高血压病史 20 余年,血压最高 160/100 mmHg,目前服用非洛地平缓释片 5 mg qd 降压治疗,平日监测血压波动在 140/90 mmHg 左右,今晨测血压 97/68 mmHg,未服降压药物。否认血脂异常史。否认冠心病病史。否认脑血管疾病史。否认肾脏疾病史。否认甲亢病史。否认皮质醇增多症病史。否认长期服用利尿剂史。否认长期服用糖皮质激素史。否认急、慢性胰腺炎病史。否认肝炎、结核、伤寒、血吸虫传染病史。否认青霉素过敏史。否认食物过敏史。

有手术史:2019 年 11 月 29 日于我院普外科行"全胃切除食管空肠 Y 型吻合术、腹腔粘连松解术、腹膜后淋巴结清扫术"。术后病理:食道切缘未见癌浸润。胃肿瘤病理诊断为:(胃)腺癌Ⅱ～Ⅲ级,癌侵及全层,达浆膜外脂肪组织;癌侵及食道鳞状上皮下。免疫组化结果(M19 - 9150):(E 号)CK(+),CK7(灶+),CK20(+),CK19(+),HER2(少部分弱+),Ki - 67(70%+),Villin(+),P53(+)。肿瘤大体类型:浸润溃疡型肿瘤大小 7.5 cm×5.5 cm。组织学类型:腺癌组织学分级为中-低分化;浸润深度为癌侵及全层,达浆膜下脂肪组织;癌侵及食道鳞状上皮下。脉管内癌栓(+),神经侵犯(+)。淋巴结转移情况:胃小弯淋巴结 6/12 枚见癌转移,另见癌结节 1 枚;肿块周围见癌结节 3 枚。否认外伤史。否认输血史。预防接种史按规定。

个人史:原籍上海。否认疫水接触史,否认疫区久居史。有吸烟史 50 年,平均 20 支/日。否认饮酒史。

家族史:家族中有糖尿病病史,与患者关系为父母。家族中否认冠心病病史,否认高血压病史。否认家族遗传性疾病史。

◢ **入院查体** ▶▶▶

T 36.8℃,P 72 次/分,R 18 次/分,BP 104/72 mmHg。神志清醒,精神可,气平,发育正常,营养不良,体形偏瘦,对答切题,自主体位,安静面容,查体合作。皮肤、黏膜无黄染,无瘀点、瘀斑,无贫血貌,皮肤不干燥,弹性可。全身浅表淋巴结无肿大。头颅无畸形,眼睑无苍白,无水肿,无眼球突出,无巩膜黄染,无结膜苍白及充血,双侧瞳孔等大、等圆,对光反射灵敏。口唇无发绀,伸舌居中,无声音嘶哑。颈软,颈静脉无怒张,双侧甲状腺未触及肿大,气管居中。胸廓无畸形,肋间隙无明显增宽及变窄。两侧呼吸运动对称,触觉语颤对称。叩诊清音。双肺呼吸音清,未闻及干、湿啰音。心前区无异常隆起,心尖搏动位于左侧第 5 肋间左锁骨中线内 0.5 cm,无抬举感。心前区无震颤、无心包摩擦感。叩诊心浊音界无明显扩大。心率 72 次/分,律齐,各瓣膜区未闻及病理性杂音。腹平坦,脐部凹陷,无腹壁静脉曲张,未见胃肠型及蠕动波,上腹部正中可见一长约 10 cm 的陈旧性手术瘢痕。无压痛、反跳痛,肝、脾肋下未触及。无移动性浊音,肝区及双肾区无叩击痛。肠鸣音 3～4 次/分。脊柱无侧弯,棘突无压痛。双下肢无水肿,四肢肌力Ⅴ级,四肢肌张力正常。生理反射正常,病理反射未引出。肛门及外生殖器未检。

◢ **辅助检查** ▶▶▶

CRP(2021 - 03 - 19):34.90 mg/L。

proBNP(2021 - 03 - 19):56.16 ng/L。

粪常规(2021 - 03 - 19):大便颜色黄色,大便性状糊状便,大便白细胞 1/HP↑,大便红细胞无,粪隐血转铁蛋白阳性,粪隐血血红蛋白阳性。

粪常规(2021 - 03 - 20):大便颜色黄色,大便性状软便,大便白细胞无,大便红细胞无,粪隐血转铁蛋白阳性,粪隐血血红蛋白阴性。

尿常规(2021 - 03 - 24):尿白细胞 224 个/μl,尿红细胞 7 个/μl,尿比重 1.020,pH 5.5,尿白细胞酯酶(+),隐血(±),蛋白阴性,亚硝酸盐阴性,葡萄糖(±),酮体阴性。

尿常规(2021 - 03 - 25):颜色黄色,浊度清亮,尿白细胞 199 个/μl,尿红细胞 15 个/μl,尿比重 1.017,pH 6.0,尿白细胞酯酶(++),隐血阴性,蛋白阴性,葡萄糖阴性,酮体阴性。

中段尿培养(2021 - 03 - 29):见粪肠球菌,氨苄西林敏感,红霉素中介,利奈唑胺敏感,左旋氧氟沙星耐药,青霉素 G 敏感,替加环素敏感,替考拉宁敏感,万古霉素敏感。粪肠球菌菌落计数:6 万 cfu/ml。

生化(2021 - 03 - 19):尿素氮 7.7 mmol/L↑,肌酐 83.9 μmol/L,尿酸 398 μmol/L,视黄醇结合蛋白 21 mg/L↓,胱抑素 - C 1.14 mg/L↑,肾小球滤过率估算值(estimated glomerular filtration rate, eGFR) - EPI 公式 80.92 ml/(min · 1.73 m²),同型半胱氨酸 16.60。

生化(2021 - 03 - 20):总蛋白 56.4 g/L,白蛋白 31.1 g/L,ALT 57 U/L,AST 76 U/L,ALP 1112 U/L,GGT 577 U/L↑,胆碱酯酶 164 U/L↓,总胆红素 16.6 μmol/L,直接胆红素 7.3 μmol/L,前白蛋白 132 mg/L,血清钾 3.58 mmol/L,血清钠 139 mmol/L,血清氯 106.4 mmol/L,钙 2.02 mmol/L,镁 0.88 mmol/L,磷 0.82 mmol/L,肌酸激酶 58 U/L,CK - MB 22.5 U/L,乳酸脱氢酶 161 U/L,γ 球蛋白 18.9%。总胆固醇 3.68 mmol/L,甘油三酯 1.38 mmol/L,HDL - C 0.95 mmol/L,LDL - C 1.88 mmol/L,脂蛋白(a) 31.2 mg/dl。生化(2021 - 03 - 29):总蛋白 51.8 g/L,白蛋白 28.9 g/L,白/球比例 1.3,ALT 27 U/L,AST 20 U/L,ALP 732 U/L↑,GGT 397 U/L,胆碱酯酶 172 U/L,总胆红素 11.9 μmol/L,直接胆红素 5.2 μmol/L,总胆汁酸 7.4 μmol/L,前白蛋白 153 mg/L↓,尿素氮 4.6 mmol/L,肌酐 67.2 μmol/L,尿酸 286 μmol/L,视黄醇结合蛋白 16 mg/L↓,胱抑素 - C 0.91 mg/L,eGFR(EPI 公式)92.49 ml/(min · 1.73 m²),血清钾 4.11 mmol/L,血清钠 139 mmol/L,血清氯 102.7 mmol/L,二氧化碳 26.1 mmol/L,钙 2.03 mmol/L,镁 0.85 mmol/L,磷 0.68 mmol/L。

血糖相关:血糖(2021 - 03 - 20)12.14 mmol/L。餐后 30 min 血糖(2021 - 03 - 19) 2.91 mmol/L,餐后 120 min 血糖 2.56 mmol/L↓。

胰岛功能(2021 - 03 - 20):C 肽 0 min<0.010 ng/ml↓,胰岛素 0 min<0.200 μU/ml↓。

(2021 - 03 - 19)C 肽 30 min<0.010 ng/ml,胰岛素 30 min 26.43 μU/ml,C 肽 120 min< 0.010 ng/ml,胰岛素 120 min 23.85 μU/ml。

性激素及骨代谢(2021 - 03 - 19):雌二醇 54.08 pmol/L,雄烯二酮<0.30 ng/ml↓,卵泡刺激激素 10.93 IU/L,黄体生成素 5.83 IU/L,催乳素(PRL)345.10 mIU/L,孕酮< 0.159 nmol/L,睾酮 7.52 nmol/L,硫酸脱氢表雄酮 44.88 μg/dl,骨钙素 N 端中分子(N - terminal midfragment, N - MID) 19.26 ng/ml,PTH 51.19 pg/ml,总 25 -羟基维生素 D 5.38 ng/ml↓。

皮质醇及 ACTH（2021 - 03 - 19）：皮质醇 8am 17.04 μg/dl。促肾上腺皮质激素 11.60 ng/L。

甲状腺相关（2021 - 03 - 19）：甲状腺球蛋白 10.50 ng/ml，抗甲状腺球蛋白抗体 10.40 kIU/L，抗甲状腺过氧化物酶抗体＜9.000 kIU/L，促甲状腺素受体抗体＜0.800 IU/L，降钙素 1.86 ng/L，促甲状腺激素受体刺激性抗体＜0.10。

（2021 - 03 - 29）三碘甲状腺原氨酸（triiodothyronine，T_3）1.61 nmol/L，甲状腺素（thyroxine，T_4）62.10 nmol/L↓，FT_3 4.34 pmol/L，FT_4 11.20 pmol/L↓，促甲状腺激素 4.51 mIU/L↑。

肿瘤指标（2021 - 03 - 19）：AFP 1.80 ng/ml，CEA 3.53 ng/ml，总前列腺特异性抗原（total prostate specific antigen，tPSA）1.480 ng/ml，游离前列腺特异性抗原（free prostate specific antigen，fPSA）0.278 ng/ml，fPSA/tPSA 0.188，CA125 5.91 U/ml，CA153 9.36 U/ml，CA199 24.15 U/ml，NSE 11.71 μg/L，SCC 0.84 μg/L，CA242 4.27 IU/ml，CA50 20.70 IU/ML。

糖尿病肾病相关（2021 - 03 - 19）：尿微量白蛋白/肌酐 27.26 mg/g。

免疫检验报告：尿微量白蛋白/肌酐（2021 - 03 - 20）22.99 mg/g。尿微量白蛋白/肌酐（2021 - 03 - 22）17.87 mg/g。

白介素-6（2021 - 03 - 19）39.13 pg/ml。白介素-6（2021 - 03 - 29）16.07 pg/ml。

糖尿病自身抗体（2021 - 03 - 23）：GADA 0.00 U/ml，IA - 2A 0.00 U/ml，胰岛素抗体阴性。

（2021 - 3 - 25 凌晨 3am 低血糖时）：血糖 2.35 mmol/L↓，皮质醇 8am 2.54 μg/dl↓，促肾上腺皮质激素 11.95 ng/L，人生长激素 2.79 ng/ml，胰岛素样生长因子- 1 46.10 ng/ml↓。

血常规（2021 - 03 - 29）：WBC 5.2×10⁹/L，RBC 3.10×10¹²/L↓，Hb 100 g/L↓，平均红细胞体积（mean corpuscular volume，MCV）97.4 fl，平均红细胞血红蛋白含量（mean corpuscular hemoglobin，MCH）32.3 pg，平均红细胞血红蛋白浓度（mean corpuscular hemoglobin concentration，MCHC）331 g/L，PLT 256×10⁹/L。

肌电图（2021 - 03 - 19）：神经传导速度（nerve conduction velocity，NCV），双侧腓浅神经感觉传导速度（sensory conduction velocity，SCV）未引出；H 反射，延长。

甲状腺超声（2021 - 03 - 19）：双侧甲状腺回声均匀，内部未见明显肿块回声。CDFI：甲状腺内部未见明显异常血流。甲状腺上动脉流速正常范围内。双侧甲状旁腺区域探查：未见明显肿块。甲状腺未见明显异常。

颈动静脉超声（2021 - 03 - 19）：右侧颈总动脉内径 6.1 mm，IMT 1.1 mm，右侧颈内动脉内径 4.9 mm。左侧颈总动脉内径 6.4 mm，IMT 1.1 mm，左侧颈内动脉内径 4.7 mm。右侧颈总动脉：收缩期峰值流速（PSV）79 cm/s；舒张期末流速（EDV）21 cm/s；血管阻力指数（RI）0.73。左侧颈总动脉：PSV 70 cm/s；EDV 17 cm/s；RI 0.75。双侧颈动脉内膜毛糙。右侧颈总动脉分叉处可见多个斑块，斑块为混合性回声，最厚处厚度约 1.9 mm，长度约 8.0 mm，斑块未引起管腔狭窄。CDFI 示斑块处彩色充盈缺损。左侧颈总动脉分叉处可见导管斑块，斑块为混合性回声，最厚处厚度约 2.0 mm，长度约 10.2 mm，斑块未引起管腔狭窄。CDFI 示斑块处彩色充盈缺损。双侧颈静脉管腔通畅，内部未见明显回声。CDFI：颈静脉彩色充盈好。结论：①双侧颈动脉硬化斑块形成。②双侧颈静脉未见明显异常。

下肢动静脉超声(2021-03-23):双下肢动脉走行正常,内膜连续性有间断现象,内膜未见明显增厚,IMT 0.7~1 mm。下肢动脉内可见多个大小0.5~3.1 mm的强及混合回声斑块,彩色血流充盈缺损,流道未见严重狭窄,动脉频谱显示舒张期反相血流存在,流速基本正常范围内。两下肢深静脉管腔内径正常,管内未见异常回声,探头加压后管腔可完全闭合,彩色血流充盈连续、无缺损。股静脉近段随呼吸波动性好,未见栓塞表现。结论:①双下肢动脉硬化伴斑块形成;②双下肢深静脉未见栓塞表现。

肾输尿管膀胱前列腺残余尿超声(2021-03-19):右肾中部见一稍高回声区,大小约26 mm×22 mm,向外突出,中央见不规则低回声区,CDFI周边见星点样血流信号。左肾内见多个无回声区,较大者大小29 mm×20 mm,内见强回声斑,未见明显血流信号。双侧输尿管未见明显扩张。膀胱未见明显结石及肿块回声。前列腺经腹部探测:左右径41 mm,前后斜径27 mm,上下径37 mm。前列腺形态稍饱满,对称,中叶稍突向膀胱,内外腺之间见结石。双侧精囊未见明显占位。膀胱内残余尿小于10 ml。结论:①右肾实性占位;②左肾钙乳症;③双侧输尿管未见扩张;④膀胱未见明显异常;⑤前列腺增生伴结石;⑥双侧精囊未见明显占位;⑦残余尿小于10 ml。

24 h动态心电图报告(2021-03-20):平均心率59次/分,分析的心搏数为73 909个。最慢心率是44 bpm,发生于05:03。最快心率是94 bpm,发生于18:00。房性早搏有22个。最大的Delta ST变化是-1.2,发生于06:19。最长RR间期是1.34秒,发生于05:03。结论:①窦性心动过缓;②房性早搏;③ST段水平压低,T波双向、倒置(动态性改变,第一、三通道);④未见室性异位搏动;⑤未见传导异常。

动态血压报告(2021-03-20):收缩压,最大值117 mmHg(15:09),最小值76 mmHg(22:57);舒张压,最大值72 mmHg(06:03),最小值40 mmHg(22:57)。结论:①24小时平均血压95/56 mmHg;②白天平均血压97/59 mmHg;③夜间平均血压92/51 mmHg;④清晨血压109/72 mmHg;⑤夜间血压下降率5.5%/13.5%。

心电图(2021-03-20):窦性心动过缓。

肝、胆、胰、脾超声(2021-03-22):肝形态大小如常;肝内回声均匀,肝内血管走向自然,显示清晰,肝内胆管未见扩张,肝内未见明显占位性病变。门静脉主干内径10 mm。胆囊大小形态如常,壁不厚,光滑,胆囊内透声好,未见结石,胆总管不扩张。胰腺未见明显肿大,未见明显占位,主胰管未见扩张。脾脏形态大小正常,回声均匀,未见肿大。

肾上腺超声(2021-03-22):双侧肾上腺区未见明显肿块回声。

动态血糖监测(2021-03-25):共测定葡萄糖1 764个,平均值12.8 mmol/L,标准差4.68 mmol/L,变异系数36.7%,最高值、最低值分别为22.2 mmol/L、2.3 mmol/L,3.9 mmol/L<葡萄糖<10 mmol/L的百分比为40%,血糖≥7.8 mmol/L、≥10 mmol/L及≥13.9 mmol/L的时间(百分比)分别为122小时20分(83%)、100小时30分(68%)及65小时10分(44%)。≤3.9 mmol/L及≤2.8 mmol/L的时间(百分比)分别为1小时50分(1%)、0小时45分(1%)。平均葡萄糖波动幅度(mean amplitude of glycemic excursions, MAGE)为8.6 mmol/L。

PET/CT全身(2021-03-25):①胃部恶性肿瘤术后,残胃局部葡萄糖代谢轻度增高,请结合临床并随诊复查。②左侧锁骨下肿大淋巴结,糖代谢未见增高,结合病史考虑转移淋巴结治疗后活性受抑,建议定期随访。③双侧颈部Ⅱ区稍大淋巴结,以左侧为著,葡萄糖代谢轻度增高,建议复查。④右肾中极结节,葡萄糖代谢未见增高,考虑良性病变,复杂囊肿可能;左肾囊肿;左肾多发结石。⑤老年脑;脊柱退变。

初步诊断

糖尿病,高血压病2级(很高危),胃腺癌术后。

治疗及转归

嘱患者少食多餐,定时定量进食及活动,入院后予胰岛素泵强化降糖,后改为四针皮下注射,即"诺和灵R"早3U、中3U、晚3U,"德谷胰岛素"2U,皮下注射,患者血糖较入院前明显改善,空腹血糖波动于6～9 mmol/L,餐后2小时血糖波动于8～12 mmol/L,无低血糖发生。

讨论与分析

免疫检查点抑制剂(immune checkpoint inhibitor,ICI)作为肿瘤免疫治疗的一种新方式广受关注。ICI通过靶向细胞毒性T淋巴细胞相关抗原-4(cytotoxic T lymphocyte-associated protein-4,CTLA-4)、程序性死亡受体-1(programmed death-1,PD-1)和程序性死亡配体-1(programmed death ligand-1,PD-L1),重新激活效应T细胞杀伤肿瘤细胞的功能,从而发挥抗肿瘤的效果。目前ICI分为三类:PD-1抑制剂、PD-L1抑制剂和CTLA-4抑制剂。ICI已被批准用于多种肿瘤,但其通过调控免疫应答杀伤肿瘤的同时,过度活化的免疫细胞也可能导致机体多个系统产生自身免疫等临床表现,即免疫相关不良反应。内分泌不良反应是最为常见的不良反应之一,主要涉及垂体、甲状腺、胰腺、肾上腺等内分泌腺体,引起相应的内分泌腺体功能紊乱。ICI诱发的1型糖尿病(ICI-induced type 1 diabetes mellitus,ICI-T1DM)虽较少见,但易发生危及生命的糖尿病酮症酸中毒,且多数患者需要终生胰岛素治疗。

目前糖尿病主要分为1型糖尿病、2型糖尿病、妊娠期糖尿病及特殊类型糖尿病,其中临床常需进行1型与2型糖尿病的鉴别诊断。1型糖尿病多由胰岛B细胞破坏导致胰岛素绝对缺乏引起,绝大多数为自身免疫性糖尿病,90%的患者循环血中有多种胰岛B细胞自身抗体,以酮症起病或有酮症倾向,一般口服降糖药物治疗效果不明显,需予胰岛素治疗。2型糖尿病由胰岛素抵抗及胰岛功能逐渐衰退导致,起病缓慢,症状较轻,多有糖尿病家族史,无酮症及酮症倾向,口服降糖药有效。此外还需要注意成人隐匿性自身免疫糖尿病(LADA),属于免疫介导性1型糖尿病的亚型。结合该患者病史特点,患者胰岛素分泌绝对缺乏,目前分型倾向于1型糖尿病。患者在使用PD-1抑制剂卡瑞利珠单抗之前无糖尿病,在胃腺癌术后于2020年3月开始使用紫杉醇化疗,2020年7月停用化疗,开始使用卡瑞利珠单抗联合阿帕替尼治疗,一直使用至今,共计治疗11次。在使用第10次卡瑞利珠单抗之后(2月22日)出现血糖升高。患者糖尿病病程1个月,起病时血糖较高(随机指末血糖24.8 mmol/L,随机静脉葡萄糖15.77 mmol/L),糖化血红蛋白7.90%,C肽0 min 0.27 ng/ml,胰岛素0 min 0.56 μU/ml,C肽120 min 0.34 ng/ml,胰岛素120 min 0.53 μU/ml。无"三多一少"症状,病程中酮症史,否认酮症酸中毒史,入院后测0 min、30 min、120 min的C肽结果分别为<0.010 ng/ml、<0.010 ng/ml、<0.010 ng/ml,提示患者胰岛素分泌功能极差,糖尿病自身抗体示 GADA 0.00 U/ml,IA-2A 0.00 U/ml,胰岛素抗体阴性。故考虑诊断为免疫检查点抑制剂相关1型糖尿病。

1型糖尿病是 T 细胞介导的胰岛 β 细胞损伤引起的自身免疫性疾病,其本质是自身反应性淋巴细胞克隆发育并逃避自身耐受的调控,致使胰岛 B 细胞受损,不能合成及分泌胰岛素,引起机体外周血糖浓度升高,从而产生一系列的病理变化[1]。现已证明,T 细胞的有效活化除需主要组织相容性复合物(MHC)/Ag 提供第一信号外,还需要多种协同刺激分子参与提供第二信号。协同刺激分子按功能可分为正、负性分子[2]。CTLA-4、PD-1 和 BTLA 是重要的介导负性协同刺激信号的受体,其中 PD-1/PD-L1 抑制途径在维持机体外周免疫耐受的调节中发挥至关重要的作用。正性分子过度表达或负性分子表达缺陷均可诱发 T 细胞免疫耐受的失衡,从而导致自身免疫性疾病的发生[3]。PD-1 是表达于活化 T 细胞表面的一类免疫检查点蛋白。PD-L1 可在 T 细胞、B 细胞、树突状细胞、巨噬细胞以及血管内皮细胞等表达,更重要的是可在胰岛细胞中表达,某些肿瘤也表达 PD-L1[4]。PD-1 和 PD-L1 结合可抑制 T 细胞的活化和增殖,使肿瘤细胞逃避免疫杀伤,而阻断这一通路可以重新激活 T 细胞,并产生抗肿瘤效应。PD-1 和 PD-L1 抑制剂则能阻断这一通路,不仅靶向肿瘤的 T 细胞存活,而且靶向胰岛细胞等的自身反应性 T 细胞也得以存活,导致自身免疫性糖尿病的发生[5],因此,PD-1/PD-L1 负性协同刺激信号在自身免疫性糖尿病的发生、发展过程中发挥了重要的作用。

最终诊断

免疫检查点抑制剂相关1型糖尿病并周围血管病变,原发性甲状腺功能减退症,高血压病2级(很高危),胃腺癌术后。

专家点评

作为一种新型的肿瘤免疫治疗方法,免疫检查点抑制剂在临床上的使用越来越多,在其增强 T 细胞抗肿瘤效应的同时,过度活化的免疫细胞也可能异常增强自身正常免疫反应,导致免疫耐受失衡,累及正常组织时表现出自身免疫样的炎症反应,称为免疫相关不良事件。免疫相关不良事件可涉及消化道、肝脏、内分泌、肺部等多个器官。其中部分患者出现不同级别免疫相关内分泌疾病,较为常见的有甲状腺功能异常、甲状腺炎、垂体炎和肾上腺功能不全等,而1型糖尿病属于较为罕见的不良反应,但易发生危及生命的糖尿病酮症酸中毒,故临床医生需高度重视。

高危人群的识别是管理免疫检查点抑制剂相关1型糖尿病的第一步,遗传易感性和胰岛自身抗体能够较准确地预测发生1型糖尿病的高危人群。1型糖尿病的早期识别极为重要,1型糖尿病的中位发生时间为 7.5 周,与免疫检查点抑制剂相关的胃肠道反应发生时间重叠,所以当使用免疫检查点抑制剂的患者出现恶心和呕吐等非特异性症状时,需要警惕糖尿病酮症或酮症酸中毒的可能。另外,定期监测血糖和糖化血红蛋白水平可以早期发现糖尿病,而动态监测 C 肽水平有助于鉴别糖尿病类型,了解胰岛 β

细胞功能动态变化。大多数患者血糖得到控制后,可以继续使用免疫检查点抑制剂治疗,免疫检查点抑制剂相关 1 型糖尿病的治疗以胰岛素替代治疗为主,可以辅以不刺激胰岛素分泌的口服降糖药物如二甲双胍、阿卡波糖等。

病例提供单位:上海交通大学医学院附属第六人民医院

整理:张明亮

述评:李连喜

参考文献

[1] ANSARI MJ, SALAMA AD, CHITNIS T, et al. The programmed death-1 (PD‐1) pathway regulates autoimmune diabetes in nonobese diabetic (NOD) mice [J]. J Exp Med,2003,198(1): 63 - 69.

[2] MARTIN-OROZCO N, WANG YH, YAGITA H, et al. Cutting Edge: Programmed death (PD) ligand‐1/PD‐1 interaction is required for CD8+ T cell tolerance to tissue antigens [J]. J Immunol,2006,177(12):8291 - 8295.

[3] SANDNER SE, CLARKSON MR, SALAMA AD, et al. Role of the programmed death-1 pathway in regulation of alloimmune responses in vivo [J]. J Immunol,2005,174(6):3408 - 3415.

[4] KEIR ME, LIANG SC, GULERIA I, et al. Tissue expression of PD‐L1 mediates peripheral T cell tolerance [J]. J Exp Med,2006,203(4):883 - 895.

[5] YADAV D, HILL N, YAGITA H, et al. Altered availability of PD‐1/PD ligands is associated with the failure to control autoimmunity in NOD mice [J]. Cell Immunol,2009,258(2): 161 - 171.

病例 11 糖尿病消瘦伴双下肢无力,特殊类型糖尿病?

主诉

男性,56 岁,口干、多饮、多尿、消瘦 2 年,双下肢无力 1 年。

病史摘要

现病史:患者于 2 年前无明显诱因下出现口干、多饮、多尿,每日饮水量 4～5 L,尿量显著增多,当时无明显体重下降,遂于外院查空腹血糖(>10 mmol/L)及糖化血红蛋白显著升高(具体不详),诊断为"2 型糖尿病",予甘精胰岛素 14 U 皮下注射 qn,无口服药物,无运动及饮食干预。患者经治疗后口干稍好转,体重仍进行性下降,2 年内体重下降约 20 kg。患者平素不监测血糖,偶尔测空腹血糖常在 10～14 mmol/L。近 1 年患者无明显诱因下出现双下肢无力,伴全身乏力,大腿肌肉量明显减少,行走时常因下肢无力摔倒,平素行走需拄拐。患者目前降糖方案为甘精胰岛素 24 U 皮下注射 qn,近 10 日自行停用胰岛素。现患者为调整血糖和检查并发症收住我科。入科测快速随机血糖 18.9 mmol/L,血酮 0.9 mmol/L。

患者发病以来无视物模糊,无泡沫尿,无胸闷,无心悸,无手脚麻木,左脚拇指夜间偶有抽痛感,无痛温觉异常,无间歇性跛行。既往无酮症或酮症酸中毒史。否认低血糖发作史。患者起病以来,精神尚可,食欲可,睡眠可,大便如常,小便如上述,近 3 个月体重下降约 5 kg。

既往史:有高血压病史 1 年,血压最高 150/95 mmHg,目前口服氨氯地平 5 mg qd,控制于(120~130)/(75~80) mmHg。有银屑病 20 年,瘙痒明显,近 4 年来自行至不正规医疗机构规律肌肉注射曲安奈德 80 mg/(10~14) d,最近注射日期为 2021 年 1 月 3 日。有血脂异常史,具体不详,未治疗。否认冠心病、脑血管疾病、肾脏疾病、甲亢等疾病史。否认肝炎、结核等传染病史。否认外伤、输血史。否认药物及食物过敏史。预防接种史不详。

个人史:长期生活在江苏。有吸烟史 40 年,每日 40~100 支,未戒。否认饮酒史。否认疫水、疫区接触史。

婚育史:已婚。已育 1 女,健康状况良好。

家族史:否认糖尿病、高血压及其他家族遗传性疾病史。

● 入院查体 ▶▶▶

T 36.6℃,P 86 次/分,R 16 次/分,BP 126/72 mmHg。身高 168 cm,体重 60 kg,BMI 21.26 kg/m²,腰围 98 cm,臀围 86 cm,股围:左 34 cm,右 34 cm。神清,满月脸,水牛背,皮肤菲薄,弹性差,躯干及四肢散在瘀点、瘀斑及红疹及皮屑(图 11-1),全身浅表淋巴结无肿大。心脏及肺部查体未及异常。腹膨隆,脐部凹陷,肠鸣音 4 次/分,无压痛、反跳痛,肝、脾肋下未触及,无移动性浊音。双下肢无水肿,上肢肌力 V 级,下肢肌肉萎缩,肌力 IV 级,四肢肌张力正常,生理反射正常,病理反射未引出。肛门及外生殖器未检。

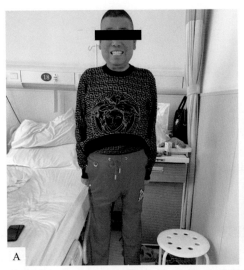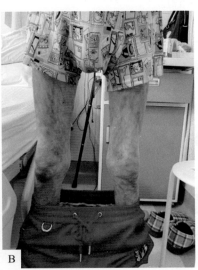

图 11-1 患者的面部、四肢及皮肤表现

A. 满月脸,向心性肥胖;B. 肌肉萎缩,皮肤菲薄,可见多出瘀斑

辅助检查

实验室检查(2021-01-08):

三大常规、生化及免疫:尿白细胞 $1/\mu l$,尿红细胞 $2/\mu l$,尿糖(++++),尿蛋白(阴性),酮体(阴性),粪血红蛋白阳性,粪转铁蛋白阴性;钙 2.19 mmol/L 白蛋白 27.3 g/L,ALT 14 U/L,AST 8 U/L 尿素氮 3.6 mmol/L,血肌酐 35.5 $\mu mol/L$,尿酸 221 $\mu mol/L$,eGFR(EPI 公式)131.62 ml/(min • 1.73 m²);C 反应蛋白 50.50 mg/L,CA199 95.43 kU/L,CA125 56.67 kU/L。

内分泌激素(2021-01-08):

生化检验:皮质醇 8am 0.64 $\mu g/dl$。(2021-01-12)生化检验:皮质醇 8am 0.50 $\mu g/dl$。

ACTH 兴奋试验(2021-01-08):见表 11-1。

表 11-1　患者入院后行 ACTH 兴奋试验结果

指标	8:00am(试验前)	30 min	60 min
皮质醇($\mu g/dl$)	0.5	4.34	4.97
ACTH(ng/L)	<1	/	/

血糖相关(2021-01-08):空腹血糖:13.41 mmol/L,餐后 30 min 血糖:13.91 mmol/L,餐后 2 h 血糖:16.57 mmol/L,HbA1c 10.60%,GA 23.5%。

胰岛功能(2021-01-08):见表 11-2。

表 11-2　患者入院后血糖及胰岛功能结果

指标	0 min	30 min	120 min
血糖(mmol/L)	13.41	13.91	16.57
C 肽(ng/ml)	2.1	3.18	3.75
胰岛素($\mu U/ml$)	6.63	30.66	29.13

糖尿病肾病相关(2021-01-09):24 小时尿糖 248.94 mmol,24 小时尿蛋白定量 0.03 g,24 小时尿尿酸定量 2 729 mmol;24 小时尿肌酐定量 3 409.5 μmol;24 h 尿钾 22.80 mmol/24 h,24 h 尿钠 162 mmol/24 h,24 h 尿钙 4.65 mmol/24 h,24 h 尿磷 10.91 mmol/24 h,尿微量白蛋白 10.8 mg/L,(2021-01-11)尿微量白蛋白 10.8 mg/L。

影像学检查(2021-01-11):

肾上腺超声:①双侧肾上腺区域未见明显占位。②腹主动脉旁未见明显异常肿块。

骨密度(T-评分):L1 -0.6,L2 -1.8,L3 -0.3,L4 -0.9,总和 -0.9;股骨颈 -2.0,大粗隆 -0.7,总和 -1.3。WHO 分类:骨量减少,骨折危险性增加。

眼底:双眼后极未见明显 DR,我科随诊。

颈动脉、下肢动脉超声:双侧颈动脉硬化,未见明显斑块形成;颈静脉未见明显异常;两下肢动脉硬化伴斑块形成。

NCV(2021 - 01 - 11):左侧腓总神经运动传导速度(motor conduction velocity, MCV)减慢,右侧腓总神经 MCV 在正常范围下限,双侧复合肌肉动作电位(compound muscle action potential, CMAP)减小,双侧胫神经 MCV 减慢,双侧腓浅神经 SCV 未引出,右侧尺神经 MCV 减慢,小指 SCV 减慢,H 反射未引出。意见:考虑周围神经病变可能,请结合临床进一步诊断。

初步诊断

类固醇糖尿病合并酮症,药物性库欣综合征,银屑病,高血压病 1 级(很高危)。

治疗及转归

患者长期应用糖皮质激素治疗银屑病,入院后请皮肤科会诊后调整治疗药物。入院后根据血糖及检验检查结果调整治疗方案为:"诺和灵 R"早 8 U、中 6 U、晚 6 U,三餐前 30 min 皮下注射,甘精胰岛素 16 U 10pm 皮下注射;盐酸二甲双胍片 0.5 g tid po。治疗后血糖控制于空腹 6～7 mmol/L,餐后 7～12 mmol/L。行 ACTH 兴奋试验提示肾上腺皮质功能减退,出院后停用曲安奈德,予醋酸可的松替代治疗。

讨论与分析

类固醇糖尿病指大量及(或)长期外源性应用糖皮质激素引起的糖代谢障碍[1]。根据 1999 年 WHO 糖尿病诊断及分型标准,属于特殊类型糖尿病的范畴。研究表明,接受糖皮质激素治疗的住院患者中约半数可见到血糖水平升高[2]。类固醇糖尿病所见临床情况可能是糖皮质激素偶致明显血糖增高,即激素致糖尿病发病;或者是激素使已有的糖尿病控制不良或促使糖尿病逐渐显现以致用药群体内糖尿病患病率增高。

生理状态下,糖皮质激素具有促进糖异生和肝糖原分解等效应,对维持正常糖代谢有重要作用。血中糖皮质激素浓度增加一方面可通过上调磷酸烯醇式丙酮酸羧化酶和葡萄糖-6-磷酸酶的表达及活性,使肝糖输出增加;另一方面抑制周围组织摄取及利用葡萄糖,即具有拮抗胰岛素的作用,同时致胰岛 β 细胞功能减退[3]。研究证实,外源性糖皮质激素应用所致糖尿病的发病机制主要是外周胰岛素抵抗而非肝糖输出增加[4]。相关致病机制具体如下:①在骨骼肌细胞中,糖皮质激素可抑制葡萄糖转运蛋白 4 的表达及其向细胞膜表面的移位及锚定,使胰岛素刺激后的葡萄糖摄取降低;同时通过下调参与糖原代谢的蛋白质合成而导致糖原合成速率下降[5]。②在脂肪细胞中,糖皮质激素亦可明显降低其葡萄糖转运子 mRNA 的表达水平,直接抑制葡萄糖的跨膜转运[6],同时上调抵抗素及瘦素水平,降低脂联素水平,进而加重胰岛素抵抗[7]。③在胰岛内,糖皮质激素可导致 β 细胞功能障碍和胰岛素分泌受损,可能与 α_2 肾上腺素能受体的表达增加以及离子通道相关激酶的活性上调有关;基础研究表明,长期使用皮质类固醇可间接导致 β 细胞凋亡[8]。④此外,长期应用超生理量的糖皮质激素亦将导致脂肪重新分布,表现为四肢脂肪相对缺乏,而颈项部、锁骨上区及躯干的脂肪沉积增多,进一步加重胰岛素抵抗。

类固醇糖尿病的主要临床特征如下:①血糖升高多表现为餐后高血糖。②糖皮质激素的类型、剂量和给药方式影响患者的血糖模式。如泼尼松和甲泼尼龙等临床常用的中效糖皮质激素,其作用高峰在给药后 4～6 小时,持续 12～16 小时。因此,在上午单次给药的情况下,患者常表现为下午及睡前血糖明显升高,而空腹血糖正常或仅轻度升高。长效糖皮质激素(如地塞米松等)引起的血糖升高多表现为持续性,仅在夜间略有下降。③无酮症倾向,慢性并发症较少见。④外源性糖皮质激素对糖代谢的影响通常是可逆的,随着药物的减量、停用,患者血糖水平常可恢复正常,但也有一部分病例在停用糖皮质激素后表现为永久性高血糖。

既往无糖尿病史,接受糖皮质激素治疗后血糖升高达到糖尿病诊断标准者,即可诊断为类固醇糖尿病。该病例患者既往无糖尿病史,近 4 年因银屑病自行规律肌肉注射曲安奈德 80 mg/(10～14) d 治疗,后于 2 年前发现空腹血糖(>10 mmol/L)及糖化血红蛋白显著升高,因此类固醇糖尿病诊断明确。需要指出的是,由于类固醇糖尿病具有独特的血糖特点,仅检测空腹血糖很可能造成较高的漏诊率。特别是对于上午单次使用糖皮质激素的患者,应着重加强午餐及晚餐后血糖的检测,以利于早期诊断。

对于类固醇糖尿病的治疗,首先应该根据原发病的需要,考虑能否停用或者减量使用外源性糖皮质激素。对于既往无糖尿病史且服用低剂量糖皮质激素,同时空腹血糖<11.1 mmol/L 者,可考虑使用口服降糖药。对空腹血糖>11.1 mmol/L 者,首选胰岛素治疗[8]。由于患者入院空腹血糖高达 13.4 mmol/L,因此首选胰岛素治疗,给予餐时＋基础胰岛素治疗方案。此外,该患者存在银屑病,其长期不规范使用外源性糖皮质激素的目的也在于改善皮肤症状。故患者入院后请皮肤科会诊,停用曲安奈德,改为:卡泊三醇 bid 外用、伊巴斯汀 10 mg qd po。鉴于患者长期大量使用糖皮质激素,查 ACTH、皮质醇明显降低,考虑下丘脑-垂体-肾上腺(HPA)轴受抑制,进一步行 ACTH 兴奋试验评价肾上腺皮质功能。结果显示,患者经 ACTH 刺激后皮质醇峰值仅为 4.97 μg/dl,考虑存在肾上腺皮质功能不全。故停用曲安奈德后,予醋酸可的松 25 mg(7:00am)～12.5 mg(4:00pm)替代治疗,并嘱患者出院后逐步减量,内分泌门诊定期复查,调整醋酸可的松剂量。患者出院时使用甘精胰岛素 14 U,门冬胰岛素早 8 U、中 6 U、晚 6 U,餐前 5 min 皮下注射,联合二甲双胍 0.5 g tid po,血糖控制于:空腹 5.5～7.2 mmol/L,餐后 2 h 血糖 7.6～9.5 mmol/L。3 个月后,患者醋酸可的松减量至 12.5 mg(8:00am)qd,降糖治疗调整为:甘精胰岛素 12 U,二甲双胍 0.5 g tid po,阿卡波糖 50 mg tid po,血糖控制良好。

最终诊断

类固醇糖尿病合并周围神经病变、周围血管病变及酮症,药物性库欣综合征,三发性肾上腺皮质功能不全,银屑病,高血压病 1 级(很高危)。

专家点评

类固醇糖尿病在临床上并不少见,特别是罹患风湿免疫性疾病需长期使用糖皮质激素的患者,应注意定期检测血糖。而像本例患者一样,不规范使用大剂量糖皮质激素的例子也时有发生。糖皮质激素按照作用时间可以分为短效、中效、长效。根据患者使用激素种类的不同,临床特点及血糖表现也不尽相同。例如,风湿免疫性疾病常使用中效糖皮质激素(例如:泼尼松、甲泼尼龙),该类激素的作用高峰为 6～8 小时。因此,如采用晨起(例如:7:00am)顿服的方式,作用高峰约为中餐后至晚餐后,故这一时间段患者的血糖升高最为明显。此外,长期使用糖皮质激素可抑制患者 HPA 轴,致使内源性皮质醇生成不足。由于晨起服用的中效糖皮质激素至夜间作用减弱,此类患者可能出现夜间、空腹血糖的明显下降,增加低血糖风险,应加以重视。而皮肤疾病、关节腔内注射多采用长效胰岛素(例如:倍他米松、地塞米松)。该类激素作用时间长,故多表现为全天血糖升高,长效胰岛素是较为合理的治疗方案。最后,类固醇糖尿病患者在激素减量过程中应注意评估肾上腺皮质功能不全的风险,并对降糖方案进行及时调整,以减少低血糖风险。

病例提供单位:上海交通大学医学院附属第六人民医院

整理:陆静毅

述评:周健

参考文献

[1] HWANG JL, WEISS RE. Steroid-induced diabetes: a clinical and molecular approach to understanding and treatment [J]. Diabetes Metab Res Rev, 2014,30(2):96 - 102.

[2] DONIHI AC, RAVAL D, SAUL M, et al. Prevalence and predictors of corticosteroid-related hyperglycemia in hospitalized patients [J]. Endocr Pract, 2006,12(4):358 - 362.

[3] PEREZ A, JANSEN-CHAPARRO S, SAIGI I, et al. Glucocorticoid-induced hyperglycemia [J]. J Diabetes, 2014,6(1):9 - 20.

[4] 项坤三. 特殊类型糖尿病[M]. 上海:上海科学技术出版社,2011:406 - 407.

[5] RUZZIN J, WAGMAN AS, JENSEN J. Glucocorticoid-induced insulin resistance in skeletal muscles: defects in insulin signalling and the effects of a selective glycogen synthase kinase-3 inhibitor [J]. Diabetologia, 2005,48(10):2119 - 2130.

[6] GEER EB, ISLAM J, BUETTNER C. Mechanisms of glucocorticoid-induced insulin resistance: focus on adipose tissue function and lipid metabolism [J]. Endocrinol Metab Clin North Am, 2014,43(1):75 - 102.

[7] CAO H. Adipocytokines in obesity and metabolic disease [J]. J Endocrinol, 2014,220(2):T47 - 59.

[8] PEREZ A, JANSEN-CHAPARRO S, SAIGI I, et al. Glucocorticoid-induced hyperglycemia [J]. J Diabetes, 2014,6(1):9 - 20.

[9] UMPIERREZ GE, HELLMAN R, KORYTKOWSKI MT, et al. Management of hyperglycemia in hospitalized patients in non-critical care setting: an endocrine society clinical practice guideline [J]. J Clin Endocrinol Metab, 2012,97(1):16 - 38.

第二章

糖尿病急慢性并发症

病例12 腹痛、腹胀伴恶心、呕吐,妊娠反应还是酮症酸中毒?

主诉

女性,28岁,停经28周,腹痛、腹胀伴恶心、呕吐1天。

病史摘要

现病史:患者因口干、多饮、多尿伴体重减轻于2016年3月4日查空腹血糖20.2 mmol/L,血酮2.1 mmol/L,血气pH 7.12,HbA1c 10.1%,空腹血清C肽0.23 ng/ml,GADA 212.3 U/ml,IA-2A 52.1 U/ml,诊断为"1型糖尿病并酮症酸中毒",予"诺和锐"早6 U、中6 U、晚6 U,"诺和平"8 U 10pm治疗至今,自诉平时血糖波动较大,空腹血糖5~9 mmol/L,餐后血糖未监测,入院前3天,患者因恶心、食欲缺乏,自行停用胰岛素,1天前出现腹痛、腹胀伴呕吐,呕吐物为胃内容物。现为进一步诊治,收住入院。入院随机血糖20 mmol/L,血酮2.1 mmol/L。

患者自发病以来无视物模糊,无泡沫尿,无四肢麻木,无四肢疼痛,无间歇性跛行。有低血糖发作史,多发生于凌晨,约每周1次,进食后可好转。患者起病以来,精神尚可,平素食欲可,近3天食欲缺乏,睡眠可,大便正常,小便次数较前增多,近3个月体重增加2 kg。

既往史:既往否认高血压史,否认血脂异常史,否认冠心病病史,否认脑血管疾病史。否认长期服用糖皮质激素史。否认急、慢性胰腺炎病史。否认手术及输血史。否认食物过敏史。否认药物过敏史。否认乙肝、结核等传染病史。

个人史:长期生活在上海,从事教师工作,无吸烟史,无饮酒史,无疫水、疫区接触史。

婚育史:已婚,未育,末次月经2016年8月6日。

家族史:否认糖尿病家族史,父亲有高血压病史。

入院查体

T 36.5℃,P 102次/分,R 20次/分,BP 120/75 mmHg。身高165 cm,体重55 kg,BMI 20.2 kg/m²;神清,气促,精神较差,发育正常,对答切题,自主体位,查体合作。皮肤、黏膜未见黄染及瘀点、瘀斑,无贫血貌,浅表淋巴结未及肿大。颈软,气管居中,胸骨无压痛,双肺呼吸音清,未及干、湿啰音,心率 102 次/分,律齐,未及病理性杂音。腹膨隆,中上腹部轻压痛,双下肢无水肿,神经系统检查正常。

产科检查:宫高 32 cm,腹围 95 cm,子宫张力较大,无宫缩,无压痛,头位,胎心 138 次/分,阴道无出血及流液。

辅助检查

尿常规(2016 - 12 - 06):尿白细胞 $3/\mu l$,尿红细胞 $7/\mu l$,尿糖(++++),尿蛋白(一),酮体(+++)。

血气(2016 - 12 - 06):pH 7.21,$PaCO_2$ 11.5 mmol/L,BE 4.1 mmol/L。

生化(2016 - 12 - 06):白蛋白 43 g/L,ALT 16 U/L,AST 23 U/L,GGT 17 U/L,总胆红素 $11.8\mu mol/L$。直接胆红素 $2.9\mu mol/L$,总蛋白 69 g/L,总胆固醇 4.51 mmol/L,甘油三酯 0.85 mmol/L,HDL - C 1.72 mmol/L ↑,LDL - C 2.21 mmol/L ↓。尿素氮 4.3 mmol/L,肌酐 $51\mu mol/L$↓,尿酸 $238\mu mol/L$。胱抑素- C 0.45 mg/L,eGFR(EPI 公式)112.64 ml/(min · 1.73 m^2),钾 3.2 mmol/L,钠 139 mmol/L,氯 100 mmol/L,钙 2.25 mmol/L,磷 1.26 mmol/L,镁 0.79 mmol/L ↓,CK - MB 22 U/L,乳酸脱氢酶 177 U/L↓,前白蛋白 285 g/L,肌酸激酶 69 U/L,ALP 69 U/L,胆碱酯酶 231 U/L。

甲状腺相关(2016 - 12 - 06):FT_3 3.98 pmol/L,FT_4 17.30 pmol/L,超敏 TSH 2.50 IU/L。TgAb 352.00 kIU/L↑,TPOAb 212.00 kIU/L↑,甲状腺球蛋白 $10.60\mu g/L$,TSH 受体抗体 0.800 U/L。

血糖相关(2016 - 12 - 06):空腹血糖 12.03 mmol/L,餐后 2 h 血糖 14.03 mmol/L。HbA1c 8.7%,GA 20.1%。

胰岛功能(2016 - 12 - 06):C 肽 0 min 0.11 ng/ml,C 肽 120 min 0.27 ng/ml。

糖尿病分型诊断抗体(2016 - 12 - 06):GADA 182.9 U/ml,IA - 2A 22.5 U/ml。

甲状腺超声(2016 - 12 - 07):甲状腺弥漫性回声欠均匀,符合桥本氏甲状腺炎表现。

产科 B 超(2016 - 12 - 07):胎儿双顶径(BPD)7.7 cm,股骨长(FL)5.8 cm,羊水指数(AFI)23.2 cm,胎盘成熟度 2 级。

初步诊断

孕 28 周,1 型糖尿病合并酮症酸中毒,慢性淋巴细胞性甲状腺炎,电解质紊乱(低钾血症)。

治疗及转归

入院后迅速建立双静脉通道,积极补液,一路静脉输注 0.9%氯化钠 500 ml 加入 10%氯化钾 10 ml 纠正电解质紊乱,另一路静脉输注 0.9%氯化钠 500 ml 加入胰岛素 6 U 补液消酮。对患者进行心电监护,记录 24 h 出入量,监测血糖及血酮,鼓励患者多饮水,密切观察患者生命体征并嘱患者密切监测胎动。当血糖低于 13.9 mmol/L 时,用 5%葡萄糖加入胰岛素(按 2~4 g 葡萄糖加 1 U 胰岛素)持续静滴,直至酮体阴性。经积极抢救后患者于第 3 天病情好转,生命体征平稳,复查血气正常,尿常规酮体阴性,继续应用皮下 4 次注射胰岛素,调整血糖至空腹 5 mmol/L 左右,餐后 2 h 血糖 6~7 mmol/L,并请妇产科会诊后胎儿发育正常。

讨论与分析

  1型糖尿病约占糖尿病患者的5%,是免疫因素、遗传易感性和环境因素相互作用使产生胰岛素的β细胞受到自身免疫破坏所导致,按照WHO 1999年对于糖尿病的定义与分类,1型糖尿病可分为自身免疫性及特发性1型糖尿病[1]。临床诊断的1型糖尿病患者,应进一步进行胰岛自身抗体的检测以明确病因。胰岛自身抗体是胰岛β细胞遭受免疫破坏的标志物,是诊断自身免疫性1型糖尿病的关键指标,包括ICA、GADA、IA-2A、IAA、ZnT8-Ab等,其中以GADA的敏感性最高。1型糖尿病的诊断分型流程见图12-1,应与2型糖尿病及单基因突变糖尿病进行鉴别(表12-1)。1型糖尿病的病因和发病机制尚不十分清楚,目前认为与自身免疫紊乱、免疫损伤密切相关,其病理生理学特征是胰岛β细胞数量显著减少和消失所导致的胰岛素分泌显著下降或缺失,多发生在儿童和青少年,起病多比较急剧,因体内胰岛素绝对缺乏,易发生酮症酸中毒,必须终身采用胰岛素治疗维持生命和控制高血糖。

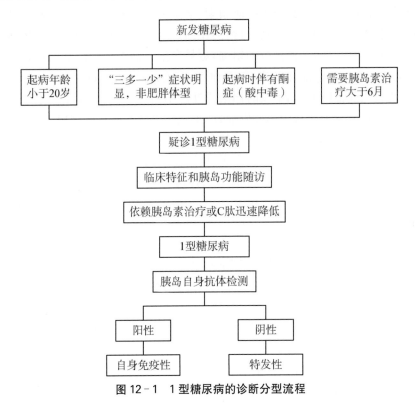

图12-1　1型糖尿病的诊断分型流程

表12-1　1型糖尿病、2型糖尿病和单基因突变糖尿病的鉴别要点

项目	1型糖尿病	2型糖尿病	单基因突变糖尿病
起病年龄	6月龄至成年人	常见于青春期后	新生儿或青春期后
临床特点	急性起病	慢性或急性起病	慢性或急性起病
自身免疫	存在	否	否
酮症	常见	少见	仅新生儿常见

（续表）

项目	1 型糖尿病	2 型糖尿病	单基因突变糖尿病
血糖	高	不定	不定
肥胖	与普通人群相似	常见	与普通人群相似
黑棘皮	无	有	无
青少年中的比例	80%～90%	<10%	1%～2%
父母患糖尿病比例	2%～4%	80%	90%

1 型糖尿病的急性并发症包括糖尿病酮症酸中毒、低血糖症、糖尿病高血糖高渗状态和乳酸酸中毒等，其中以酮症酸中毒和低血糖症最为多见，1 型糖尿病酮症酸中毒紧急评估及处理对策见图 12 - 2。1 型糖尿病合并妊娠属高危妊娠，妊娠后特别是中晚期体内激素水平发生变化，随着胎盘的形成，胎盘合成的雌激素、孕激素等均可增强对胰岛素的拮抗，降低胰岛素敏感性，且胎盘催乳素有促进脂肪分解的作用，使游离脂肪酸水平升高，生酮增多，所以妊娠期随着孕周的增加及胰岛素抵抗的增强，更易发生血糖紊乱和酮症酸中毒[2-3]。糖尿病酮症酸中毒是妊娠期严重急性并发症，以高血糖、高血酮、代谢性酸中毒和严重脱水为主要特点，对孕妇及胎儿危害极大，如不及时诊治或处理不当，不仅孕妇有生命危险，同时也可导致胎儿畸形、胎儿窘迫及胎死宫内等并发症，严重威胁患者和胎儿的健康及生命安全[4]。

妊娠合并糖尿病酮症酸中毒的治疗原则同糖尿病酮症酸中毒，补液是抢救糖尿病酮症酸中毒首要的关键措施。患者常有重度失水，可达体重的 10% 以上，应给予足够液体以恢复血容量，增加组织灌注，促进胰岛素向外周组织转运。通常使用生理盐水，补液总量可按体重的 10% 估计，在第 1 个 24 h 输液总量为 4 000～5 000 ml。

主张用小剂量胰岛素持续静脉滴注降糖消酮（每小时每千克体重 0.1 U）。若血糖值大于 13.9 mmol/L，应将普通胰岛素加入生理盐水，以每小时 4～6 U 胰岛素的速度持续静脉滴注，严密监测血糖及酮体变化，血糖下降速度以每小时降低 3.9～6.1 mmol/L 为宜。当血糖低于 13.9 mmol/L 时，改用 5% 葡萄糖加入胰岛素（按 3～4 g 葡萄糖加入 1 U 胰岛素）持续静滴，直至酮体转阴。小剂量胰岛素持续静脉滴注可有效抑制脂肪分解、酮体产生和糖原分解，降低血糖，同时对钾离子转运能力影响较小，避免诱发低钾血症。

积极纠正电解质紊乱及酸碱平衡失调。由于酸中毒可使钾离子向细胞外转移，起病初酮症酸中毒患者血钾可正常或偏高，但血钾水平不能真实反映体内缺钾程度。经输液治疗后，血钾常明显下降，故糖尿病酮症酸中毒时应积极补钾，若患者血钾高于 5.5 mmol/L 或伴有少尿，应暂缓补钾。酮症酸中毒时，若 pH<7.1，可抑制呼吸和影响中枢神经系统功能，应予补碱治疗。

糖尿病酮症酸中毒若发生在妊娠早期，可致胎儿畸形，甚至流产；在妊娠中晚期，若酮症酸中毒长期不能纠正，可减少子宫胎盘血流量，加重胎儿缺氧，致胎儿窘迫或胎死宫内。因此，孕期一旦发生糖尿病酮症酸中毒，应积极尽快控制病情，纠正酸中毒，减少对孕妇及胎儿的影响。当酸中毒不能及时纠正或酮症酸中毒纠正后胎儿窘迫持续存在，应尽早结束妊娠[5-6]。

该患者既往否认甲状腺疾病史，入院查甲状腺功能正常，甲状腺自身抗体阳性，甲状腺

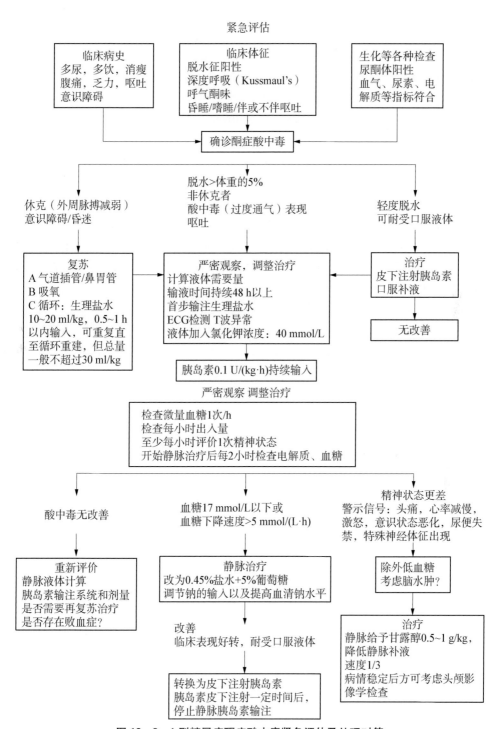

图 12-2 1型糖尿病酮症酸中毒紧急评估及处理对策

超声示甲状腺弥漫性回声欠均匀,故诊断为桥本氏甲状腺炎。根据患者甲状腺功能结果,目前暂不需要补充甲状腺素。妊娠合并桥本氏甲状腺炎时还需要严密监测甲状腺功能,一般在孕早期 TSH 控制 2.5 IU/L 以内,孕中晚期 TSH 可以放宽至 3 IU/L 左右。故需要每月复查甲状腺功能,必要时起始小剂量左甲状腺素治疗。该患者自身免疫疾病涉及多个内分泌腺体,故还需考虑自身免疫性多内分泌腺综合征(autoimmune polyendocrinopathy syndrome,APS)。1 型糖尿病患者其自身免疫攻击多不局限于 β 细胞,可成为 APS。APS 指以由自身免疫反应引起的多内分泌腺功能受损为主要表现的临床综合征,可分 APS-Ⅰ型、APS-Ⅱ型和 X 连锁多内分泌腺病肠病伴免疫失调综合征(immune dysregulation, polyendocrinopathy, enteropathy, X-linked syndrome,IPEX)三种类型,其中 15%～30% 合并自身免疫性甲状腺疾病(autoimmune thyroid diseases,AITD)。ASP-Ⅰ又称为自身免疫多内分泌腺病-念珠菌病-外胚层营养不良症(autoimmune polyendocrinopathy-candidiasis-ectodermal dystrophy,APECED),出现皮肤、黏膜念珠菌病、甲状旁腺功能减退和原发性肾上腺皮质功能减退三者中的两种以上即可诊断为 APS-Ⅰ。APS-Ⅱ是指 1 型糖尿病、原发性肾上腺皮质功能减退和 AITD 三者中至少出现两者以上。IPEX 是一种罕见的免疫系统遗传性疾病,其主要临床表现为围生期及婴儿期顽固性腹泻,可伴有 AITD、肾小球肾炎及湿疹性皮炎等。在治疗方面还是分别针对各个内分泌疾病组分进行治疗[7]。

表 12-2　APS Ⅰ型和Ⅱ型的疾病组成

APS Ⅰ型	APS Ⅱ型
Addison 病	Addison 病
黏膜与皮肤念珠菌病	
甲状旁腺功能减退	甲状旁腺功能减退
外胚层发育不良	
1 型糖尿病	1 型糖尿病
AITD	AITD
性腺功能减退	性腺功能减退
Graves 病	Graves 病
IgA 缺乏症	IgA 缺乏症
角膜炎	
	浆膜炎
纯红细胞再生障碍性贫血	纯红细胞再生障碍性贫血
白癜风	白癜风
吸收障碍综合征	
	特发性血小板减少性紫癜
恶性贫血	恶性贫血
	特发性心脏传导阻滞
	帕金森综合征

（续表）

APS Ⅰ 型	APS Ⅱ 型
	僵人综合征
慢性活动性肝炎	
	腹腔疾病
	重症肌无力
无脾症	

最终诊断

　　孕 28 周，APS - Ⅱ（1 型糖尿病，慢性淋巴细胞性甲状腺炎）合并酮症酸中毒，电解质紊乱（低钾血症）。

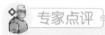 **专家点评**

　　本例患者入院前 1 型糖尿病诊断明确，但血糖控制不佳，血糖波动大。1 型糖尿病患者一般建议计划妊娠，在血糖未得到理想控制之前应采取避孕措施。对计划妊娠的患者，应充分告知妊娠期间血糖强化控制的重要性以及高血糖可能给母婴带来的危险，在受孕前应进行全面检查，包括血压、心电图、眼底、肾功能以及 HbA1c，同时加强血糖监测，餐前血糖控制在 3.9～6.5 mmol/L，餐后血糖在 8.5 mmol/L 以下，HbA1c 控制在 7.0% 以下。

　　该患者长期血糖控制不佳并且停用胰岛素，发生了酮症酸中毒，故治疗上应该以治疗酮症酸中毒为主，并告知流产风险。在酮症纠正后，应该以胰岛素 4 针强化或者胰岛素泵治疗，每日测定空腹和餐后血糖 4～6 次，有条件的患者可以采用实时动态血糖监测。血糖控制的目标是空腹、餐前或睡前血糖在 3.3～5.3 mmol/L，餐后 1 h≤7.8 mmol/L，或餐后 2 h 血糖≤6.7 mmol/L。HbA1c 尽可能控制在 6.0% 以下。

病例提供单位：上海交通大学医学院附属第六人民医院

整理：赵蔚菁

述评：潘洁敏　贾伟平

参考文献

［1］中华医学会糖尿病学分会. 中国 1 型糖尿病诊治指南（节选）［J］. 糖尿病临床，2013，7（4）：152 - 154.

［2］FRISE CJ, MACKILLOP L, JOASH K, et al. Starvation ketoacidosis in pregnancy ［J］. Eur J Obstet Gynecol Reprod Biol, 2013,167（1）：1 - 7.

［3］SINHA N, VENKATRAM S, DIAZ-FUENTES G. Starvation ketoacidosis：a cause of severe anion gap metabolic acidosis in pregnancy ［J］. Case Rep Crit Care, 2014,2014：906283.

［4］陈灏珠.实用内科学［M］.11版.北京：人民卫生出版社,2001:970－976.

［5］SIBAI BM, VITERI OA. Diabetic ketoacidosis in pregnancy［J］. Obstet Gynecol, 2014,123(1)：167－178.

［6］DALFRÀ MG, BURLINA S, SARTORE G, et al. Ketoacidosis in diabetic pregnancy［J］. J Matern Fetal Neonatal Med, 2016,29(17):2889－2895.

［7］BARKER JM, YU J, YU L, et al. Autoantibody "subspecificity" in type 1 diabetes：risk for organ-specific autoimmunity clusters in distinct groups［J］. Diabetes Care, 2005,28(4):850－855.

病例13 糖尿病合并昏迷,糖尿病酮症酸中毒?

主诉

男性,79岁,口干、多饮、多尿3天,昏迷2天。

病史摘要

现病史:患者3天前无明显诱因下开始出现口干、多饮、多尿,并逐渐加重,2天前出现昏迷,遂来我院急诊,查急诊生化(2020－12－28)：钾3.6 mmol/L、钠164 mmol/L、氯122 mmol/L、钙2.74 mmol/L、尿素氮18.0 mmol/L、肌酐130 μmol/L、尿酸827 μmol/L、血糖39.0 mmol/L、肌钙蛋白-I 0.357 μg/L↑、CK－MB 6.5 μg/L、肌红蛋白3 056.8 μg/L。经过大量补液及对症支持治疗后,2020年12月30日复查生化：钠154 mmol/L、氯120 mmol/L。尿常规：葡萄糖(＋＋＋＋),酮体(＋)。病程中患者无呕吐,无胸闷、气急,无头晕、头痛,无腹痛、腹泻。予对症处理后稍好转,神志模糊,建议住院进一步治疗,急诊内科观察室收住入院。

患者自起病以来,精神如上述,食欲下降,小便如上述,大便如常,体重未见明显下降。

既往史:否认糖尿病、高血压病史。否认药物、食物过敏史。否认手术、外伤史。否认传染病史。预防接种史不详。

个人史:出生地原籍,长期居留地原籍,无烟、酒、药物等嗜好。否认工业毒物、粉尘、放射性物质接触史。无冶游史。

家族史:否认与患者类似疾病,否认家族遗传性疾病史。

入院查体

T 36.5℃,P 78次/分,R 20次/分,BP 112/70 mmHg。神志模糊,发育正常,营养中等,体形适中,推入病房,无对答,查体欠合作。皮肤、黏膜无黄染,无瘀点、瘀斑,无贫血貌。全身浅表淋巴结无肿大。头颅无畸形,双侧眼睑正常,无巩膜黄染,双侧瞳孔等圆,对光反射灵敏。无副鼻窦区压痛,无乳突压痛。口唇无发绀,伸舌居中,扁桃体无肿大。颈无抵抗感,气管居中,颈动脉搏动正常,颈静脉无充盈,甲状腺无肿大。胸廓无畸形,肋间隙正常,双侧呼吸运动对称,无胸膜摩擦音,叩诊呈清音,双肺听诊呼吸音粗,未及明显啰音。心前区无隆起,无震颤,无抬举性搏动,心尖搏动正常,心浊音界大致正常。心率 78 次/分,律齐,各瓣膜区未闻及病理性杂音。无水冲脉,无奇脉,无股动脉枪击音,无毛细血管搏动征。腹壁柔软,腹软无压痛,肝肋下未触及,脾肋下未触及。无移动性浊音,无肝区叩击痛,无肾区叩击痛。肠鸣音正常。双下肢无水肿,四肢肌力检查不配合,肌张力正常对称。生理反射存在,病理反射未引出。

辅助检查

血常规(2020 - 12 - 28):CRP 98.00 mg/L↑,WBC 8.0×10⁹/L,血细胞比容 53.2%↑,Ly% 6.6%↓,N% 87.2%↑。

生化:

(2020 - 12 - 28)钾 3.6 mmol/L,钠 164 mmol/L,氯 122 mmol/L,钙 2.74 mmol/L,ALT 11 U/L,尿素氮 18.0 mmol/L,肌酐 130 μmol/L,尿酸 827 μmol/L,血糖 39.0 mmol/L,肌钙蛋白-I 0.357 μg/L,CK - MB 6.5 μg/L,肌红蛋白 3 056.8 μg/L。

(2020 - 12 - 29)钾 3.3 mmol/L,钠 160 mmol/L,氯 122 mmol/L,肌钙蛋白-I 0.421 μg/L,CK - MB 12.9 μg/L,肌红蛋白 3 782.4 μg/L。

(2020 - 12 - 30)钾 3.4 mmol/L↓,钠 154 mmol/L↑,氯 120 mmol/L↑,肌钙蛋白-I 0.257 μg/L↑,CK - MB 6.5 μg/L↑,肌红蛋白 429.5 μg/L↑。肌酸激酶 834 U/L↑。

尿常规:

(2020 - 12 - 28)红细胞 30 个/μl↑,蛋白(+-),葡萄糖(+++),酮体(+)。

(2020 - 12 - 30)红细胞 33 个/μl↑,蛋白(+),葡萄糖(+++),酮体(+)。

(2020 - 12 - 31)红细胞 10 个/μl,蛋白阴性,葡萄糖(++),酮体阴性。

血气分析:

(2020 - 12 - 28)pH 7.27,PaO₂ 75.00 mmHg,PaCO₂ 33.0 mmHg,全血葡萄糖 27.8 mmol/L,实际碳酸氢盐 15.2 mmol/L,标准碳酸氢盐 16.6 mmol/L,全血碱剩余 -10.5 mmol/L,细胞外液剩余碱 -11.7 mmol/L。

(2020 - 12 - 30)pH 7.46,PaO₂ 48.00 mmHg,PaCO₂ 32.0 mmHg,全血葡萄糖 26.1 mmol/L,血氧饱和度 86.0%。

心电图(2020 - 12 - 28):窦性心动过速,房性早搏,T 波低平。

头颅 CT(2020 - 12 - 28):①老年脑,双侧基底节区、脑室旁腔隙腔梗灶,请结合临床,必要时 MRI 检查;②颅底结构紊乱,建议必要时进一步检查。

胸部 CT(2020 - 12 - 28):①左侧胸腔积液伴左肺膨胀不全,右侧胸腔内少量积液,建议必要时 CT 增强检查;②双肺少许感染,双肺下叶为著,请结合临床,建议治疗后复查;③右肺上叶前段小结节,右肺中叶多发小肺大疱,随访。双肺下叶纤维条索灶;④右侧肺门多发钙化灶。双侧胸膜增厚伴钙化。

初步诊断

糖尿病高渗性昏迷,糖尿病酮症酸中毒,2 型糖尿病;社区获得性肺炎,非重症,Ⅰ型呼吸衰竭,双侧胸腔积液伴左肺膨胀不全。

治疗及转归 ▶▶▶

患者入院后予积极补液、降血糖、抗感染、化痰、预防性抗凝、维持水电解质平衡等对症支持治疗。神志模糊期间予静脉营养联合胃肠道营养，同时积极胃肠道补水。予小剂量胰岛素静脉滴注或推注控制血糖。予头孢曲松联合左氧氟沙星双联抗感染，同时予氨溴索化痰。予肝素预防性抗凝。经过积极治疗，患者神志逐渐转清，血钠及血糖逐渐下降，血液浓缩现象逐渐缓解，尿酮体转阴，血常规及炎症指标逐渐好转。(2020 - 12 - 31)血气分析:pH 7.36，PaO_2 67.00 mmHg，$PaCO_2$ 36.0 mmHg，全血碱剩余-4.6 mmol/L，血氧饱和度92.0%。血常规:快速C反应蛋白128.71 mg/L，WBC 7.7×10⁹/L，Hb 141 g/L，血细胞比容45.4%，Ly% 4.8%↓，N% 90.8%，降钙素原0.614 ng/ml↑。钾 3.6 mmol/L，钠 156 mmol/L↑，氯 123 mmol/L↑，ALT 24 U/L，AST 32 U/L，γ-谷氨酰酶20 U/L，总胆红素23 μmol/L↑，尿素氮19.4 mmol/L↑，肌酐115 μmol/L↑，尿酸393 μmol/L，肌钙蛋白- I 0.239 μg/L↑，CK - MB 9.8 μg/L↑，肌红蛋白181.7 μg/L↑。(2021 - 01 - 02)生化:钾 2.6 mmol/L↓，钠 147 mmol/L↑，氯 108 mmol/L↑，尿素氮 15.4 mmol/L↑，肌酐127 μmol/L↑，肌钙蛋白- I 0.088 μg/L↑，肌红蛋白206.8 μg/L↑。(2021 - 01 - 03)生化:钾 3.0 mmol/L↓，钠 141 mmol/L，氯 104 mmol/L，尿素氮 12.7 mmol/L↑，肌酐122 μmol/L↑，尿酸287 μmol/L。(2021 - 01 - 06)降钙素原 0.259 ng/ml。表 13 - 1 为患者住院期间电解质变化情况。

表 13 - 1 患者电解质变化情况

日期	钾(mmol/L)	钠(mmol/L)	氯(mmol/L)
2020 - 12 - 28	3.6	164	122
2020 - 12 - 29	3.3	160	122
2020 - 12 - 30	3.4	154	120
2020 - 12 - 31	3.6	156	123
2021 - 01 - 02	2.6	147	108
2021 - 01 - 03	3.0	141	104

住院期间糖尿病相关指标回报:HbA1c 17.30%↑，糖化血红蛋白（IFCC）166 mmol/mol。GA 53.7%↑。GADA 0.00 U/ml，IA - 2A 0.00 U/ml，胰岛素抗体阴性。因此考虑患者2型糖尿病诊断明确。由于患者血糖升高明显，并且以糖尿病急性并发症起病，因此予胰岛素强化方案降糖，"诺和灵 R"早16 U、中16 U、晚16 U，餐前30 min，"诺和灵 N" 14 U 10pm，皮下注射。血糖控制在空腹8 mmol/L左右，餐后2小时血糖10~13 mmol/L。嘱患者出院后内分泌科继续随访。

患者住院12天后，神志清，生命体征平稳，尿酮转阴，血钠恢复正常，空腹血糖控制在8 mmol/L左右，餐后2小时血糖10~13 mmol/L，炎症指标明显下降，予急诊内科观察室出院，继续内分泌科、呼吸内科密切随访。

讨论与分析

患者男性,79岁,因"口干、多饮、多尿3天,昏迷2天"入院。发病前无明显诱因,既往否认糖尿病病史。急诊生化主要阳性指标为血糖39 mmol/L,显著升高;血钠164 mmol/L,明显升高。血液浓缩,尿葡萄糖(++++),尿酮体(+),pH 7.2,实际碳酸氢盐15.2 mmol/L,标准碳酸氢盐16.6 mmol/L,全血碱剩余-10.5 mmol/L,胸部CT提示肺部感染,PaO_2 48.00 mmHg。主要的阴性指标为头颅CT未见急性脑卒中。因此,初步诊断考虑:①糖尿病性高渗性昏迷,糖尿病性酮症酸中毒,2型糖尿病;②社区获得性肺炎,非重症,Ⅰ型呼吸衰竭,双侧胸腔积液伴左肺膨胀不全。入院后予积极补液治疗,小剂量胰岛素静脉降糖,两联抗生素抗感染治疗及维持水、电解质平衡等对症支持治疗,患者症状、体征、实验室检查相关指标逐渐好转。

患者高龄男性,以昏迷起病,既往无慢性病病史。接诊时需仔细鉴别昏迷原因,否则容易造成治疗延误,可能危及生命。本病例在急诊接诊中首先开放静脉通路及心电血压监护,在确定患者血压、心率、呼吸等尚平稳时,采血、尿进行常规生化检查,并进行头颅及胸部CT检查。首先,通过心电血压监护、心肌酶谱及心电图检查结果,基本排除心血管疾病所致昏迷;其次,通过头颅CT检查疾病排除脑出血可能,同时预约头颅MRI检查排除脑梗死。(2021-01-05)头颅MRI报告:①双侧额顶叶、左侧海马小缺血灶;②老年脑,脑室周边白质变性;再次,急诊生化检查结果回报可见患者血糖、血钠及血细胞比容明显升高,尿糖(++++),尿酮体(+),因此考虑昏迷原因与血糖升高关系大,可能为糖尿病急性并发症所致昏迷。患者入院时血糖>33.3 mmol/L,血钠显著升高,因此考虑诊断为糖尿病性高渗性昏迷。同时,血气分析pH 7.27,实际碳酸氢盐15.2 mmol/L↓,标准碳酸氢盐16.6 mmol/L↓,全血碱剩余-10.5 mmol/L↓,尿酮体阳性,因此考虑患者同时合并轻度糖尿病性酮症酸中毒。

高血糖高渗状态(hyperglycemic hyperosmolar state,HHS)和糖尿病酮症酸中毒(DKA)是糖尿病的两大急性并发症。HHS患者的病死率在5%~16%,大约是DKA患者病死率的10倍[1]。DKA和HHS可同时存在,两者的治疗措施相似。一般来说,治疗目标包括纠正脱水、高血糖、高渗、电解质紊乱、酮症,以及鉴别和治疗诱发因素。本病例糖尿病性酮症酸中毒属于轻度,很快即被纠正,后续治疗主要围绕高血糖高渗状态,因此本文主要讨论高血糖高渗状态的诊疗,本书中另有以糖尿病酮症酸中毒为核心的病例介绍。

HHS临床以严重高血糖、血浆渗透压显著升高、脱水和意识障碍为特征。HHS起病隐匿,一般从开始发病到出现意识障碍需要12周,偶尔急性起病,30%~40%无糖尿病病史[2]。常先出现口渴、多尿和乏力等糖尿病症状,或原有症状进一步加重,多食不明显,有时甚至厌食。病情逐渐加重出现典型症状,主要表现为脱水和神经系统两组症状和体征[3,4]。随着血浆渗透压水平的升高,可出现淡漠、嗜睡、定向力障碍、幻觉、上肢拍击样粗震颤、癫痫样发作、偏瘫、偏盲、失语、视觉障碍、昏迷和阳性病理征[5,6]。本病例患者起病前无糖尿病病史,起病隐匿,症状仅从起病前3天开始出现,神经系统症状发展迅速,快速发展为昏迷。HHS的实验室诊断参考标准是:①血糖≥33.3 mmol/L;②有效血浆渗透压≥320 mOsm/L;③血清HCO_3^-≥18 mmol/L或动脉血pH≥7.30;④尿糖呈强阳性,而血清酮体及尿酮体阴性或为弱阳性;⑤阴离子间隙<12 mmol/L[4,7]。患者入院时血糖39 mmol/L,根据血有效渗

透压公式:$2\times([Na^+]+[K^+])(mmoL/L)+$血糖$(mmol/L)$计算得出患者入院时血渗透压为374.2 mOsm/L,尿糖呈强阳性,尿酮体(+),因此患者糖尿病高渗状态诊断明确,同时合并轻度DKA。

　　HHS的治疗主要包括积极补液,纠正脱水;小剂量胰岛素静脉输注控制血糖;维持水电解质酸碱平衡、去除诱因和治疗并发症。补液治疗是HHS治疗的核心,根据《中国2型糖尿病防治指南》推荐:24小时总的补液量一般应为100~200 ml/kg,第1小时给予1.0~1.5 L,随后补液速度根据脱水程度、电解质水平、血渗透压、尿量等调整。治疗开始时应每小时检测或计算血有效渗透压,并据此调整输液速度以使其逐渐下降,速度为3~8 mOsmol/(kg·h),24 h血钠下降速度应不超过10 mmol/L[8,9]。HHS患者补液本身即可使血糖下降,当血糖下降至16.7 mmol/L时需补充5%含糖液,直到血糖得到控制。当单纯补液后血糖仍大于16.7 mmol/L时,开始应用胰岛素治疗,持续静脉输注,使血糖维持在13.9~16.7 mmol/L,直至HHS高血糖危象的表现消失[5,6]。遵照HHS的治疗原则,该患者在经过补液、降糖治疗后,血糖和血渗透压均得到有效控制,神志转清。之后的降糖治疗改为胰岛素强化治疗,并且交由内分泌代谢科随诊。

　　消除诱因也是HHS治疗的重要环节,本病例考虑HHS的诱因为长期未控制的高血糖及肺部感染,因此予双联抗生素积极抗感染治疗,患者炎症指标显著好转。另外,患者为高龄男性,加之HHS患者发生静脉血栓的风险显著增加,高钠血症及抗利尿激素分泌的增多可促进血栓形成。因此,除非有禁忌证,建议患者住院期间接受低分子肝素的预防性抗凝治疗[10]。美中不足的是患者在治疗后期出现低钾血症,存在补钾不及时的情况。HHS患者总体钾是缺失的,应该在血钾<5.2 mmol/L并有足够尿量(>40 ml/h)时即开始补钾。

　　总体而言,对该患者的诊疗非常成功,患者转危为安,转由专科继续随诊。通过本病例,我们在接诊无慢性病病史的昏迷患者时,除了鉴别常见的心脑血管疾病,应该考虑高血糖急性并发症所致昏迷的可能性,尽快开放静脉通路,完善生化及其他相关检查,早诊断,早治疗。

最终诊断

　　糖尿病高渗性昏迷,糖尿病酮症酸中毒,2型糖尿病;社区获得性肺炎,非重症,I型呼吸衰竭,双侧胸腔积液伴左肺膨胀不全。

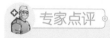 **专家点评**

　　高渗早期的命名为"高渗性非酮症糖尿病昏迷",近年来改为"高血糖高渗状态",原因在于部分病例并无昏迷,部分病例伴有轻度酮症,因此无论是否昏迷,有否酮症,只要符合"高血糖"和"高渗"这两个定义,就能诊断。高渗过往的确多数昏迷,救治死亡率极高,且即使成功救治,脑功能多严重受损。然而近年来高渗患者出现昏迷的逐渐减少,救治成功率增加,预后也较以往改善。高渗与酮症既往被认为是截然不同的两种急性并发症,为何高渗时没有酮症原因不明。据推测,高渗患者可能尚有少量胰岛素抑制脂肪分解,而酮症患者胰岛素绝对缺乏,脂肪大量分解。如今看来,二者之间也有过渡状

态,比如本病例,高渗同时出现酮症酸中毒,不过这两种急性并发症救治原则相似,因此如何诊断并不影响以补液为核心的临床抢救。

病例提供单位:上海交通大学医学院附属第六人民医院

整理:高非

述评:殷峻

参考文献

[1] FAYFMAN M, PASQUEL FJ, UMPIERREZ GE. Management of hyperglycemic crises: diabetic ketoacidosis and hyperglycemic hyperosmolar state [J]. Med Clin North Am, 2017, 101 (3): 587 - 606.

[2] FRANK LA, SOLOMON A. Hyperglycaemic hyperosmolar state [J]. Br J Hosp Med (Lond), 2016, 77(9): C130 - 133.

[3] 郝明, 匡洪宇. 高血糖高渗综合征的诊治[J]. 中华内科杂志, 2016, 55(10): 804 - 806.

[4] 中华医学会糖尿病学分会. 中国高血糖危象诊断与治疗指南[J]. 中华糖尿病杂志, 2013, 5(8): 449 - 461.

[5] 中华医学会糖尿病学分会. 中国 2 型糖尿病防治指南(2017 年版)[J]. 中华糖尿病杂志, 2018, 10 (1): 4 - 67.

[6] 中华医学会糖尿病学分会. 中国 2 型糖尿病防治指南(2020 年版)[J]. 中华糖尿病杂志, 2021, 13 (4): 315 - 409.

[7] KITABCHI AE, UMPIERREZ GE, MILES JM, et al. Hyperglycemic crises in adult patients with diabetes [J]. Diabetes Care, 2009, 32(7): 1335 - 1343.

[8] DHATARIYA K, LEVY N, KILVERT A, et al. NHS Diabetes guideline for the perioperative management of the adult patient with diabetes [J]. Diabet Med, 2012, 29(4): 420 - 433.

[9] ADROGUE HJ, MADIAS NE. Hypernatremia [J]. N Engl J Med, 2000, 342(20): 1493 - 1499.

[10] Carr ME. Diabetes mellitus: a hypercoagulable state [J]. J Diabetes Complications, 2001, 15 (1): 44 - 54.

病例14　多囊卵巢综合征辅助生殖技术应用糖皮质激素导致酮症酸中毒,糖尿病合并妊娠?

主诉

女性, 31 岁, G2P0, 孕 28^{+5} 周, 发现糖尿病酮症酸中毒 1 天。

病史摘要

现病史: 患者于 2018 年 5 月 8 日在外院移植冻胚 2 枚, 存活 1 枚, 预产期(expected date of confinement，EDC)：2019 年 2 月 2 日。孕 12^{+1} 周产检时口服葡萄糖耐量试验(oral glucose tolerance test，OGTT)结果示其 0、30、120 min 血糖水平为 7.2、15.64、15.53 mmol/L，HbA1c 7.0％，GA 21.4％，患者拒绝进行进一步治疗。孕 28^{+2} 周时产检 B 超示羊膜囊似近阴道内口，于外院收治入院。入院后常规生化检查结果显示：HbA1c 为 7.9％，空腹 C 肽 1.46 ng/ml，随机血糖 15.7 mmol/L，尿酮体(＋＋＋)，β-羟丁酸 1.5 mmol/L，胰岛素抗体(－)，予以速效胰岛素 2.5 U/h 泵入(速度 125 ml/h)，1 小时后测血糖为 9.5 mmol/L，改为皮下注射胰岛素 4 U、6 U、4 U、6 U，后根据血糖改为 8 U、8 U、8 U、10 U。孕 28^{+3} 周时予以一日两次肌注地塞米松 6 mg×2 天促胎肺成熟。次日清晨血糖波动于 11.0～13.8 mmol/L，β-羟丁酸 3.54 mmol/L，诊断为糖尿病酮症酸中毒，予以速效胰岛素 8 U/h 泵入及葡萄糖-胰岛素-钾(glucose-insulin-potassium，GIK)补液，随后根据血糖水平调整为 10 U/h，并于次日清晨调整为 40 U/h，时测动脉血气结果示：pH 7.211，PCO_2 15.7 mmHg，PO_2 116 mmHg，HCO_3^- 6.3 mmol/L，BE －22 mmol/L，SO_2 98％。尿酮体(＋＋＋)，血酮体(＋)。考虑病情危重于 2018 年 11 月 15 日入院治疗。

自怀孕以来，精神可，睡眠尚可，食欲一般，二便正常，体重下降 4 kg。

既往史：患者 15 岁时诊断为多囊卵巢综合征(polycystic ovary disease，PCOS)，未用药物治疗。10^+ 年前外院诊断为高胰岛素血症，予卡司平 15 mg 口服，一日两次，2017 年停药；二甲双胍 0.5 g，一日三次，后改为 1.0 g，一日两次，至孕 8 周停药。

家族史：其母及外婆均有多囊卵巢综合征病史，否认糖尿病家族史。

入院体检

身高 160 cm，体重 83 kg，BMI 32.42 kg/cm²。余无特殊。

辅助检查

血气分析(2018-11-15)：pH 7.15，PaO_2 32.0 mmHg↓，$PaCO_2$ 21.0 mmHg，离子钾 4.2 mmol/L，离子钠 129 mmol/L，离子钙 1.10 mmol/L，乳酸 1.90 mmol/L，实际碳酸氢盐 7.3 mmol/L，标准碳酸氢盐 7.9 mmol/L，二氧化碳总量 7.9 mmol/L，全血碱剩余 －19.5 mmol/L，细胞外液剩余碱－21.6 mmol/L。

糖尿病分型诊断相关(2018-11-17)：胰岛素抗体(－)。

糖代谢指标(2018-11-18)：HbA1c 8.2％。

OGTT(2018-11-20)：见表 14-1。

表 14-1　本次入院后 75 g OGTT 结果

指标	0 min	30 min	60 min	120 min	180 min
血糖(mmol/L)	8.52	7.27	9.15	8.75	8.85
C 肽(ng/ml)	4.27	6.35	7.90	9.60	10.23
胰岛素(μU/ml)	>1 000	>1 000	>1 000	>1 000	>1 000

注：OGTT，口服葡萄糖耐量试验

初步诊断

G2P0,孕 28^{+5} 周,先兆早产,糖尿病合并妊娠,高胰岛素血症,糖尿病酮症酸中毒,体外受精-胚胎移植(in vitro fertilization-embryo transfer, IVF - ET)(第二代),肥胖症。

治疗及转归

入院后患者的治疗方案调整为"诺和锐"12 U/h 泵入,血糖控制在 7～9 mmol/L。孕 29^{+2} 周时,患者出现先兆早产,并于当晚早产顺产一活男婴,体重 1 680 g,Apgar 评分 10 分。产程中血糖 10.0 mmol/L,予以 GIK 补液 50 ml/h,胰岛素 22 U/h,每 2 小时监测血糖。产后予以"诺和灵"R 10 U、10 U、10 U,"诺和平"10 U 睡前,血糖控制在空腹血糖 4.5～6.0 mmol/L,餐后 2 小时血糖 5.5～6.5 mmol/L。产后 10 天自行停用胰岛素。

产后 42 天复查,HbA1c 为 6.2%,GA 为 12.9%,OGTT 结果示其 0、30、60、120、180 min 血糖水平分别为 4.91、6.14、7.54、6.16、5.66 mmol/L,糖耐量完全恢复正常。同时,我们还测定了其胰岛功能相关指标,结果显示稳态模型评估(homeostatic model assessment, HOMA)的胰岛素抵抗指数(HOMA for insulin resistance, HOMA - IR)、β 细胞功能(HOMA for β-cell function, HOMA - β)和胰岛素敏感性指数(HOMA for insulin sensitivity, HOMA - IS)等指标提示其仍处于胰岛素抵抗的状态。产后 5 个月复查,身高 160 cm,体重 82.4 kg,BMI 32.19 kg/cm^2,体脂 45.6%。糖化血红蛋白为 5.7%,GA 为 14.0%,OGTT 结果示空腹及负荷后 30 min、120 min 的血糖为 5.00、7.26、8.52 mmol/L,胰岛素敏感性相关指标未见明显变化(表 14 - 2,表 14 - 3)。

表 14 - 2 产后 42 天(OGTT1)和产后 5 个月(OGTT2)的 75 g OGTT 结果

时间 (min)	血糖(mmol/L)		胰岛素(μU/ml)		C 肽(ng/ml)	
	OGTT1	OGTT2	OGTT1	OGTT2	OGTT1	OGTT2
0	4.91	5.00	51.1	67.0	2.65	2.66
30	6.14	7.26	136.0	224.0	5.04	6.66
60	7.54	—	232.6	—	8.27	—
120	6.16	8.52	462.3	852.3	11.74	18.12
180	5.66	—	918.7	—	17.51	—

注:OGTT,口服葡萄糖耐量试验

表 14 - 3 产后 42 天(OGTT1)和产后 5 个月(OGTT2)的胰岛素敏感性相关指标

指标	胰岛素抵抗相关指标		胰岛素敏感性相关指标		
	HOMA - IR (mIU · mmol/L^2)	HOMA - β (mIU/mmol)	HOMA - IS (L^2/mIU · mmol)	QUICKI	WBISI [L^2/(mIU · mmol)]
OGTT1	11.15	724.68	0.09	0.42	16.75
OGTT2	14.89	893.20	0.07	0.40	9.80

注:HOMA - IR,稳态模型胰岛素抵抗指数;HOMA - β,稳态模型胰岛 β 细胞功能;HOMA - IS,稳态模型胰岛素分泌指数;QUICKI,定量胰岛素敏感性检查指数;WBISI,全身胰岛素敏感性指数

讨论与分析

本例患者为肥胖女性,既往诊断为 PCOS 和高胰岛素血症,并服用药物治疗。人工辅助生殖后,孕早期 OGTT 结果符合显性糖尿病的诊断,伴高胰岛素血症和严重的胰岛素抵抗,并于妊娠中晚期出现 DK,予以地塞米松促胎肺成熟后进展为 DKA。然而,该患者在产后42 天常规复查时糖耐量恢复正常,高胰岛素血症有所缓解。

该患者初诊时 HbA1c<8.5%,并出现妊娠中晚期 DKA。然而,其在孕早期的 OGTT已达到显性糖尿病诊断标准,从起病至出现 DKA 的时间超过 2 周,且空腹 C 肽水平达到1.46 ng/ml,均不符合妊娠相关性暴发型 1 型糖尿病的诊断标准。由此,考虑诊断为糖尿病合并妊娠、DKA、高胰岛素血症和肥胖症。而在治疗方面,妊娠期 DKA 的治疗在常规的积极补液、小剂量胰岛素降血糖、注意电解质紊乱以及寻找并消除诱因外,还需要进行持续的胎儿监护以评估胎儿的健康状况。

这是首例关于 PCOS 患者辅助生殖后出现妊娠期显性糖尿病进展为 DKA 并在产后恢复正常的病例报告[1]。Han 等[2]针对 336 例行辅助生殖技术的 PCOS 患者的研究结果显示,肥胖的 PCOS 患者中妊娠期糖尿病(gestational diabetes mellitus,GDM)的患病率显著增高,且新生儿体重亦显著增加。然而,其患者未出现 DKA,且血糖水平低于本例患者。Robertson 等[3]报告了 2 例妊娠期间发生 DKA 的病例,然而其妊娠前血糖情况不明,且产后仍需要进行胰岛素治疗。而我们的患者产后血糖水平在 10 日内恢复正常,并在产后 5 个月的随访时仍保持正常。Maislos 等[4]则报告了 1 例患有 GDM 的 Bedouin 女性在孕晚期出现 DKA 的病例。尽管其血糖水平也在产后迅速恢复正常,然而该患者体形正常(BMI 为23.74 kg/m²),无 PCOS 及辅助生殖技术史,与本例表现并不完全相同。

DKA 是糖尿病的严重并发症之一,与胰岛素严重缺乏和升糖激素不当升高引起的糖、脂和蛋白代谢严重紊乱有关。DKA 的发生多有诱因,包括急性感染、胰岛素不适当减量或突然中断治疗、饮食不当、应激状态、妊娠等。此外,酗酒或吸毒,部分药物如皮质醇、部分利尿剂等都可能引起 DKA。因此,定期监测血糖,根据治疗方案进行降糖治疗,不自行停用胰岛素是预防 DKA 的重要途径。对于本例患者,胰岛素抵抗引起的胰岛素相对不足可能是该患者出现显性糖尿病并进展为 DKA 的重要原因。胰岛素抵抗时,细胞、组织或生物体无法正常响应胰岛素,表现为胰岛素水平的相对不足,与 DKA 的发生有关。此外,除了 PCOS 本身存在胰岛素抵抗,肥胖亦进一步加剧了其胰岛素抵抗。同时,妊娠期间相关激素水平的变化引起的对胰岛素需求的改变,亦对胰岛素抵抗的发生发展起到了一定的促进作用。

糖皮质激素可影响体内糖代谢、脂代谢及体内稳态等,在妊娠中多用于促进早产儿的肺部成熟。而对于患有糖尿病的孕妇,由于血糖控制不达标会引起胎肺成熟延迟,这时产前糖皮质激素治疗的需求会更为明显[5]。然而,既往研究结果指出,应用糖皮质激素促胎肺成熟会增加产妇发生 DKA 的风险[6]。由此,如何降低糖皮质激素使用期间 DKA 的发生风险至关重要。首先,需要明确的是,产前糖皮质激素治疗的适应证主要取决于产科和围生期情况,与血糖状态无关。Ovalle[7]曾报道,相较于传统的一日一次倍他米松肌注 12 mg×2 d 或2 次/d 肌注地塞米松 6 mg×2 天,每隔 12 h 肌注倍他米松 8 mg×3 次可降低高血糖的发生率,提示因人而异的产前糖皮质激素治疗方案可降低高血糖发生率。而对于产前应用糖皮质激素治疗的患者,则建议要加强对孕妇血糖水平的监测,必要时增加胰岛素剂量以确保血糖得到控制,并避免出现严重的短暂性高血糖的可能。

需要指出的是,辅助生殖技术可能也是该患者血糖升高的重要因素之一。Kouhkan等[8]以270例行辅助生殖技术的单胎妊娠妇女为研究对象(GDM:非GDM=135:135),结果显示PCOS、既往卵巢过度刺激综合征风险和黄体酮注射史是GDM的重要预测因子。

最终诊断

G2P0,孕29^{+2}周,(枕先露,左枕前位)早产顺产一活婴,糖尿病合并妊娠,高胰岛素血症,糖尿病酮症酸中毒,IVF(第二代),肥胖症

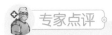 **专家点评**

PCOS与生殖和代谢功能障碍密切相关,其主要表现为雄激素水平过高、月经紊乱和多囊卵巢,可影响8%～13%的育龄期妇女生育功能。胰岛素抵抗和代偿性高胰岛素血症被认为是引起本病的重要原因,并分别出现在75%的消瘦和95%的超重或肥胖PCOS患者中。此外,超重或肥胖会加剧潜在的激素紊乱。相关研究表明,有PCOS病史的女性罹患2型糖尿病、代谢综合征的风险显著增高[9-10]。本例患者为PCOS女性辅助生殖后,在妊娠初期被诊断为糖尿病,糖皮质激素促胎肺成熟后进展为DKA,并在产后完全恢复的病例。前述诊治经过提示,PCOS的患者在妊娠期时胰岛素抵抗进一步加重,本身可引起血糖急剧升高甚至DKA,但经过及时、合理的治疗可有较好的转归及预后。同时,本例对于临床工作者有着良好的启示作用,尤其对特殊时期人群,使用糖皮质激素促胎肺成熟时,需谨慎其引起的DKA,及时的诊断及治疗与良好的预后密切相关。值得一提的是,本例患者的成功治疗离不开多学科协作(multi-disciplinary teamwork,MDT),即包括产科、儿科、内分泌代谢科等多学科团队的合作模式,依托各学科专科团队经验,为患者制订规范化、个体化并具有连续性的最佳综合治疗方案,从而确保患者获取最佳疗效。

病例提供单位:上海交通大学医学院附属第六人民医院

整理:王诗韵

述评:周健

参考文献

[1]应令雯,蒋荣珍,殷峻,等.多囊卵巢综合征患者妊娠期辅助生殖应用糖皮质激素致糖尿病酮症酸中毒一例[J].中华糖尿病杂志,2020,12(12):1034-1036.

[2]HAN AR,KIM HO,CHA SW,et al. Adverse pregnancy outcomes with assisted reproductive technology in non-obese women with polycystic ovary syndrome:a case-control study [J]. Clin Exp Reprod Med,2011,38(2):103-108.

[3]ROBERTSON G,WHEATLEY T,ROBINSON RE. Ketoacidosis in pregnancy:an unusual presentation of diabetes mellitus. Case reports [J]. Br J Obstet Gynaecol,1986,93(10):1088-1090.

［4］MAISLOS M，HARMAN-BOHEM I，WEITZMAN S. Diabetic ketoacidosis. A rare complication of gestational diabetes［J］. Diabetes Care，1992,15(8):968－970.

［5］KALRA S，KALRA B，GUPTA Y. Glycemic management after antenatal corticosteroid therapy［J］. N Am J Med Sci，2014,6(2):71－76.

［6］DASHORA UK，TEMPLE R，MURPHY H，et al. Management of glycaemic control in pregnant women with diabetes on obstetric wards and delivery units［EB/OL］. Available at http://www.diabetologists-abcd.org.uk/JBDS/JBDS_Pregnancy_201017.pdf. Last accessed 6 November 2017.

［7］OVALLE F. Clinical approach to the patient with diabetes mellitus and very high insulin requirements［J］. Diabetes Res Clin Pract，2010,90(3):231－242.

［8］KOUHKAN A，KHAMSEH ME，MOINI A，et al. Predictive factors of gestational diabetes in pregnancies following assisted reproductive technology：a nested case-control study［J］. Arch Gynecol Obstet，2018,298(1):199－206.

［9］MORAN LJ，MISSO ML，WILD RA，et al. Impaired glucose tolerance，type 2 diabetes and metabolic syndrome in polycystic ovary syndrome：a systematic review and meta-analysis［J］. Hum Reprod Update，2010,16(4):347－363.

［10］KAKOLY NS，KHOMAMI MB，JOHAM AE，et al. Ethnicity，obesity and the prevalence of impaired glucose tolerance and type 2 diabetes in PCOS：a systematic review and meta-regression［J］. Hum Reprod Update，2018,24(4):455－467.

病例15 1型糖尿病，血糖不高，会发生酮症酸中毒吗？

主诉

女性，29岁，发现血糖升高2年，恶心、呕吐胃内容物2天。

病史摘要

现病史：患者2年前（2017年初）无明显诱因下出现口干、多饮，多尿，尿量约每日3 000 ml，饮水量与尿量相当，伴有多食，体重减轻（约25 kg）。2017年2月因上述症状加重，于当地医院就诊，当时查随机血糖33.2 mmol/L，HbA1c 13.9%，空腹C肽0.31 ng/ml，血气分析pH 6.84，GADA阳性，诊断为1型糖尿病性酮症酸中毒，给予小剂量胰岛素静脉滴注降糖，以及补液、消酮治疗后，症状基本缓解，酮症酸中毒纠正后治疗方案改为赖脯胰岛素早12 U、中12 U、晚12 U，餐前5 min皮下注射，甘精胰岛素20 U，21:00皮下注射。平时自测空腹血糖波动于7~9 mmol/L，餐后2小时血糖10~12 mmol/L。3个月前患者及家属自觉用胰岛素后体重增加明显，自行调整用药为二甲双胍缓释片0.5 g bid po，阿卡波糖50 mg tid po，达格列净10 mg qd po及甘精胰岛素12 U，21:00皮下注射，患者自我监测空腹血糖波动在6~7 mmol/L，体重近3个月减轻2 kg。入院前2天患者晚餐进食四川火锅后发生恶心、呕吐，呕吐物为胃内容物，伴有头晕、乏力。无发热、晕厥、腹痛及腹泻，自测随机血糖12.5 mmol/L，急诊就诊，经补液及抗感染治疗1天后，症状无明显减轻，为进一步诊治于

2018 年 12 月 10 日入院。

患者近 3 个月以来,睡眠可,食欲减退,大便正常,小便量少,体重减轻 2 kg。

既往史:否认高血压、冠心病、慢性支气管炎等慢性病史。否认肝炎、结核等传染病史,无手术、外伤、输血史,否认药物及食物过敏史,预防接种史不详。

个人史:无异地及疫区久居史、毒物接触史,无吸烟、饮酒等不良嗜好。

家族史:外婆、舅舅有糖尿病。否认家族性遗传病及传染病病史。

入院查体

T 36.8℃,P 106 次/分,R 25 次/分,BP 130/80 mmHg。身高 165 cm,体重 63 kg,BMI 23.1 kg/m²,腰围 82 cm。神志萎靡,脱水貌。呼吸有烂苹果味,皮肤弹性差。浅表淋巴结未及肿大。颈软,气管居中,双侧甲状腺无肿大。双肺呼吸音清,未及干、湿啰音,心率 106 次/分,律齐,未及病理性杂音。腹平软,无压痛,无反跳痛,无肌紧张。肝、脾肋下未及。双下肢无水肿,神经系统检查正常。

辅助检查

急诊血常规(2018 - 12 - 10):WBC 13.8×10⁹/L, N% 84.2%, Hb 131 g/L, PLT 254×10⁹/L,红细胞比容 56%。

急诊尿常规(2018 - 12 - 10):尿糖(＋＋＋＋),尿酮体(＋＋＋)。

急诊血气分析(2018 - 12 - 10):pH 6.79, PaO₂ 132 mmHg(吸氧中),PaCO₂ 21 mmHg,血氧饱和度 98%,血碳酸氢根 10.7 mmol/L,细胞外液碱剩余－33 mmol/L。

急诊血淀粉酶(2018 - 12 - 10):46 U/L。

急诊血 C 反应蛋白(2018 - 12 - 10):3.58 mg/L,降钙素原 0.09 ng/ml。

(2018 - 12 - 11)肝、肾功能正常。总胆固醇 5.29 mmol/L,甘油三酯 2.11 mmol/L↑,HDL - C 1.19 mmol/L, LDL - C 3.52 mmol/L。钾 4.6 mmol/L,钠 143 mmol/L,氯 105 mmol/L。心肌酶正常。

(2018 - 12 - 11)空腹血糖 7.01 mmol/L,早餐后 2 小时血糖 9.47 mmol/L。

(2018 - 12 - 11)HbA1c 7.5%。

胰岛功能(2018 - 12 - 11):空腹 C 肽 0.46 ng/ml,早餐后 2 小时 C 肽 0.56 ng/ml。

(2018 - 12 - 11)血清 GADA>150 U/ml(阳性,正常范围 0~7.5)。

急诊心电图(2018 - 12 - 10):窦性心动过速。

急诊头颅 CT＋胸部 CT＋上腹部 CT(2018 - 12 - 10):均未见明显异常。

腹部超声(2018 - 12 - 12):胆囊结石。肝脏、胰腺、脾脏、肾脏未见明显异常。

初步诊断

1 型糖尿病,胃肠炎? 酮症酸中毒?

治疗及转归

患者入院时血糖 12.5 mmol/L,根据病史及相关化验检查基本排除急性感染、胃肠疾病、脑卒中、心肌梗死、创伤、手术、精神刺激等酮症酸中毒的常见诱因。结合患者近期有胰岛素不适当减量和服用钠-葡萄糖共转运蛋白2抑制剂(SGLT2i)(达格列净)的病史,考虑患者为SGLT2抑制剂引起的非高血糖性酮症酸中毒(euglycemic diabetic ketoacidosis,euDKA)。立即停用口服降糖药,并予补液、小剂量胰岛素静滴、纠正酸中毒、护胃等综合治疗。

糖尿病酮症酸中毒一般不需补碱,如果出现严重酸中毒(pH≤6.9)需适当补充碳酸氢钠液。该患者血pH6.79,严重的代谢性酸中毒可能会引起心肌受损、脑血管扩张以及昏迷等严重并发症,故立即给予适量碳酸氢钠纠正酸中毒。补碱后每2小时测定1次血pH值,维持pH在7.0以上。euDKA的首要治疗措施是补液,补液能纠正脱水,恢复血容量和肾灌注,有助于清除酮体。患者治疗过程中以输入生理盐水为主,先快后慢,在第1个24h内补足液体丢失量。补液的同时连续静脉输入胰岛素。当血糖低于13.9mmol/L时,开始给予患者5%葡萄糖,根据血糖来调整胰岛素给药速度,使血糖维持在8.3~11.1mmol/L。患者经过上述治疗3天后,DKA缓解。缓解后患者转换为胰岛素皮下注射,方案为门冬胰岛素早10U、中8U、晚8U,餐前5min,甘精胰岛素20U皮下注射10:00pm。最终患者血糖控制稳定,餐前血糖6~8mmol/L,餐后2小时血糖9~12mmol/L,病情好转出院。出院后嘱患者定期监测血糖,坚持胰岛素治疗,避免应用SGLT2抑制剂类药物。

讨论与分析

糖尿病酮症酸中毒(DKA)是由于胰岛素不足和升糖激素不适当升高引起的糖、脂肪和蛋白质代谢严重紊乱的综合征,临床上DKA以高血糖、高血酮和代谢性酸中毒为主要特征[1]。DKA常呈急性起病。在DKA起病前数天可有多尿、烦渴多饮和乏力症状的加重,失代偿阶段出现食欲减退、恶心、呕吐、腹痛,常伴头痛、烦躁、嗜睡等症状。DKA临床表现多样化,当表现为恶心、呕吐等非特异性症状时,需要根据病史和伴随症状加以鉴别。

本例患者为1型糖尿病患者,以"恶心、呕吐2天"入院。患者入院前进食辛辣食物,进而出现恶心、呕吐,血糖不高,很容易被误诊为"急性胃肠炎"。实际上患者的恶心、呕吐症状是酮症酸中毒引起的。其原因与以下因素有关[2]:①糖尿病酮症酸中毒导致细胞内缺钾,酸碱失去平衡,水电解质紊乱,引起胃扩张和麻痹性肠梗阻,造成呕吐;②酸中毒的毒性产物刺激腹膜,导致腹膜脱水,腹腔内脏微循环障碍,形成假性腹膜炎而引起恶心、腹痛;③氢离子增高,刺激胃肠黏膜神经末梢或刺激破坏胃肠道黏膜引起炎症导致呕吐。

本例患者入院时的血糖轻度升高,小于13.9mmol/L,尿酮体阳性,很容易因为1型糖尿病的酮症倾向,仅考虑糖尿病酮症,而忽视了可能存在的酸中毒风险。为什么患者血糖不高,仍然会发生酮症酸中毒呢?这与患者正在应用的降糖药物SGLT2i有关。SGLT2i是一种新型口服降糖药物,其降糖机制为抑制肾脏SGLT2对葡萄糖的重吸收作用,促进尿糖排泄以降低血糖。这一机制不依赖于胰岛素分泌降低血糖,可以减轻患者体重,还可以降低心衰住院率,减少心血管死亡风险以及使肾脏获益。但是,随着SGLT2i的广泛应用,多项研究和病例报道均提示SGLT2i有引发DKA的风险。对美国食品药品监督管理局(food and drug administration,FDA)的不良事件报告系统数据库进行分析显示[3]:2014—2016年间使用SGLT2i的患者发生DKA的风险为不使用SGLT2i患者的7.9倍,其中1型糖尿病患者使用SGLT2i发生DKA的风险为不用SGLT2i的57.3倍。在1型糖尿病患者应用SGLT2i达格列净治疗的DEPICT-2研究中[4],813例患者随访6个月后,10mg达格列净组DKA发生率为2.2%,5mg组为2.6%,安慰剂组为0%。大多数DKA为轻至中度,发生原因最多为遗漏胰岛素注射和胰岛素泵故障。

SGLT2i引起的DKA大多数表现为euDKA。euDKA的特点是患者出现血酮或尿酮升高、碳酸氢盐下降及代谢性酸中毒,但血糖浓度并不显著升高,目前认为euDKA的血糖标准为<13.9 mmol/L。SGLT－2i增加DKA的风险的机制主要有下列几个方面[5]。

(1) SGLT2i减少胰岛素分泌。SGLT2i促进尿糖排泄而降低血糖浓度,但血糖水平是刺激胰岛素释放的最主要因素,故服用SGLT2i后胰岛素分泌减少。同时,既往进行胰岛素治疗的患者可能因血糖改善而减少或暂停胰岛素用量,造成胰岛素水平不足。机体胰岛素水平下降,脂肪合成减少,脂肪组织的脂解和脂肪酸的β氧化增强,从而增加肝脏中酮体的生成,并增加出现DKA的风险。

(2) 血容量不足。SGLT2i通过减少肾小管中钠和葡萄糖的重吸收,产生利钠、渗透性利尿作用,可引起血容量减少。基于恩格列净、达格列净和卡格列净的临床研究报道,血容量降低的发生率为0.5%～3.4%。体液容量的丢失会进一步加速酮体的产生。

(3) 促使代谢由碳水化合物转向脂质。SGLT2i通过增加尿糖排泄可引起碳水化合物丢失过多,造成一种"伪禁食"状态,为维持能量稳态,机体代谢由碳水化合物转向脂质,脂质分解利用增强,生酮作用增加。另外,临床上一些患者可能采用低碳水化合物饮食,造成碳水化合物不足,进一步促进SGLT2i将代谢转向脂质的作用,增加euDKA的发生风险。

(4) 肾脏对酮体的清除率减弱而对葡萄糖的清除率增强。SGLT2i阻碍近端小管内钠的重吸收,使流入致密斑的钠离子浓度增加,对于高滤过状态的肾脏,通过管球反馈机制可降低肾小球滤过率,减弱肾脏对酮体的清除能力。同时SGLT2i又增加葡萄糖清除率,降低肾糖异生。euDKA发生时,肾脏对于葡萄糖的清除率较DKA增加了约两倍。

通过多种机制,SGLT2i使酮体生成增加、清除率下降,导致酮体蓄积而引发酮症酸中毒,由于SGLT2i可增加尿糖排泄、降低肾糖异生,因而机体表现为整体血糖水平不高的酮症酸中毒状态,即euDKA。研究显示[6],大多数与SGLT2抑制剂相关的euDKA发生在1型糖尿病等胰岛素缺乏的糖尿病患者,以及胰岛素剂量减少或停用的2型糖尿病患者中。故糖尿病患者使用SGLT2抑制剂治疗时,须谨慎减少胰岛素用量以预防euDKA发生。有研究认为达格列净治疗的1型糖尿病患者每日胰岛素总剂量减少不应超过20%[7]。本例患者自行将胰岛素从每日56 U减量至每日12 U,减量幅度达到79%。是发生euDKA的重要诱因。同时,有研究认为,euDKA的发生风险与用药剂量相关,建议以最低剂量开始SGLT2i治疗。此外,一项回顾性队列研究显示,在开始SGLT2i治疗后的前30天内,酮症发生频率较高。本例患者为1型糖尿病,自行加用SGLT2i属于超说明书适应证用药,糖尿病患者自行加用或停用药物的现象不在少数,我们要加强教育,减少乃至杜绝患者不遵医嘱使用药物的现象。

除了胰岛素剂量减少之外,euDKA常见的诱发因素包括低碳水化合物饮食/生酮饮食、禁食、过量饮酒、恶心呕吐、合并或伴发其他急性疾病(如感染、心肌梗死等)、手术或围手术期、肝肾功能降低、妊娠等。针对这一点,美国临床内分泌医师协会/美国内分泌学会(AACE/ACE)提出了如下几点建议[8]:①择期手术、创伤性检查、剧烈活动前至少24 h停用SGLT2i;②避免停用或过量减少胰岛素剂量;③当遇到急诊手术或紧急应激事件,立即停药并予以适当的临床治疗;④血酮的测定更能准确反映机体是否存在酮症;⑤SGLT2i使用者要避免摄入大量酒精、极低碳水化合物或生酮饮食。

有研究发现 1 型糖尿病应用 SGLT2i 后患者血糖控制水平明显改善,欧盟已经批准作为达格列净作为胰岛素治疗的口服辅助治疗药物,用于接受胰岛素治疗但血糖水平控制不佳并且超重或肥胖的 1 型糖尿病成人患者[9]。我国 SGLT2i 还未获批 1 型糖尿病的适应证,故不建议使用达格列净辅助降糖。如果接受 SGLT2i 治疗的患者出现恶心呕吐、呼吸困难、乏力等症状,都要警惕发生 euDKA。酮症酸中毒严重时可危及患者的生命,需住院进行处理,即使血糖不高,也应提高医师的警惕。使用 SGLT2i 发生酮症酸中毒的患者应避免再次使用同类药物。

最终诊断

1 型糖尿病,SGLT2 抑制剂引起的非高血糖性酮症酸中毒。

 专家点评

酮症酸中毒是糖尿病的常见急性并发症,多见于 1 型糖尿病,主要是与此类患者体内的胰岛素绝对不足有关。此例患者既往已明确诊断为 1 型糖尿病,本次以恶心、呕吐胃内容物等消化道症状为主要表现,当时尿常规为尿糖(+++)、尿酮体(+++),故糖尿病酮症可以肯定。此时需要进一步明确是否存在酸中毒及水电解质紊乱。查找这次酮症酸中毒的诱因是治疗中的关键环节之一,通过详细询问病史和全面体格检查,结合化验检查结果,分析其消化道症状是酮症酸中毒的表现,还是合并存在消化道其他器质性病变所致。此外,患者就诊时血糖 12.5 mmol/L,并未超过 13.9 mmol/L,与高血糖导致的经典的糖尿病酮症酸中毒有所不同。经过仔细复习病史,发现患者更改了治疗方案,胰岛素减量并加用了 SGLT2i,故要警惕非高血糖性酮症酸中毒。尽管新型降糖药 SGLT2i 在降血糖和对心肾的保护方面具有优势,但是,在临床使用时也要因人而异,尽量避免用于胰岛素绝对缺乏,以及接受极低碳水化合物饮食治疗的人群。该患者的空腹 C 肽及餐后 2 小时 C 肽水平均低,表明胰岛素分泌功能显著减退,应该选用胰岛素治疗。

病例提供单位:上海交通大学医学院附属第六人民医院

整理:张磊

述评:包玉倩

参考文献

[1] 中华医学会糖尿病学分会. 中国 2 型糖尿病防治指南(2020 年版)[J]. 中华糖尿病杂志,2021,13(4):315-409.

[2] 姚君厘,杨永年. 糖尿病酮症酸中毒诱因及病情转归的探讨[J]. 临床急诊杂志,2000,1(1):35-37.

[3] FADINI GP, BONORA BM, AVOGARO A. SGLT2 inhibitors and diabetic ketoacidosis: data from the FDA Adverse Event Reporting System [J]. Diabetologia, 2017,60(8):1385-1389.

[4] MATHIEU C, DANDONA P, GILLARD P, et al. Efficacy and safety of dapagliflozin in patients

with inadequately controlled type 1 diabetes (the DEPICT - 2 Study): 24-week results from a randomized controlled trial [J]. Diabetes Care, 2018, 41(9):1938 - 1946.

[5] 孙京京,贺星星,马晓静,等. 钠-葡萄糖协同转运蛋白2抑制剂引发非高血糖性酮症酸中毒发病机制的研究进展[J].中华糖尿病杂志,2020,12(9):740 - 744.

[6] MEYER EJ, GABB G, JESUDASON D. SGLT2 inhibitor-associated euglycemic diabetic ketoacidosis: a south australian clinical case series and australian spontaneous adverse event notifications [J]. Diabetes Care, 2018,41(4):e47 - e49.

[7] HENRY RR, DANDONA P, PETTUS J, et al. Dapagliflozin in patients with type 1 diabetes: A post hoc analysis of the effect of insulin dose adjustments on 24-hour continuously monitored mean glucose and fasting β-hydroxybutyrate levels in a phase Ⅱa pilot study [J]. Diabetes Obes Metab, 2017,19(6):814 - 821.

[8] HANDELSMAN Y, HENRY RR, BLOOMGARDEN ZT, et al. American Association of Clinical Endocrinologists and American College of Endocrinology position statement on the association of SGLT - 2 inhibitors and diabetic ketoacidosis [J]. Endocr Pract, 2016,22(6):753 - 762.

[9] PAIK J, BLAIR HA. Dapagliflozin: a review in type 1 diabetes [J]. Drugs, 2019,79(17):1877 - 1884.

病例16 急性胰腺炎后血糖高合并视力下降,糖尿病视网膜病变?

主诉

女性,24 岁,发现血糖升高伴乏力 7 年,心悸后晕厥并反复发作半年。

病史摘要

现病史:患者于 7 年前因中上腹疼痛来我院急诊,查血淀粉酶先后为 417 U/L 和 721 U/L(参考值 30~110 U/L)。CT 示胰腺模糊,边界不清,胰腺水肿。以"急性胰腺炎"入住我院外科重症监护病房。入院后查血糖 14.6 mmol/L;尿常规:葡萄糖(++++),酮体(+++),蛋白(++);血气分析:pH 7.111,碱剩余-21.9 mmol/L;总胆固醇 2 mmol/L,甘油三酯 5.92 mmol/L, HDL - C 0.3 mmol/L, LDL - C 0.25 mmol/L。住院 1 周后 CT 示:胰腺坏死,有气泡征。4 周后 CT 示:急性胰腺炎伴假性囊肿形成。5 周后查 C 肽(0 min)2.23 ng/ml(参考值 0.82~2.5 ng/ml),C 肽(120 min)2.77 ng/ml, HbA1c 8.2%, GADA 0 U/ml, IA - 2A 0 U/ml。出院后用精蛋白生物合成人胰岛素预混 30R 20 U 每日 2 次皮下注射,血糖控制可。半年后于外院检查 GADA:0.216 U/ml(正常值<0.05 U/ml)。患者胰腺炎后右眼视力急剧下降,半年后因右眼增殖性糖尿病视网膜病变(简称"糖网病")眼底出血手术治疗。术后双眼(左眼底小出血)均行激光治疗 2~3 次,此后病情稳定,双眼视力迄今无变化。

本次入院半年前,患者出现恶心、胃部不适、呕吐、心慌、出汗、头晕,眼前发黑约数秒钟后晕厥,晕厥时无肢体抽搐,无二便失禁,其家人急予糖水(约 50 ml)数分钟后可缓解,共发病4次,大约在饭前2次,夜间3:00 2次,最后一次发作时测血糖3.5mmol/L。预混胰岛素30R用量减至早18U、晚16U,餐前30min皮下注射。空腹血糖:8~9mmol/L,餐后2小时血糖10~13mmol/L。现为进一步诊治于2013年3月19日入我科住院治疗。入院随机血糖11mmol/L。

既往史:否认高血压病史,有高甘油三酯血症病史7年。否认冠心病、慢性支气管炎等慢性病史。否认肝炎、结核等传染病史,否认外伤、输血史,否认药物及食物过敏史,预防接种史不详。

个人史:无异地及疫区久居史、毒物接触史,吸烟、饮酒史30余年,已戒烟酒10余年。

月经史:患者自14岁月经初潮后,月经一直不规律,最长时间间隔可达半年,近半年用黄体酮后才来月经。无痛经,经量中等。

家族史:有糖尿病家族史,其父亲、祖父、祖母、外祖父、舅舅均为糖尿病患者。

入院查体

BP 116/78mmHg,身高164cm,体重65kg,BMI 24.2 kg/m^2,腰围88cm,臀围95cm。皮肤、黏膜未见色素沉着,无紫纹,无皮肤菲薄,无明显向心性肥胖,上唇、下颌、颈部可见多毛,下腹部及双乳头均可见较长且粗的体毛,会阴部体毛浓密但未见异常分布,四肢体毛浓密(图16-1)。余体格检查未见明显异常。

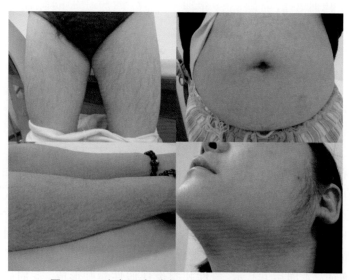

图16-1 患者四肢、腹部、下颌均有浓密体毛长出

辅助检查

血脂全套(2013-03-19):总胆固醇4.18mmol/L,甘油三酯2.51mmol/L,HDL-C 0.67mmol/L,LDL-C 2.31mmol/L,载脂蛋白A-1 0.76g/L,载脂蛋白B 0.73g/L,载脂蛋白E 4.83mg/dl,脂蛋白(a) 2.80mg/dl,APOA/APOB 1.04。

糖尿病肾病相关(2013-03-22):24h尿蛋白定量0.02g,24h尿微量白蛋白16.94mg。

糖代谢指标(2013-03-20):HbA1c 6.60%,糖化白蛋白16.00%。

C肽释放实验(2013-03-22):C肽0 min 2.75 ng/ml，C肽30 min 3.36 ng/ml，C肽120 min 6.72 ng/ml。

精氨酸试验(2013-03-22):精氨酸试验胰岛素指数16.21(参考值≥24.03)，精氨酸试验C肽指数1.05(参考值≥2.10)，C肽0 min 2.98 ng/ml，C肽2 min 4.25 ng/ml，C肽4 min 3.99 ng/ml，C肽6 min 3.84 ng/ml；胰岛素0 min 18.76 μU/ml，胰岛素2 min 41.38 μU/ml，胰岛素4 min 34.55 μU/ml，胰岛素6 min 28.97 μU/ml。

糖尿病分型相关(2013-03-22):GADA 0 U/ml，IA-2A 0 U/ml。

性激素(2013-03-20):雌二醇153.42 pmol/L，卵泡刺激素6.36 IU/L，黄体生成素11.20 IU/L，催乳素280.65 mIU/L，孕酮1.24 nmol/L，硫酸脱氢表雄酮249.60 μg/dl，雄烯二酮4.57 ng/ml↑（参考值0.4～4.1 ng/ml），睾酮2.32 nmol/L（参考值0.5～2.6 nmol/L），性激素结合球蛋白9.40 nmol/L（参考值19.8～155.2 nmol/L），游离睾酮指数(%)24.68(参考值0.5～8.0)。

1 mg地塞米松抑制试验(2013-03-22):24小时尿皮质醇347.55 μg(参考值28.5～214 μg)，1 mg地塞米松抑制后24小时尿皮质醇34.00 μg。血皮质醇:早8:00 16.97 μg/dl，下午16:00 5.42 μg/dl，凌晨0:00 2.97 μg/dl。

持续动态血糖监测(2013-03-19):患者血糖控制良好(图16-2)。

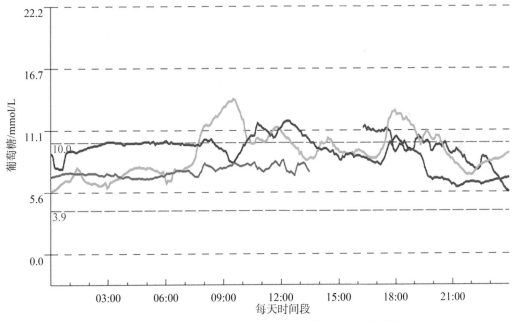

图16-2　入院前3日患者持续动态血糖监测示血糖控制良好

注:每种颜色代表1天

辅助检查:

腹部超声(2013-03-20):脂肪肝。

子宫、双侧卵巢超声(2013-03-20):未见明显异常。

肾小球滤过率(2013-03-23):左肾47.7 ml/min，右肾62.4 ml/min。

眼底摄片(2013-03-23):双眼激光后，右眼增殖性糖尿病视网膜病变术后，现后极部未见明显糖尿病性视网膜病变(图16-3)。

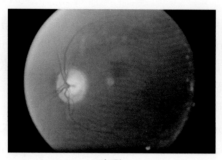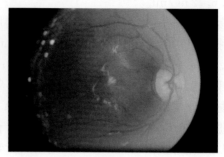

右眼　　　　　　　　　　　　　　　　左眼

图16-3　眼底摄片:双眼激光后,右眼术后改变,未见明显糖尿病性视网膜病变

初步诊断

糖尿病,多囊卵巢综合征,血脂异常,脂肪肝,糖尿病性视网膜病变?

治疗及转归

预混胰岛素30R,早16 U,晚12 U,餐前30 min皮下注射。阿卡波糖50 mg po qd、二甲双胍500 mg po bid、吡格列酮15 mg po qd、螺内酯20 mg po bid。此方案的疗效极为显著,患者治疗数周后开始周身褪毛,月经来潮,但月经较频繁,10日一次,螺内酯减量为20 mg qd后,月经次数减为半个月一次,停用后患者再次停经,复用螺内酯20 mg qd后,月经基本恢复正常。

讨论与分析

1. 远达性视网膜病变

在研究该患者病史时[1]发现一个极易被掩盖的病情——视网膜病变。该患者在胰腺炎发作,诊断为糖尿病后的半年时间内,眼底病情急剧进展,半年后即因眼底出血行玻璃体切割术,并多次行激光治疗。初诊眼科时,医师认为患者糖尿病史已超过10年,发现其严重的"糖网病"与其半年的糖尿病病程不相称,而更奇怪的是患者起病后血糖控制良好,并不存在高血糖促发视网膜病变的诱因。患者经长达半年的多次手术和激光治疗后,眼底病情稳定,在此后6年内无明显变化。本次入院后检查发现眼底仅现陈旧性手术和激光治疗痕迹,并无新的出血点等活动性病灶。患者当初为何会在短短半年内血糖控制良好的情况下出现如此严重的"糖网病"?

经过检索文献,我们发现患者当初罹患的并非常见的"糖网病",而是临床罕见的远达性视网膜病变(Puflscher's retinopathy)。远达性视网膜病变由奥地利眼科医生Othmar Purtscher于1910年发现并于1912年作详细描述。该病最早是指头颅创伤导致的突发性失明,视网膜上可见斑片状的出血和白化。后来发现,其他类型的创伤如胸部创伤甚至四肢长骨严重骨折也会出现类似病变[2]。如今,该眼病已与许多非创伤性的系统性疾病联系起来,比如急性胰腺炎、羊水栓塞、慢性肾衰、皮肌炎、脂肪栓塞、硬皮病、系统性红斑狼疮、血栓性血小板减少性紫癜等。有些学者将系统性疾病引起的眼病称作"类远达性视网膜病变"。

远达性视网膜病变的眼底表现为视乳头周围的棉絮斑、出血、视网膜黄白色斑等改变。视盘水肿,玻璃体出血,这些表现在糖网病均可出现。考虑到人们对远达性视网膜病变知之甚少,因此易被误诊为糖尿病视网膜病变。其实,临床上常可观察到糖尿病患者在血糖控制良好的情况下短期内眼底出血等病变急剧加重。这时,医生应询问患者近期有无外伤、手术史或急性炎症等,以鉴别诊断。

2. 胰腺炎与 GADA

该患者糖尿病发病初及本次入院,GADA 与 IA - 2A 均为阴性,但起病半年后,GADA升至 0.211 6 U/ml(正常值<0.05 U/ml),患者为何会出现一过性的 GADA 阳性? 患者的空腹 C 肽水平在起病、起病半年后及本次入院分别为 2.23 ng/ml、0.75 ng/ml 和2.75 ng/ml。从 C 肽的变化中能够看出,患者起病半年后确实有过胰岛损伤,与 GADA 一过性的阳性相对应,是什么原因启动了患者的自身免疫?

两篇来自日本的病例报道引起了我们的注意:一名原本 GADA 阴性的糖尿病患者在胰腺炎发作后 GADA 转阳,胰腺炎痊愈后又逐渐转阴[3];另一名患者因急性胰腺炎诱发 1 型糖尿病,GADA 强阳性,胰岛功能损失殆尽[4]。这两个病例均提示,急性胰腺炎导致的胰岛β细胞破坏可能诱发自身免疫而出现一过性或持续性的 GADA 阳性。联系本例患者,可能同样因为胰腺炎而诱导出一过性的自身免疫合并胰岛功能破坏,此后又逐渐恢复正常。

3. 胰腺炎与糖尿病

在 WHO 对糖尿病的分类中,与糖尿病相关的胰腺炎特指慢性胰腺炎,急性胰腺炎并不在分类当中,那么急性胰腺炎诱发的糖尿病是否为特殊类型糖尿病?

慢性胰腺炎与糖尿病的关系较为密切[5]。日本 51%～83%的慢性胰腺炎患者同时并存糖尿病,西方人群中该比例为 30%～50%。与之相比,急性胰腺炎引发糖尿病的概率要低得多。日本全国急性胰腺炎调查显示:发病 48 小时内的重症及中等程度急性胰腺炎患者中,分别有 88.5% 及 70.1% 空腹血糖增高,发病后第二周分别为 71.4% 及 38.8%,治愈后分别有 3% 及 2% 残留糖尿病。说明急性胰腺炎会造成一过性的高血糖,但持续高血糖的比率很低[6]。虽然仅 3% 的重症胰腺炎发生糖尿病,但考虑到急性胰腺炎的发病率远高于慢性胰腺炎,临床上更多见的是急性胰腺炎导致的糖尿病,但这部分糖尿病的分型至今成疑。比如本例患者,有超重、高甘油三酯血症、PCOS 和明确的糖尿病家族史,归属 2 型似乎较为合理。然而,该患者 17 岁就罹患糖尿病,重症胰腺炎对该患者的糖尿病有明显的促发作用。胰腺炎的因素在诊断中应考虑进去。

4. 多毛与继发性闭经

临床上,多毛症一般意味着男性化,可见于多种疾病,最常见于 PCOS。本例患者多毛、超重兼继发性闭经,很容易联想到 PCOS。高雄激素血症是 PCOS 重要的组成部分,然而高雄激素血症并非简单的睾酮水平增高,因为血浆中的睾酮仅 1%～2% 为有活性的游离睾酮,而睾酮的主体和性激素结合球蛋白(sex hormone-binding globulin, SHBG)、白蛋白或皮质类固醇结合球蛋白等结合起来。PCOS 时血睾酮水平常正常或轻度增高,而 SHBG 却大幅下降,此时计算出的游离睾酮指数显著增高。另外,女性的雄烯二酮约 60% 来自卵巢,PCOS 时雄烯二酮也会增高。本例患者的睾酮水平正常,SHBG 只有正常低值的 47%,而游离睾酮指数是正常高值的 3 倍,雄烯二酮轻度增高,是典型的 PCOS 时高雄激素血症的实验室检查结果。因此,判断患者是否为高雄激素血症,主要看 SHBG 和游离睾酮指数,其次是雄烯二酮,睾酮水平意义不大。

PCOS 至今已有 3 个诊断标准(表 16-1),内容大同小异。相比之下,美国国立卫生研究院(National Institutes of Health,NIH)的标准最严,鹿特丹标准最宽松:即使没有高雄激素血症,只要 B 超查出多囊卵巢伴随稀发排卵也能诊断 PCOS。因此,虽然鹿特丹标准被广泛采用,但也引起很大的争议,原因在于许多学者认为高雄激素血症是 PCOS 的特征,目前有关 PCOS 的病理生理等认识均建立在高雄激素血症的基础上。美国高雄激素协会(Androgen Excess Society,AES)2006 年制订的新标准将高雄激素血症列为诊断 PCOS 的必需条件。

表 16-1 多囊卵巢综合征的诊断标准

时间	1990 年	2003 年	2006 年
制订标准组织	NIH/NICHD	ESHRE/ASRM 在鹿特丹	高雄激素血症与 PCOS 协会
诊断标准	① 稀发排卵 ② 雄激素过多的临床或生化表现 ③ 排除其他引起多囊卵巢的原因	以下 3 项中满足任意 2 项并排除其他导致下述表现的原因: ① 稀发排卵和(或)不排卵 ② 雄激素活性过高 ③ 妇科 B 超示多囊卵巢	① 雄激素活性过高 ② 稀发排卵/不排卵,和(或)多囊卵巢 ③ 排除其他引起雄激素活性过高的原因

NIH,美国国立卫生研究院,National Institutes of Health;NICHD,美国国家儿童健康与人类发展研究所,National Institute of Child Health and Human Development;ASRM,美国生殖医学学会,American Society for Reproductive;ESHRE,欧洲人类生殖和胚胎学协会,European Society of Human Reproduction and Embryology

最终诊断

特殊类型(胰腺炎后)糖尿病,多囊卵巢综合征,远达性视网膜病变,血脂异常,脂肪肝。

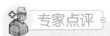 **专家点评**

糖尿病视网膜病变(糖网病)是糖尿病最常见的慢性并发症之一,以至于几乎所有糖尿病患者身上发生的视网膜病变均被想当然地视作糖网病,然而事实并非如此。本文病例就是一个被误诊为糖网病的远达性视网膜病变。此外,糖尿病的分型经常是临床医师较为棘手的问题,本例患者与 1 型、2 型和特殊类型糖尿病均有相似之处,因此如何分型也是重点问题。在 PCOS 治疗方面,内分泌科的医师习惯上给予二甲双胍和吡格列酮,并用螺内酯来使月经来潮。螺内酯阻断盐皮质激素受体的半数抑制浓度(IC$_{50}$)是 24 nmol/L,阻断雄激素受体的 IC$_{50}$ 是 77 nmol/L。螺内酯尚有微弱的刺激孕激素受体的作用,这种作用可导致男性乳房发育的不良反应,偶尔造成女性乳房胀痛等。不过,若为 PCOS 患者处方螺内酯,其不良反应即被有效利用。我们的临床经验提示 20 mg、每日 2 次的用量常可使 PCOS 继发性闭经的女性月经来潮,同时对血电解质无明显影响。当然,患者的长期维持量还需要个体化的调整。

病例提供单位:上海交通大学医学院附属第六人民医院

整理:王诗韵

述评:殷峻

参考文献

[1] 殷峻,刘芳,李华婷,等.一例胰腺炎后糖尿病、远达性视网膜病变合并多囊卵巢综合征的诊治思考[J].中华糖尿病杂志,2014,6(8):618-620.

[2] MIGUEL AI, HENRIQUES F, AZEVEDO LF, et al. Systematic review of Purtscher's and Purtscher-like retinopathies [J]. Eye (Lond), 2013,27(1):1-13.

[3] KAHARA T, TAKAMURA T, OTODA T, et al. Transient anti-GAD antibody positivity and acute pancreatitis with pancreas tail swelling in a patient with susceptible haplotype for type 1 diabetes mellitus [J]. Intern Med, 2009,48(21):1897-1999.

[4] INOUE G, SAKURAI T, TANAKA K, et al. Simultaneous onset of type 1 diabetes mellitus and painless thyroiditis following acute pancreatitis [J]. Intern Med, 2001,40(6):515-518.

[5] 宋璐璐,杨文英.胰源性糖尿病的研究进展[J].中华糖尿病杂志,2013,5(4):238-241.

[6] 项坤三.特殊类型糖尿病[M].上海:上海科学技术出版社,2011:155-157.

病例 17　初发 2 型糖尿病伴视物模糊,糖尿病视网膜病变?

主诉

女性,28 岁,发现血糖升高伴视物模糊 4 个月。

病史摘要

现病史:患者于 4 个月前体检测空腹血糖 18.1 mmol/L,无明显多饮、多尿及体重减轻,给予二甲双胍(格华止)0.5 g/次,一日 3 次,餐前口服,联合德谷胰岛素 16 U 睡前皮下注射,血糖控制欠佳。1 个月前遵医嘱继续予二甲双胍、德谷胰岛素治疗,加用度拉糖肽(度易达)1 周 1 次皮下注射,血糖控制于 7~10 mmol/L。病程中有视物模糊,无视物变形,无视野改变,现患者为求进一步诊治来我院就诊。

自发病以来,饮食、睡眠可,大、小便正常,体重无明显变化。

既往史:既往体健,否认高血压病史,否认乙肝、结核等传染病史,否认手术、外伤史,否认食物及药物过敏史,预防接种史不详。

个人史:无异地及疫区久居史、毒物接触史,否认饮酒史,否认吸烟史。

家族史:否认家族性遗传病及传染病病史。

入院查体

一般状态良好,神清、语明,查体合作。体温 36.2℃,脉搏 76 次/分,呼吸 18 次/分,血压 132/79 mmHg, BMI 26.3 kg/m²。右眼视力(VD)0.8,左眼视力(VS)0.9,双眼睑无肿胀,无内外翻及倒睫,泪器无压痛及异常分泌物,双眼结膜无充血,巩膜无压痛、黄染,角膜透明,前房正常深度,瞳孔圆,直径约 3 cm,对光反射(+),虹膜纹理清,晶状体透明,眼底网膜色正。眼压:右侧 18 mmHg,左侧 19 mmHg。余查体未见明显阳性体征。

▶ 辅助检查 ▶▶▶

实验室检查(2021-01-04):

血糖:HbA1c 8%。空腹血糖 8.26 mmol/L。餐后 2 h 血糖 8.1 mmol/L。尿常规:尿糖(+),尿蛋白(±),酮体(-)。血常规、肝功能、肾功能、血脂正常。胰岛素释放试验:空腹 C 肽 1.7 ng/ml,餐后 1 h C 肽 5.8 ng/ml,餐后 2 h C 肽 6.1 ng/ml,餐后 3 h C 肽 4.5 ng/ml。24 h 尿微量白蛋白(2021-01-07):26.4 mg。

专科检查:

视力检查(2021-01-04):右眼 0.8,左眼 0.9。

眼底照相(2021-01-04):见图 17-1。

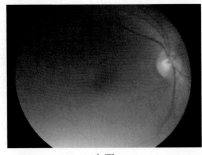

左眼　　　　　　　　　　　　　右眼

图 17-1　双眼底照相未见明显异常

眼底荧光素血管造影(fluorescein fundus angiography, FFA)(2021-01-04):见图 17-2。

视网膜电流图(electroretinogram, ERG)(2021-01-06):见图 17-3。

光学相干断层扫描血管成像(optical coherence tomography angiography, OCTA)(2021-01-06):见图 17-4。

角膜共聚焦显微镜(corneal confocal microscopy, CCM)(2021-01-06):见图 17-5。

肝胆脾胰腺彩超(2021-01-05):脂肪肝。

双下肢血管、颈动脉彩超、神经电图、神经传导速度(2021-01-05):未见异常。

◀ 初步诊断 ▶▶▶

2 型糖尿病,糖尿病视网膜神经变性,糖尿病角膜神经病变,脂肪肝。

◀ 治疗及转归 ▶▶▶

明确诊断后,继续二甲双胍 0.5 mg、1 日 3 次口服,德谷胰岛素 16 U 睡前皮下注射,度拉糖肽 1.5 mg、1 周 1 次皮下注射,联合芪明颗粒 4.5 g、1 日 3 次冲服,甲钴胺 0.5 mg、1 日 3 次口服,依帕司他 50 mg、1 日 3 次口服。3 个月后复查糖化血红蛋白、眼底照相、ERG、OCTA、CCM,其结果如下。

(1)实验室检查:糖化血红蛋白测定 7.30%(2021-04-07)。

(2)专科检查:

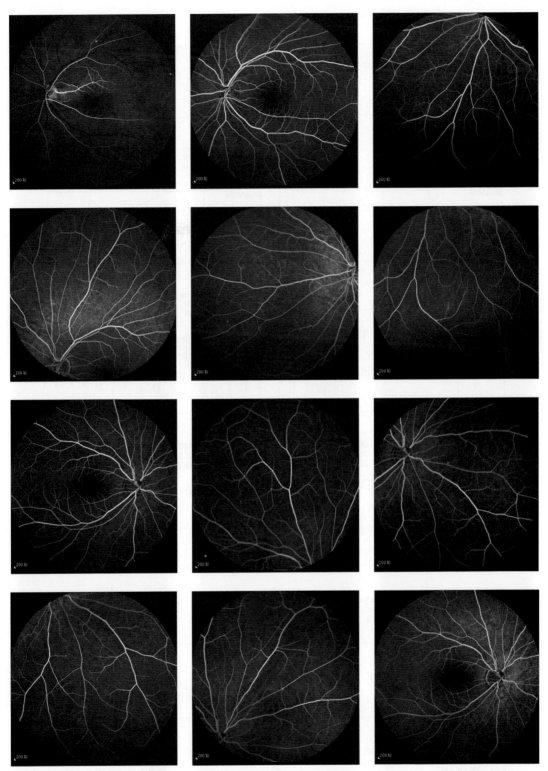

图 17-2　眼底造影所见：①双眼视盘荧光未见渗漏；②双眼视网膜循环时间正常；③双眼网膜血管荧光未见异常；④双眼黄斑暗区正常。提示：双眼荧光血管造影正常

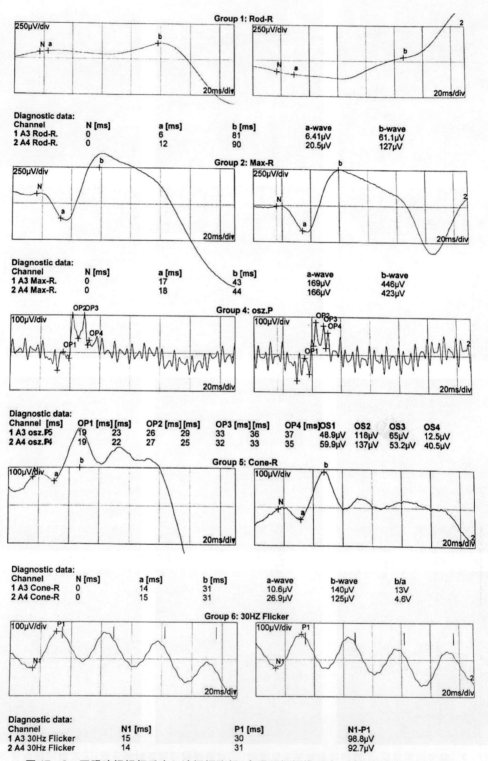

图 17-3 双眼暗视视杆反应 b 波振幅降低；右眼明视视锥反应 a 波振幅降低，左眼正常

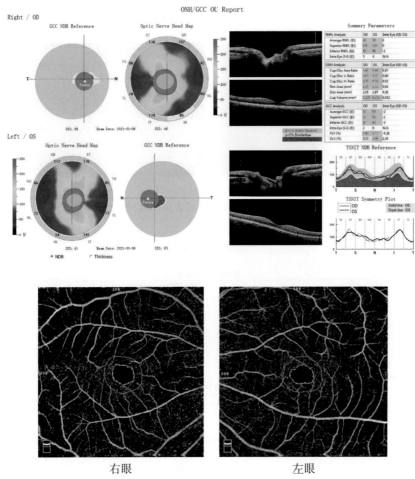

图 17-4　右眼平均视网膜神经纤维层(RNFL)厚度 98 μm,黄斑无血管区(FAZ)面积 0.420 mm²;左眼平均 RNFL 厚度 98 μm,FAZ 面积 0.421 mm²

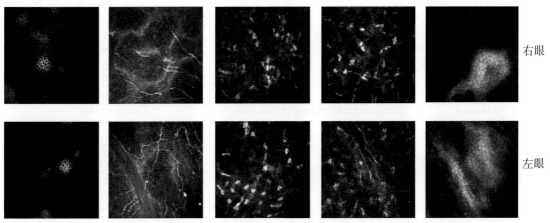

图 17-5　病灶区扫描可见:双眼角膜上皮细胞层可见少量远点状高反光,上皮下神经纤维密度减低、可见中断、弯曲及少量圆形高反光,浅基质细胞活化明显,深基质细胞大致正常,内皮细胞大小不等

① 视力检查(2021-04-07):右眼 0.9,左眼 0.9。

② 眼底照相(2021 - 04 - 07):见图 17 - 6。

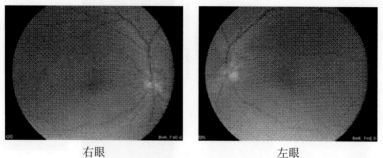

右眼　　　　　　　　　　　　　　左眼

图 17 - 6　双眼眼底照相未见明显异常

③ ERG(2021 - 04 - 07):见图 17 - 7。

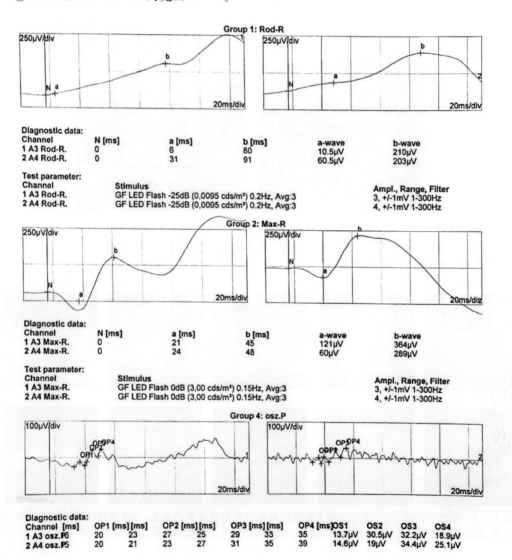

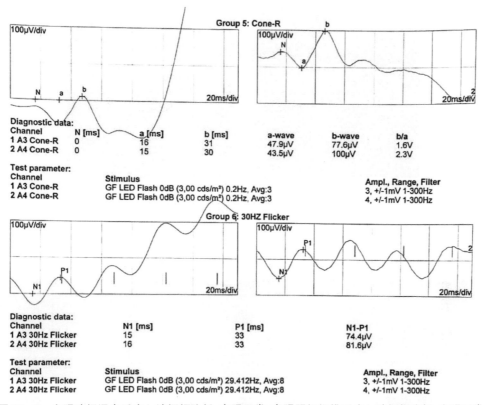

Group 5: Cone-R

100μV/div ... 20ms/div

100μV/div ... 20ms/div

Diagnostic data:

Channel	N [ms]	a [ms]	b [ms]	a-wave	b-wave	b/a
1 A3 Cone-R	0	16	31	47.9μV	77.6μV	1.6V
2 A4 Cone-R	0	15	30	43.5μV	100μV	2.3V

Test parameter:

Channel	Stimulus	Ampl., Range, Filter
1 A3 Cone-R	GF LED Flash 0dB (3,00 cds/m²) 0.2Hz, Avg:3	3, +/-1mV 1-300Hz
2 A4 Cone-R	GF LED Flash 0dB (3,00 cds/m²) 0.2Hz, Avg:3	4, +/-1mV 1-300Hz

Group 6: 30HZ Flicker

100μV/div ... 20ms/div

100μV/div ... 20ms/div

Diagnostic data:

Channel	N1 [ms]	P1 [ms]	N1-P1
1 A3 30Hz Flicker	15	33	74.4μV
2 A4 30Hz Flicker	16	33	81.6μV

Test parameter:

Channel	Stimulus	Ampl., Range, Filter
1 A3 30Hz Flicker	GF LED Flash 0dB (3,00 cds/m²) 29.412Hz, Avg:8	3, +/-1mV 1-300Hz
2 A4 30Hz Flicker	GF LED Flash 0dB (3,00 cds/m²) 29.412Hz, Avg:8	4, +/-1mV 1-300Hz

图 17-7 左眼暗视混合反应 b 波振幅降低,右眼正常;右眼明视视锥反应 b 波振幅降低,左眼正常

④ OCTA(2021-04-07):见图 17-8。

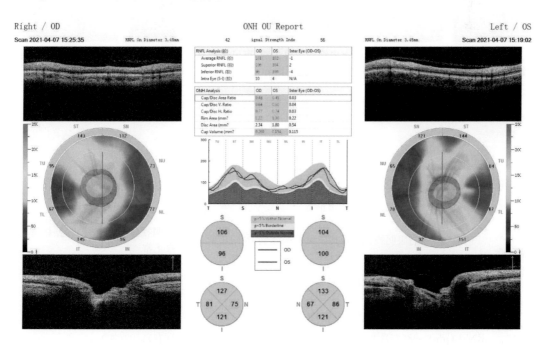

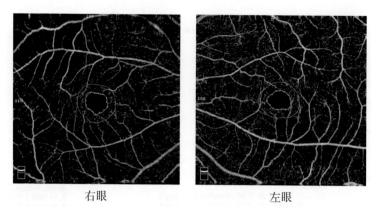

右眼　　　　　　　　　　左眼

图 17-8　右眼平均 RNFL 厚度 101 μm, FAZ 面积 0.450 mm²; 左眼平均 RNFL 厚度 102 μm, FAZ 面积 0.425 mm²

⑤ CCM(2021-04-07):见图 17-9。

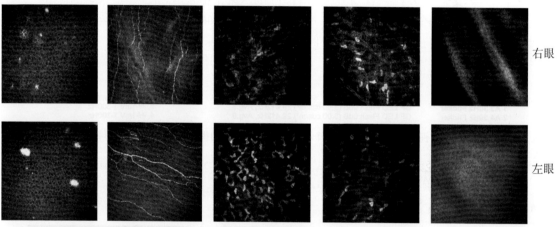

右眼

左眼

图 17-9　病灶区扫描可见:双眼角膜上皮细胞边界欠清,可见圆形高反光,上皮下神经纤维密度减低,部分神经弯曲,基质细胞未见明显异常,内皮细胞未见明显异常

表 17-1　用药前后眼部影像学检查结果对比

		用药前	用药后(3 月后)
视力		0.8(右);0.9(左)	0.9(右);0.9(左)
眼底照相		未见明显异常	未见明显异常
荧光血管造影(FFA)		双眼荧光血管造影正常	——
视网膜电图	明适应	右眼明视视锥反应 a 波振幅降低,左眼正常	右眼明视视锥反应 b 波振幅降低,左眼正常
	暗适应	双眼暗视视杆反应 b 波振幅降低	左眼暗视混合反应 b 波振幅降低,右眼正常
OCTA	FAZ(mm²)	0.420(右);0.421(左)	0.450(右);0.425(左)
	RNFL(μm)	98(右);98(左)	101(右);102(左)

（续表）

	用药前	用药后（3月后）
CCM	双眼角膜上皮细胞层可见少量原点状高反光，上皮下神经纤维密度减低、可见中断、弯曲及少量圆形高反光。浅基质细胞活化明显，深基质细胞大致正常，内皮细胞大小不等。	双眼角膜上皮细胞边界欠清，可见圆形高反光，上皮下神经纤维密度减低，部分神经弯曲，基质细胞未见明显异常，内皮细胞未见明显异常。

讨论与分析

糖尿病视网膜病变（diabetic retinopathy，DR）和糖尿病角膜神经病变（diabetic corneal neuropathy，DCN）是糖尿病眼部常见并发症。DR 是成人失明的主要原因，在我国糖尿病人群中患病率为 22.4%，其中华北、东北地区 DR 患病率较高[1]。随着认识深入，视网膜神经损害在 DR 中的始动作用渐受重视。DCN 是糖尿病角膜病变的典型表现，累及 47%～64% 的糖尿病患者，致角膜敏感性、泪膜稳定性下降、角膜易受损及形成溃疡等，可预测糖尿病周围神经病变与 DR 进展[2]。得益于 CCM 的应用普及，DCN 渐被关注。DR 进展隐匿，早期常缺乏临床上可识别的视网膜病变迹象，目前治疗主要集中在晚期阶段，损害难以逆转且 DR 进展的风险增加。因此深入了解 DR 的发病机制，完善临床检测方法，关注早期可预测病变，可能会为 DR 提供更有效的预防策略。

经典理论将 DR 定义为微血管病变，而新近研究已证实神经机制参与 DR 发病并作为早期预警信号——神经机制假说被广泛认可。"视网膜神经血管单元"的概念应运而生——视网膜血管细胞、神经元、胶质细胞、小胶质细胞构成单元，相互协作，形成精密网络，促进 DR 发生发展。糖尿病过程中，糖脂毒性引发多元醇、己糖胺、蛋白激酶 C、氧化应激、炎症、AGE 和肾素-血管紧张素系统（RAS）等多种途径激活，诱导视网膜神经血管损伤[3]及角膜神经病变[2]。神经变性产生多种神经退行性代谢产物，神经保护因子丧失，诱导神经元死亡、胶质异常应答，神经血管偶联受损、血管舒缩功能及血管通透性异常，促发加重血管病变。血管异常进一步影响神经细胞生长、代谢、功能及神经递质传送，加重神经损害[3]。

通过应用 ERG、OCT、CCM，研究证实视网膜电生理活动异常、视网膜神经纤维层变薄、糖尿病角膜神经损伤发生于微血管改变之前[3-5]。非侵入性检查，如 OCTA、ERG、CCM 等，可供临床医生对眼部神经变性的细微征象进行研究，以更好地理解 DR 早期阶段的视网膜神经变性及角膜神经病变，并可能有助于未来对于 DR 的治疗。本例患者因发现血糖升高伴视物模糊 4 个月入院，对糖尿病眼病进行了全面的检查和评估，总结疾病特征如下：①眼底照相及 FFA 检查无视网膜血管渗漏；②视网膜电生理活动异常，明暗适应受损；③双眼角膜上皮下神经纤维密度减低，可见中断、弯曲及少量圆形高反光。根据以上特点结合 2002 年国际眼病学会制订的 DR 分级标准，可将患者诊断为糖尿病视网膜神经变性、糖尿病角膜神经病变。以上结果提示：糖尿病尤其是合并视力下降患者，在关注视网膜血管病变的基础上，仍需早期筛查视网膜神经及角膜损害，ERG、OCTA、CCM 可提供眼部神经变性的早期迹象。

DR 作为可预防的致盲性疾病，早期干预十分重要。《中国 2 型糖尿病防治指南（2020

版)》指出在控制代谢异常和干预危险因素的基础上,可进行内科辅助治疗,但其循证医学证据不足,目前常用的辅助治疗包括羟苯磺酸钙、芪明颗粒等[1]。然而 DR 神经病变首先发生、难以逆转,参与并加重血管损害,但鲜有神经保护药物的相关研究。新近研究显示长期应用二甲双胍可降低 2 型糖尿病患者合并严重非增殖期 DR 及增殖期 DR 患病率[6],且 GLP1 潜在的视网膜血管神经保护作用已被证实[7],因此本例患者继续应用二甲双胍联合 GLP1 降糖治疗。甲钴胺是新辅酶型维生素 B_{12} 制剂,主要存在于血液和脑脊液中,可加快神经组织核酸、蛋白质以及脂肪的代谢速度,该药物还可凭借较高的神经组织亲和力高浓度运转至神经细胞内部,加快神经传导速度。甲钴胺主要用于周围神经疾病,并可广泛应用于各种常见眼部疾病的治疗,如 DR、中心性浆液性脉络膜视网膜病变、青光眼、视神经损伤、眼肌麻痹等。芪明颗粒作为指南推荐的治疗 DR 有效药物,不仅可减轻视网膜微动脉瘤及硬性渗出、改善眼底病变,还可有效提高视力、增加视野平均敏感度,延缓 DR 的发展和进程[8]。且研究证实芪明颗粒联合甲钴胺治疗糖尿病周围神经病变具有较好的疗效,改善临床症状、减轻疼痛、恢复神经传导速度[9]。醛糖还原酶抑制剂-依帕司他,可减少山梨醇代谢物在视网膜毛细血管中的堆积量、改善微血管瘤和血管渗出等微血管病变,并促进视网膜神经纤维传导功能恢复,从而显著改善视功能,被证实可延缓 DR 进展[10]。三者联合有望发挥角膜神经保护作用,改善视网膜神经变性,并从稳定神经血管单元角度延缓 DR 进展。本例患者应用依帕司他、甲钴胺联合芪明颗粒治疗 3 个月,从视网膜神经血管单元角度治疗视网膜神经变性,使视网膜电生理活动明显改善,且神经纤维层厚度略有增加,探索性治疗收到较好效果。

最终诊断

2 型糖尿病,糖尿病视网膜神经变性,糖尿病角膜神经病变,脂肪肝。

 专家点评

DR 是工作年龄人群排名第一位的不可逆性、致盲性疾病,严重威胁糖尿病患者生存质量,其进展隐匿,早期缺乏特异性表现,晚期损害难以逆转,治疗受限。如何早防、早治以减少 DR 的失明风险,是学界关注的重点。DCN 贯穿糖尿病角膜病变始终,累及多数糖尿病患者,致角膜易受损及溃疡形成等不良预后,并可预测 DR 进展。新近证据显示 DR 神经病变可能先于血管损害出现,并参与 DR 的发生发展。关注神经损害,有望为 DR 的早期防治提供新思路。糖尿病尤其是合并视力下降患者应尽早筛查眼部神经病变,OCTA、ERG、CCM 等可提示眼部神经变性的早期征象,为早期发现、从神经营养角度治疗 DR 前哨预警。合并糖尿病眼部神经病变的患者早期联合应用神经营养及改善循环药物可能延缓 DR 的发生发展,取得较好临床疗效。

病例提供单位:哈尔滨医科大学附属第一医院

整理:马雪菲

述评:匡洪宇

参考文献

［1］中华医学会糖尿病学分会.中国 2 型糖尿病防治指南(2020 年版)[J].中华糖尿病杂志,2021,13
   (4):315 - 409.

［2］MANSOOR H, TAN HC, LIN MT, et al. Diabeticcornealneuropathy [J]. J Clin Med, 2020,9
   (12):3956.

［3］SIMÓ R, STITT AW, GARDNER TW. Neurodegeneration in diabetic retinopathy: does it
   really matter [J]. Diabetologia, 2018,61(9):1902 - 1912.

［4］SAFI H, SAFI S, HAFEZI-MOGHADAM A, et al. Early detection of diabetic retinopathy
   [J]. Surv Ophthalmol, 2018,63(5):601 - 608.

［5］PORCIATTI V, VENTURA LM. Retinal ganglion cell functional plasticity and optic neuropathy: a
   comprehensive model [J]. J Neuroophthalmol, 2012,32(4):354 - 358.

［6］LI Y, RYU C, MUNIE M, et al. Association of metformin treatment with reduced severity of
   diabetic retinopathy in type 2 diabetic patients [J]. J Diabetes Res, 2018,2018:2801450.

［7］PANG B, ZHOU H, KUANG H. The potential benefits ofglucagon-likepeptide-1 receptor
   agonists fordiabeticretinopathy [J]. Peptides, 2018,100:123 - 126.

［8］曾果.芪明颗粒对单纯性糖尿病视网膜病变患者视网膜功能的影响[J].国际眼科杂志,2015,15
   (3):495 - 498.

［9］孙枚,张小凤,乌兰格日乐,等.芪明颗粒联合甲钴胺治疗糖尿病周围神经病变的疗效观察[J].现
   代药物与临床,2019,34(6):1793 - 1796.

［10］HOTTA N, AKANUMA Y, KAWAMORI R, et al. Long-term clinical effects of epalrestat, an
   aldose reductase inhibitor, on diabetic peripheral neuropathy: the 3-year, multicenter,
   comparative Aldose Reductase Inhibitor-Diabetes Complications Trial [J]. Diabetes Care, 2006,
   29(7):1538 - 1544.

病例 18 长病程糖尿病合并肾功能异常,糖尿病肾病?

主诉

男性,71 岁,反复多尿、多饮 12 年,食欲缺乏、水肿半月余。

病史摘要

现病史:患者于 12 年前无明显诱因下出现多尿、口干多饮,无多食及体重下降,至某市级医院就诊,查空腹血糖 18 mmol/L,诊断为糖尿病,予二甲双胍 250 mg bid po+格列美脲 2 mg bid po 控制血糖,其间规律监测血糖,血糖控制可(具体不详),多尿、多饮症状缓解。9 年前患者再次出现多尿、多饮症状,尿中泡沫增多,测空腹血糖波动在 8～10 mmol/L,餐后 2 h 血糖波动在 13～16 mmol/L,再次至某市级医院就诊并住院接受胰岛素治疗。出院诊断为"2 型糖尿病",出院后予门冬 30 胰岛素早 22 U -晚 22 U 皮下注射,阿卡波糖 50 mg tid po 控制血糖,饮食控制不佳,血糖控制不达标,多尿、多饮及尿中多泡沫症状持续存在。3 年前

患者出现视物模糊,眼科诊断为白内障,需手术治疗。2018年10月白内障手术前检查血糖控制不佳,尿蛋白和尿白蛋白/肌酐比值(urinary albumin/creatinine ratio,UACR)正常范围,血清肌酐86 μmol/L,eGFR(EPI 公式)79 ml/(min·1.73 m²),调整降糖治疗方案为甘精胰岛素16 U qn+谷赖胰岛素6 U-4 U-3 U+阿卡波糖100 mg tid po+二甲双胍500 mg bid po,血糖控制平稳后行白内障手术。术后3个月调整降糖方案为二甲双胍500 mg bid po+阿卡波糖50 mg tid po+格列美脲4 mg qd po+甘精胰岛素针20 U qn,监测空腹血糖8.0 mmol/L左右。半个月前患者出现咳嗽,无发热,于当地私人诊所输液治疗2天(具体不详),后出现食欲差、下肢水肿,多尿、多饮症状加重,夜尿5~6次/晚,半个月来体重减轻2.5 kg,无四肢麻木,无恶心、呕吐,无胸闷、气急等不适。3天前至我院门诊就诊,查血清肌酐263 μmol/L,空腹血糖14.73 mmol/L,白蛋白39.4 g/L,甘油三酯1.97 mmol/L,总胆固醇2.16 mmol/L,HDL-C 0.81 mmol/L,LDL-C 1.28 mmol/L;糖化血红蛋白9.80%,诊断为2型糖尿病,肾功能不全,为进一步诊治收住入院。

自发病以来,神清,精神可,最近半个月余食欲差,以进食粥类为主,睡眠可,大便无殊,小便如上述,体重近半个月下降2.5 kg。

既往史:有高血压病史10年,最高血压145/90 mmHg,服用氨氯地平片5 mg qd po降压,血压控制在130/80 mmHg左右。2018年8月及2019年7月因急性冠脉综合征于我院行心脏支架植入术,术后一直服用阿司匹林100 mg qn po,替格瑞洛90 mg bid po,瑞舒伐他汀10 mg qn po治疗,入院前自行停用上述药物4天。否认肝炎、结核等传染病史,否认外伤及输血史,否认药物及食物过敏史,预防接种史不详。

个人史:出生、生长于杭州,吸烟50年,每天20支,否认饮酒史。

婚育史:已婚,育有1子1女,均体健。

家族史:父母已故,死因不详。兄弟姐妹均体健,否认糖尿病、高血压、冠心病家族史。

入院查体

T 36.2℃,R 20次/分,P 57次/分,BP 144/65 mmHg,疼痛评分0分,BMI 22.9 kg/m²,腰围94 cm,神清,精神可,浅表淋巴结未及肿大,心界无扩大,心率94次/分,心律齐,未闻及病理性杂音,两肺呼吸音清,未闻及干、湿啰音,腹膨隆,无压痛及反跳痛,移动性浊音阴性。四肢肌力Ⅴ级,肌张力正常,双下肢温度觉、痛觉、压力觉、振动觉存在且对称,10 g尼龙丝试验阴性,腱反射正常,病理征阴性。双下肢轻度凹陷性水肿,双侧足背动脉搏动正常。

辅助检查

血常规、红细胞沉降率(erythrocyte sedimentation rate,ESR,简称血沉):

(2020-11-28)WBC 7.7×10⁹/L,Hb 148 g/L,PLT 221×10⁹/L,N% 60.3%,嗜酸性粒细胞4.6%。血沉28 mm/h。

生化(2020-11-28):

空腹血糖6.41 mmol/L,糖化白蛋白21.8%,尿素氮12.03 mmol/L,肌酐258 μmol/L,eGFR(EPI 公式)20.8 ml/(min·1.73 m²),总蛋白69.3 g/L,白蛋白38.0 g/L,ALT 44 U/L,AST 47 U/L,甘油三酯1.88 mmol/L,总胆固醇2.95 mmol/L,HDL-C 0.77 mmol/L,LDL-C 2.0 mmol/L,钾3.83 mmol/L,钠143 mmol/L,氯107 mmol/L,钙2.23 mmol/L。

肾功能变化情况(图 18 - 1,图 18 - 2):

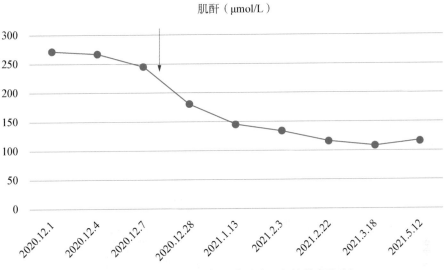

图 18 - 1 血肌酐变化情况(箭头表示起始激素治疗)

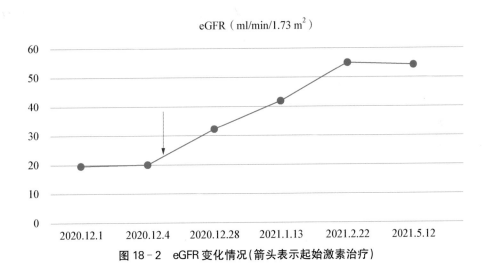

图 18 - 2 eGFR 变化情况(箭头表示起始激素治疗)

血气分析(2020 - 12 - 1):

酸碱度 7.436,碳酸氢根浓度 26.0 mmol/L,二氧化碳总量 27.3 mmol/L,$PaCO_2$ 39.4 mmHg,PaO_2 70.5 mmHg,碱剩余 1.6 mmol/L。

PTH 及维生素 D 水平:

(2020 - 11 - 28)PTH 84.34 ng/L。

(2020 - 12 - 01)25 -羟基维生素 D_3 4.75 ng/ml,25 -羟基维生素 D_2 1.31 ng/ml,25 -羟基维生素 D 6.06 ng/ml。

尿蛋白等相关指标:

尿常规(2020 - 11 - 28):尿糖弱阳性,尿酮体阴性,尿比重 1.010,尿隐血弱阳性,尿蛋白阴性,白细胞 1～5/HP,红细胞 0～1/HP。

（2020-11-28）尿本周氏蛋白阴性。

（2020-11-28）尿 β_2 微球蛋白 9.360 mg/L。

（2020-11-29）UACR 49.9 mg/g 肌酐。

（2020-11-30）24 h 尿蛋白 368.6 mg，24 小时尿白蛋白 59.9 mg。

尿生化（2020-12-3）：UACR 47.8 mg/g 肌酐，尿免疫球蛋白 G 0.80 mg/dl，尿 α_1-微球蛋白 45.4 mg/L，尿转铁蛋白 0.36 mg/dl，尿视黄醇结合蛋白 5.73 mg/L，尿 N-乙酰-β-D-葡萄糖苷酶 11.6 U/L，尿 β_2 微球蛋白 22.9 mg/L。

免疫学相关检查：

免疫球蛋白和补体（2020-11-30）：免疫球蛋白 IgA 4.08 g/L，免疫球蛋白 IgG 13.60 g/L，免疫球蛋白 IgM 0.92 g/L，补体 C3 0.96 g/L，补体 C4 0.25 g/L。

血轻链（2020-11-30）：κ 轻链 1220 mg/dl，λ 轻链 600 mg/dl，κ/λ 2.03。

尿轻链（2020-11-30）：κ 轻链 10.4 mg/dl，λ 轻链 5.3 mg/dl。

磷脂综合征（2020-11-30）：阴性。

抗核抗体谱（2020-12-01）：抗核抗体 ANA 1∶100 胞浆颗粒型，PM-SCL 弱阳性，SCL-70 抗体弱阳性，余阴性。

血管炎系列（2020-12-03）：核周型抗中性粒细胞胞质抗体（perinuclear anti-neutrophil cytoplasmic antibodies，p-ANCA），胞质型抗中性粒细胞胞质抗体（cytoplasmic anti-neutrophil cytoplasmic antibodies，c-ANCA），髓过氧化物酶、蛋白酶 3、肾小球基底膜抗体均阴性。

（2020-12-14）血尿免疫电泳未检测到单克隆。

影像学检查：

胸部 CT（2020-11-28）：慢性支气管炎、肺气肿，两肺多发肺大泡，两肺胸膜下间质性改变；左冠脉走行区致密影，PCI 术后考虑。

泌尿系 B 超（2020-11-29）：双肾轮廓清，形态大小正常，包膜光整，双肾实质内可见囊性暗区（界清，内透声可，右侧 5.46 cm×3.83 cm，左侧 2.14 cm×1.82 cm），余实质回声分布均匀，前列腺增大伴多发钙化灶，排尿后膀胱残余尿量约 15 ml。

血管 B 超（2020-11-29）：双侧颈动脉内膜毛糙增厚伴斑块形成，双下肢动脉内膜毛糙伴多发细小斑块形成。

肝胆胰脾 B 超（2020-12-01）：脂肪肝。

心超（2020-12-01）：室间隔增厚，主动脉瓣退行性变伴轻度反流，轻度三尖瓣、二尖瓣反流。

糖尿病并发症评估：

四肢血流多普勒（2020-12-01）：双下肢血流正常。

感觉阈值检查（2020-12-01）：L 8.3V，R 8.0V。

眼底照相（2020-12-01）：双侧眼底散在出血及渗出。

肌电图及神经传导速度（2020-12-01）：未见明显异常。

彩超引导经皮肾穿刺活检（2020-12-10，图 18-3、图 18-4）：肾皮质组织 2 条。22 枚肾小球，4 枚球性硬化。肾小球系膜细胞未见增生；肾小管灶性萎缩（约 25%），上皮细胞水肿、空泡变，多灶上皮细胞低平脱落，多灶小管炎，大量结晶形成；间质灶性纤维化（约 25%），间质水肿，伴较多淋巴浆细胞和少量嗜酸性粒细胞浸润；小动脉壁中度增厚。

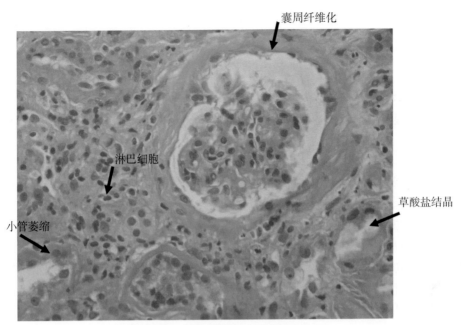

图 18-3 肾穿刺病理—HE 染色(400×)

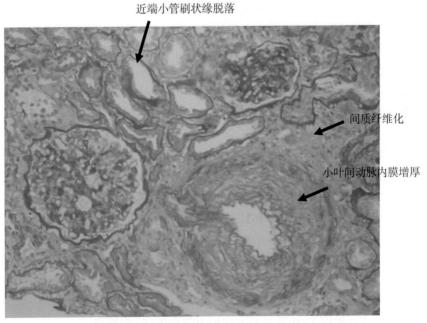

图 18-4 肾穿刺病理—PAS 染色(200×)

免疫荧光(immunofluorescence,IF):肾小球 5 枚,2 枚球性硬化。IgA:系膜区节段(+);IgM:系膜区(+);IgG(−);C1q(−);C3(−);C4(−)。

免疫组化:AB 片,κ(++)、λ(+)。

特殊染色:AB 片,CongoRed(±)。

电镜:可见 1 枚肾小球,足突部分融合;基底膜厚度 220～420 nm;系膜基质增多,未见电子致密物沉积;肾小管上皮细胞空泡变、部分脱落。

病理诊断:(肾穿刺)首先考虑间质慢性炎,伴急性小管损伤,请结合临床。

初步诊断

2型糖尿病,糖尿病大血管病变,肾功能不全原因待查:糖尿病性肾病?高血压性肾病?高血压病1级,很高危组,冠状动脉粥样硬化性心脏病,支架植入术后,双眼人工晶体眼。

治疗及转归

入院后予门冬胰岛素4U tid、甘精胰岛素18U qn控制血糖,根据血糖调整剂量,肾衰宁胶囊1.4g tid po、百令胶囊2g tid po、复方α酮酸片2.52g tid po护肾,阿托伐他汀片20 mg qn po调脂稳定斑块,阿司匹林肠溶片0.1g qn po抗血小板聚集治疗。2020年12月8日行经皮穿刺肾活检术,肾内科会诊初步考虑慢性间质性肾炎合并急性肾小管坏死,建议半量激素治疗。2020年12月11日开始泼尼松30 mg qd po,根据血糖调整胰岛素剂量维持血糖平稳,同时予补钾、补钙、质子泵抑制剂护胃等对症支持治疗。患者血肌酐逐渐下降,肾功能改善,但最终未恢复正常。

讨论与分析

本病例患者为老年男性,有糖尿病病史12年,病初予口服药降糖,9年前血糖控制不佳,伴尿中泡沫增多,开始用预混胰岛素联合口服降糖药治疗,曾短期使用基础胰岛素+餐时胰岛素治疗,目前长效胰岛素联合口服药降糖,血糖控制不佳。半个月前出现食欲缺乏及下肢水肿,半个月来体重减轻2.5 kg。既往有高血压病史10年,口服钙离子拮抗剂降压治疗,血压控制可。3年前有白内障手术史,2次急性冠脉综合征冠脉支架植入。查体可见双下肢轻度凹陷性水肿,查血肌酐明显升高,eGFR 20.8 ml/(min·1.73 m²),肾功能重度损害。结合该患者病史特点及诊治经过,2型糖尿病、高血压、冠状动脉粥样硬化性心脏病等疾病诊断明确,此次入院除评估胰岛功能、调整降糖方案及评估糖尿病并发症之外,主要需要鉴别肾功能不全的病因并给予相应治疗。

该患者有12年的糖尿病病史,伴有糖尿病视网膜病变,糖尿病肾脏疾病需要鉴别。糖尿病肾病(diabetic kidney disease, DKD)是指由糖尿病所致的慢性肾脏病(chronic kidney disease, CKD)。我国有20%~40%的糖尿病患者合并DKD,DKD已成为CKD和终末期肾病(end-stage renal disease, ESRD)的主要原因[1,2]。糖尿病肾脏损害是一个慢性的过程,早期临床表现可以不明显,当病情发展到一定阶段后,可以出现包括白蛋白尿、肾功能受损及高血压在内的临床表现,病变可累及全肾,包括肾小球、肾小管、肾间质、肾血管等[3]。临床上诊断DKD通常是根据UACR增高和(或)eGFR下降,当糖尿病患者UACR≥30 mg/g肌酐和(或)GFR下降[<60 ml/(min·1.73 m²)]持续超过3个月,并排除其他原因引起的肾脏损害后,临床可以诊断DKD。值得特别注意的是,糖尿病患者合并的肾脏损害不一定都是DKD,还可能是由其他非糖尿病肾病(nondiabetic kidney disease, NDKD)引起的,或者是DKD合并NDKD。肾脏穿刺活检病理诊断是诊断DKD的金标准,但不推荐DM合并肾脏损害患者常规行肾脏穿刺活检。当糖尿病患者出现以下情况时,可考虑进行肾穿刺病理检查:①糖尿病病史<5年出现大量蛋白尿或肾功能不全;②短期内出现大量蛋白尿或肾

病综合征;③尿沉渣提示"活动性"的肾小球源性血尿;④不明原因的 eGFR 快速下降或 ACEI/ARB 治疗后 3 个月内 eGFR 下降超过 30%;⑤大量蛋白尿但无糖尿病视网膜病变;⑥顽固性高血压;⑦具有系统性疾病的临床症状、体征或实验室检查;⑧如需对 DKD 进行病理分级或病情评估,可酌情考虑肾活检[4]。

此外,该患者有高血压病史 10 年,肾脏是高血压病器官损害的重要靶器官之一,高血压肾病也需要鉴别。研究表明,高血压病初期即可发生肾动脉痉挛,使肾血流量降低,逐渐出现肾血管损害,产生轻度到中度的以肾缺血为主要表现的肾小动脉硬化,逐渐出现肾小管和肾小球功能的损害。肾小管的损害多早于肾小球,先出现夜尿增多,尿浓缩功能减退,尿比重变轻,继而出现蛋白尿,最终可能进展为肾功能衰竭。Meta 分析显示,即使只是高血压和理想血压间的过渡状态——高血压前期,也是发生终末期肾病的独立危险因素[5]。高血压肾病的诊断通常根据其病史及临床表现来推断:长期高血压病史,高血压先于肾功能不全或蛋白尿出现,通常伴有其他靶器官损害,如视网膜病变、左心室肥厚等,肾脏偏小,一般不出现明显的血尿,白细胞、透明及颗粒管型少见,同时需要注意排除其他导致肾脏病的病因。该患者微量白蛋白尿而 CKD4 期,小管蛋白增多,尿比重 1.010,与高血压肾病的表现相似,但患者肾脏大小正常使高血压肾病存疑。

尽管患者有较长时间的糖尿病及高血压病史,但回顾患者病史及诊治经过可以发现,患者是最近半个月突然出现较为明显的食欲缺乏、双下肢水肿及多尿、多饮加重。详细询问患者,半个月前出现咳嗽症状后曾在诊所予克林霉素及头孢呋辛静脉输液抗感染 2 天,并服用酚麻美敏片对症治疗。进一步追踪患者既往检查资料,半年前曾查血肌酐水平在正常范围(87 μmol/L)。因此,药物相关的急性肾损伤需要考虑。急性肾损伤(acute kidney injury,AKI)是指由各种病因引起的短时间内肾脏功能急剧下降或丧失,表现为不能保持正常的水电解质平衡,体内代谢产物堆积,出现氮质血症、水及电解质紊乱和代谢性酸中毒等症状。2012 年改善全球肾脏病预后组织(KDIGO)发布了 AKI 的临床实践指南[6],提出 AKI 的定义是出现以下情况的任意一种:①48 小时内血肌酐升高≥26.5 μmol/L;②已知或认定在过去 7 天内血肌酐升高≥基线值的 1.5 倍;③6 小时内尿量<0.5 ml/(kg·h)。AKI 涉及损伤的病因众多,其中药物使用是其主要病因之一。2013 年我国开展了一项全国性横断面调查研究,纳入 22 个省 40 余家医院 200 余万住院患者,结果显示我国住院成人患者 AKI 的发生率约为 2.0%,其中 70%以上涉及肾毒性药物使用[7]。抗生素引起的 AKI 并不少见,基于美国 FDA 不良反应报告系统(FDA adverse event reporting system,FAERS)的统计结果显示,各类抗生素中多黏菌素的 AKI 报告风险指数(reporting odds ratios,RORs)最高,为 33.1,其次是氨基糖苷类(17.41)和万古霉素(15.28),而克林霉素及头孢菌素的 RORs 分别为 6.46 及 6.07[8]。酚麻美敏是临床常用的解热镇痛药,主要成分是对乙酰氨基酚(扑热息痛),药物代谢过程中会产生一种中间产物 N-乙酰对苯醌亚胺(NAPQI),在过量服用的情况下多余的 NAPQI 亦可能引起肝肾损伤。该患者的急性肾损伤要考虑可能与克林霉素和(或)酚麻美敏有关。

AKI 指的是 7 天内肾功能的急性下降,而本病例中患者出现食欲缺乏、水肿等临床症状时并没有及时评估肾功能水平,可能的 AKI 没有被及时识别,起病半个月后检查才发现肾功能的明显异常,已超出 AKI 诊断的时间窗,考虑目前处于急性肾脏病(acute kidney disease,AKD)的时间范畴。2017 急性疾病质量倡议(Acute Disease Quality Initiative,

ADQI)发布的急性肾脏病和肾脏恢复的专家共识[9]中明确了 AKD 的定义:AKI 发作后,急性或亚急性肾功能损害和(或)下降持续 7～90 天,包括:①不完全满足 AKI 诊断标准,如不明原因或亚急性肾病;②超过 7 天仍未完全恢复正常甚至恶化的 AKI;③某些情况下,AKI、AKD 和 CKD 是同一种疾病的不同阶段;④AKI(尤其是持续性 AKI)可进展为 AKD,当 AKD 持续超过 90 天时可诊断为 CKD。AKD 的预后包括痊愈、AKI 复发、恶化或死亡,这一时间段内及时、正确的处理可逆转其自然病程,防止 CKD 的发生。

患者有糖尿病、高血压、冠心病等慢性疾病,存在 CKD 的基础及较高风险,结合病史经过考虑存在急性肾脏损害情况,尽快明确病因是治疗的关键。因此与肾内科医生沟通后,为患者安排了肾穿刺活检,病理结果提示首先考虑间质慢性炎伴急性小管损伤,也证实了之前的推测。后续的治疗主要参考肾内科医生的建议,给予激素治疗,随访患者血肌酐水平逐渐下降,肾功能逐步改善。虽然在 4 个多月的随访中患者肾功能显著改善,但最终仍进入 CKDⅢa 期。

最终诊断

慢性间质性肾炎合并急性肾小管坏死,2 型糖尿病,糖尿病性视网膜病变(Ⅱ期),糖尿病性大血管病变,高血压病 1 级(很高危组),冠状动脉粥样硬化性心脏病,支架植入术后,脂肪肝,双肾囊肿,前列腺增生,双眼人工晶体眼。

专家点评

该病例中患者有长期的糖尿病、高血压病史以及 2 次冠状动脉粥样硬化性心脏病支架植入史,有 CKD 的发病基础及较高风险,因此在患者出现肾功能损害时容易首先考虑糖尿病肾脏疾病、高血压肾病等慢性肾脏疾病。在诊断 CKD 时需要特别注意鉴别其他病因,及时识别 AKI 及 AKD。患者定期的病情评估及详细的病史询问有助于临床的诊断及鉴别诊断。对于临床诊断存在困难或疑惑的患者,可优先考虑肾穿刺活检明确诊断,多学科的团队合作至关重要。肾毒性药物是 AKI 的主要病因之一,临床工作中应关注药物对肾脏的损害,该患者如能在 AKI 发生初期更早被识别,其预后会更佳。

病例提供单位:浙江大学医学院附属邵逸夫医院内分泌科

整理:卢薇娜

述评:李红

参考文献

[1] AMERICAN DIABETES ASSOCIATION. 10. Microvascular complications and foot care [J]. Diabetes Care, 2017,40(Suppl 1):S88-98

[2] ZHANG L, LONG J, JIANG W, et al. Trends in chronic kidney disease in China [J]. N Engl J Med, 2016,375(9):905-906.

[3] 中华医学会糖尿病学分会微血管并发症学组. 中国糖尿病肾脏疾病防治临床指南[J]. 中华糖尿病

杂志,2019,11(1):15-28.

[4] 中华医学会肾脏病学分会专家组. 糖尿病肾脏疾病临床诊疗中国指南[J]. 中华肾脏病杂志,2021, 37(3):255-304.

[5] HUANG Y, CAI X, ZHANG J, et al. Prehypertension and Incidence of ESRD: a systematic review and meta-analysis [J]. Am J Kidney Dis, 2014,63(1):76-83.

[6] KHWAJA A. KDIGO clinical practice guidelines for acute kidney injury [J]. Nephron Clin Pract, 2012,120(4):c179-184.

[7] YANG L, XING G, WANG L, et al. Acute kidney injury in China: a cross-sectional survey [J]. Lancet, 2015,386(10002):1465-1471.

[8] PATEK TM, TENG C, KENNEDY KE, et al. Comparing acute kidney injury reports among antibiotics: a pharmacovigilance study of the FDA Adverse Event Reporting System (FAERS) [J]. Drug Saf, 2020,43(1):17-22.

[9] CHAWLA LS, BELLOMO R, BIHORAC A, et al. Acute kidney disease and renal recovery: consensus report of the Acute Disease Quality Initiative (ADQI) 16 Workgroup [J]. Nat Rev Nephrol, 2017,13(4):241-257.

病例 19　水肿伴大量蛋白尿的初诊糖尿病,糖尿病肾病?

主诉

54岁,男性,全身水肿伴胸闷3周余。

病史摘要

现病史:患者于3周前无明显诱因下出现双下肢水肿,并逐渐出现胸闷、乏力,尿量减少,无尿频、尿急、尿痛,无头晕、头痛,无夜间阵发性呼吸困难,其间患者未予重视,未就诊。后双下肢水肿加重,并出现面部水肿,于2天前(2021年1月20日)至我院门诊就诊,生化检查提示血清肌酐 100 μmol/L, eGFR(EPI 公式)73.2 ml/(min · 1.73 m^2),空腹血糖 6.39 mmol/L,总蛋白 57.9 g/L,白蛋白 31.6 g/L,ALT 22 U/L,AST 30 U/L,超敏C反应蛋白 1.8 mg/L,总胆固醇 5.39 mmol/L,LDL-C 3.38 mmol/L,HDL-C 1.69 mmol/L,甘油三酯 0.75 mmol/L,钾 4.15 mmol/L,钠 137 mmol/L,氯 103 mmol/L,钙 2.12 mmol/L。尿液分析尿隐血(++),尿蛋白(+++),红细胞 50.1 个/μl,上皮细胞 16.5 个/μl。尿白蛋白/尿肌酐比值(UACR)3 079.2 mg/g 肌酐,门诊拟"蛋白尿待查"于2021年1月22日收住入院。

自病以来,神清,精神可,食欲可,睡眠欠佳,尿量减少,大便无殊,体重无明显变化。

既往史:无殊。

个人史:长期接触造纸化工产品。

婚育史:24岁结婚,育有2女,体健。

家族史:无殊。

◇ 入院查体 ▶▶▶

T 36.2℃，P 84 次/分，R 18 次/分，BP 170/94 mmHg，BMI 24.3 kg/m²。神清，精神可，皮肤、黏膜未见黄染及瘀点、瘀斑，浅表淋巴结未及肿大，颈静脉无怒张。颈软，气管居中，胸骨无压痛，颜面轻度水肿，心界无增大，心率 100 次/分，律齐，未闻及病理性杂音，双肺呼吸音清，未闻及干、湿啰音。腹平软，无压痛，肝、脾肋下未及，Murphy 征阴性，移动性浊音阴性，双下肢重度凹陷性水肿，神经系统检查正常。

◇ 辅助检查 ▶▶▶

血常规、血沉：

（2021-01-20）WBC 5.5×10⁹/L，RBC 4.39×10¹²/L，Hb 123 g/L，N% 68.9%。

（2021-01-23）血沉 25 mm/h。

生化（2021-01-20）：

空腹血糖 6.39 mmol/L，总蛋白 57.9 g/L，白蛋白 31.6 g/L，ALT 22 U/L，AST 30 U/L，肌酐 100 μmol/L，eGFR 73.2 ml/(min·1.73m²)，总胆固醇 5.39 mmol/L，LDL-C 3.38 mmol/L，HDL-C 1.69 mmol/L，甘油三酯 0.75 mmol/L，钾 4.15 mmol/L，钠 137 mmol/L，氯 103 mmol/L，钙 2.12 mmol/L，超敏 C 反应蛋白 1.8 mg/L。

（2021-01-23）HbA1c 9.50%。

尿蛋白等相关指标：

尿液常规分析（2021-01-20）：尿隐血（＋＋），尿蛋白（＋＋＋），红细胞 50.1 个/μl，上皮细胞 16.5 个/μl，管型 1.43 个/μl。

UACR（2021-01-20）：3 079.2 mg/g。

尿液常规分析（2021-01-23）：尿糖弱阳性，红细胞 1～5/HP，病理管型 0.00 个/μl，白细胞 2.0 个/μl，上皮细胞 0.0 个/μl，尿比重 1.017，尿隐血弱阳性，尿酸碱度 7.0，尿蛋白（＋＋）。

尿液生化分析（2021-01-23）：脂质运载蛋白 37.3 ng/ml，UACR 2 758.6 mg/g 肌酐，尿免疫球蛋白 G 29.87 mg/dl，尿 α₁ 微球蛋白 39.6 mg/L，尿转铁蛋白 4.07 mg/dl，尿视黄醇结合蛋白 3.89 mg/L，尿 N-乙酰-β-D-葡萄糖苷酶 U-NAG 19.6 U/L，尿 β₂ 微球蛋白 10.4 mg/L。

24 小时尿蛋白及尿白蛋白（2021-01-24）：尿蛋白 4 770.2 mg/24 h，尿白蛋白 3 963.4 mg/24 h，24 h 尿量 1 925.0 ml。

免疫学检查：

（2021-01-24）免疫球蛋白 G 亚型 4：0.82 g/L。

免疫球蛋白和补体 C3、C4（2021-01-25）：免疫球蛋白 IgA 2.84 g/L，免疫球蛋白 IgG 9.28 g/L，免疫球蛋白 IgM 0.83 g/L，补体 C3 0.89 g/L，补体 C4 0.25 g/L。

（2021-01-25）血轻链 κ 和 λ：轻链 κ 812 mg/dl，轻链 λ 574 mg/dl，κ/λ 1.41。

（2021-01-25）血游离轻链 κ 和 λ：游离轻链 κ 1.74 mg/dl，游离轻链 λ 4.25 mg/dl，游离轻链 κ/游离轻链 λ 0.41。

尿游离轻链 κ 和 λ（2021-01-25）：游离轻链 κ（尿）＞16.9 mg/dl，游离轻链 λ（尿）

10.90 mg/dl。

血蛋白电泳,血免疫电泳(2021 - 01 - 27):白蛋白 51.20%,α_1 球蛋白 5.10%,α_2 球蛋白 13.30%,β_1 球蛋白 6.50%,β_2 球蛋白 6.50%,γ 球蛋白 17.40%。其他信息:血免疫球蛋白 G、血免疫球蛋白 M、血免疫球蛋白 A、血 κ 链、血 λ 链未检测到单克隆。

尿蛋白电泳,尿免疫电泳(2021 - 01 - 27):白蛋白 78.80%,α_1 球蛋白 2.60%,α_2 球蛋白 6.50%,β 球蛋白 8.00%,γ 球蛋白 4.10%,κ 链阴性,λ 链阴性。

(2021 - 01 - 26)抗核抗体谱、血管炎系列、磷脂综合征、类风湿因子均(一)。

(2021 - 02 - 01)抗磷脂酶 A2 受体抗体 IgG<14 RU/ml,阴性。

影像学检查:

双侧颈部及双侧锁骨上淋巴结、双侧腋下淋巴结彩超(2021 - 01 - 22):未见明显肿大;淋巴结回声;双侧腹股沟区多发淋巴结形态饱满。

肝胆脾胰彩超(2021 - 01 - 25):胆囊息肉。

胸部 CT(2021 - 01 - 25):右肺上叶结节,建议 3～6 个月随访。两肺支气管壁厚,两侧少量胸腔积液伴邻近肺组织膨胀不全。纵隔及右肺门淋巴结肿大。

泌尿系彩超(2021 - 01 - 25):双肾轮廓清,左肾大小约 10.22 cm×5.13 cm,右肾大小约 10.48 cm×5.55 cm,包膜完整,实质回声分布均匀,集合系统未见明显分离,右肾内见一大小约 0.52 cm 强回声斑。双肾输尿管未见明显扩张。膀胱充盈欠佳,显示部分内未见明显异常回声团。前列腺大小正常,轮廓规则,实质回声分布均匀,未见明显占位灶。检查结论:右肾结石。

其他检查:

骨密度:腰椎骨量正常,股骨骨量正常;感觉振动阈值检查:左 10.8V,右 11.6V;踝肱指数(ABI):左侧 0.98,右侧 1.00,双下肢血流正常;眼底情况:双侧眼底照相未见明显糖尿病视网膜病变。

住院期间血糖趋势图(指尖血糖)见图 19 - 1。

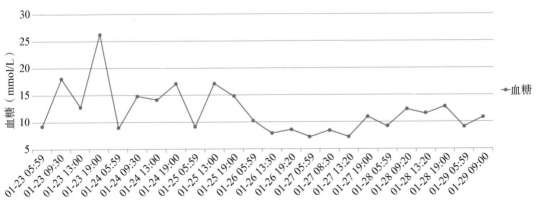

图 19 - 1 患者住院期间血糖趋势图

彩超引导经皮肾穿刺活检:

穿刺组织,肾皮髓交界组织 2 条。7 枚肾小球,4 枚球性硬化,可见囊壁纤维性增厚,肾小球系膜区重度增宽,系膜基质增多,可见 K - W 结节,部分毛细血管襻开放可,基底膜增厚,未见内皮细胞增生;肾小管多灶性萎缩(约25%),小管基底膜增厚,上皮细胞水肿、空泡变,大量透明管型;间质广泛纤维化,伴少量淋巴浆细胞和嗜酸性粒细胞浸润;小动脉壁轻度增厚,伴透明变。

IF:肾小球4枚。均阴性(IgG、IgA、IgM、$C3$、$C4$、$C1q$)。

免疫组化:AB片,κ(++)、λ(+)。

特殊染色:AB片,CongoRed(±)。

病理诊断:(肾穿刺)符合糖尿病肾病(DKD)Ⅲ期(图19-2)。

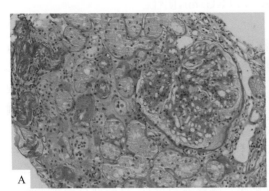
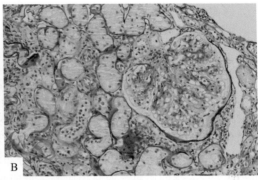

图19-2 患者肾脏病理学检查结果

A. 过碘酸-雪夫(pexiodic acid-schiff, PAS)染色(200×);B. 过碘酸六胺银(periodic acid-silver metheramine, PASM)染色(200×)

电镜(2021-02-04):可见1枚肾小球,足突弥漫融合;基底膜增厚,节段性皱褶,系膜基质大量增多,未见电子致密物沉积。

初步诊断

蛋白尿待查(急性肾炎? 高血压肾病? 糖尿病肾病?),糖尿病?

治疗及转归

二甲双胍500 mg tid po,达格列净10 mg qd po,硝苯地平控释片30 mg qd po,阿利沙坦酯片0.24 g qd po和百令胶囊2.0 g tid po。

患者于2021年3月31日至我院复查:肌酐103 μmol/L,eGFR 70.6 ml/(min·1.73 m^2),空腹血糖6.74 mmol/L,HbA1c 7.9%,UACR 1 485.2 mg/g。

讨论与分析

本例患者中年男性,以全身水肿伴胸闷、尿量减少起病,大量蛋白尿伴低蛋白血症,首次尿常规检查提示镜下血尿,既往无糖尿病病史,入院后发现HbA1c 9.5%,糖尿病诊断明确,根据患者的年龄和临床表现考虑为2型糖尿病。但患者的肾脏损害在临床上难以完全用DKD解释,是否为非糖尿病肾病(NDKD)或DKD合并NDKD? 既往研究报道,糖尿病合并慢性肾脏疾病患者肾活检病理结果中仅6.5%~37.0%为DKD,36.0%~82.9%为NDKD,10.7%~27.0%为DKD合并NDKD。结合该患者既往无糖尿病病史及糖尿病家族史,且双侧眼底未见明显糖尿病视网膜病变(DR),蛋白尿需要排除 NDKD,如局灶节段性肾小球硬化、高血压性肾硬化、急性肾小管坏死、IgA 肾病、膜性肾病和寡免疫复合物肾小球肾炎等。该患者后续筛查显示无多发性骨髓瘤肾病及自身免疫性肾病等依据,肾脏损害临床诊断不明确,因此应该进一步行肾穿刺病理活检明确诊断。出乎意料的是,患者最终病理结果符合 DKD 诊断,推测患者无症状性高血糖期存在时间已较久。文献报道,临床确诊前 2 型糖尿病在患者中最长可潜伏 12 年,在此潜伏期,长期高糖毒性导致确诊时并发症负担较重[2]。此外,本例患者此次就诊发现血压升高,既往血压情况不详,患者的肾脏病理变化也需考虑高血压的共同作用。

肾脏活检是 DKD 诊断的金标准,但目前不推荐 DM 合并肾脏损害患者常规行肾脏穿刺活检,临床实践中常通过 DR 来预测和协助诊断 DKD。但现有观点认为,DR 和 DKD 两者发病进程并不完全平行,二者的关系多变而且可以独立存在,本例患者诊断为 DKD,但无 DR 表现。糖尿病控制和并发症的试验(DCCT)研究中显示 1 型糖尿病患者 12.9% 出现 DKD 而无 DR,10.7% 患者出现 DR 而无 DKD,7.3% 的患者同时出现 DKD 和 DR[3]。肾功能不全和心血管事件(RIACE)研究显示 41.4% 的 2 型糖尿病患者出现 DR 但无 DKD 的迹象[4]。糖尿病视网膜病变流行病学与分子遗传学研究(SN - DREAMS)报道 2 型糖尿病伴大量蛋白尿的患者仅 60.5% 存在 DR 病变[5]。因此,目前认为 DR 是 DKD 重要的诊断依据,并非必要条件。指南建议,糖尿病合并肾脏损害患者有下列情况可考虑肾活检:①糖尿病病史<5 年出现大量蛋白尿或肾功能不全;②短期内出现大量蛋白尿或肾病综合征;③尿沉渣提示活动性的肾小球源性血尿;④不明原因的 eGFR 快速下降或血管紧张素转化酶抑制剂/血管紧张素 Ⅱ 受体拮抗剂治疗后 3 个月内 eGFR 下降超过 30%;⑤大量蛋白尿但无 DR;⑥顽固性高血压;⑦具有系统性疾病的临床症状、体征或实验室检查;⑧如需对 DKD 进行病理分级或病情评估,可酌情考虑肾活检[1]。

本例患者此次就诊才发现糖尿病,但 DKD 的病理损害已达Ⅲ期,除系膜增厚、K - W 结节等 DKD 特征性病理改变外,肾小管损伤也较为严重,表现为多灶性萎缩,小管基底膜增厚,上皮细胞水肿、空泡变,大量透明管型,间质广泛纤维化。近年来随着研究的深入,对 DKD 发病机制的关注逐渐从肾小球向肾小管转移,目前认为 DKD 中肾小管损伤较肾小球更为严重,且更早期[6]。研究证明高糖可促进肾小管上皮细胞肥大,肥大的近端小管钠/葡萄糖协同转运蛋白表达上调,从而进一步促进钠、葡萄糖重吸收,从而导致到达远曲小管腔内溶质浓度降低,通过钠、钾、氯共转运子转入致密斑的 Na^+ 浓度降低,以耗能形式分解产生的腺苷减少,引起血管平滑肌舒张,入球小动脉扩张,血流灌注量和肾小球滤过率增加[7]。此外,在 DKD 状态下,线粒体氧化呼吸链产生活性氧明显增多,线粒体片段化增加,线粒体肿胀、线粒体嵴扩张,可导致肾小管炎症损伤和间质纤维化[8]。因此,目前研究者们推荐糖尿病患者筛查 DKD 时,除常规检测 UACR 外,需考虑同时检测肾损伤分子 1、$α_1$ 微球蛋白、$β_2$-微球蛋白等用于评估肾小管病变的微量蛋白,为 DKD 的早期诊断提供可靠依据[9]。本例患者尿生化中肾小管性蛋白明显增高,证实了肾小管损伤的存在,在后期随访中我们将同时监测肾小管及肾小球的蛋白,为评估 DKD 的进程提供更全面的参数。

治疗方面,应加强对 DKD 患者的综合管理,包括生活方式调整(合理饮食、优质蛋白和适量蛋白质摄入、适当运动、维持理想体重、戒烟、限盐等)、危险因素(高血糖、高血压、脂代谢紊乱等)控制及糖尿病教育。肾素-血管紧张素-醛固酮系统抑制剂是减少尿蛋白、延缓

DKD进展的经典药物,近年来钠-葡萄糖协同转运蛋白2抑制剂(SGLT2i)在DKD的诊治中备受关注。SGLT2i可抑制近端肾小管上皮细胞病理状态下的葡萄糖和钠离子过度重吸收,解除致密斑的激活,恢复管-球反馈,使肾小球高滤过状态得以减轻,从而延缓DKD的进展。2020版《中国2型糖尿病防治指南》建议对伴DKD的2型糖尿病患者,推荐在eGFR≥45 ml/(min·1.73 m²)的患者中使用SGLT2i,以降低DKD进展和(或)心血管事件的风险[10]。本例患者选择SGLT2i和血管紧张素Ⅱ受体拮抗剂联合应用,2个月后随访UACR已明显下降,后续我们也将对患者的血糖、血压、血脂以及并发症情况进行长期的随访。

最终诊断

2型糖尿病,糖尿病肾病(A3G2期),高血压病(2级,很高危组),右肺结节,右肾结石。

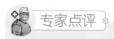 **专家点评**

随着糖尿病患病率的不断升高,DKD已成为CKD的主要原因,我国DKD在终末期肾脏疾病(end-stage renal disease, ESRD)中占16.4%。DKD早期临床症状不明显,一旦进入大量蛋白尿期后,进展至ESRD的速度约为其他肾脏病变的14倍。因此早期筛查、早期诊断和早期干预,对于预防与延缓DKD的发生发展、减少ESRD、提高糖尿病患者生活质量至关重要。1型糖尿病自然病史清晰,通常在诊断后5年进行DKD的筛查,但2型糖尿病患者在确诊之前平均血糖增高时间约为8年,在确诊时就需要进行DKD的筛查,此后每年至少筛查一次。建议用UACR和血肌酐测定(计算eGFR)筛查DKD。本例患此次就诊才发现糖尿病,较为遗憾的是DKD的病理损害已达Ⅲ期,因此糖尿病的筛查就显得尤为重要。对于已诊断DKD的患者,应进行早期生活方式干预和强化血糖、血压、血脂和蛋白尿的控制,从而延缓DKD的进展。

病例提供单位:浙江大学医学院附属邵逸夫医院内分泌科

整理:朱伟芬

述评:李红

参考文献

[1] 中华医学会肾脏病学分会专家组.糖尿病肾脏疾病临床诊疗中国指南[J].中华肾脏病杂志,2021,37(3):255-304.

[2] FANG M, SELVIN E. Thirty-year trends in complications in U.S. adults with newly diagnosed type 2 diabetes [J]. Diabetes Care, 2021,44(3):699-706.

[3] KRAMER CK, RETNAKARAN R. Concordance of retinopathy and nephropathy over time in Type 1 diabetes: an analysis of data from the Diabetes Control and Complications Trial [J]. Diabet Med, 2013,30(11):1333-1341.

[4] PENNO G, SOLINI A, ZOPPINI G, et al; Renal Insufficiency And Cardiovascular Events (RIACE) Study Group. Rate and determinants of association between advanced retinopathy and chronic kidney disease in patients with type 2 diabetes: the Renal Insufficiency And

Cardiovascular Events（RIACE）Italian multicenter study［J］. Diabetes Care，2012，35（11）：2317－2323.

［5］RANI PK，RAMAN R，GUPTA A，et al. Albuminuria and diabetic retinopathy in type 2 diabetes mellitus Sankara Nethralaya Diabetic Retinopathy Epidemiology And Molecular Genetic Study（SN-DREAMS，report 12）［J］. Diabetol Metab Syndr，2011，25，3（1）：9.

［6］GILBERT RE. Proximal tubulopathy：prime mover and key therapeutic target in diabetic kidney disease［J］. Diabetes，2017，66（4）：791－800.

［7］TONNEIJCK L，MUSKIET MH，SMITS MM，et al. Glomerular hyperfiltration in diabetes：mechanisms，clinical significance，and treatment［J］. J Am Soc Nephrol，2017，28（4）：1023－1039.

［8］XIAO L，XU X，ZHANG F，et al. The mitochondria-targeted antioxidant MitoQ ameliorated tubular injury mediated by mitophagy in diabetic kidney disease via Nrf2/PINK1［J］. Redox Biol，2017，11：297－311.

［9］COLOMBO M，LOOKER HC，FARRAN B，et al. Serum kidney injury molecule 1 and β2-microglobulin perform as well as larger biomarker panels for prediction of rapid decline in renal function in type 2 diabetes［J］. Diabetologia，2019，62（1）：156－168.

［10］中华医学会糖尿病学分会. 中国 2 型糖尿病防治指南（2020 年版）［J］. 中华糖尿病杂志，2021，13（4）：317－411.

病例20　糖尿病患者反复呕吐，胃轻瘫？

主诉

女性，27 岁，口干、多食 4 年，反复呕吐 1 年余，再发 3 个月。

病史摘要

现病史：患者于 2017 年出现口干、多食，进食量较前增加 1 倍，无消瘦、多尿，至当地医院就诊，查空腹血糖 13 mmol/L，餐后血糖不详，诊断为糖尿病，予"甘舒霖"治疗（具体剂量不详），血糖控制于餐前 5～6 mmol/L，餐后 7～9 mmol/L。2019 年 6 月因弟弟出现糖尿病，至贵州省人民医院就诊，完善基因检查：INS 基因一个杂合致病性变异，染色体位置 11p15.5，cDNA 水平 137G＞A，诊断为"MODY10"，方案调整为"甘精胰岛素 6 U qn，门冬胰岛素早 4 U、中 4 U、晚 4 U"至今，血糖控制于餐前 4～6 mmol/L，餐后 7～10 mmol/L。2020 年 2 月无明显诱因下出现恶心呕吐，呕出胃内容物及黄疸水，无咖啡色液体，进食即呕吐，未进食则干呕，频繁时 5～10 min 呕吐 1 次，无腹痛、腹泻，至贵州省人民医院就诊，完善胃镜检查未见明显异常，予制酸护胃、止吐、营养支持等对症治疗，症状好转，之后又反复出现，多次住院。2020 年 4 月行"右肾积水穿刺抽液"术后，呕吐好转。2021 年 2 月患者外出游玩时受凉，进食海鲜后再次出现频繁恶心、呕吐，吐出胃内容物，无咖啡色液体，伴头胀，颈部以上出汗，先后多次于外院住院治疗，症状无明显缓解。予制酸、止吐、营养支持治疗，症状无明显好转。遂入我院进一步就诊,入科随机血糖 15 mmol/L。

患者 1 年前出现视物模糊,诊断为"白内障",分别于 2020 年 4 月、5 月接受手术治疗。无泡沫尿、无胸闷心悸、无手脚麻木、无针刺感、无痛温觉异常、无四肢疼痛、无间歇性跛行。患者既往无酮症或酮症酸中毒史。半年内发生 1 次低血糖,末梢血糖 2.9 mmol/L,伴心悸、乏力、出汗,进食后好转。患者起病以来精神萎靡,食欲差,频繁呕吐,睡眠欠佳,大便干,近10 天解便 1 次,小便如常,近 1 年体重下降约 3 kg。

既往史:否认高血压、血脂异常、心脑血管疾病、甲亢、皮质醇增多症等病史。

个人史:长期生活于贵州赫章,无疫水、疫区接触史,否认吸烟史、饮酒史。

婚育史:未婚未育。

月经史:13 岁初次月经,周期 31~33 天,经期 7 天。无痛经,平素经期规律,经量中等。呕吐发作时月经不规则,有时 1 个月 2 次,有时 2 个月 1 次。末次月经:2021 年 2 月 10 日。

家族史:父亲、爷爷均 30 余岁时过世,母亲体健,大姐体健,二姐、2 个弟弟有糖尿病(共2 姐、2 弟),二姐 23 岁时过世(具体不详),1 个弟弟有周围神经病变症状。否认其他家族遗传病病史。

入院查体

T 36.5℃,P 90 次/分,R 20 次/分,BP 160/100 mmHg。神清,步入病房,精神萎靡,发育正常,营养不良,体形消瘦,急性面容。无贫血貌,皮肤、黏膜无黄染、瘀点、瘀斑,皮肤不干燥,弹性可。浅表淋巴结未及肿大。眼睑无苍白,无水肿,无眼球突出,无巩膜黄染。颈软,气管居中,双侧甲状腺未及肿大。胸廓无畸形,双肺呼吸音清,未及干、湿啰音。心前区无异常隆起,无抬举感,心前区无震颤,心率 90 次/分,律齐,未及病理性杂音。腹平坦,无腹壁静脉曲张,未见胃肠型、蠕动波,腹软无压痛,肝、脾肋下未及,肠鸣音 4 次/分。双下肢无水肿,神经系统检查正常。

专科查体:身高 153 cm,体重 40 kg,BMI 17.94 kg/m²,腰围 72 cm,臀围 85 cm。无胫前斑。针刺觉:左侧正常,右侧正常;音叉震动觉:左侧正常,右侧正常;触痛温度:左侧正常,右侧正常;膝反射:左侧正常,右侧正常;踝反射:左侧正常,右侧正常;足背动脉搏动:双侧足背动脉搏动正常。无足部溃疡。

辅助检查

三大常规(2021 - 03 - 16):

血常规:WBC 7.7×10^9/L, RBC 4.05×10^{12}/L, Hb 117 g/L, PLT 498×10^9/L↑。N% 66.2%。尿常规:尿白细胞 14 个/μl,尿红细胞 17 个/μl,尿糖(+++),尿蛋白(+++),酮体(阴性)。粪常规:粪隐血转铁蛋白阴性,粪隐血 Hb 阴性。

生化(2021 - 03 - 16):

ALT 15 U/L, AST 14 U/L, GGT 25 U/L,总胆红素 7.1 μmol/L。直接胆红素0.7 μmol/L,总蛋白 65.0 g/L,白蛋白 33.6 g/L, LDL - C 0.66 mmol/L。尿素氮 5.8 mmol/L,肌酐 78.2 μmol/L,尿酸 287 μmol/L。胱抑素- C 1.06 mg/L, eGFR(EPI 公式)89.74 ml/(min·1.73 m²),钾 3.67 mmol/L,钠 137 mmol/L,氯 101.9 mmol/L,钙 2.19 mmol/L,磷1.22 mmol/L,镁 0.81 mmol/L, CK - MB 8.1 U/L,乳酸脱氢酶 157 U/L↓,前白蛋白

426 g/L,肌酸激酶 32 U/L,ALP 74 U/L,胆碱酯酶 321 U/L。总胆固醇 5.88 mmol/L,甘油三酯 1.75 mmol/L,HDL - C 1.75 mmol/L,LDL - C 0.66 mmol/L。铁蛋白(FERRITIN)115.10 ng/ml,叶酸 5.62 μg/L,维生素 B_{12} >2 000.000 ng/L。α 肿瘤坏死因子 11.8 pg/ml,白介素 - 1β <5.00 pg/ml,白介素 - 2 受体 428.00 U/ml,白介素 - 8 52.80 pg/ml,白介素 - 10 <5.00 pg/ml。淀粉酶(干式)101 U/L。

(2021 - 03 - 17)HbA1c 7.80%,GA 21.6%;GADA 0.00 U/ml,IA - 2A 0.00 U/ml,胰岛素抗体阳性+10 P。

胰岛功能及血糖功能(2021 - 03 - 17)见表 20 - 1。

表 20 - 1　患者入院后查血糖及胰岛功能

指标	0 min	30 min	120 min
血糖(mmol/L)	6.94	8.32	10
C 肽(ng/ml)	1.02	2.04	2.51
胰岛素(μU/ml)	5.47	20.68	13.8

甲状腺功能及抗体(2021 - 03 - 17):

FT_3 4.21 pmol/L,FT_4 20.00 pmol/L,超敏 TSH 0.76 IU/L。总 T_3 1.48 nmol/L,总 T_4 96.20 nmol/L。TgAb 11.30 kIU/L。TPOAb 9.000 kIU/L。甲状腺球蛋白 4.27 μg/L。促甲状腺激素受体刺激性抗体<0.10。

肿瘤标志物(2021 - 03 - 17):

AFP 1.30 μg/L,CEA 2.48 μg/L,NSE 28.32 μg/L,CA199 34.21 kU/L,CA125 22.95 kU/L,CA153 9.20 kU/L,CA242 23.10 IU/ml,CA50 19.00 IU/ml,SCC 2.87 μg/L。

病毒相关(2021 - 03 - 17):

巨细胞病毒、EB 病毒、轮状病毒、腺病毒、呼吸道相关病毒等均阴性。

自身抗体(2021 - 03 - 17):

ANCA、ANA 谱、抗 dsDNA、抗心磷脂抗体均阴性。

糖尿病肾病相关:

(2021 - 03 - 16)尿微量白蛋白/肌酐 1838.65 μg/mg↑。(2021 - 03 - 17)尿微量白蛋白/肌酐 1294.10 μg/mg↑。(2021 - 03 - 18)尿微量白蛋白/肌酐 1366.28 μg/mg↑。

CT 检查:

头颅 CT(2021 - 03 - 17):脑实质各叶未见明显异常密度灶,幕上下脑室、脑池形态如常,两侧对称,中线结构居中,脑沟脑裂未见明显增宽。脑 CT 未见明显异常。

上腹 CT 平扫(2021 - 03 - 17):肝脏表面光滑,各叶比例匀称,密度未见异常,肝内胆管无扩张;脾脏无肿大,密度均匀;胆囊区无殊,未见明显病灶;胰腺、右肾增大,密度无明显异常,左肾未见明显异常;后腹膜无明显肿大淋巴结;腹腔内无积液。诊断意见:①右肾增大,余上腹 CT 平扫未见明显异常。②胃肠道建议结合内镜检查。

下腹 CT 平扫(2021 - 03 - 17):结-直肠积气、积便,下腹部未见明显异常肿块影。子宫区无殊,未见明显病灶。膀胱充盈可,盆腔未见明显肿大淋巴结,盆腔未见明显积液。诊断意见:结-直肠积气、积便。

24 h 动态心电图(2021-03-18):

平均心率是 93 次/分,分析的心搏数为 123 763 个。最慢心率是 74 次/分,发生于 21:44。最快心率是 146 次/分,发生于 06:30。房性早搏有 2 个。最大的 Delta ST 变化是-0.3,发生于 08:35。最长 RR 间期是 0.89 秒,发生于 21:51:24。①窦性心律(时呈窦性心动过速)。②房性早搏(偶见)。③ST 段压低(持续性改变:第一、三通道,呈水平型)。④未见室性异位搏动。⑤未见传导异常。

胃镜(2021-03-20):

胃镜检查所见:食管、贲门未见异常。胃底、胃体黏膜光整,色泽正常,未见肿物与溃疡,黏液呈黄绿色,量中等;胃体及胃窦部可见胆汁瘀斑附着,冲洗不去。胃角切迹黏膜光滑,未见白苔,胃窦黏膜红白相间,以红色为主。局部黏膜充血、水肿,散在点状糜烂。幽门圆,开放好。十二指肠球部及降部未见异常。活检:胃窦部 1 块。胃镜诊断:非萎缩性胃炎伴糜烂,伴胆汁反流(图 20-1)。

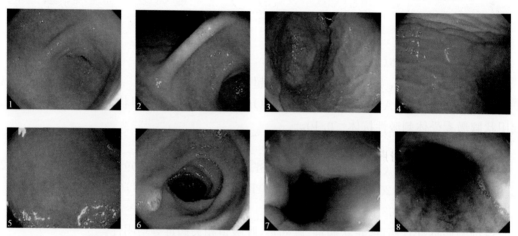

图 20-1　患者胃镜报告(2021-03-24):慢性非萎缩性胃炎;HP 阴性

初步诊断

青年起病的成人型糖尿病 10 型(MODY10)合并胃轻瘫、肾病Ⅳ期,高血压病 2 级(很高危),焦虑状态。

治疗及转归

入院后予静脉营养支持、止吐[甲氧氯普胺 10 mg 静脉滴注(ivgtt)bid]、改善胃肠动力(枸橼酸莫沙必利片 5 mg po tid)、抗氧化(α-硫辛酸注射液 600 mg ivgtt qd)、营养神经(甲钴胺注射液 500 μg im qd)、降糖(门冬胰岛素早 2 U,中 3 U,晚 3 U,德谷胰岛素 8 U qn)等对症支持治疗。心理科会诊考虑患者存在焦虑状态,予积极心理支持,阿普唑仑片 0.4 mg po qd。患者呕吐症状稍有改善。2021 年 3 月 26 日患者行经口内镜下幽门括约肌切开术(gastric peroral endoscopic pyloromyotomy, G-POEM)。胃镜所见:幽门紧缩,胃镜通过阻力较大,未见明显溃疡及新生物。治疗:于距幽门 10 cm 处黏膜下注射,予切开黏膜建立黏黏膜下隧道,剥离黏黏膜下层后,自口侧向肛侧方向分离黏黏膜下疏松组织至幽门处,切开胃窦处环形肌,见创面无出血,予止血夹封闭创面,再次进镜,见幽门松弛,进出自如(图20-2)。术后患者进食后呕吐症状较前改善,胃轻瘫主要症状指数(gastroparesis cardinal symptom index,GCSI)由术前 3.4 下降至 2.5。

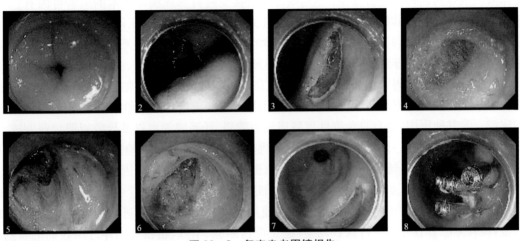

图 20-2　复查患者胃镜报告

讨论与分析

　　正常胃肠运动功能需要交感神经系统、副交感神经系统、胃肠神经元、起搏细胞(Cajal 细胞)以及胃肠道平滑肌细胞的协调运转,一旦该系统过程出现异常,可导致胃排空延迟。胃轻瘫指在无机械性梗阻的情况下发生的客观性胃排空延迟综合征,表现为恶心、呕吐、早饱、腹胀或上腹痛等症状[1]。该患者反复呕吐 1 年余,入院后已完善腹部 CT、胃镜,排除机械性梗阻,头颅 CT 未见明显异常,因此考虑存在胃轻瘫。

　　可能导致胃轻瘫的原因有哪些? 本患者首先考虑为糖尿病引起的胃轻瘫。该患者为 MODY10,属于特殊类型糖尿病,其病因是位于 11 号染色体(11p15.5)的 INS 突变,导致胰岛素信号通路功能异常,引起 β 细胞胰岛素蓄积,造成胰岛素释放障碍和 β 细胞损伤。该患者入院后查胰岛功能提示餐后胰岛素高峰低平,与之相符。糖尿病是引起胃轻瘫最常见的全身性疾病,可以导致胃肠功能的神经控制受损,包括迷走神经、肠肌层神经传导异常、起搏细胞 Cajal 间质细胞损伤以及基础平滑肌功能障碍等。一项研究表明,与健康人相比,在同等胃部压力下,糖尿病患者的胃容量扩大更明显,并且伴有更多的恶心、腹胀感和上腹部疼痛[2]。胃顺应性增加可能是糖尿病患者中固体食物排空所需的停滞期延长的原因。这期间固体食物被选择性停留在胃中,通常是胃近端。需注意,糖尿病患者存在上消化道症状并不一定意味着存在胃排空延迟。一项研究显示,在 108 例存在上消化道症状的糖尿病患者中(这些患者最常见的症状是恶心,发生率为 80%),有 37% 的患者胃排空迅速,19% 的患者胃排空缓慢,39% 的患者胃容受性降低[3]。相比 2 型糖尿病,1 型糖尿病患者的胃排空延迟症状更明显[4]。可采用 GCSI 对胃轻瘫患者严重程度进行评分[5]。

　　除了糖尿病,许多因素均可引起胃轻瘫。①特发性:约半数的胃排空延迟患者检测不到原发性基础异常,属于特发性胃轻瘫。②病毒:某些胃轻瘫患者诉在病毒感染前驱症状后突然发作,提示病毒性病因。病毒感染后胃轻瘫通常在 1 年内缓解,但少部分发生巨细胞病毒、EB 病毒、水痘-带状疱疹病毒等感染的患者可能会出现重度自主神经功能障碍,甚至是选择性胆碱能自主神经功能障碍,导致自主神经去神经支配而出现持续症状。③药物:α_2 肾上腺素受体激动剂、三环类抗抑郁药、钙通道阻滞剂、多巴胺受体激动剂、生长抑素、GLP1 受体激动剂等药物可延迟胃排空。④手术:先前接受过胃部或胸部手术的患者可因有意或意外损伤迷走神经,如胃底折叠术、Billroth Ⅱ式胃切除术、静脉曲张硬化治疗、贲门失弛缓症肉毒毒素治疗、房颤射频消融治疗等。⑤神经系统疾病:部分神经系统疾病会引起上消化道动力障碍以及由此导致的胃轻瘫,如多发性硬化、脑干卒中或肿瘤、淀粉样变性神经病、原发性自主神经功能障碍等疾病影响迷走神经和低位胸椎交感神经,帕金森病等退行性弥散性神经系统疾病可能累及肌间神经丛,幽门抑制型神经支配的局灶性丧失会导致先天性幽门狭窄。⑥其他原因:如自身免疫性胃肠道动力障碍、肠系膜缺血以及导致胃肌层浸润或变性的疾病(如硬皮病)。该患者 EB 病毒、巨细胞病毒等 IgG 及 IgM 检测均为阴性,无相关药物及手术史,无神经系统疾病及自身免疫病依据,故暂不考虑上述病因。

在诊断胃轻瘫后,如何对患者进行相应治疗?胃轻瘫的初步治疗包括饮食调整、优化血糖控制和补液,以及对于有持续症状的患者使用促动力药和止吐药进行药物治疗。①饮食调整:胃轻瘫患者首先应进行饮食调整,避免进食油腻、辛辣、粗粮和固体纤维较高的食物,应少食多餐(每日 4～5 次)摄入低脂饮食和可溶性膳食纤维(Grade 2C),对不耐受固体食物的患者可使用匀浆膳食;②营养支持:反复呕吐和经口摄食减少可引起低钾血症、代谢性酸中毒、脱水、维生素缺乏等,可通过口服补液等方式进行补充,对于难治症状患者可予肠内或肠外营养支持;③促动力药:对饮食调整后仍有胃轻瘫症状的患者可予药物治疗,促动力药会提高胃排空速率,应于餐前 10～15 min 给药,而对于有持续性症状的患者应在临睡前额外加用 1 次。甲氧氯普胺是治疗胃轻瘫的一线用药(Grade 1A),通过增强胃窦收缩和减少餐后胃底松弛而加速胃排空,通常治疗时间不超过 12 周。甲氧氯普胺的不良反应包括中枢性不良反应(焦虑、躁动和抑郁)、高催乳素血症及 QT 间期延长。对于无法耐受口服药物的患者,甲氧氯普胺也可静脉给药、肌内注射或皮下注射。对于甲氧氯普胺治疗不能缓解症状或有不良反应的患者,可予多潘立酮 10 mg tid po,如果症状持续的话,则增加剂量 20 mg tid po,睡前再额外加用 1 次(Grade 2B)。需要注意,多潘立酮可能会增加心律失常的风险。因此,应在基线时以及治疗期间进行 ECG 检查。如果男性的校正 QT 间期大于 450 ms,女性的校正 QT 间期大于 470 ms,则应停用多潘立酮;④大环内酯类抗生素:红霉素是一种胃动素激动剂,可诱发大幅度的胃推进性收缩以加速胃排空,对甲氧氯普胺和多潘立酮治疗无反应的患者,可口服红霉素 40～250 mg tid(Grade 2B)。因为快速耐受会导致红霉素疗效降低,所以每次口服红霉素治疗不应超过 4 周。使用较高剂量的红霉素更可能导致腹痛或诱导快速耐受。静脉给予红霉素的促胃排空作用更强,但仅用于无法耐受经口摄食的胃轻瘫急性恶化患者。红霉素的不良反应包括胃肠道毒性、耳毒性、诱导产生耐药菌株、QT 间期延长及猝死,特别是患者同时使用 CYP3A4 抑制剂时;⑤西沙必利:西沙必利是一种 5-HT4 激动剂,可刺激胃窦及十二指肠运动,并加速胃对固体和液体的排空。对其他促胃动力药无效者可予西沙必利(Grade 2B),剂量为一次 10～20 mg,一日 4 次,每餐前 0.5 小时及睡前使用。西沙必利的剂量应不超过 1 mg/(kg·d)或 60～80 mg/d;⑥止吐药:对于使用促动力药后仍持续恶心、呕吐的患者,可使用抗组胺药物治疗(如苯海拉明 12.5 mg 每 6～8 小时 1 次）。对于有持续性症状的患者,还可使用 5-HT3 拮抗剂治疗(如昂丹司琼 4～8 mg tid po)。由于 QT 间期延长和中枢性不良反应,吩噻嗪类药物(如丙氯拉嗪 5～10 mg tid po)仅限用于使用抗组胺药物和 5-HT3 拮抗剂后仍有症状的患者。

对于接受饮食调整、促动力药及止吐药治疗后仍有难治性胃轻瘫症状的患者,需要重新评估其对饮食调整及药物治疗的依从性并提供营养支持。对于在 3～6 个月内体重非故意性降低达 10% 或以上的患者,和(或)因难治性症状而反复住院的患者,可以考虑放置经皮内镜下空肠造口管来提供肠内营养(Grade 2C)。长期肠外营养应仅限于使用促动力药和止吐药治疗后仍无法耐受肠内营养的胃和小肠严重动力障碍患者。近年来,G-POEM 成为治疗难治性胃轻瘫的选择[6]。首先需在黏膜下注射形成黏膜下垫,然后在胃大弯距幽门 5 cm 处作黏膜切口,建立黏膜下隧道,最后在离幽门近端 2～3 cm 至十二指肠球部 1 cm 处进行全层肌切开术。已有多项回顾性研究表明 G-POEM 术可显著改善胃轻瘫患者 GCSI 评分[7]。

最终诊断

青年起病的成人型糖尿病 10 型(MODY10)合并胃轻瘫、肾病Ⅳ期,高血压病 2 级(很高危),焦虑状态。

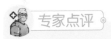 **专家点评**

胃轻瘫是在无机械性梗阻的情况下出现的客观性胃排空延迟综合征,常见于糖尿病患者,尤其是 1 型糖尿病,其病理生理基础为胃肠道糖尿病性自主神经病变。胃轻瘫的症状包括恶心、呕吐、腹痛、早饱、餐后饱胀和腹胀感,严重病例可由于正常饮食无法耐受出现体重减轻、营养不良。对出现消化道症状考虑胃轻瘫的糖尿病患者,可在消化内镜或 CT、MRI 等影像学检查显示胃、小肠无梗阻性结构性病变的情况下,行闪烁成像证实胃排空延迟以进行胃轻瘫诊断。胃轻瘫的主要治疗包括改善血糖控制、调整膳食,对有症状的患者给予止吐药和促动力药。在启用胃轻瘫的药物治疗方案前,应停用 GLP1 受体激动剂等可引起胃排空延迟的降糖药物。对于药物积极治疗至少 1 年无效的难治性胃轻瘫患者,可采用手术治疗或胃电刺激治疗。近年来,G-POEM 逐渐成为重度难治性胃轻瘫安全有效的治疗选择。

病例提供单位:上海交通大学医学院附属第六人民医院

整理:吴量

述评:于浩泳 贾伟平

参考文献

[1] CAMILLERI M, PARKMAN HP, SHAFI MA, et al. Clinical guideline: management of gastroparesis [J]. Am J Gastroenterol, 2013, 108(1):18-37; quiz 38.

[2] SAMSOM M, SALET G, ROELOFS J, et al. Compliance of the proximal stomach and dyspeptic symptoms in patients with type Ⅰ diabetes mellitus [J]. Dig Dis Sci, 1995, 40(9):

2037 - 2042.

［3］CHEDID V, BRANDLER J, VIJAYVARGIYA P, et al. Characterization of upper gastrointestinal symptoms, gastric motor functions, and associations in patients with diabetes at a referral center ［J］. Am J Gastroenterol, 2019,114(1):143 - 154.

［4］PARKMAN HP, YATES K, HASLER WL, et al. Similarities and differences between diabetic and idiopathic gastroparesis ［J］. Clin Gastroenterol Hepatol, 2011,9(12):1056 - 1064.

［5］REVICKI DA, RENTZ AM, DUBOIS D, et al. Gastroparesis Cardinal Symptom Index (GCSI): Development and validation of a patient reported assessment of severity of gastroparesis symptoms ［J］. Qual Life Res, 2004,13(4):833 - 844.

［6］KHASHAB MA, STEIN E, CLARKE J, et al. Gastric peroral endoscopic myotomy for refractory gastroparesis: first human endoscopic pyloromyotomy ［J］. Gastrointest Endosc, 2013, 78(5):764 - 768.

［7］RODRIGUEZ J, STRONG AT, HASKINS IN, et al. Per-oral pyloromyotomy (POP) for medically refractory gastroparesis: short term results from the first 100 patients at a high volume center ［J］. Ann Surg, 2018,268(3):421 - 430.

病例21 口渴、多饮、多尿 6 年,周身疼痛 2 个月,糖尿病合并痛性周围神经病变?

主诉

男性,65 岁,口渴、多饮、多尿 6 年,周身疼痛 2 个月。

病史摘要

现病史:患者于 6 年前无明显诱因下出现口渴、多饮,日饮水量约 3 000~4 000 ml,尿量与饮水量相当。于药房化验发现血糖增高,随机血糖 12 mmol/L,自行口服格列吡嗪控释片等降糖药物,未系统诊治。3 年前血糖波动于 10~13 mmol/L,就诊于当地医院,诊断为"糖尿病",改用二甲双胍缓释片 1.0 g 每日两次口服。半年前因体重下降明显停用二甲双胍,自行改为阿卡波糖、格列美脲口服至今,血糖波动在 10 mmol/L 左右。2 个月前出现后背针刺样疼痛,逐渐加重蔓延至全身,以下肢为重,未系统诊治。1 天前就诊于我院门诊。为求进一步诊治收入院。

患者发病以来无视物模糊,无肢端麻木,无间歇性跛行,无恶心、呕吐,无反酸、嗳气,无腹胀、腹痛。无头晕、头痛,无双下肢水肿,无关节肿痛。无尿频、尿急、尿痛。近期睡眠、饮食尚可,精神体力可,尿色发红,大便干燥,近 2 年体重下降 16 kg。

既往史:4 年前因胸闷气短,不可平卧,于当地医院行系列检查,诊断为房颤、心功能不全(心功能Ⅲ级)、高血压(1 级、极高危)、血脂异常症,平素血压(150~160)/(80~90) mmHg,口服华法林、地高辛、美托洛尔、螺内酯、缬沙坦至今。发现双侧肾结石 1 周,未系统诊治。

个人史:吸烟 45 年,20 支/天;饮酒史 45 年,2~3 两白酒/天。

婚育史:已婚已育。

家族史:父亲已故,母亲、弟弟均有糖尿病病史,已故。子女健康。

入院查体

T 36.2℃,P 72 次/分,R 16 次/分,BP 146/106 mmHg。神清语明,查体合作。无颜面潮红及深大呼吸,全身皮肤、黏膜无黄染及出血点,颈软,甲状腺无肿大,无颈静脉怒张。心律绝对不齐、听诊第一心音强弱不等,双肺及腹部查体未见明显异常。双下肢无水肿,双足背动脉搏动减弱。踝反射、震动觉正常。针刺痛觉、压力觉减弱,10 g 尼龙丝检查阳性。

辅助检查

维生素 D_3 10.46 ng/ml。TG 2.86 mmol/L。血常规、肝肾功能、凝血系列、肿瘤标志物、甲状腺功能和甲状腺相关抗体、风湿三项正常。尿常规:蛋白质(++)。

尿 β_2-微球蛋白 1.29 mg/L,尿 α_1 微量球蛋白 42.3 mg/L,尿微量白蛋白 716.0 mg/L,尿转铁蛋白 45.6 mg/L,尿液 IgG 81.7 mg/L。24 小时尿蛋白定量 1.406 g。

OGTT 及胰岛素-C 肽释放试验:见表 21-1。

表 21-1　患者入院后查 OGTT 及胰岛素-C 肽释放试验结果

指标	0 min	30 min	60 min	120 min	180 min
血糖(mmol/L)	7.41	9.77	14.00	17.40	14.8
C 肽(pmol/L)	723.60	937.10	1 162.70	2 005.30	2 138.60
胰岛素(mIU/L)	4.78	12.81	18.63	24.62	20.02

HbA1c 8.2%,GADA、IA-2A 阴性。

心电图:心房颤动。室性早搏。ST-T 改变。

肌电图:①右侧腓总神经 MCV 明显减慢,波幅降低。左侧腓总神经 MCV 低限,波幅降低。双侧胫神经 MCV 稍减慢,潜时延长。②双侧腓神经 SCV 未引出。双侧胫神经 SCV 未引出。提示:周围神经损害。

超声检查,心脏彩超:左室心肌肥厚。左心房大。静息状态下左心室整体收缩功能正常。双侧颈动脉超声:双侧颈动脉硬化样改变。双侧颈动脉多发斑块形成。双侧颈动脉血流速度正常范围。右下肢动脉超声:右侧下肢动脉硬化样改变。右侧下肢动脉血流速度正常范围。左下肢动脉超声:左侧下肢动脉硬化样改变。左侧下肢胫前、足背动脉阻塞样病变。

肺部 CT:右肺磨玻璃密度小结节,密切随诊观察,双肺多发微小结节,随诊观察,双肺陈旧病变。

眼科检查:双眼前节(-),晶状体混浊,玻璃体混浊,眼底视盘色正界清,视网膜平伏,动脉细,交叉压迫,未见出血,少量棉绒斑,黄斑中心凹反射(-)。眼压右眼 19 mmHg,左眼 17 mmHg。诊断:双眼白内障,双眼糖尿病性视网膜病变(Ⅲ期)。眼科会诊意见:控制血糖、血压、血脂,羟苯磺酸钙 500 mg 每日 3 次口服,3 个月后复查眼底,必要时查眼底血管造影及视野,眼科随诊。

初步诊断

2型糖尿病，2型糖尿病性周围神经病变（痛性），2型糖尿病周围血管病（双侧颈动脉硬化、右下肢动脉粥样硬化、左下肢动脉粥样硬化闭塞症），双眼糖尿病性视网膜病变（Ⅲ期），血脂异常症（高甘油三酯血症、高低密度脂蛋白胆固醇血症），心律失常（房颤）、慢性心功能不全（心功能Ⅲ级），高血压（1级、极高危），右肺结节。

治疗及转归

建议患者糖尿病饮食调整，进行生活方式干预，降糖方案给予二甲双胍缓释片1 000 mg每日2次口服，阿卡波糖100 mg每日3次餐中嚼服，格列美脲1 mg每日2次口服。阿托伐他汀20 mg每日1次睡前口服。缬沙坦80 mg每日1次口服。针对痛性周围神经病变，给予甲钴胺0.5 mg每日3次口服，木丹颗粒7 g每日3次口服，胰激肽原酶40单位每日1次肌注，加巴喷丁0.3 g每日3次口服。10天后患者疼痛缓解不明显，调整为硫辛酸片0.6 g每日1次口服，甲钴胺0.5 mg每日3次口服，加巴喷丁0.6 g每日3次口服，度洛西汀60 mg每日1次口服。出院1个月后回访，患者自述疼痛症状较前明显缓解。

讨论与分析

本例患者为2型糖尿病伴长期血糖控制不佳，出现了多种糖尿病并发症，考虑其疼痛主要为痛性神经病变所导致，并严重影响了生活质量。痛性周围神经病变的病因多种多样，分为先天遗传性和后天获得性两大类[1]，需要加以鉴别。先天遗传性痛性周围神经病主要包括遗传性感觉和自主神经病、家族性淀粉样变性多发性神经病、Fabry病、卟啉性神经病、Tangier病等。后天获得性痛性周围神经病根据发病原因主要包括：①代谢性和营养障碍性：最常见的为糖代谢异常，如糖尿病、糖代谢异常引起的相关周围神经病，尿毒症性多发性周围神经病，甲状腺疾病相关性周围神经病，维生素缺乏或过量等引起的周围神经病。②外伤和压迫性：嵌压性周围神经病、急慢性外伤周围神经病。③免疫介导性：格林-巴利综合征、淀粉样变性多发性神经病、血管炎性周围神经病、副蛋白血症性周围神经病、结节周围神经病、副蛋白血症性周围神经病、结节病性周围神经病等。④感染性：人类免疫缺陷病毒相关性周围神经病、Lyme病周围神经病、麻风病周围神经病等。⑤药物或其他理化因素中毒性：呋喃唑酮、拉米夫定等药物或酒精、砷、铊等。⑥肿瘤相关周围神经病：直接浸润或远隔效应。⑦隐源性：也称特发性痛性感觉性神经病。

糖尿病神经病变是糖尿病最常见的慢性并发症之一，病变可累及中枢神经及周围神经，以后者多见。糖尿病神经病变的发生与糖尿病病程、血糖控制等因素相关，病程达10年以上者，易出现明显的神经病变临床表现[2]。

糖尿病周围神经病变的患病率为2.4%～78.8%，中位患病率为59%。其中75%的糖尿病周围神经病变为远端对称性神经病变（distal symmetric polyneuropathy，DSPN），约25%的DSPN患者存在糖尿病痛性神经病变（painful diabetic neuropathy，PDN）。典型的神经性疼痛常在夜间加重，症状最常出现在足部和下肢，一些患者也可累及手部。与本例患者的临床表现相符。

慢性糖尿病周围神经病变是糖尿病神经病变最常见的类型。超过半数的患者可能有症状,最常见的为烧灼样疼痛、电击样或针刺样感觉、感觉麻木和感觉过敏。

急性糖尿病周围神经病变少见,常发生在代谢控制较差的时期(如糖尿病酮症酸中毒)或血糖控制变化较大时。主要的临床表现为感觉症状极为严重,并且夜间明显加重,但是神经系统体征较少。

DSPN 临床诊断流程:主要根据临床症状和体征,临床诊断有疑问时,可以做神经传导功能检查等(图 21-1)。

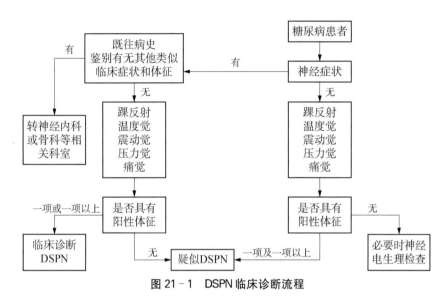

图 21-1 DSPN 临床诊断流程

DSPN 诊断分层。①确诊的 DSPN:有 DSPN 的症状或体征,同时神经传导速度降低;②临床诊断的 DSPN:有 DSPN 的症状和 1 项阳性体征,或有 2 项以上(含 2 项)阳性体征伴或不伴症状;③疑似 DSPN:有 DSPN 的症状但无体征,或无症状但有 1 项阳性体征;④亚临床 DSPN:无症状和体征,仅神经传导速度降低。

糖尿病 PDN 的诊断:①明确的糖尿病病史;②诊断糖尿病时或之后出现的神经病变;③临床症状和体征与 PDN 的表现相符;④有临床症状(疼痛、麻木、感觉异常等)者 5 项检查(踝反射、针刺痛觉、震动觉、压力觉、温度觉)中任 1 项异常;⑤排除以下情况:其他病因引起的神经病变,如颈腰椎病变(神经根压迫、椎管狭窄、颈腰椎退行性变)、脑梗死、格林-巴利综合征;严重动静脉血管性病变(静脉栓塞、淋巴管炎)等,药物尤其是化疗药物引起的神经毒性作用以及肾功能不全引起的代谢毒物对神经的损伤。

PDN 的治疗:病因治疗、针对发病机制治疗和针对疼痛症状治疗。

(1)针对病因治疗。

①血糖控制:积极严格地控制高血糖并减少血糖波动是预防和治疗糖尿病神经病变的最重要措施。②神经修复:常用药物有甲钴胺、神经生长因子等。③改善微循环:周围神经血流减少是导致糖尿病神经病变发生的一个重要因素。通过扩张血管、改善血液高凝状态和微循环,提高神经细胞的血氧供应,可有效改善糖尿病神经病变的临床症状。常用药物为前列腺素 E1、贝前列素钠、西洛他唑、己酮可可碱、胰激肽原酶、钙拮抗剂和活血化瘀类中药等。④其他:神经营养因子、肌醇、神经节苷脂和亚麻酸等。

（2）针对神经病变的发病机制治疗。

①抗氧化应激：通过抑制脂质过氧化，增加神经营养血管的血流量，增加神经钠-钾-ATP酶活性，保护血管内皮功能。常用药物为α-硫辛酸。②醛糖还原酶抑制剂：糖尿病可引起多元醇通路过度激活，醛糖还原酶抑制剂通过作用于醛糖还原酶而抑制多元醇通路。常用药物为依帕司他。

（3）疼痛管理。

①抗惊厥药：包括普瑞巴林、加巴喷丁、丙戊酸钠和卡马西平等。普瑞巴林（或加巴喷丁）可以作为初始治疗药物，改善症状。②抗抑郁药物：包括度洛西汀、文拉法辛、阿米替林、丙米嗪和西肽普兰等。度洛西汀可以作为疼痛的初始治疗药物。③其他：阿片类药物（曲马多和羟考酮）和辣椒素等。由于具有成瘾性和发生其他并发症的风险较高，阿片类药物不推荐作为治疗痛性神经病变的一、二线药物。

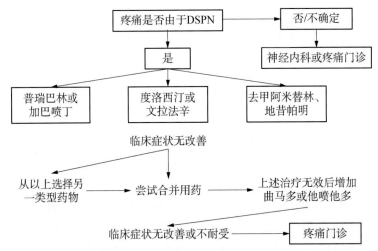

图21-2　2017年美国糖尿病协会（ADA）关于糖尿病痛性神经病变治疗的推荐[3]

最终诊断

2型糖尿病，2型糖尿病性周围神经病变（痛性），2型糖尿病周围血管病（双侧颈动脉硬化、右下肢动脉粥样硬化、左下肢动脉粥样硬化闭塞症），2型糖尿病性肾病（临床蛋白尿期），双眼糖尿病性视网膜病变（Ⅲ期），血脂异常症（高甘油三酯血症、高低密度脂蛋白胆固醇血症），心律失常（房颤）、慢性心功能不全（心功能Ⅲ级），高血压（1级、极高危），右肺结节。

专家点评

糖尿病患者在长期血糖控制欠佳的情况下，会出现多种慢性并发症，其中慢性神经病变伴疼痛症状会严重影响患者的生活质量，通常的诊疗思维包括：①有长期糖尿病伴血糖控制欠佳的病史，通常会伴有其他慢性并发症同时存在；②疼痛持续时间长，夜间尤甚；③有体格检查及肌电图检测的支持；④排除其他导致痛性周围神经病理性疼痛的原因，如代谢性、感染性、中毒性等。缓解糖尿病性疼痛的方法中，药物治疗是最基本的。

主要药物包括三环类抗抑郁药物、5-HT 和 NE 双通道再摄取抑制药物、抗惊厥药物、局部用药、盐酸曲马多和吗啡类镇痛药物等。在选择药物治疗时应遵循几项原则：有效的血糖管理作为基础，同时兼顾治疗其他慢性并发症，注重个体化用药、联合治疗，充足的疗程。一些患者尽管接受大剂量药物治疗，但疼痛控制仍然不佳，或因为药物带来的不良反应，让患者服药的依从性下降；而此时非药物治疗便成为不错的选择，通常有电刺激治疗（包括经皮神经电刺激治疗、脊髓电刺激治疗、调频电磁神经刺激等）、针灸治疗、近红外线治疗、低强度激光治疗等，其中脊髓电刺激技术发展快速，对一些顽固性的疼痛会起到明显的疗效。

病例提供单位：中国医科大学附属第一医院

整理：李嘉姝

述评：王晓黎

参考文献

［1］中华医学会神经病学分会肌电图与临床神经电生理学组，中华医学会神经病学分会神经肌肉病学组. 痛性周围神经病的诊断和治疗共识［J］. 中华神经科杂志，2012，45（11）：824-827.

［2］中华医学会糖尿病学分会. 中国2型糖尿病防治指南（2020年版）［J］. 中华糖尿病杂志，2021，13（4）：315-409.

［3］POP-BUSUI R，BOULTON AJ，FELDMAN EL，et al. Diabetic neuropathy：a position statement by the American Diabetes Association［J］. Diabetes Care，2017，40（1）：136-154.

病例22 糖尿病患者住院期间突发呼之不应，糖尿病合并周围血管病变及周围神经病变？

主诉

女性，64岁，发现血糖升高11年，双足麻木10个月。

病史摘要

现病史：患者于11年前体检时发现血糖升高，多次查空腹静脉血糖波动在 7.0～8.0 mmol/L，无多尿，无口干，无多饮，无多食，无体重减轻。当地医院予"吡格列酮、瑞格列奈"控制血糖，服药不规律，未监测血糖。4年前因"血糖控制不佳"来我院住院，查糖化血红蛋白 13.30%；胰岛功能：C肽（空腹）0.84 ng/ml，C肽（餐后半小时）0.77 ng/ml，C肽（餐后2小时）1.58 ng/ml；糖尿病相关抗体：IA-2A阴性，GADA阴性；诊断为"2型糖尿病并周围血管病变"，出院降糖方案为"'甘舒霖30R'注射液早14 U、晚8 U，餐前30 min皮下注射，阿卡波糖片50 mg tid po，盐酸二甲双胍片0.5 tid po"。出院后自行改为瑞格列奈片2 mg tid po。自诉空腹血糖控制在 7～8 mmol/L,餐后血糖波动在 11～12 mmol/L。半月前因咳嗽、咳痰,自行停用降糖药。10 天前在 928 医院住院治疗肺部感染时发现血糖较高,给予"谷赖胰岛素早 8 U、中 8 U、晚 8 U,餐前 5 min 皮下注射,甘精胰岛素 14 U 睡前皮下注射",血糖控制在空腹 7～8 mmol/L,餐后 13 mmol/L 左右。咳嗽咳痰症状好转后出院。今为求进一步治疗,遂来我院就诊,门诊拟"糖尿病"收入我科。入院时随机血糖 15.9 mmol/L,血酮体 0.2 mmol/L。

患者自发病以来,有视物模糊 3 年,泡沫尿 1 年余,双足麻木 10 个月余,无胸闷,无心悸,无四肢疼痛,无间歇性跛行。既往无酮症或酮症酸中毒史。近期否认低血糖发作史。

患者目前精神尚可,食欲可,大、小便如常,体重未明显下降,睡眠可。

既往史:既往有心房颤动病史 4 年,长期服用"拜阿司匹林 0.1 qn po,瑞舒伐他汀 10 mg qn po"治疗,未行长期抗凝治疗。2 天前于外院心内科就诊,予以口服华法林 2.5 mg qd po,琥珀酸美托洛尔片 23.75 mg qd po。否认高血压、血脂异常、冠心病、心脏瓣膜病、脑血管病等疾病史。否认肾脏疾病史。否认甲亢病史。否认皮质醇增多症病史。否认长期服用利尿剂史。否认长期服用糖皮质激素史。否认急慢性胰腺炎病史。否认肝炎、结核等急慢性传染病史。否认食物、药物过敏史。否认手术、外伤史。否认输血史。预防接种史不详。

个人史:原籍海南省,长期生活在海南。否认疫水接触史,否认疫区久居史。否认吸烟史。否认饮酒史。

婚育史:已婚。配偶健康状况一般。已育,4 - 0 - 0 - 4。育有 3 儿 1 女,健康状况良好。

月经史:16 岁月经来潮,周期 28～30 天,4～5 天/次,43 岁绝经。无痛经,经期规则,经量中等。

家族史:家族中否认糖尿病史,家族中否认冠心病史,否认高血压病史。否认其他遗传性疾病家族史。

入院查体

T 36℃，P 102 次/分,R 20 次/分,BP 120/87 mmHg。神志清,精神可,对答切题。全身浅表淋巴结无肿大。颈软,颈静脉无怒张,气管居中,双侧甲状腺未触及肿大。胸廓无畸形。两侧呼吸运动对称,触觉语颤对称。叩诊清音。双肺呼吸音清,未闻及干、湿啰音。心前区无异常隆起,心尖搏动位于左侧第 5 肋间左锁骨中线内 0.5 cm,无抬举感。心前区无震颤,无心包摩擦感。叩诊心浊音界无明显扩大。心率 112 次/分,心律绝对不齐,第一心音强弱不等,各瓣膜区未闻及病理性杂音。腹部查体未及异常。脊柱无畸形。双下肢无水肿,四肢肌力 Ⅴ级,四肢肌张力正常。生理反射正常,病理反射未引出。

专科查体:身高 140.5 cm,体重 50 kg,BMI 25 kg/m²,腰围 90 cm,臀围 90 cm。无胫前斑。针刺痛觉:左侧正常,右侧正常;音叉震动觉:左侧减退,右侧减退;压力觉:左侧减退,右侧减退;温度觉:左侧减退,右侧减退;膝反射:左侧正常,右侧正常;踝反射:左侧正常,右侧正常;足背动脉搏动:双侧足背动脉搏动搏弱。无足部溃疡。

辅助检查

(市人民医院)凝血功能:凝血酶原时间(prothrombin time, PT)13.9 秒,国际标准化比值(international normalized ratio, INR)1.22,纤维蛋白原(fibrinogen, Fib)4.19 g/L,活化部分凝血活酶时间(activated partial thromboplastin time, APTT)30.5 秒,凝血酶时间

(thrombin time，TT)20.9秒,抗凝血酶Ⅲ(antithrombin Ⅲ，AT Ⅲ) 74.6%。

血常规(2021-01-27):WBC 4.24×10⁹/L, N% 59.90%, N 2.54×10⁹/L, RBC 4.12×10¹²/L, Hb 126 g/L, PLT 207×10⁹/L。

肝功能(2021-01-28):ALT 60 U/L, AST 85 U/L,总胆红素 17.70 μmol/L,直接胆红素 4.80 μmol/L,GGT 72 U/L,总蛋白 63.60 g/L,白蛋白 32.60 g/L,球蛋白 31.00 g/L,白球比 1.1,前白蛋白 12.11 mg/dl。

肾功能(2021-01-28):尿素氮 3.41 mmol/L,肌酐 67 μmol/L,尿酸 244 μmol/L,胱抑素 C 1.28 mg/L,肾小球滤过率 91.45 ml/(min • 1.73 m²)。

血脂四项(2021-01-28):总胆固醇 2.66 mmol/L,甘油三酯 0.66 mmol/L, HDL-C 0.81 mmol/L, LDL-C 1.76 mmol/L。

糖尿病相关指标(2021-02-03):见表 22-1。

糖尿病自身抗体:IAA 阴性;ICA 阴性;IA-2A 阴性;GADA 0 IU/ml。

表 22-1　糖尿病相关指标

指标	0 min	30 min	120 min
血糖(mmol/L)	5.53	7.29	5.63
血清胰岛素(μU/ml)	2.49	6.2	6.67
血清 C 肽(ng/ml)	1.05	1.15	1.42
糖化血红蛋白(%)		10.20	

其他检验:

肿瘤指标(2021-01-28):CA125 85.00 U/ml, CA199 65.10 U/ml,余正常。

甲状腺轴(2021-01-28):正常。

肾上腺轴(2021-04-01):正常。

特殊检查:

外院心脏彩超(2021-01-20):二尖瓣狭窄(中度),双房增大,左室收缩功能减低,肺动脉高压(中度),三尖瓣反流(中度),主动脉反流(少量)。

外院动态心电图(2021-01-21):①异位心律,总心搏 184 237 个,平均心律 131 次/分,最快心率 176 次/分,最慢心率 86 次/分;②全程心房颤动伴快速型心室率;③室性早搏总数:76 个;④全程 ST-T 改变。

常规心电图(2021-01-29):心房颤动。

甲状腺彩超(2021-01-29):甲状腺右叶可见数个高回声结节,较大的约 32 mm×19 mm,边界尚清,形态规整,内回声欠均匀,CDFI 周边可见短杆状血流信号。甲状腺左叶可见 1 个高回声结节,约 5 mm×3 mm,后伴声影,CDFI 未见明显异常血流信号。其余腺实质回声欠均匀,CDFI 未见明显异常血流信号。影像诊断:甲状腺异常回声考虑。结节性甲状腺肿可能。

四肢血管彩超(2021-01-29):双下肢动脉内中膜稍增厚。双下肢静脉未见明显异常。

颈部动脉彩超(2021-01-29):双侧颈动脉硬化伴斑块。右侧椎动脉 V1 段走行弯曲双

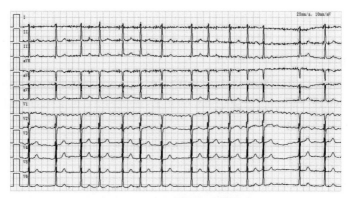

图 22-1　心电图提示心房纤颤

侧锁骨下动脉未见异常。左侧椎动脉显示段未见明显异常。

　　骨密度(2021-01-28)：L1~L4 T值总和-4.3；左股骨颈 T值-2.1，右股骨颈 T值-1.6。

　　CT头颅平扫(2021-02-01)：左颞叶局部脑沟略变浅，内似见密度略减低；余脑实质内未见确切异常密度。幕上下脑室、脑池形态如常，两侧对称，中线结构居中，脑沟脑裂略增宽。影像诊断：左颞叶局部脑沟略变浅并可疑密度略减低，建议 MRI+弥散加权成像(diffusion-weighted imaging，DWI)检查。

　　3T-MRI头颅平扫+DWI(2021-02-01)：右侧小脑半球及放射冠区见斑点状长 T1 长 T2 信号，水抑制像为低信号，DWI 像左侧颞枕顶叶及放射冠区见斑点片状稍高信号，表观扩散系数(apparent diffusion coefficient，ADC)为低信号。脑室系统轻度扩张。脑沟裂略增宽、加深，中线结构无移位。双侧视听神经及垂体未见异常。右侧眼球晶状体显示细

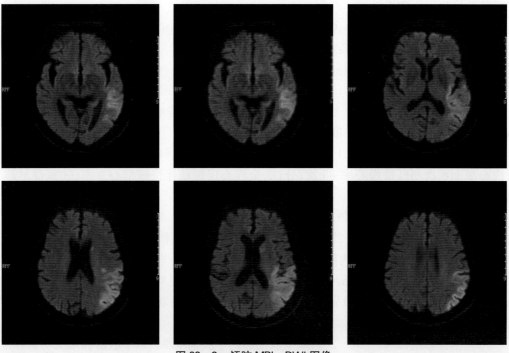

图 22-2　颅脑 MRI-DWI 图像

小。鼻腔左侧见结节 T2WI 稍高信号。影像诊断：①左颞枕顶叶及放射冠区脑梗死（新灶）；②右侧小脑及放射冠区少许软化灶；③轻度脑萎缩；④右侧眼球晶状体显示细小。鼻腔左侧结节异常信号。请结合临床。

初步诊断

2 型糖尿病合并周围血管病变及周围神经病变，心房颤动。

治疗及转归

患者在住院后第四天 3：00am 护士巡视病房时呼之不应，反应迟钝、言语不能。查体：嗜睡，查体欠合作，口角左侧歪斜，双眼向左侧凝视，双侧瞳孔不等大，左边瞳孔约 4mm，右边瞳孔约 3.5mm，对光反射迟钝，右下肢肌张力升高，肌力正常。右上肢肌张力正常，肌力 3 级。左侧肢体肌力、肌张力正常。考虑急性脑血管病，予以急查头颅 CT 未见出血，头颅 MRI＋DWI 示左颞枕顶叶及放射冠区脑梗死，诊断为急性脑梗死。快速转诊到神经内科并请血管介入科会诊，予以数字减影血管造影（digital subtraction angiography，DSA）并血管内机械取栓，术后予以阿司匹林、氯吡格雷抗血小板凝集，低分子肝素抗凝，改善脑细胞代谢，清除脑自由基等治疗，患者症状好转，遗留轻度右侧肢体乏力，出院后予以康复治疗。

讨论与分析

房颤[1]是指规则有序的心房电活动丧失，代之以快速无序的颤动波，为最严重的心房电活动紊乱。心房的颤动使之失去了有效的收缩与舒张，进而导致泵血功能下降或丧失。加之房室结对快速心房激动的递减传导，可令心室律极不规则，亦可致心室泵血功能下降。因此，心室律紊乱、心功能受损和心房附壁血栓形成是房颤患者的主要病理生理特点。心房血栓形成一般位于左心耳，或者起源于左心耳延至左心房，与左心耳有关的血栓约占整个血栓形成的 90％，大多为白血栓或混合性血栓[1]。

血栓脱落造成的栓塞性并发症是房颤致死、致残的主要原因，其中缺血性卒中是最常见的表现形式[1]。房颤是脑卒中的独立危险因素，房颤患者发生缺血性卒中的总体风险为20％～30％，房颤所致卒中占所有脑卒中的 20％。同时，房颤患者往往合并高血压、糖尿病、心力衰竭、冠心病等多个危险因素，这些危险因素也会增加发生缺血性卒中和其他系统性血栓栓塞事件的风险。

心房颤动栓塞性并发症风险评估：CHA_2DS_2-VASc 评分目前在全球范围内被广泛用于房颤卒中风险的评估和是否启动抗凝治疗的依据。欧洲心脏病学会（European Society of Cardiology，ESC）房颤管理指南[2]建议，男性 CHA_2DS_2-VASc 评分≥2 分，女性≥3 分，发生血栓栓塞性事件的风险明显增高，建议给予长期抗凝治疗。

表 22-2　CHA_2DS_2-VASc 评分标准

危险因素	积分
慢性心力衰竭/左心室功能不全（C）	1
高血压（H）	1

（续表）

危险因素	积分
年龄≥75岁（A）	2
糖尿病（D）	1
既往卒中/TIA/血栓栓塞史（S）	2
血管疾病（V）	1
年龄65～74岁（A）	1
性别女性（Sc）	1
总分	9

注：TIA，短暂性脑缺血发作

心房颤动的抗凝治疗[1]：预防血栓栓塞事件的药物包括抗凝类和抗血小板类，抗凝药物有华法林和新型口服抗凝药物如利伐沙班；抗血小板药物有阿司匹林和氯吡格雷。普通肝素或低分子肝素为静脉和皮下用药，一般用于停用华法林期间的短期替代治疗或华法林开始前的抗凝治疗。无论心房颤动脑卒中的危险如何，不推荐单纯使用抗血小板药物来预防心房颤动的血栓栓塞事件。既往有脑卒中病史的心房颤动患者，优选新型口服抗凝药物。华法林可使脑卒中相对危险降低67%，死亡相对危险降低25%。但是，华法林治疗窗口窄，受到食物、药物、疾病的影响大，需要监测INR并频繁调整剂量。INR建议保持在2～3。治疗期间INR维持在2～3的时间越长越好。新型口服抗凝药物疗效可预测，起效及停用后疗效消失较快，无需常规监测凝血功能，代表药物为利伐沙班。利伐沙班20 mg，1次/天，口服。利伐沙班组较华法林组病死率、缺血性脑卒中或大出血事件发生率均降低，但是胃肠道出血增加。心房颤动抗凝治疗较抗血小板治疗可更有效地预防脑卒中。口服抗凝药物较阿司匹林和不治疗可以降低心房颤动脑卒中发生率并延长患者生存，即使是老年人也同样获益。阿司匹林预防脑卒中的疗效不如抗凝药物，但是出血危险并不低于抗凝药物，不是心房颤动脑卒中预防的优先选择。

临床上经常会遇到糖尿病患者在住院过程中出现急性脑血管病变的情况，作为内分泌科的临床医生，应该掌握快速识别和初步处理方法，目的是尽快对合适的急性缺血性脑卒中患者进行溶栓治疗或血管内取栓治疗。

脑卒中的识别[3]。若患者出现以下任一症状时应考虑脑卒中的可能：①一侧肢体（伴或不伴面部）无力或麻木；②一侧面部麻木或口角歪斜；③说话不清或理解语言困难；④双眼向一侧凝视；⑤单眼或双眼视力丧失或模糊；⑥眩晕伴呕吐；⑦既往少见的严重头痛、呕吐；⑧意识障碍或抽搐。

识别后的急救处理[3]，主要包括：处理气道、呼吸及循环问题；心脏监护；建立静脉通路；吸氧；评估有无低血糖。应该避免：非低血糖患者输注含糖液体，过度降低血压，大量静脉输液。迅速获取简要病史，包括症状开始时间，若于睡眠中起病，应以最后表现正常的时间作为起病时间；近期患病史，既往史，近期用药史。

建议尽快将患者送至附近有条件的医院[3-5]，包括：能全天进行急诊CT检查、具备溶栓和或血管内取栓条件。对于急性脑卒中,影像学检查是第一位的。急诊颅脑 CT 平扫可准确识别绝大多数颅内出血,是疑似脑卒中患者首选的影像学检查方法。而常规 MRI＋DWI 在症状出现数分钟内就可以发现缺血灶并可早期确定大小、部位与时间,对早期发现小梗死灶较常规 MRI 更敏感。DSA 是血管病变检查的金标准,用于血管内机械取栓治疗的指导。

一般处理[3]:必要时吸氧;有条件时心电监护;检测体温;检测血压;检测血糖,尤其对于本例伴有糖尿病的患者,脑梗死后机体处于应激状态,经常会伴有高血糖状态。脑卒中的特异性治疗包括改善微循环(静脉溶栓、血管内治疗、抗血小板、抗凝、降纤、扩容等方法)、他汀类药物及神经保护等。急性缺血性脑卒中 4.5 h 内,未服用口服抗凝药物,或虽然服用华法林但 INR 在 1.7 以内,可以考虑静脉重组组织型纤溶酶原激活剂(recombined tissue-type plasminogen activator, rt - PA)溶栓治疗。发病 6 h 内,根据适应证和禁忌证,可选择尿激酶静脉溶栓治疗。对于发病时间未明或超过静脉溶栓窗的急性缺血性脑卒中患者,如果符合血管内取栓治疗的适应证,应尽快启动血管内取栓治疗。血管内介入治疗[5]包括:血管内机械取栓、动脉溶栓、血管成形术。其中血管内机械取栓是近年来急性缺血性脑卒中治疗的最重要进展,可显著改善急性大动脉闭塞导致的缺血性脑卒中患者的预后。作为内分泌科的临床医生,一定要了解相关知识,遇到脑卒中的患者要争分夺秒,避免错过最佳的治疗时机。

对于抗血小板治疗,指南[3]建议对于不符合静脉溶栓和血管内取栓适应证,且无用药禁忌证的缺血性脑卒中患者,应在发病后尽早给予口服阿司匹林和或双抗(阿司匹林和氯吡格雷)治疗。对于溶栓治疗者,阿司匹林等抗血小板药物应在溶栓 24 h 后开始使用。关于抗凝治疗,指南不推荐在脑卒中的早期进行抗凝治疗。他汀类药物可以继续使用,发病后不需要停药。

本例患者夜间突发脑卒中症状,缺血位于皮层下,而非基底节区,缺血面积较大,引起患者嗜睡、言语障碍和偏瘫,起病急、症状重、梗死面积大,结合房颤病史,均支持栓塞所致脑梗死的诊断。

最终诊断

急性脑梗死,2 型糖尿病合并周围血管病变及周围神经病变,心房颤动,骨质疏松,甲状腺结节。

专家点评

本例患者发现心房纤颤约 4 年,一直未予正规诊治,未规律抗凝治疗。此次入院前外院 Holter 提示快速房颤,心超提示二尖瓣中度狭窄,开始华法林抗凝治疗,住院前凝血功能检查示:国际标准化比值 INR 1.22。心房纤颤很容易并发左心房血栓,常规的心超不容易发现心房内血栓。此患者外院常规心超未发现血栓,并不能排除右心房血栓的存在。

入院突发言语障碍、肢体乏力等急性脑卒中的症状,急查 CT 和 MRI 明确急性大面积脑梗死诊断。由于患者夜间发病,确切发病时间不详,完善检查后已经超过了溶栓的最佳时间窗,在排除禁忌证的情况下,予以 DSA 并行血管内取栓。

对于本例患者治疗的关键有两点:其一就是房颤的抗凝治疗,主要目的是预防致死、致残性的栓塞性脑卒中;其二就是出现急性缺血性脑卒中的症状时,作为非神经内科医生应该快速识别,请神经科医生、放射介入科医生联合会诊,争分夺秒,缩短血管开通时间,挽救脑梗死,改善预后。

病例提供单位:上海交通大学医学院附属第六人民医院

整理:刘风静

述评:潘洁敏　贾伟平

参考文献

[1] 黄从新,张澍,黄德嘉,等.心房颤动:目前的认识和治疗建议(2018)[J].中华心律失常学杂志,2018(4):279-342.

[2] KIRCHHOF P, BENUSSI S, KOTECHA D, et al. 2016 ESC Guidelines for the management of atrial fibrillation developed in collaboration with EACTS [J]. Eur Heart J, 2016,37(38):2893-2962.

[3] 彭斌,吴波.中国急性缺血性脑卒中诊治指南 2018[J].中华神经科杂志,2018,51(9):666-682.

[4] POWERS WJ, RABINSTEIN AA, ACKERSON T, et al. 2018 Guidelines for the early management of patients with acute ischemic stroke: a guideline for healthcare professionals from the American Heart Association/American Stroke Association [J]. Stroke, 2018,49(3):e46-e110.

[5] 刘新峰,孙文,朱武生,等.中国急性缺血性脑卒中早期血管内介入诊疗指南 2018[J].中华神经科杂志,2018,51(9):683-691.

病例23　间断口干、多饮、多食 20 余年,糖尿病合并周围血管病变?

主诉

男性,62 岁,间断口干、多饮、多食 20 余年。

病史摘要

现病史:患者于 20 年前无明显诱因下出现口干、多饮、多尿、多食,饮水量和进食量不详,体重无明显改变。在当地医院查空腹血糖升高,具体不详,诊断为糖尿病,未引起重视,未控制饮食和运动,服用降糖药物治疗,具体不详,上述症状有所好转,血糖控制不佳。2013年就诊于当地医院内分泌科,予胰岛素治疗,具体不详,联合"诺和龙"和阿卡波糖,血糖控制可,当时检查均无并发症。现用降糖方案:重组甘精胰岛素 10 U 睡前皮下注射,瑞格列奈 1 mg qd po,阿卡波糖 50 mg tid po。近期空腹血糖 7.1~9.0 mmol/L,餐后血糖 11~

12 mmol/L。现患者为调整血糖和检查并发症收住我科。入科测末梢随机血糖 9.1 mmol/L。

患者发病以来有视物模糊,有泡沫尿。无胸闷,无心悸,无四肢麻木,无四肢疼痛,无间歇性跛行。既往无酮症或酮症酸中毒史。近期否认低血糖发作史。患者起病以来,精神尚可,胃纳可,大便如常,小便如常,体重未见明显下降。

既往史:半月前于上海肺科医院诊断"支气管扩张",予青霉素治疗,好转出院后予福多司坦 2 片 tid po,苏黄止咳胶囊 3 粒 tid po,清肺消炎丸 1 包 tid po。半年前因甲状腺功能异常(具体不详),平日口服左甲状腺素 25 μg qd po。否认高血压史,否认血脂异常史,否认冠心病病史,否认脑血管疾病史,否认肾脏疾病史,否认甲亢病史,否认皮质醇增多症病史,否认长期服用利尿剂史,否认长期服用糖皮质激素史,否认急慢性胰腺炎病史,否认肝炎、结核、伤寒、血吸虫等传染病史,否认青霉素过敏史,否认食物过敏史。有手术、外伤史:13 年行因胆囊结石行胆囊切除术。否认输血史。预防接种史按规定。

个人史:原籍山西。否认疫水接触史,否认疫区久居史。有吸烟史 15 年,吸烟量为一天半包,现已戒烟 10 年。有饮酒史 15 年,白酒每天 400 ml。

婚育史:已婚,已育。子女:1 子,健康状况良好。

家族史:家族中有糖尿病病史,与患者关系:母亲、哥哥。家族中否认冠心病史,否认高血压病史。否认家族遗传性疾病史。

入院查体

T 36.5℃,P 78 次/分,R 20 次/分,BP 115/82 mmHg。神志清醒,精神可,气平,发育正常,营养良好,体形瘦长,对答切题,自主体位,安静面容,查体合作。皮肤、黏膜无黄染,胫前有多个红色瘀点、瘀斑,无贫血貌,皮肤不干燥,弹性可。全身浅表淋巴结无肿大。头颅无畸形,眼睑无苍白,无水肿,无眼球突出,无巩膜黄染,无结膜苍白及充血,双侧瞳孔等大、等圆,对光反射灵敏。口唇无发绀,伸舌居中,无声音嘶哑。颈软,颈静脉无怒张,双侧甲状腺未触及肿大,气管居中。胸廓无畸形,肋间隙无明显增宽及变窄。两侧呼吸运动对称,触觉语颤对称。叩诊清音。双肺呼吸音清,未闻及干、湿啰音。心前区无异常隆起,心尖搏动位于左侧第 5 肋间左锁骨中线内 0.5 cm,无抬举感。心前区无震颤,无心包摩擦感。叩诊心浊音界无明显扩大。心率 78 次/分,律齐,各瓣膜区未闻及病理性杂音。腹平坦,脐部凹陷,无腹壁静脉曲张,未见胃肠型及蠕动波。无压痛、反跳痛,肝、脾肋下未触及。无移动性浊音,肝区及双肾区无叩击痛。肠鸣音 3 次/分。脊柱无侧弯,棘突无压痛。双下肢无水肿,四肢肌力Ⅴ级,四肢肌张力正常。生理反射正常,病理反射未引出。肛门及外生殖器未检。

专科查体:身高 185 cm,体重 75 kg,BMI 21.91 kg/m²,腰围 80 cm,臀围 85 cm。胫前有多个红色瘀点、瘀斑。针刺痛觉:左侧正常,右侧正常;音叉震动觉:左侧减弱,右侧减弱;压力觉:左侧正常,右侧正常;温度觉:左侧正常,右侧正常;膝反射:左侧正常,右侧正常;踝反射:左侧正常,右侧正常;足背动脉搏动:双侧足背动脉搏动正常。无足部溃疡。

辅助检查

实验室检查:

生化(2021 - 03 - 12):总胆固醇 4.53 mmol/L,甘油三酯 0.65 mmol/L,HDL - C 1.40 mmol/L,LDL - C 2.45 mmol/L。钾 3.80 mmol/L,钠 143 mmol/L,氯

105.2 mmol/L,钙 2.20 mmol/L,磷 1.04 mmol/L,镁 0.93 mmol/L,CK-MB 11.9 U/L,乳酸脱氢酶 148 U/L,肌酸激酶 134 U/L。

血糖相关(2021-03-12):空腹血糖 5.02 mmol/L,餐后 30 min 血糖 8.09 mmol/L,餐后 2 h 血糖 10.01 mmol/L;HbA1c 6.10%;GA 16.3%。

心功能(2021-03-12):proBNP 42.84 ng/L。

糖尿病肾病相关(2021-03-15,2021-03-16,2021-03-17):24 h 尿钾 27.04 mmol/24 h,24 h 尿钠 146 mmol/24 h,24 h 尿蛋白定量 0.05 g/24 h。尿微量白蛋白<10.7 mg/L。尿微量白蛋白<10.7 mg/L。

胰岛功能(2021-03-12):见表 23-1。

表 23-1 患者血糖及胰岛功能

指标	0 min	30 min	120 min
血糖(mmol/L)	5.02	8.09	10.01
胰岛素(μU/ml)	2.03	9.06	20.26
C 肽(ng/ml)	0.55	1.51	3.36

特殊检查:

胸部 CT(2021-03-11):右肺上叶后段、中叶内侧段及左肺上叶下舌段少许支扩伴慢性炎症,少许局部纤维结节可能,请结合临床随访。

心电图报告(2021-03-16):正常心电图。

24H 动态心电报告(2021-03-18):平均心率是 69 次/分,分析的心搏数为 84 686 个。最慢心率是 49 次/分,发生于 22:29。最快心率是 101 次/分,发生于 15:52。室性早搏有 2 个。室上性异位搏动有 2 568 个,其中有 2 378 个单发房早,90 次成对房早和 3 阵房速。结论:①窦性心律;②房性早搏(频发,时呈成对);③房性心动过速(短阵),终止后呈窦性,恢复时间<2 秒;④室性早搏(偶见);⑤未见传导异常;⑥未见明显缺血性 ST-T 改变。

眼底摄片(2021-03-12):未见 DR。

颈动脉超声(2021-03-15):右侧颈总动脉内径 6.5 mm,IMT 1.2 mm,右侧颈内动脉内径 5.8 mm。左侧颈总动脉内径 7.5 mm,IMT 0.9 mm,左侧颈内动脉内径 7.0 mm。双侧颈动脉内膜毛糙。右侧颈总动脉分叉处可见斑块,斑块为低回声,厚度约 2.0 mm,长度约 11 mm,斑块未引起管腔狭窄。CDFI 示斑块处彩色充盈缺损。双侧颈静脉管腔通畅,内部未见明显回声,CDFI:颈静脉彩色充盈好。双侧颈动脉硬化伴右侧斑块形成,双侧颈静脉未见明显异常。

残尿测定(2021-03-15):残余尿小于 10 ml。

下肢动脉血管超声(2021-03-15):两下肢动脉走行正常,内膜连续性有间断现象,内膜回声不均,大部分动脉的 IMT 在 0.7~1 mm。下肢动脉内可见多个大小在 0.5~2.3 mm 的强回声斑块,彩色血流充盈有缺损。流道未见严重狭窄,动脉频谱显示舒张期反相血流存在,流速基本正常范围内。两下肢动脉硬化伴斑块形成。

肌电图(2021-03-16):NCV 正常;H-反射延长,建议随访。

ECT 报告肾小球滤过率测定(2021 - 03 - 16):左肾 GFR 为 36.8 ml/min,右肾 GFR 为 38.6 ml/min,总 GFR 为 75.4 ml/min。结论:①双侧肾脏肾小球滤过功能轻度降低;②双侧肾脏血流灌注正常。

初步诊断

2 型糖尿病合并周围血管病变。

治疗及转归

患者入院后予低盐、低脂、糖尿病饮食,嘱适当运动,血糖监测(包括动态血糖监测)。进行糖尿病相关糖代谢控制情况、胰岛功能、慢性并发症、合并症等检查。

综合检查结果分析:患者老年男性,糖尿病病程 20 年余,糖化血红蛋白 6.1%,糖化白蛋白 16.3%,提示近期血糖可。入院后测 0 min、30 min、120 min 的 C 肽结果分别为 0.55、1.51、3.36 ng/ml,提示患者胰岛素分泌功能差。查 GADA、IA - 2A 均为阴性,因此 2 型糖尿病诊断明确。根据慢性并发症状体征及检查结果,补充诊断糖尿病性周围血管病变,予阿托伐他汀钙片 20 mg 口服 qn 稳定血管斑块。

患者糖尿病病程长,存在多发外周血管斑块,动态心电图提示频发房性早搏,时呈成对、短阵性房性心动过速。追问病史,患者近 2 年有胸闷发作,无明显诱因,可在安静时发作,发作数分钟后可自行缓解。结合患者症状及检查结果,予完善冠脉 CT 血管造影(CTA)检查排除冠心病。同时,根据患者目前情况予调整降糖方案为:伏格列波糖 0.2 mg 口服 tid,达格列净片 10 mg 口服 qd。冠脉 CTA:左右冠状动脉多发钙化。患者右冠优势型。左右冠状动脉显示清晰,造影剂充盈良好,起源和走行未见明显异常,所见冠脉局部管壁不光整,左前降支(LAD)中远段及后左室支(PLV)开口狭窄(约 40%),第一钝缘支(OM1)开口重度狭窄(75%~85%),近段狭窄(约 60%),左旋支(LCX)中段狭窄(约 50%),余管腔多发轻度狭窄。结论:①LAD 中远段及 PLV 开口狭窄(约 40%);②OM1 开口重度狭窄(75%~85%),近段狭窄(约 60%),LCX 中段狭窄(约 50%),请结合临床,必要时行冠状动脉造影(CAG)检查;③冠脉粥样硬化。因此补充诊断:冠状动脉粥样硬化性心脏病,不稳定性心绞痛,心功能 I 级,房性早搏。请心内科会诊后,建议择期行 CAG 备经皮冠状动脉介入治疗(PCI)术。

选择性左右冠状动脉造影示:左主干(LM)(一),LAD 近段管壁不规则,中远段长病变,最重处狭窄 80%,远端血流心肌梗死溶栓治疗分级(TIMI)3 级;LCX 近段狭窄 40%,远段细小,狭窄 60%~70%,OM1 开口狭窄 80%,远端血流 TIMI 3 级;右冠状动脉(RCA)管壁不规则,远端血流 TIMI 3 级。导管诊断:冠心病 LAD、OM1 严重狭窄。治疗建议:LAD 行 PCI 术;OM1 行经皮冠状动脉腔内血管成形术(PTCA)。植入 1 枚药物洗脱冠状动脉支架,行经皮冠状动脉药物球囊扩张成形术、经皮冠状动脉球囊扩张成形术,复查造影未见明显残余狭窄及夹层,远端血流 TIMI 3 级。予加用阿司匹林肠溶片 100 mg qd 口服,硫酸氢氯吡格雷片 75 mg qd 口服。患者术后无胸闷、胸痛,血糖控制尚可,出院。

讨论与分析

患者老年男性,因"间断口干、多饮、多食 20 余年"入院。根据病史、实验室检查结果,患者"2 型糖尿病"诊断明确。进一步并发症检查见患者存在糖尿病性周围血管病变,并且受累血管较多,动态心电图见到患者存在频发房性早搏,时呈成对,短阵性房性心动过速,因此主治医师再次详细询问病史,发现患者近2年有胸闷发作,无明显诱因,可在安静时发作,发作数分钟后可自行缓解。由此,考虑患者冠心病可能性极大,予完善冠脉CTA证实。继而,在心内科同道的共同努力下,在患者出现急性心血管事件之前为患者进行了冠脉支架植入术和球囊扩张成形术。

糖尿病患者中急性心血管事件的发生往往较为隐匿,尤其在病程较长的患者中尤为突出,并且常表现为冠状动脉多支病变。部分患者在发生急性心血管事件前可毫无预兆。因此,对糖尿病患者心血管疾病的评估显得尤为重要。这就依赖医生的仔细问诊和查体,并且对患者进行定期随访。

糖尿病是动脉粥样硬化性血管病(atherosclerotic vascular disease,ASVD)的独立危险因素之一,目前认为ASVD是糖尿病患者的首要致死原因,糖尿病的治疗目的是降低病死率和改善生活质量,要降低糖尿病的病死率和致残率,首先应解决ASVD的预防[1]。糖尿病患者ASVD预防的分为二级预防。一级:预防糖尿病患者发生ASVD;二级:防止已发生的临床ASVD的事件再发,降低致残率和病死率,并改善患者的生存质量。该患者在医生的仔细询问和检查下,及时发现了冠状动脉粥样硬化性心脏病,因此目前属于二级预防,此后的管理应该以防止事件再发及降低致残率和病死率为重点,同时改善生存质量。具体而言,适合该患者的二级预防方案包括生活方式干预、血脂管理、血糖管理、抗血小板治疗等。由于患者血压及体重已经达标,在此不再展开讨论。

在血糖管理方面,我们为患者选择了以达格列净为核心的降糖方案。达格列净是钠-葡萄糖共转运蛋白2(sodium glucose cotransporter 2,SGLT2)抑制剂,它能通过抑制肾脏肾小管中负责从尿液中重吸收葡萄糖的SGLT2降低肾糖阈,促进尿葡萄糖排泄,从而达到降低血液循环中葡萄糖水平的作用[2,3]。在具有心血管高危风险的2型糖尿病患者中应用SGLT2抑制剂的临床研究结果显示,该药物可使主要心血管不良事件和肾脏事件复合终点发生发展的风险显著下降,心衰住院率显著下降[4,5]。因此,在包括中国在内的多个国家的2型糖尿病防治指南中,均将SGLT2抑制剂作为合并动脉硬化性心血管疾病(arteriosclerotic cardiovascular disease,ASCVD)的2型糖尿病患者的首选二线药物之一(一线药物为二甲双胍)[6,7]。由于该患者存在二甲双胍不耐受的情况,因此,我们为患者制订了达格列净合并伏格列波糖的降糖方案。

此外,血脂管理也是二级预防的重要环节。临床首选他汀类调脂药物。起始宜应用中等强度他汀,根据个体调脂疗效和耐受情况,适当调整剂量。LDL-C目标值<1.8 mmol/L,如果LDL-C基线值较高,现有调脂药物标准治疗3个月后,难以使LDL-C降至所需目标值,则可考虑将LDL-C至少降低50%作为替代目标[6,7]。该患者入院时查LDL-C 2.45 mmol/L,因此予阿托伐他汀20 mg每天1次,继续随访血脂水平,调整降脂药物剂量,必要时加用依折麦布。

除了按医嘱使用药物之外,医生还对患者进行了生活方式教育。强调蔬菜、水果和全谷类摄入的饮食模式;限制甜食、含蔗糖饮料和红肉的摄入;限制钠摄入量,每天不超过6 g。患者已经戒烟,但是仍然每日饮白酒400 ml,因此告知患者需减少饮酒量,酒精摄入每日应不超过20 g(酒精含量=饮酒量 ml×度数×0.8)[1]。患者目前心功能I级,因此建议患者进行规律的体育活动,减少静坐时间,建议每周进行超过150 min中等强度的活动,运动方式可选择太极拳、步行、骑车等。运动过程应循序渐进,并参考运动训练的反应,调整运动强度及持续时间。不宜进行强度过大、速度过快的剧烈运动,尤其不应参加激烈的竞赛运动。

经过医生的精心诊疗,不仅为患者选择了适合自己的降糖方案,还及时诊断了冠心病,使患者在发生可能的急性心血管事件前就得到了有效救治,或许使患者避免了一场可怕的经历。但是治疗远远还没有结束,对患者的终生随访诊疗仍在继续着。

最终诊断

冠状动脉粥样硬化性心脏病,不稳定型心绞痛,冠状动脉支架植入术后,心功能Ⅰ级,2型糖尿病并周围血管病变。

专家点评

这是一个不寻常的"寻常"病例。2型糖尿病患者约半数死于心脑血管疾病,因此该患者罹患冠心病,乍看并无特殊之处。然而,细看病史,该患者糖化血红蛋白6.1%,糖化白蛋白16.3%,说明血糖控制得相当不错。BMI 21.91 kg/m^2,腰围80 cm,臀围85 cm,表明患者并无超重、肥胖,也无腹型肥胖,体形相当正常。患者空腹胰岛素2.03 μU/ml,空腹C肽0.55 ng/ml,同样提示并无明显的胰岛素抵抗。患者总胆固醇4.53 mmol/L,甘油三酯0.65 mmol/L,HDL-C 1.4 mmol/L,LDL-C 2.45 mmol/L,同样没有高脂血症,尤其是LDL-C与总胆固醇并无明显升高,HDL-C数值也相当正常,甘油三酯甚至在正常范围偏低,结合前面的体形和空腹C肽水平综合判断,代谢各方面都控制得相当不错,但患者已出现严重的冠脉狭窄甚至堵塞。冠心病的原因或许与其15年的吸烟史相关,尽管已戒烟10年,对心血管的损伤依然存在。另外,以往一直有饮酒伤肝但对血管有益的说法,但该患者大量饮酒15年,还是出现明显血管病变,说明酒精并不能保护血管。总之,糖尿病患者,无论代谢指标如何,都要警惕冠心病的发生。

病例提供单位:上海交通大学医学院附属第六人民医院

整理:高非

述评:殷峻

参考文献

[1] 中华医学会内分泌学分会.中国成人2型糖尿病患者动脉粥样硬化性脑心血管疾病分级预防指南[J].中华内分泌代谢杂志,2016,32(7):540-545.

[2] GALLO LA, WRIGHT EM, VALLON V. Probing SGLT2 as a therapeutic target for diabetes:basic physiology and consequences [J]. Diab Vasc Dis Res, 2015,12(2):78-89.

[3] 纪立农,郭立新,郭晓蕙,等.钠-葡萄糖共转运蛋白2(SGLT2)抑制剂临床合理应用中国专家建议[J].中国糖尿病杂志,2016,24(10):865-870.

[4] ZINMAN B, WANNER C, LACHIN JM, et al. Empagliflozin, cardiovascular outcomes, and mortality in type 2 diabetes [J]. N Engl J Med, 2015,373(22):2117-2128.

[5] NEAL B, PERKOVIC V, MAHAFFEY KW, et al. Canagliflozin and cardiovascular and renal events in type 2 diabetes [J]. N Engl J Med, 2017, 377(7): 644-657.

[6] 中华医学会糖尿病学分会. 中国 2 型糖尿病防治指南(2017 年版)[J]. 中华糖尿病杂志, 2018, 10(1): 4-67.

[7] 中华医学会糖尿病学分会. 中国 2 型糖尿病防治指南(2020 年版)[J]. 中华糖尿病杂志, 2021, 13(4): 315-409.

病例 24 双足疼痛、麻木伴右足感染坏疽,糖尿病足?

主诉

男性,64 岁,双足疼痛麻木 5 年余,右足感染坏疽 2 个月余。

病史摘要

现病史:患者于 5 年前出现双足发凉、静息痛及麻木,行走后加剧。2 年前左足曾有小溃疡,后自行换药后好转。2 个月前自行去除右足部老茧后感染未愈,近 1 周创面皮肤发黑、溃疡伴渗出物,渗出物为黄色脓性,伴恶臭,无发热,现为进一步诊治,收住入院。

患者自起病以来,精神尚可,食欲可,睡眠可,大小便如常,体重无明显变化。

既往史:患者既往有糖尿病史 20 余年,未正规诊治,入院前自服二甲双胍 0.5 g tid 降糖,空腹血糖波动于 14~18 mmol/L。有高血压病史 15 年,血压最高 180/110 mmHg,现用缬沙坦 80 mg qd+硝苯地平 30 mg qd 降压治疗,血压控制在 140/90 mmHg 左右。有血脂异常史,现未用药。有冠心病史。4 年前有腔梗病史,现无后遗症。否认长期服用糖皮质激素史;否认急慢性胰腺炎病史;否认手术及输血史;否认食物过敏史;否认药物过敏史;否认乙肝、结核等传染病史。

个人史:长期生活在上海,有吸烟史 40 余年,每天 20~40 支,有饮酒史 40 余年,每天 2~3 两黄酒,无疫水、疫区接触史。

婚育史:已婚,已育。

家族史:家族中父亲、2 个哥哥及 1 个妹妹均有糖尿病史,父亲、母亲及 1 个哥哥和 1 个妹妹有高血压病史。

入院查体

T 37.2℃,P 86 次/分,R 18 次/分,BP 145/90 mmHg。身高 170 cm,体重 71.5 kg,BMI 24.7 kg/m² 神志清醒,呼吸平稳,推入病房,发育正常,对答切题,自主体位,查体合作。皮肤、黏膜未见黄染及瘀点、瘀斑,无贫血貌,浅表淋巴结未及肿大。颈软,气管居中,胸骨无压痛,双肺呼吸音清,未及干、湿啰音,心率 86 次/分,律齐,未及病理性杂音。腹膨隆,全腹无压痛,无反跳痛,肝脾触诊不满意。无移动性浊音,肠鸣音正常。四肢肌力 V 级,肌张力正常。神经系统:生理反射正常,病理反射未引出。专科查体:针刺觉:左侧减弱,右侧减弱;音叉震动觉:左侧减弱,右侧减弱;触痛温度:左侧减弱,右侧减弱;膝反射:左侧正常,右侧正常;踝反射:左侧正常,右侧正常;双侧胫前多发胫前斑,右足蹞趾发黑坏疽,伴有大量脓性分泌物,无畸形,左下肢皮温正常,右足皮温偏高,有触痛,双下肢轻度水肿,双下肢活动可,双侧足背动脉搏动减弱。

辅助检查

血常规(2018-10-12):WBC 9.8×10^9/L↑,RBC 3.54×10^{12}/L↓,Hb 108 g/L↓,PLT 173×10^9/L,Ly% 10.7%↓,单核细胞百分比 8.0%,N% 77.9%,N 7.6×10^9/L。CRP 70.34 mg/L。降钙素原:1.654 ng/ml。血沉 65 mm/h。

生化(2018-10-12):白蛋白 31 g/L↓,ALT 41 U/L,AST 75 U/L,GGT 64 U/L↑,总胆红素 16 μmol/L。直接胆红素 1.9 μmol/L,总蛋白 62 g/L↓,总胆固醇 6.52 mmol/L,甘油三酯 3.81 mmol/L,HDL-C 0.62 mmol/L,LDL-C 2.21 mmol/L。尿素氮 4.7 mmol/L,肌酐 62.1 μmol/L,尿酸 424 μmol/L。胱抑素-C 0.88 mg/L,eGFR(EPI 公式)90.1 ml/(min·1.73 m^2),钾 3.8 mmol/L,钠 133 mmol/L↓,氯 95 mmol/L,钙 2.15 mmol/L,磷 1.08 mmol/L,镁 0.83 mmol/L,乳酸脱氢酶 362 U/L,肌酸激酶 75 U/L,ALP 134 U/L。B型钠尿肽前体(pro-BNP)512.00 ng/L。

甲状腺相关(2018-10-12):FT$_3$ 3.42 pmol/L,FT$_4$ 17.26 pmol/L,超敏 TSH 2.56 IU/L。TgAb 22.00 kIU/L。TPOAb 43.00 KIU/L。甲状腺球蛋白 11.20 μg/L。TSH 受体抗体 0.42 U/L。

血糖相关(2018-10-12):空腹血糖 14.12 mmol/L,餐后 2 h 血糖 19.07 mmol/L。HbA1c 10.6%,GA 29.4%。

C 肽(2018-10-12):0 min,3.19 ng/ml;120 min,6.46 ng/ml。

动态心电图(2018-10-14):①窦性心律;②房性早搏(128 个,时呈成对,二联律);③房性心动过速(短阵),终止后呈窦性搏动,恢复时间<2 秒;④室性早搏(86 个,单发室早,2 种形态);⑤ST 段下移(持续性改变);⑥未见传导异常。

肌电图 NCV(2018-10-14):左侧腓总神经 MCV 未引出,右侧腓总神经、左侧胫神经 MCV 减慢,CMAP 减小,右侧胫神经 CMAP 减小,双侧腓浅神经 SCV 未引出,右侧尺神经 MCV 减慢,右侧正中神经中指感觉神经动作电位(SNAP)较左侧减小,H 反射延长,考虑周围神经病变(双下肢为主)。

下肢血管 CTA(2018-10-15):①左侧股动脉、右侧胫后动脉、腓动脉重度狭窄闭塞,右侧股动脉重度狭窄;②双下肢动脉粥样硬化伴管腔多发轻中度狭窄(图 24-1)。

右足 MRI 平扫(2018-10-16):右足第一跖骨、趾骨骨髓水肿,周围软组织明显肿胀,第一跖趾关节旁窦道形成,考虑感染性病变(图 24-2)。

初步诊断

2 型糖尿病并周围血管病变并周围神经病变,糖尿病足(Wagner 4 级),冠状动脉粥样硬化性心脏病,心功能Ⅰ级,高血压病 3 级(很高危),高脂血症。

治疗及转归

入院后予青霉素＋甲硝唑抗感染治疗,四针胰岛素降糖,待血糖平稳后先后进行右下肢

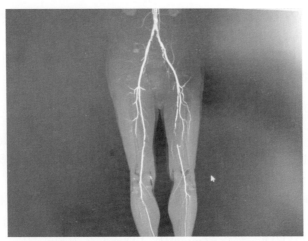

图 24-1　下肢血管 CTA

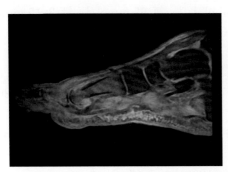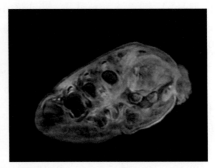

图 24-2　右足 MRI 平扫

动脉造影、右股动脉球囊血管成形术、右胫动脉球囊血管成形术,右足踇趾截骨术,右足皮肤和皮下坏死组织切除清创术及右足创面封闭式负压引流术(VSD),术后予抗凝、扩血管、改善循环、营养神经、预防感染等治疗。患者足部疼痛症状明显减轻,下肢肢端皮肤温度改善,麻木症状减轻。

讨论与分析

　　近年来糖尿病的患病率不断上升,预计到 2040 年全球糖尿病患者将达到 6.42 亿,而中国成人糖尿病患者数量将高达 1.14 亿[1-2],这不仅给糖尿病防治工作带来临巨大挑战,也给患者带来严重的经济负担。糖尿病的主要危害在于高血糖所引起的各种急慢性并发症,超过 15% 的糖尿病患者在其病程中会发生足溃疡或坏疽。糖尿病足是糖尿病所致的下肢远端神经病变和(或)不同程度的血管病变导致的足部溃疡和(或)深层组织破坏,伴或不伴感染。发生糖尿病足溃疡的患者中约 20% 需要截肢治疗。糖尿病足截肢率高、致残致死率高,治疗时间长,花费巨大,给糖尿病患者带来沉重的心理负担和经济负担,也是造成社会沉重负担的重大公共卫生问题[3]。

　　糖尿病足发生的基础病因是周围血管病变和周围神经病变。多元醇通路的激活、晚期糖基化终产物(AGEs)形成、氧化应激反应等代谢异常使患者下肢血管与神经受损,促进糖尿病足的发生发展。在发达国家,60% 的新发溃疡是与周围动脉病变有关;在发展中国家,更常见的是神经性溃疡[4]。糖尿病下肢动脉病变筛查流程见图 24 - 3,糖尿病周围神经病变诊断流程见图 24 - 4。

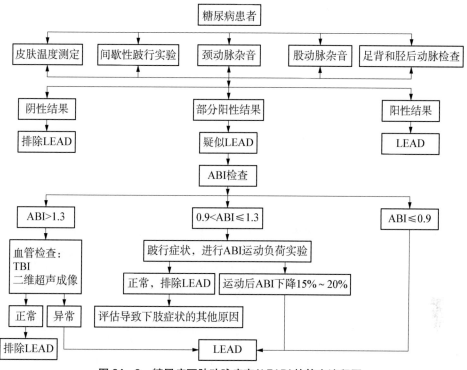

图 24 - 3 糖尿病下肢动脉病变(LEAD)的筛查流程图

注:ABI 为踝肱指数;TBI 为趾肱指数

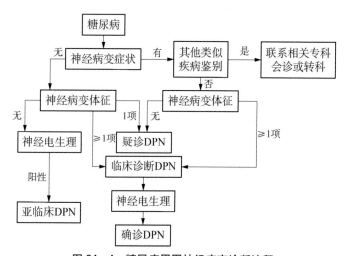

图 24 - 4 糖尿病周围神经病变诊断流程

糖尿病足的分级与分期:Wagner 分级系统(表 24 - 1)是目前应用最为广泛的分级方法,主要基于组织破坏程度、感染和缺血这三个因素,但该分类系统未能对创面存在的多种复杂情况作出综合性的评估,例如感染和缺血同时存在的深部创面。得克萨斯大学(TEXAS)伤口分类系统(表 24－2)不仅对创面组织破坏程度作出分级评估,还对创面感染和(或)缺血同时作出分期评估,因此该分类对一个复杂的创面作出综合性的评估更为全面。Wagner 分级系统简明实用,TEXAS 伤口分类系统全面明了,两个评估系统都可以为制订治疗策略提供指导。

表 24－1　糖尿病足的 Wagner 分级

分级	临床表现
0 级	有发生足溃疡的危险因素,但目前无溃疡
1 级	足部表浅溃疡,无感染征象,突出表现为神经性溃疡
2 级	较深溃疡,常合并软组织感染,无骨髓炎或深部脓肿
3 级	深部溃疡,有脓肿或骨髓炎
4 级	局限性坏疽(趾、足跟或前足背),其特征为缺血性坏疽,通常合并神经病变
5 级	全足坏疽

表 24－2　糖尿病足的 TEXAS 分级和分期

分级	临床表现	分期	临床表现
1	足部溃疡病史	A	无感染、无缺血
2	表浅溃疡	B	合并感染
3	溃疡深达肌腱	C	合并缺血
4	溃疡累及关节	D	合并感染和缺血

依据足坏疽的性质分类:

(1)湿性坏疽:多因肢端循环障碍导致肢端缺血坏疽,伴组织感染,在坏疽部位或周围形成感染创面,局部常有红、肿、热、痛、功能障碍等,严重者伴有毒血症或脓毒血症等临床表现。

(2)干性坏疽:多发生在肢端血管严重狭窄或闭塞,也可由于近段血管的斑块脱落导致下游小血管堵塞,局部血供障碍,坏疽部位无合并感染而发生干性坏疽。

(3)混合性坏疽:肢端局部血供障碍引起干性坏疽,同时创面合并感染导致创面被坏死组织和渗出液覆盖。

糖尿病足感染的诊断是以全身和局部炎症的临床表现为主要依据,而不是以局部是否培养出病原菌为诊断依据。分 3 个层次评估感染情况:患者全身状况、患足或患肢的血管病变和神经病变以及足感染创面状态。糖尿病足感染一旦诊断,应该按照国际糖尿病足工作组(IWGDF)和(或)美国感染病学会(IDSA)的分级方法(表 24－3)进行分级评估。糖尿病足轻度感染者,可以在门诊采用口服抗菌药物、减压、改善微循环和标准的伤口护理的方式治疗。中度感染者,特别是慢性或既往治疗过的足溃疡,常合并混合细菌感染,若合并厌氧菌感染时,充分清创引流是抗感染有效治疗的基础,适当的清创、引流及减压治疗能够促进创面愈合。重度感染者,深部组织的感染往往对单用抗菌药物无效,必须结合手术治疗,且推荐采用紧急手术[5-7]。

表 24-3　美国感染病学会(IDSA)和国际糖尿病足工作组(IWGDF)对糖尿病足感染的分类

感染的临床表现	PEDIS 分级	IDSA 感染严重性
● 没有感染症状或体征	1a	未感染,无定植
● 没有感染症状或体征	1b	有感染,定植状态
● 有感染,至少存在以下 2 项: 　局部红肿或硬结 　红斑 　局部触痛或疼痛 　局部热感 　脓性分泌物(稠、浑浊不透明或血性分泌) 　局部感染,仅皮肤和皮下组织,没有累及深层组织,溃疡周围皮肤炎症范围≤2 cm 　排除皮肤炎症反应的其他原因(如创伤、痛风、急性神经性骨关节病、腓骨骨折、血栓形成、静脉淤血)	2	轻度
● 具备轻度感染的表现,同时感染累及皮肤和皮下深层组织(如脓肿、骨髓炎、化脓性关节炎、筋膜炎),溃疡周围皮肤炎症范围＞2 cm,不存在感染的全身中毒反应	3	中度
● 具备中度感染的表现,并且 SIRS 表现≥2 项: 　温度＞38℃或＜36℃ 　心率＞90 次/分 　呼吸频率＞20 次/分或 $PaCO_2$＜32 mmHg 　白细胞计数＞12 000/μl 或＜4 000/μl,或杆状核细胞粒细胞≥10%	4	重度

注:1 mmHg＝0.133 kPa;$PaCO_2$:动脉血二氧化碳分压;PEDIS:P(灌注)、E(面积)、D(深度/组织缺失)、I(感染)、S(感觉);SIRS:全身炎症反应综合征;缺血可能使感染诊断的严重性被低估,治疗的效果不理想,全身性感染有时可能伴低血压、神志不清、呕吐等其他临床表现或酸中毒、严重高血糖、新发氮质血症等代谢紊乱证据

糖尿病足多表现为下肢的缺血性血管病变,多数表现为主要动脉及小动脉的闭塞,进而引起下肢组织缺血坏死。介入疗法是在 X 线引导下,将导管经过血管达到闭塞的血管处,放置球囊后解除栓塞,同时还可以留置溶栓药物,防止再次栓塞。一方面能对患者动脉狭窄的部分进行明确,并兼顾治疗,另一方面还能对患者血液供应情况进行缓解,可以对患者静息痛、溃疡、组织坏死进行改善,降低截肢平面。

最终诊断

　　2 型糖尿病合并周围血管病变、周围神经病变,糖尿病足(Wagner 4 级),冠状动脉粥样硬化性心脏病,心功能 I 级,高血压病 3 级(很高危),高脂血症。

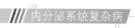
专家点评

  该患者有糖尿病20年,血糖控制不佳,有高血压、血脂异常、吸烟等多个大血管病变的危险因素。患者此次因糖尿病足就诊,Wagner分期4级,足部出现严重感染,同时合并低蛋白血症和电解质紊乱,为防止感染扩散危及生命,除了控制血糖、清创、抗感染之外,这类患者往往需要进行截肢。

  术后血糖控制是影响糖尿病足预后的基础治疗,理想的血糖控制水平为糖化血红蛋白<7.0%。同时加强调脂、降压、戒烟及扩血管治疗,做好足部护理,防止足溃疡的再发生。经皮腔内血管成形术(PTA)和支架植入术虽已广泛应用于下肢动脉硬化闭塞症,但可能出现通畅率不佳、支架内再狭窄、支架断裂等问题。而血管减容术通过减少管腔负荷、扩大管腔容量可很好地改善相应问题,成为临床应用热点。准分子激光消蚀术(excimer laser atherectomy, ELA)和斑块旋切是目前已应用于临床的血管减容术,对于糖尿病合并下肢血管闭塞症的患者可以进行早期的介入,减少截肢的发生。

病例提供单位:上海交通大学医学院附属第六人民医院

整理:赵蔚菁

述评:潘洁敏 贾伟平

参考文献

[1] ZHOU K, PEDERSEN HK, DAWED AY, et al. Pharmacogenomics in diabetes mellitus: insights into drug action and drug discovery [J]. Nat Rev Endocrinol, 2016,12(6):337 - 346.

[2] 杨文英. 中国糖尿病的流行特点及变化趋势[J]. 中国科学:生命科学,2018,48(8):812 - 819.

[3] VAN G H, AMOUYAL C, BOURRON O, et al. Diabetic foot ulcer management in a multidisciplinary foot centre: one-year healing, amputation and mortality rate [J]. J Wound Care, 2020,29(8):464 - 471.

[4] ABBAS ZG. Contemporary management of the diabetic foot [M]. New Delhi: Jaypee Brothers Medical, 2014:24 - 30.

[5] 中华医学会糖尿病学分会,中华医学会感染病学分会,中华医学会组织修复与再生分会. 中国糖尿病足防治指南(2019 版)(Ⅰ)[J]. 中华糖尿病杂志,2019,11(2):92 - 108.

[6] LIPSKY BA, ARAGÓN-SÁNCHEZ J, DIGGLE M, et al. IWGDF guidance on the diagnosis and management of foot infectionsin persons with diabetes [J]. Diabetes Metab Res Rev, 2016, 32(Suppl 1):45 - 74.

[7] LIPSKY BA, BERENDT AR, CORNIA PB, et al. Infectious Diseases Society of America. 2012 Infectious Diseases Society of America clinical practice guideline for the diagnosis and treatment of diabetic foot infections [J]. Clin Infect Dis, 2012,54(12):e132 - 173.

第三章

复杂内分泌代谢性疾病

病例25 肺部感染是 1 型糖尿病酮症酸中毒的诱因还是结果？

主诉

女性，46 岁，口干、多饮、多尿 10 年，发热伴咳嗽 10 天。

病史摘要

现病史：患者于 10 年前患者无明显诱因下出现口干、多饮、多尿症状（具体症状不详），伴体重减轻 5 kg，无明显多食，于当地医院住院，经检查明确诊断为"1 型糖尿病"，予胰岛素治疗，上述症状基本缓解。患者出院后继续使用胰岛素皮下注射控制血糖，方案为诺和灵 30R（预混精蛋白合成人胰岛素 30R）早 14 U、晚 12 U，皮下注射治疗。患者根据血糖调整胰岛用量，平时血糖控制于空腹 10 mmol/L 左右。近 3 个月治疗方案为诺和灵 30R 早餐前 16 U，晚餐前 10 U 餐前皮下注射治疗，血糖控制差，空腹血糖波动在 11～15 mmol/L，餐后 2 小时血糖未监测，无低血糖反应。入院前 10 天患者无明显诱因下出现发热，体温最高达 38℃，以夜间为主，患者服用"退热药"后体温可降低，但之后又再发热，伴咽痛、咳嗽、咳黄脓痰，痰量不多，无寒战、咯血，无胸痛、呼吸困难，无恶心、呕吐，于急诊就诊行相关检查诊断为"1 型糖尿病酮症酸中毒、上呼吸道感染"。予小剂量胰岛素静脉滴注降糖、补液、消酮、抗感染等治疗 10 天后，患者体温降至正常范围，血糖波动于 10 mmol/L 左右，酸中毒纠正，酮体转阴。患者目前无发热，但仍有咳嗽、咳痰，咳痰量较前有所减少，胸片检查未见明显异常。现患者为进一步检查及控制血糖于 2008 年 9 月 6 日入院。

患者近 10 天以来，精神差，饮食可，睡眠可，大小便基本正常，体重无明显改变。

既往史：否认高血压、冠心病、慢性支气管炎等慢性病史。否认肝炎、结核等传染病史，无手术、外伤、输血史，否认药物及食物过敏史，预防接种史不详。

个人史：无异地及疫区久居史、毒物接触史，无吸烟、饮酒等不良嗜好。

家族史：否认糖尿病家族史。否认家族性遗传病及传染病病史。

入院查体

T 37℃，P 80 次/分，R 20 次/分，BP 120/80 mmHg。身高 1.63 m，体重 51 kg，BMI

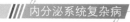

19.2 kg/m²,神清,皮肤、黏膜无黄染,浅表淋巴结未触及肿大,两肺呼吸音清,左肺可闻及少量湿啰音,心率 80 次/分,律齐,无杂音,腹平软,无压痛及反跳痛,肝、脾肋下未及,双肾区叩击痛(一),双下肢无水肿。

辅助检查

血常规(2008-09-06):WBC 12.4×10⁹/L, Hb 117 g/L,N‰ 83.9%,PLT 254×10⁹/L。

血气分析(2008-09-06):pH 7.39,PaO₂ 132 mmHg(吸氧中),PaCO₂ 46 mmHg,血氧饱和度 98%,血碳酸氢根 16.7 mmol/L,细胞外液碱剩余-2.6 mmol/L。

尿常规(2008-09-06):尿糖(++),尿蛋白(一),酮体(一)。

(2008-09-06)肝功能、肾功能、电解质、心肌酶谱、甲状腺功能均正常。

(2008-09-06)CRP 69.5 mg/L,降钙素原 0.7 ng/ml。

(2008-09-06)血沉 87 mm/h。

(2008-09-06)HbA1c 11.4%(正常值 4.3%~6.5%),GA 31%(正常值 11%~16%)。通过持续葡萄糖监测系统(continuous glucose monitoring system,CGMS)进行 3 天血糖监测(2008-09-06):平均血糖 11.4 mmol/L,血糖最高值、最低值分别为 21.1 mmol/L、2.2 mmol/L,血糖标准差为 3.7 mmol/L,血糖>11.1 mmol/L 的时间百分率为 52%,血糖<3.9 mmol/L 的时间百分率为 4%。

(2008-09-06)空腹血糖 9.72 mmol/L,餐后 30 min 11.6 mmol/L,餐后 120 min 血糖 14.7 mmol/L。

(2008-09-06)血空腹 C 肽 0.07 ng/ml(正常值 0.5~1.5 ng/ml),餐后 30 min C 肽 0.05 ng/ml,餐后 120 min C 肽 0.06 ng/ml。

肿瘤标记物(2008-09-06):甲胎蛋白、癌胚抗原、CA199、CA125、鳞状细胞癌抗原均正常。

结核感染 T 细胞检测(T-SPOT)(2008-09-06):阴性。

(2008-09-06)痰一般细菌培养:阴性;痰结核菌涂片:阴性;痰真菌涂片:阴性。

血 1,3-β-D 葡聚糖检测(G 试验)(2008-09-06):阴性,血半乳糖甘露醇聚糖抗原检测(GM 试验):阴性。

(2008-09-06)心电图、胸片及腹部 B 超均未见明显异常。

胸部 CT(2008-09-06):左肺上叶空腔病灶,内可见小结节,见空气半月征,周围可见小斑片状模糊影,左肺下叶可见模糊片状影,所见各级支气管腔通畅,管腔无狭窄。

支气管镜黏膜活检(2008-09-06):少许支气管黏膜组织见较多炎性分泌物及真菌菌丝,符合曲霉菌感染。肺泡灌洗液涂片:未见恶性肿瘤细胞,见大量中性粒细胞及少量真菌。肺泡灌洗液 GM 试验:阳性。

初步诊断

1 型糖尿病合并左肺感染。

治疗及转归

患者血糖控制不佳,血糖波动大,予胰岛素 4 次皮下注射治疗强化控制血糖,每日胰岛

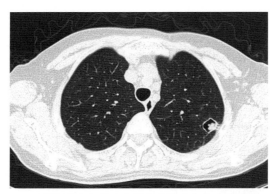

图25-1 1型糖尿病合并肺曲霉菌感染患者治疗前肺部CT表现

素剂量30 U左右,空腹血糖波动在7~9 mmol/L,餐后2 h血糖波动在10~12 mmol/L。患者近期有酮症酸中毒病史,同时伴有发热、咳嗽、咯血及胸痛等临床症状,胸部CT影像学提示左肺上叶空腔病灶,临床诊断为原发性肺真菌感染。之后行支气管镜活检及肺泡灌洗明确诊断为肺曲霉菌感染。联合伊曲康唑200 mg/d静滴抗真菌治疗7天后,复查胸部CT示病灶较前稍缩小,故改为口服伊曲康唑200 mg/d后出院。

讨论与分析

肺曲霉菌感染是一种由曲霉菌属真菌引起的真菌性肺炎。其中,烟曲霉菌是最主要的致病菌之一。空气中到处有曲霉菌孢子,人平均每天会吸入10~1 000个孢子,在秋冬及阴雨季节更多。曲霉菌孢子常寄生于上呼吸道,免疫力正常者很少发展成肺曲霉菌病。当机体免疫力减退时,孢子大量繁殖而致病。其好发于支气管扩张、肺脓肿、肺癌及结核病等慢性肺部疾病形成的陈旧性空洞病变或扩张的支气管腔,尤其是肺结核空洞内。近年来由于广谱抗生素、激素、免疫抑制剂和抗结核药物的广泛应用,致使肺曲霉菌感染的发病有上升的趋势。糖尿病患者免疫功能降低,容易被曲霉菌感染,而且高血糖状态也为曲霉菌的增殖、生长提供了有利的环境[1]。

糖尿病患者的高血糖状态可使细菌获得良好的生长环境,同时白细胞的趋化、黏附、吞噬能力以及细胞内杀伤作用受抑制,细胞及体液免疫应答作用减弱。高血糖会通过抑制机体的G-6-PD活性,减少Nox2的活性进而减少超氧化物产生,抑制了白细胞的功能[2]。此外,糖尿病患者胰岛素绝对或相对不足,减少了胰岛素对诸多淋巴细胞的作用,使免疫功能下降。当合并酮症时,酮体可以降低乳酸的杀菌能力。患者体内的曲霉菌主要以酮体为能源物质,曲霉菌的碳分解代谢抑制物(CCR)能够在肺部环境中选择能量利用率更高的酮体,使曲霉菌迅速生长[3]。因此糖尿病患者,特别是平时血糖不佳的1型糖尿病患者发生急性并发症时,也可能合并肺曲霉菌感染,应引起临床医生的高度重视。

肺曲霉菌感染的诊断目前主要依据临床症状、影像学检查、细菌学检查及纤维支气管镜活检或术后病理检查。其临床表现多样,有文献报道其中咯血发生率为60%~85%,咳嗽为80%,胸痛为80%,发热为30%,但上述症状均缺乏特异性,如临床医生对本病缺乏认识、警惕性不足,极易造成漏诊[4]。本病患者以1型糖尿病合并酮症酸中毒就诊,临床表现为发热、咳嗽、咳痰,很容易将上述症状诊断为"肺部感染",进行经验性抗感染治疗,忽略了进一步的病原体鉴别。研究发现,肺曲霉菌感染从有症状到确诊的中位时间为 9 天(2～14 天),且常是组织病理学的获得滞后于临床治疗过程。

临床确诊肺曲霉菌感染的标准是组织培养得到曲霉菌。早期诊断中,血清或支气管肺泡灌洗液检测半乳甘露聚糖抗原等生物标志物具有诊断价值,但阳性率水平低。在 200 份来自呼吸道的真菌学阳性的标本中,仅有 13 份培养得曲霉菌,在这 13 份中仅有 1 例血清中检测到半乳糖甘露醇聚糖抗原[5]。本例患者 G 试验、GM 试验均为阴性,其原因可能为患者存在 1 型糖尿病,免疫功能降低,难以对曲霉菌产生免疫应答。而且正常人产生免疫应答需2～3 周的时间,故发病 1 周内的检测结果对诊断的价值十分有限。有报告持续动态监测 G试验 1.5 个月后,其特异度可升高至为 87%[6]。因此,在 1 型糖尿病人群中,血清学检查不是早期诊断肺曲霉菌感染的理想标志物。

CT 影像则从另一个角度为诊断提供了一定程度的帮助。根据 2008 年欧洲癌症/真菌病研究小组(EORTC/MSG)提出的建议,CT 可以作为肺曲霉病的诊断标准之一[7]。CT 典型表现为病灶周围出现晕征或半月征,即肺空洞或扩张的支气管腔内有一实质性球形阴影,球体上方冠以半月形透光区或球周围有透光环,少数可随体位改变。本例患者既往有 1 型糖尿病病史多年,平素血糖控制差,本次发生酮症酸中毒及呼吸道感染,因此具有真菌性肺炎的发病基础。但是胸部 X 线摄片未发现明显的病灶,最终依靠 CT 检查和后续的细菌学检查确诊。因此,对于糖尿病患者表现为呼吸道症状,应重视胸部 CT 检查以尽早明确诊断。

肺曲霉菌感染提倡早诊断,因为早期明确诊断才可以改善患者预后,降低病死率。免疫抑制患者肺曲霉菌感染的病死率维持在 60%～100%,通过积极有效地治疗,其死亡风险仍在 50% 以上。对于肺曲霉菌感染治疗,如果从肺曲霉菌感染首发症状到初始治疗超过 10天,病死率则显著升高[8]。因此,肺曲霉菌感染诊治指南提出拟诊、临床诊断、确诊 3 步,治疗包括经验性治疗、抢先治疗及靶向治疗 3 种方法。对于本例患者,患者本身具有真菌感染的危险因素,肺部 CT 可见左肺上叶空洞,内见空气半月征,与典型的侵袭性肺曲霉病影像学特征相吻合,故临床诊断为肺曲霉菌感染,早期启动了伊曲康唑的经验性治疗。患者治疗7 天后临床症状改善,病灶缩小。早期诊断及抗真菌治疗的坚持对改善患者的预后起到关键作用。

关于肺曲霉菌感染的治疗,目前一般认为主要以外科手术治疗为主,尤其适用于病灶局限、伴有反复咯血或诊断不明的患者。在药物治疗方面,伊曲康唑对于较轻病例可以考虑使用。目前,伏立康唑取代传统的两性霉素 B,已经成为肺曲霉菌感染治疗的一线方案[9]。伏立康唑是三唑类抗真菌药物,具有相对广谱抗真菌作用,对曲霉菌属有良好抗菌作用,是治疗肺曲霉菌感染的首选方案。需要注意的是,伏立康唑治疗有效的血药浓度在 1.0～5.5 μg/ml,疗效与药物浓度有关。在区间范围内,疗效与药物浓度呈正比。因此,伏立康唑无论口服还是静脉用药,药物浓度对治疗均十分重要。但由于曲霉菌球形的空洞壁厚,部分情况下抗真菌药物很难达到肺部空洞内,且抗真菌药物长期使用不良反应较大,因此,如果抗真菌治疗效果不佳,应尽早进行手术治疗。

最终诊断

1 型糖尿病,肺曲霉菌感染。

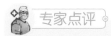

　　糖尿病患者,特别是血糖控制不理想的患者容易合并感染,病原体可以是细菌、真菌及病毒等,部位主要累及泌尿系统、呼吸道、消化系统、生殖系统及皮肤等。当糖尿病并发感染,二者可以形成恶性循环,即高血糖引起感染,感染导致高血糖难以控制,高血糖再进一步加重感染。因此,血糖持续稳定达标是糖尿病管理的重要目标。一旦合并感染,一定要控制血糖和有效抗感染双管齐下,打断高血糖与感染之间的恶性循环。而有效控制感染的前提是要尽快明确病原菌,由此可以选用有针对性的抗菌药物。尽管糖尿病合并肺曲霉菌感染并不常见,但是后果较严重。疑似糖尿病患者合并感染时,要早甄别、早发现、早治疗。肺曲霉菌感染在胸部 CT 上具有特征性的改变,对进一步的病原学检查有重要的提示价值。

病例提供单位:上海交通大学医学院附属第六人民医院

整理:张磊

述评:包玉倩

参考文献

[1] 刘传峰,周月,赵宇航,等.糖尿病并发曲霉菌性肺炎一例病例报告[J].中华内分泌代谢杂志,2020,36(2):150-152.

[2] PERNER A, NIELSEN SE, RASK-MADSEN J. High glucose impairs superoxide production from isolated blood neutrophils [J]. Intensive Care Med, 2003,29(4):642-645.

[3] RIES LN, BEATTIE SR, ESPESO EA, et al. Diverse regulation of the CreA carbon catabolite repressor in Aspergillus nidulans [J]. Genetics, 2016,203(1):335-352.

[4] 周健,包玉倩,马晓静,等.1型糖尿病并肺曲球菌感染一例[J].上海医学,2009,32(5):3.

[5] SWOBODA-KOPEC E, SIKORA M, PISKORSKA K, et al. Diagnosis of invasive pulmonary aspergillosis [J]. Adv Exp Med Biol, 2017,944:27-33.

[6] 何丽蓉,况九龙,曾林祥.糖尿病合并侵袭性肺曲霉菌感染临床诊治分析[J].中国全科医学,2015(21):2577-2580,2583.

[7] DE PAUW B, WALSH TJ, DONNELLY JP, et al. Revised definitions of invasive fungal disease from the European Organization for Research and Treatment of Cancer/Invasive Fungal Infections Cooperative Group and the National Institute of Allergy and Infectious Diseases Mycoses Study Group (EORTC/MSG) Consensus Group [J]. Clin Infect Dis, 2008,46(12):1813-1821.

[8] 陈先华,郝飞.侵袭性肺曲霉病的研究进展[J].中华肺部疾病杂志(电子版),2016,9(2):201-203.

[9] WALSH TJ, ANAISSIE EJ, DENNING DW, et al. Treatment of aspergillosis:clinical practice guidelines of the Infectious Diseases Society of America [J]. Clin Infect Dis, 2008,46(3):327-360.

病例26 突发视力丧失，糖尿病眼内炎？

主诉

女性，56岁，发现血糖升高10年，右眼视物不见1个月余。

病史摘要

现病史：患者，女性，56岁，10年前无明显诱因出现口渴、多饮、多尿、乏力，测空腹血糖16 mmol/L，餐后最高25 mmol/L，曾应用二甲双胍、磺脲类药物以及"诺和灵30R"等降糖药治疗，血糖控制不佳。患者于3个月前无明显诱因下出现间断发热，体温最高38℃，自行口服退热药物治疗，4天后体温恢复正常，其间无明显咳嗽、咳痰、腹痛、腹泻、尿频、尿急、尿痛等症状。两个月前突发右眼视物不清，伴结膜充血，并伴有眼痛及头痛，于当地医院眼科就诊，查体示右眼视力：光感，球结膜充血，前房积脓，眼底窥不清。眼B超示：双眼玻璃体混浊（右眼出血？），右眼球后壁稍强回声（机化条？），诊断为右眼葡萄膜炎。给予结膜下注射地塞米松0.5 ml＋利多卡因0.2 ml，外用泼尼松龙、普拉洛芬眼药水，硫酸阿托品眼用凝胶。治疗后，右眼视物不清及眼痛无明显缓解且逐渐加重。因症状不缓解，一个半月前再次于当地眼科就诊，查体右眼视力无光感，眼压8 mmHg，前房积脓蔓延扩大，角膜晶体虹膜粘连，眼底窥不清。眼B超示：双眼晶体混浊，右眼玻璃体混浊（出血机化？），右眼眼球壁增厚，因右眼已无光感，眼科建议行右眼内容物摘除术。今日为求调整血糖达标后行右眼内容物摘除术就诊于我院，门诊以"糖尿病"收入我科，病程中患者自两个月前开始口服头孢类抗生素至今，饮食可，睡眠尚可，二便正常。

既往史：既往冠心病病史，未规律用药，否认高血压、脑梗死等慢性病病史，否认肝炎、结核等传染病病史，无外伤、输血史，否认药物及食物过敏史，预防接种史不详。

个人史：无异地及疫区久居史、毒物接触史，无吸烟史、饮酒史。

家族史：否认家族性遗传病及传染病病史。

入院查体

一般状态稍差，神清语明，体温36.2℃，血压151/79 mmHg，脉搏100次/分，呼吸16次/分。眼科查体：VD无光感，VS 0.5，右眼眼睑轻度肿胀，无内外翻及倒睫，泪器无压痛，右眼结膜混合充血，角膜黄白色混浊，前房积脓，瞳孔窥不见，对光反射（－），余全窥不清。左眼眼睑无肿胀，无内外翻及倒睫，泪器无压痛，左眼结膜无充血，巩膜无压痛、黄染，角膜透明，前房常深，瞳孔圆，直径约3 mm，光反射（＋），虹膜纹理清，晶状体不均匀混浊，玻璃体混浊，眼底隐见视盘界清，血管走形轻度迂曲，视网膜平伏，黄斑光反射（＋）。全身查体：浅表淋巴结未触及肿大；颈部对称，气管居中，双侧甲状腺未触及肿大。胸廓对称无畸形，双肺呼吸音清，未闻及干、湿啰音，心率100次/分，心律齐，无病理性杂音。腹软，全腹无压痛及反跳痛，肝脾未触及，亦未触及腹部异常肿块。腹部叩诊多为鼓音，未见胃肠型及蠕动波，双下肢无水肿。双下肢足背动脉搏动存在。

辅助检查

实验室检查：(2021-04-07)葡萄糖 6.58 mmol/L。WBC 4.72×10⁹/L，N％ 53.64％，Hb 132 g/L，PLT 165.4×10⁹/L，尿、粪常规正常。(2021-04-07)凝血系列、肝肾功能、血脂正常，血沉、CRP、风湿系列均正常。(2021-04-09)梅毒螺旋体抗体、人类免疫缺陷病毒(human immunodeficiency virus，HIV)抗原/抗体、肝炎系列(甲乙丙戊肝炎抗体)、结明试验、抗核抗体系列、抗中性粒细胞胞质抗体均阴性。(2021-04-10)血细菌、真菌＋念珠菌培养，尿细菌、真菌＋念珠菌培养，(2021-04-15)脓汁细菌、真菌＋念珠菌培养均为阴性。(2021-04-09)TORCH-IgM＋TORCH-IgG 检测：风疹 IgG 抗体 12.8 IU/ml，巨细胞病毒 IgG 抗体 134.00 IU/ml，单纯疱疹病毒抗体 IgG 抗体＞30.0Index。影像学检查：(2021-04-08)心电图正常，肺部 CT、肝胆脾胰腺彩超、双肾膀胱输尿管彩超、心脏彩超均未见感染性改变。

眼部相关影像学改变见图 26-1、图 26-2，因患者前房积脓严重，故无法行眼底相关检查。

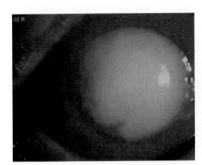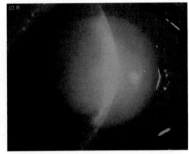

图 26-1　右眼前节照相(2021-04-08)

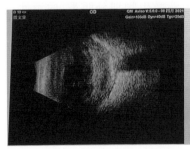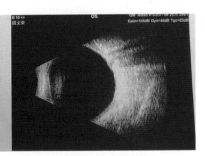

图 26-2　眼 B 超(2021-04-08)：双眼玻璃体混浊(右眼积脓?)

病原微生物宏基因检测(2021-04-16)：结果示肺炎克雷伯杆菌检出相对丰度 97.315％，基因组覆盖度 32.318 566％。

右眼内容物病理(2021-04-19)：

肉眼检查：(右眼内容物)灰黄红褐色组织 2 块，大小 2.5 cm×2 cm×0.2 cm。镜下所见：纤维组织增生，炎细胞浸润。病理诊断：(右眼内容物)纤维组织增生，慢性炎伴急性炎，肉芽组织。

初步诊断

2型糖尿病右眼眼内炎。

治疗及转归

明确诊断后,行右眼内容物摘除术。

患眼定期复查有无继发感染,3个月后可考虑义眼安装。对侧眼定期复查眼压、眼B超、OCT、眼底照相。定期监测血糖,维持血糖稳定达标。

讨论与分析

眼内炎通常指细菌或真菌进入眼内,累及玻璃体和(或)房水的感染性炎症,是一种可导致视力下降甚至丧失的严重的眼部感染性疾病,可以造成眼组织的毁灭性损害,是严重的眼科急症。根据其感染的来源可分为外源性和内源性眼内炎。通过眼部开放伤口如眼球穿通伤、内眼手术、角膜溃疡穿孔等使致病菌直接进入眼内致病称为外源性眼内炎(exogenous endophthalmitis);病原微生物由远距离病灶播散穿过血-眼屏障进入眼组织为内源性眼内炎(endogenous endophthalmitis,EE)[1]。

外源性眼内炎中最常见的诱因为眼外伤,致伤原因包括穿孔伤、挫伤、化学伤等,主要是由锐器、植物划伤、爆炸、交通事故等导致。眼部手术是导致外源性眼内炎的第二大原因,尤其以白内障手术为主,术中玻璃体溢出、手术时间≥15 min、年龄≥70岁为其独立危险因素。外源性眼内炎常见致病菌有金黄色葡萄球菌、链球菌、绿脓杆菌和蜡样芽孢杆菌等。另外,表皮葡萄球菌、痤疮丙酸杆菌常为白内障术后眼内炎的致病菌。内源性眼内炎指细菌或真菌通过血液循环播散进入眼内引起,又称转移性眼内炎。其危险因素包括慢性免疫损害性疾病(糖尿病、肾衰竭、肝脏疾病等)、留置或长期静脉导管、免疫抑制性疾病和治疗(恶性肿瘤、人类免疫缺陷病毒感染,侵入性手术、心内膜炎、胃肠道手术、肝胆道感染和静脉药物滥用等)、长期使用抗生素等。内源性眼内炎由致病微生物划分两类:内源性细菌性眼内炎(endogenous bacterial endophthalmitis,EBE)、内源性真菌性眼内炎(endogenous fungal endophth-almitis,EFE)[2]。EBE常见致病微生物中革兰氏阳性菌属包括金黄色葡萄球菌、链球菌(包括草绿色链球菌、肺炎链球菌、A组和B组链球菌)等,革兰氏阴性菌属包括肺炎克雷伯杆菌、铜绿假单胞菌、大肠埃希菌、脑膜炎奈瑟球菌、变形杆菌属、沙门氏菌血清型、黏质沙雷氏菌等。其中大肠杆菌和肺炎克雷伯杆菌已被证明在亚洲EBE患者中比例较高。EFE大多是由健康人胃肠道黏膜中共生的白色念珠菌引起。

眼内炎的临床表现可有眼痛、视力下降、畏光流泪等刺激症状。其临床体征包括眼睑红肿、眼球压痛、球结膜充血及水肿、角膜基质水肿、后弹力层皱褶、角膜后沉着、前房闪辉或积脓、瞳孔传入阻滞以及晶状体或人工晶状体表面可见渗出物等炎症的表现。眼底检查可见玻璃体混浊、视网膜血管收缩、眼底出血斑和白色或黄色的结节状浸润病灶。严重时可致全眼球炎,其表现除上述临床特征外还会出现眼球突出、眼睑和眼肌运动障碍。以上临床症状和体征可因致病菌毒力强弱、病变严重程度的差异而表现不同。大约一半的内源性眼内炎患者可出现全身特征,如发热和与身体其他部位特定感染源相关的症状。诊断眼内炎的关键特征是存在玻璃体炎，在许多情况下，严重的玻璃体炎可影响眼底相关检查（在这些情况下，患者在用眼底镜检查时会出现缺乏红色反射）。细菌性眼内炎通常表现为急性症状，症状持续数小时至数天；真菌性眼内炎炎症较少，疼痛较轻，通常呈亚急性，症状持续数天至数周。细菌性眼内炎和真菌性眼内炎之间的玻璃体炎模式也各不相同，通常在细菌性眼内炎中呈弥漫性，在真菌性眼内炎中呈"团块状"。念珠菌引起的真菌性眼内炎通常在发生玻璃体炎之前首先表现为脉络膜视网膜炎（白色绒毛状视网膜病变）。

内源性眼内炎需通过微生物标本进行临床确诊。凡怀疑有眼内炎的诊断，应立即进行裂隙灯检查和眼底检查。如果无法观察到视网膜，可使用 B 超检查来确认玻璃体炎的程度。通过针头抽吸或玻璃体切除术（pars plana vitrectomy, PPV）（既可以是诊断性的，也可以是治疗性的）采集水样和（或）玻璃体样本并进行微生物培养和聚合酶链反应（如有必要）。在眼内炎的病例中，90% 的玻璃体切除标本、50%～70% 的玻璃体吸引物和 40% 的水样吸引物获得阳性培养，阴性培养也不能排除内源性眼内炎的诊断，33% 的病例血液培养呈阳性。应对感染源进行系统检查，建议行相关检查如下：玻璃体或房水细菌、真菌培养，聚合酶链反应；全血计数、C 反应蛋白、红细胞沉降率、肝功能试验、血源性病毒（HIV、乙肝、丙型肝炎）、曲霉抗原、弓形虫血清学、结核分枝杆菌特异性细胞免疫反应检测（QFT）、血管紧张素转换酶（用于结节病）、梅毒血清学检测；血液培养（细菌和真菌）、尿培养（细菌和真菌）、脑脊液培养（如有颅内感染迹象）；影像学检查：超声心动图（心内膜炎）、胸部 X 线（结核、结节病）、腹部超声（肝、肾脓肿）、头部磁共振成像等[3]。

由于眼内炎进展快，预后差，可先行经验性治疗，而不是等待微生物培养结果确认。治疗通常应从全身广谱抗生素联合玻璃体腔注射抗生素（头孢他啶 2.25 mg/0.1 ml，万古霉素 1 mg/0.1 ml）或抗真菌药物（两性霉素 B、氟康唑、伏立康唑）开始。类固醇的使用目前还是有争议的。局部应用睫状肌麻痹剂、类固醇或降压药可作为辅助治疗，以减轻炎症和疼痛以及继发性青光眼。平坦部 PPV 适用于持续性炎症、玻璃体活检或视网膜并发症。

糖尿病是内源性眼内炎患者最常见的易感疾病，糖尿病患者发生内源性眼内炎的原因与血视网膜屏障（BRB）的破坏有关。高血糖水平可导致细胞功能障碍，周细胞是视网膜血管受损的关键细胞。糖尿病微血管病变涉及多种机制，包括紧密连接完整性丧失、晚期糖基化终产物损伤、氧化应激、血管内皮生长因子合成和炎症过程。在这些条件下，BRB 被破坏，血管通透性随后增加，导致大量渗漏或微生物通过 BRB 渗入视网膜组织。且高血糖一方面引起血浆渗透压改变而抑制白细胞吞噬能力，降低机体对感染的抵抗力；另一方面又为细菌及微生物生长提供良好环境。而眼内组织对病原微生物的防御功能差，尤其玻璃体是细菌、微生物良好的生长基，病原微生物入侵玻璃体后可迅速繁殖并引起炎症反应。一旦发生感染，玻璃体缺乏自洁功能，很难将病原微生物自行清除，因此糖尿病患者，特别是血糖控制不佳的糖尿病患者更易患内源性眼内炎。本例患者糖尿病史 10 年，平素血糖控制不佳，血糖最高可达 25 mmol/L，使其更易感染眼内炎。患者眼部查体示 VD 无光感，VS 0.5，右眼眼睑轻度肿胀，无内外翻及倒睫，泪器无压痛，右眼结膜混合充血，角膜黄白色混浊，前房积脓，瞳孔窥不见，对光反射（－），眼后节窥不清，眼 B 超双眼玻璃体混浊（右眼积脓？），符合眼内炎表现，且患者无眼外伤以及眼部手术史，因此其眼内炎应为内源性眼内炎。有报道显示右眼发生内源性眼内炎的比例是左眼的 2 倍，这与右眼更靠近右侧的颈动脉，可以接受更多的血液供给有关[1]。

内源性眼内炎多发生在败血症或明显全身感染之后，为寻找患者引发内源性眼内炎的感染病灶，我们对患者进行了血、尿常规检测，血沉、C反应蛋白、梅毒螺旋体抗体、HIV抗原/抗体、肝炎系列（甲、乙、丙、戊肝炎抗体）、结明试验、抗核抗体系列、抗中性粒细胞胞质抗体、血细菌、真菌培养，尿细菌、真菌培养均为阴性，肺部CT、肝胆脾胰腺彩超、双肾膀胱输尿管彩超、心脏彩超均未见感染性改变。有研究表明只有57%细菌性内源性眼内炎患者会出现全身症状，因此本例患者的眼部感染很可能为全身感染的首发表现。但其血细菌、真菌培养，尿细菌、真菌培养以及脓汁培养均为阴性，考虑与患者近2个月持续口服头孢类抗生素有关。

本例患者因眼内感染严重，右眼已无光感，在血糖控制达标后于眼科行右眼内容物摘除术，其右眼剪除角膜后可见大量黄色脓液，取脓汁行细菌、真菌培养以及病原微生物宏基因检测。脓汁培养结果为阴性，病原微生物宏基因检测结果示肺炎克雷伯杆菌检出相对丰度97.315%，基因组覆盖度32.318566%。传统的病原微生物培养分离检查法在敏感性、特异性、时效性、信息量等方面均存在局限，而且对于未知或者罕见病原微生物无法快速识别。而基于宏基因组新一代测序技术不依赖于传统微生物培养，直接对临床样本中的核酸进行高通量测序，然后与数据库进行比对分析，根据比对到的序列信息来判断样本包含的病原微生物种类，能够快速、客观地检测临床样本中的较多病原微生物（包括病毒、细菌、真菌、寄生虫），且无需特异性扩增。故中华医学会检验医学分会微生物学组发布的宏基因组高通量测序技术应用于感染性疾病病原检测中国专家共识中指出疑似局部感染，病原学诊断未明确、不及时处理则后果严重时，在考虑常规检测的同时，或在其基础上开展宏基因组新一代测序，如眼部（角膜炎/溃疡、眼内炎、急性视网膜坏死等）情况[4]。本例患者即是脓汁培养结果阴性，病原微生物宏基因检测出肺炎克雷伯杆菌，且检出相对丰度达97.315%，充分体现了宏基因组新一代测序技术的先进性。

近年来，肺炎克雷白菌感染引起的内源性眼内炎在世界范围内呈上升趋势。而在亚洲，肺炎克雷白菌所致内源性眼内炎占主导地位（60%以上），可能与亚洲地区肺炎克雷伯菌菌血症的发病率较高以及亚洲人群的遗传易感性有关。肺炎克雷伯杆菌是革兰氏阴性厌氧菌，是目前院内及社区感染最常见致病菌。肺炎克雷伯杆菌的毒力因子更易突破血眼屏障，造成眼部受累，引起内源性肺炎克雷伯杆菌性眼内炎（endogenous Klebsiella pneumonia endophthalmitis，EKPE）[5]。EKPE患者预后视力差于其他眼内炎患者，被认为是内源性眼内炎预后差的独立危险因素，加之EKPE本身的侵袭性毒性，使其总体预后差，高达47.4%的患者被迫行眼球摘除或眼内容物剜除。另有研究表明，糖尿病是EKPE另外一个易感因素，其与视觉不良预后有直接关系。长期高血糖会干扰白细胞的趋化性，并损害其对肺炎克雷伯杆菌K1或K2型血清荚膜的吞噬作用，同时，高血糖增加血-视网膜屏障的通透性也促进了EKPE的发生。EKPE表现多样，不具有特征性表现，通常可表现为前房积脓、玻璃体大量混浊、视网膜苍白、视盘苍白、黄斑梗死或水肿、视网膜血管广泛闭塞等，早期诊断比较困难，可能与虹膜睫状体炎、急性坏死性视网膜炎、全葡萄膜炎等相混淆。故当出现上述非特异性表现时，需提高警惕，勿错过早期的最佳治疗时机，以免造成不良视力预后甚至眼球摘除的后果[5]。回顾此患者发病过程，患者平素血糖控制不佳，于间断发热后1个月出现右眼视物不清、结膜充血、眼痛以及前房积脓，此时右眼尚有光感，此后右眼前房积脓蔓延扩大，半个月后再次眼科就诊右眼已无光感，眼压高，眼痛，角膜晶体虹膜粘连，眼底窥不清，随后前房积脓继续蔓延扩散直至波及全眼。其病情进展迅速，感染严重，最终导致眼球摘除的结果,这一过程也符合内源性肺炎克雷伯杆菌性眼内炎特点。

最终诊断

2型糖尿病,内源性肺炎克雷伯杆菌性眼内炎。

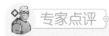 **专家点评**

眼内炎是一种可导致视力下降甚至丧失的严重的眼部感染性疾病,可以造成眼组织的毁灭性损害,是严重的眼科急症。糖尿病是内源性眼内炎患者最常见的易感疾病,随着糖尿病患病率不断增加,对于病程比较长、血糖控制不良的糖尿病患者,应重视和加强对糖尿病合并症复杂性和多样性的认识。内源性眼内炎患者早期眼部症状并无特异性,与虹膜睫状体、色素膜炎及视网膜坏死综合征等疾病的表现甚为相似,很容易造成误诊,早期诊断率普遍较低,所以早期诊断是关键。当糖尿病患者眼部出现红、肿、痛,伴视力下降,眼科检查提示色素膜炎体征阳性时,应高度警惕眼内炎的可能。内源性眼内炎的疗效取决于早诊断、早治疗。临床上一旦怀疑内源性眼内炎,应当立即施行有效治疗,争取良好预后。

病例提供单位:哈尔滨医科大学附属第一医院

整理:李新宇 王松

述评:匡洪宇

参考文献

[1] DURAND ML. Bacterialandfungalendophthalmitis [J]. Clin Microbiol Rev, 2017, 30(3):597 - 613.

[2] RELHAN N, FORSTER RK, FLYNN HW JR. Endophthalmitis: then and now [J]. Am J Ophthalmol, 2018, Mar, 187:xx - xxvii.

[3] STAFFORD GS, MICHELLE T, SAURABH J. Endophthalmitis [J]. Br J Hosp Med, 2019, 80(1):C8 - C11.

[4] 宏基因组高通量测序技术应用于感染性疾病病原检测中国专家共识[J]. 中华检验医学杂志, 2021, 44(2):107 - 120.

[5] ANG LP, LEE HM, AU EONG KG, et al. Endogenous Klebsiella endophthalmitis [J]. Eye (Lond), 2000, 14(Pt 6):855 - 860.

病例27 酮症酸中毒起病的糖尿病,1型糖尿病? 隐匿的垂体瘤?

主诉

男性,36岁,口干、多饮、多尿1周,乏力伴食欲缺乏3天。

病史摘要

现病史：患者于 1 周前无明显诱因下出现口干、多饮、多尿，1 周之内体重下降约 10 kg。近 3 天开始出现食欲缺乏，伴疲乏无力。昨日在当地医院就诊，查随机血糖 18 mmol/L，诊断为糖尿病，嘱饮食、运动控制，予二甲双胍 0.5 g tid po 治疗。患者用药后症状无明显改善，自测空腹血糖 22 mmol/L。今晨来我院就诊，查随机血糖 24 mmol/L，尿糖（＋＋＋＋），尿酮（＋＋＋＋），血酮 3.2 mmol/L。无视物模糊，无胸闷、心悸，偶有四肢末端麻木，无四肢疼痛，无间歇性跛行，无皮肤瘙痒。既往无酮症或酮症酸中毒史。近期无低血糖发作史。追问病史，患者近 1 年来照镜子时自觉有鼻翼增宽、口唇增厚、手足增大、变厚，鞋码增大 2 码。现患者为求进一步诊治收住入院。

患者自发病以来，食欲差，睡眠欠佳，大便 3 天未解，小便量多，体重显著下降。

既往史：否认高血压、糖尿病、冠心病、慢性支气管炎等慢性病史。否认肝炎、结核等传染病史，无外伤、输血史，否认药物及食物过敏史，预防接种史不详。

个人史：否认疫源及疫区接触史、毒物接触史，否认烟酒史。

家族史：否认家族性遗传疾病史。

入院查体

T 36.5℃，P 92 次/分，R 20 次/分，BP 131/79 mmHg。神情萎靡，皮肤弹性稍差，全身皮肤粗糙，皮褶厚，前额、眉弓、双颧凸出，唇厚舌大。手脚宽厚，手指、足趾增粗，指端呈杵状。右侧坐骨结节近肛门旁皮肤红肿，触痛明显，无明显波动感。呼吸急促，未闻及明显干、湿啰音，心脏及腹部查体未及异常。脊柱、四肢无畸形，关节无红肿，双下肢无水肿。

辅助检查

（2011 - 11 - 05）随机血糖 25.4 mmol/L，血酮 3.7 mmol/L（正常值 0~0.3 mmol/L）。

尿常规（2011 - 11 - 05）：尿葡萄糖（＋＋＋＋）、酮体（＋＋＋），余（－）。

血常规（2011 - 11 - 06）：血 WBC 7.4×10^9/L，Hb 110 g/L，PLT 118×10^9/L，N% 74.5%。

肝、肾功能（2011 - 11 - 06）：基本正常。血电解质：钾 4.9 mmol/L，钠 140 mmol/L，氯 105 mmol/L。C 反应蛋白 74.48 nmol/L（正常值 0~28.57 nmol/L）。

（2011 - 11 - 06）HbA1c 13.5%（正常值 4.30%~6.50%），GA 48.7%（正常值 11.0%~17.0%）；血糖控制稳定后查血空腹、餐后 30 min、餐后 120 min C 肽水平（2011 - 11 - 06）分别为 0.33 nmol/L、0.35 nmol/L、0.35 nmol/L。

甲状腺功能及相关抗体（2011 - 11 - 06）：FT_3 2.09 pmol/L，FT_4 10.13 pmol/L，TSH 0.15 mU/L（正常值 0.27~4.20 mU/L），TgAb 和 TPOAb 均阴性。

垂体及肾上腺、性腺相关激素（2011 - 11 - 06）：生长激素（growth hormone，GH）> 34.8 μg/L（正常值 0.003~0.971 μg/L）；血皮质醇（8:00am）626.25 nmol/L（正常值 118.63~617.97 nmol/L），血促肾上腺皮质激素 4.51 pmol/L。血雌二醇 25.7 pmol/L（正常值 71~231 pmol/L），卵泡刺激素 2.22 U/L，黄体生成素 0.52 U/L（正常值 1.5~9.3 U/L），孕酮 1.95 nmol/L，催乳素 663.87 mU/L（正常值 45~375 mIU/L），睾酮 0.47 nmol/L（正常值

8.4～28.7 nmol/L)。

血气分析(2011‐11‐05):pH 7.25,PaO₂ 104.3 mmHg(1 mmHg=0.133 kPa,2 L/min 吸氧中),PaCO₂ 27.6 mmHg,碱剩余−15.2 mmol/L。

垂体 MRI 增强(2011‐11‐08):鞍内可见异常信号影,呈 T1WI 低等信号,T2WI 低等信号(1.3 cm×1.6 cm),位置居中,向上生长,视交叉轻度受压,病灶信号不均匀,增强后病灶强化,边界欠清,信号均匀,鞍底骨质未见明显吸收或破坏,双侧海绵窦无明显异常,提示为垂体腺瘤(图 27‐1)。

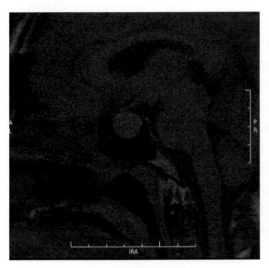

| A. 术前垂体 MRI | B. 术后垂体 MRI |

图 27‐1 该患者术前与术后垂体 MRI 对比

初步诊断

糖尿病酮症酸中毒,肢端肥大症,中枢性甲状腺功能减退症,肛周脓肿。

治疗及转归

入院后予积极补液,小剂量胰岛素降糖消酮(初为静脉滴注胰岛素,酸中毒纠正后转换至皮下胰岛素治疗,每日胰岛素用量 80～90 U),治疗后 14 h 酸中毒纠正,治疗第 2 天尿酮体转为阴性。同时给予左甲状腺素 25 μg/d 替代治疗,青霉素抗感染。肛周脓肿行切开引流术,术中见皮下巨大脓肿,大小为 10 cm×8 cm,引流出 150 ml 脓液。血糖控制平稳后转耳鼻喉科,全身麻醉下行经蝶窦鼻内镜下垂体瘤切除术,术后病理学检查示垂体腺瘤。术后当日、术后 1 周复查血生长激素水平分别为 3.41 μg/L、2.30 μg/L,术后当日复查催乳素 49.1 mU/L(正常范围 45～375 mU/L)。患者于术后 10 d 出院,继续予"诺和灵 30R"早 26 U,晚 16 U,皮下注射控制血糖。

讨论与分析

垂体生长激素瘤主要表现为瘤体对蝶鞍旁组织的压迫、生长激素过度分泌所致躯体细胞过度增长,以及多系统、器官功能损害。据报道,肢端肥大症患者合并糖耐量受损和糖尿病的概率分别达 $16\%\sim46\%$ 及 $19\%\sim56\%$,显著高于正常人群[1]。机制研究表明,GH 对糖代谢具有双向作用。GH 可增强脂解作用,导致游离脂肪酸(FFA)输出增加,后者在脂肪及肌肉组织竞争性抑制葡萄糖的摄取、氧化,从而导致外周胰岛素抵抗。此外,GH 可抑制脂肪组织葡萄糖转运体 1(GLUT1)及 4(GLUT4)的表达,并可直接抑制胰岛素信号通路的关键分子,包括胰岛素受体底物(IRS)-1 及磷脂酰肌醇-3-激酶(phosphatidylinositol-3-kinase,PI3K),从而增加肝糖输出,加重外周胰岛素抵抗[2]。另有研究表明,GH 可上调细胞因子——内脂素(visfatin)及白介素-6(IL-6)的表达水平,进而诱导脂肪组织炎症状态,降低胰岛素敏感性[3,4]。除对糖代谢的负性作用外,GH 尚具有促进胰岛 β 细胞增生及胰岛素合成、分泌功能的作用。此外,GH 作用的介导因子——胰岛素样生长因子(insulin like growth factor,IGF)-1 则可促进外周组织对葡萄糖的摄取,具有改善胰岛素抵抗的作用。在肢端肥大症状态下,GH 诱导胰岛素抵抗的作用占主导作用,故糖代谢紊乱的发生率显著增高。有研究[4-5]结果显示,高生长激素水平、年龄、病程、糖尿病家族史是垂体生长激素瘤继发糖尿病的危险因素。肢端肥大症继发性糖尿病患者的空腹血糖及餐后血糖水平较一般 2 型糖尿病患者明显升高,但临床表现为糖尿病酮症酸中毒则非常罕见,国外仅有个案报道[5,6]。糖尿病酮症酸中毒若是肢端肥大症的首发症状,一般均有诱因,如感染、创伤、手术、饮食不当等,本例患者肛周脓肿感染可能是其诱因。

需要指出的是,糖尿病本身亦可对肢端肥大症的诊断造成困难。口服葡萄糖耐量试验(OGTT)中 GH 的抑制程度是诊断肢端肥大症的重要依据。在 OGTT 过程中,GH 受抑制的程度与全身胰岛素敏感性密切相关。在胰岛素抵抗个体中,GH 的下降程度显著低于对照组。此外,OGTT 中 GH 的下降有赖于血糖的快速升高。因此,在已确诊糖尿病且血糖控制不良的患者中,该试验可能增加患者严重高血糖的风险,限制了该试验的实用性。GH 的生物作用主要经 IGF-1 介导完成,后者可反映病情活动性,与 24 小时 GH 水平具有良好的相关性,因而是诊断肢端肥大症的重要依据。然而,血清 IGF-1 水平及活性在糖尿病状态下受到胰岛素抵抗状态及胰岛功能的影响。胰岛功能下降、胰岛素抵抗可导致 IGF-1 水平出现假阴性。因此,在糖尿病状态下,肢端肥大症的诊断应特别注意综合考察患者的症状、体征、生化特点及靶器官损害情况。

肢端肥大症的治疗目的是减缓或控制肿瘤生长,抑制 GH 的过量分泌并使 IGF-1 水平恢复正常。生长激素瘤继发糖尿病是胰岛素治疗的适应证,但由于胰岛素抵抗的存在,纠正糖尿病酮症酸中毒时所需的胰岛素剂量较大[9]。本例患者起始治疗时胰岛素用量为 $1.2U/(kg \cdot d)$。生长激素瘤合并糖尿病的治疗手段主要是去除原发病。经蝶显微手术具有创伤小、并发症少、反应轻、恢复快等优点。本例患者术后 1 周由于生长激素瘤被切除,血中生长激素水平迅速下降,胰岛素的拮抗作用逐渐被解除,血糖得到明显改善。

除手术治疗外,对于不具备手术指征,或拒绝手术的肢端肥大症患者,药物治疗可作为一线治疗方案,亦可作为术后未缓解患者的辅助治疗。相关药物包括 3 类:生长抑素类似物(SSA)、多巴胺受体激动剂(DA)、GH 受体拮抗剂。值得注意的是,不同药物对糖代谢的作用存在差异。SSA 通过结合生长抑素受体亚型 2、5 而发挥其药理作用。其中,生长抑素受体 5 不仅存在于垂体 GH 腺瘤中,同时在胰岛 β 细胞中高表达。由于第二代 SSA 类药物与生长抑素受体亚型 5 的亲和力显著高于第一代 SSA 药物,故其对糖代谢的不利影响显著增高[7]。GH 受体拮抗剂常作为药物治疗中的二线选择,有报道提示其对血糖的改善作用显著优于 SSA 类药物。因此,对于血糖难以控制的糖尿病合并肢端肥大症患者,应根据不同药物的特点合理选择治疗方案。

最终诊断

肢端肥大症,糖尿病酮症酸中毒,高催乳素血症,继发性性腺功能减退,中枢性甲状腺功能减退症,肛周脓肿。

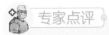
专家点评

除造成糖代谢紊乱外,生长激素瘤可因垂体占位效应产生下丘脑/垂体激素水平异常,包括促性腺激素、TSH、ACTH、PRL 等。本患者在肢端肥大症的同时合并有促性腺激素分泌不足、继发性甲状腺功能减退症,应给予适当的激素替代治疗。此外,本患者入院后查血 PRL 增高,首先需考虑生长激素瘤同时分泌 PRL 的可能。Nyquist 等[8]通过对 62 例肢端肥大症患者的分析发现,30% 的患者存在着既分泌 GH 又分泌 PRL 的垂体腺瘤,即 GH-PRL 型腺瘤;其次,还需考虑“垂体柄效应”可能。生理状态下,垂体前叶的催乳素细胞分泌 PRL 是处于下丘脑分泌的 PRL 释放抑制因子(PRIF)的调控之下。逐渐扩大的鞍区病变可使垂体柄受压,从而解除了 PRIF 对催乳素细胞的抑制,使 PRL 分泌增多。在催乳素腺瘤以外的其他类型垂体腺瘤(往往直径>20 mm)生长较大时,可压迫垂体柄而产生“垂体柄效应”,且其 PRL 水平一般<90 μg/L。总之,肢端肥大症的治疗除纠正 GH、IGF-1 的过度分泌以外,尚需对潜在的垂体功能、糖代谢紊乱等进行充分评估、管理,以期提高患者生活质量,改善预后。

病例提供单位:上海交通大学医学院附属第六人民医院

整理:陆静毅

述评:周健

参考文献

[1] RESMINI E, MINUTO F, COLAO A, et al. Secondary diabetes associated with principal endocrinopathies: the impact of new treatment modalities [J]. Acta Diabetol, 2009,46(2):85-95.

[2] GADELHA MR, KASUKI L, LIM DST, et al. Systemic complications of acromegaly and the impact of the current treatment landscape: an update [J]. Endocr Rev, 2019,40(1):268-332.

[3] OLARESCU NC, BOLLERSLEV J. The impact of adipose tissue on insulin resistance in acromegaly [J]. Trends Endocrinol Metab, 2016,27(4):226-237.

[4] OLARESCU NC, HECK A, GODANG K, et al. The metabolic risk in patients newly diagnosed with acromegaly is related to fat distribution and circulating adipokines and improves after treatment [J]. Neuroendocrinology, 2016,103(3-4):197-206.

[5] SZETO CC, LI KY, KO GT, et al. Acromegaly in a woman presenting with diabetic

ketoacidosis and insulin resistance [J]. Int J Clin Pract, 1997,51(7):476 - 477.

[6] WESTPHAL SA. Concurrent diagnosis of acromegaly and diabetic ketoacidosis [J]. Endocr Pract，2000,6(6):450 - 452.

[7] COLAO A, BRONSTEIN MD, FREDA P, et al. Pasireotide versus octreotide in acromegaly：a head-to-head superiority study [J]. J Clin Endocrinol Metab, 2014,99(3):791 - 799.

[8] NYQUIST P, LAWS ER JR, ELLIOTT E. Novel features of tumors that secrete both growth hormone and prolactin in acromegaly [J]. Neurosurgery, 1994,35(2):179 - 183；discussion 183 - 174.

病例28 肾上腺肿物诱发高血糖？

主诉

28 岁,男性,发现血压升高 10 天,肾上腺占位 10 天。

病史摘要

现病史:患者于 10 天前为行双下肢静脉曲张手术,于徐州市中心医院住院,完善术前检查时,多次测量血压均在 160/100 mmHg 左右,与体位改变无明显关系。腹部增强 CT 提示:①腹腔右侧肝肾间隙占位,右肾上腺结构欠清晰,不除外嗜铬细胞瘤可能。②腹膜后多发小淋巴结。③重度脂肪肝,肝右叶灌注异常。④左肾小囊肿。外院予以盐酸哌唑嗪口服降压治疗,起始 3 天剂量为一天 3 次、每次 1 粒口服,后改为每天 2 次、每次 1 粒治疗,入院前 2 天剂量为每天服用 1 粒,用药后患者测量血压均在 150/100 mmHg 左右。追问病史,患者 3 个月余前,曾出现一次久坐后站立时,突发头痛、恶心、手脚发麻,当时未测血压,休息 5 min 后症状缓解。病程中,患者无心悸多汗、呕吐、腹胀腹痛、血尿蛋白尿、焦虑烦躁等不适。现为进一步诊断治疗,门诊拟"肾上腺肿物"收入我科。

自起病以来,患者神清,精神可,睡眠可,食欲可,二便如常,体重近 1 年增加约 10 kg。

既往史:否认肝炎、否认结核等传染病史.否认青霉素过敏史。否认食物过敏史。否认手术、外伤史。否认输血史。预防接种史按规定。

个人史:原籍安徽。否认疫水接触史,否认疫区久居史。否认吸烟、饮酒史。

婚育史:已婚,配偶健康状况良好。已育 1 子,健康状况良好。

家族史:父亲有高血压病史 2 年,否认其他遗传性疾病家族史。

入院查体

T 36.5℃，P 72 次/分,R 16 次/分,BP 150/100 mmHg。神志清醒,精神可,气平,发育正常,营养良好,体形偏胖,对答切题,自主体位,安静面容,查体合作。皮肤、黏膜无黄染,无瘀点、瘀斑,无贫血貌,皮肤不干燥,弹性可。全身浅表淋巴结无肿大。头颅无畸形,眼睑无苍白,无水肿,无眼球突出,无巩膜黄染,无结膜苍白及充血,双侧瞳孔等大、等圆,对光反射灵敏。口唇无发绀,伸舌居中,咽喉未见充血,双侧扁桃体无肿大及渗出,无声音嘶哑。颈软,颈静脉无怒张,气管居中。胸廓无畸形,肋间隙无明显增宽及变窄。两侧呼吸运动对称,触觉语颤对称。叩诊清音。双肺呼吸音清,未闻及干、湿啰音。心前区无异常隆起,心尖搏动位于左侧第 5 肋间左锁骨中线内 0.5 cm,无抬举感。心前区无震颤、无心包摩擦感。叩诊心浊音界无明显扩大。心率 72 次/分,律齐,各瓣膜区未闻及病理性杂音。腹膨隆,脐部凹陷,无腹壁静脉曲张,未见胃肠型及蠕动波。无压痛、反跳痛,肝、脾肋下未触及。无移动性浊音,肝区及双肾区无叩击痛。肠鸣音 3～4 次/分。脊柱无侧弯,棘突无压痛。双下肢静脉曲张,多发色素沉着,无水肿,四肢肌力 V 级,四肢肌张力正常。生理反射正常,病理反射未引出。肛门及外生殖器未检。

辅助检查

生化(2018 - 09 - 01):尿素氮 6.1 mmol/L,肌酐 58 μmol/L,尿酸 402 μmol/L。胱抑素-C 0.7 mg/L。

生化(2018 - 09 - 01):白蛋白 52 g/L,ALT 43 U/L,AST 22 U/L,GGT 69 U/L,总胆红素 12.8 μmol/L。直接胆红素 5.0 μmol/L,总蛋白 83 g/L,总胆固醇 5.35 mmol/L,甘油三酯 1.10 mmol/L,HDL - C 1.06 mmol/L,LDL - C 3.35 mmol/L。钾 3.8 mmol/L,钠 142 mmol/L,氯 98 mmol/L,钙 2.53 mmol/L,磷 1.25 mmol/L,镁 0.89 mmol/L,前白蛋白 299 g/L,ALP 107 U/L。

空腹血糖(2018 - 09 - 01):7.36 mmol/L。餐后 2 h 血糖 8.55 mmol/L。餐后 30 min 血糖 9.70 mmol/L,HbA1c 6.40%。GA 14.3%。

生化检验(2018 - 09 - 01):甲胎蛋白 2.46 μg/L,癌胚抗原 0.70 μg/L,神经元特异性烯醇化酶(NSE) 17.89 μg/L,CA199 4.25 KU/L,CA125 5.69 KU/L,tPSA 0.700 μg/L,fPSA 0.171 μg/L,CA153 9.59 KU/L,CA242 2.71 IU/ml,CA50 1.49 IU/ml,鳞状细胞癌抗原 0.60 μg/L。

(2018 - 09 - 01)ACTH 56.73 ng/L。

生化检验(2018 - 09 - 01):皮质醇 8:00am 22.20 μg/dl。生化检验(2018 - 09 - 03):皮质醇 0:00am 5.81 μg/dl。生化检验(2018 - 09 - 03):皮质醇 4pm 7.05 μg/dl。

(2018 - 09 - 05)胰岛素抗体阴性。

OGTT 以及胰岛素＋C 肽释放试验:如表 28 - 1 所示。

表 28 - 1　OGTT 以及胰岛素＋C 肽释放试验

指标	0 min	30 min	60 min	120 min	180 min
血糖(mmol/L)	7.61	7.89	12.34	5.87	3.94
C 肽(ng/ml)	1.23	3.32	4.87	5.24	3.12
胰岛素(μU/ml)	4.28	22.95	20.34	21.79	7.32

(2018 - 09 - 03)24 h 尿钾 38 mmol/24 h,24 h 尿钠 125 mmol/24 h↓,24 h 尿钙 7.72 mmol/24 h↑,24 h 尿磷 28.83 mmol/24 h。

(2018 - 09 - 01)尿微量白蛋白/肌酐 44.41 μg/mg。(2018 - 09 - 04)尿微量白蛋白

36.20 mg/L↑，尿微量白蛋白/肌酐 35.54 μg/mg。(2018 - 09 - 05)尿微量白蛋白 23.10 mg/L，尿皮质醇 51.74 μg。

肾上腺增强 CT 报告(2018 - 09 - 01)：①右侧肾上腺区占位，考虑嗜铬细胞瘤可能，请结合临床，建议上腹部增强检查。②左肾小囊肿。

垂体 MRI 报告(2018 - 09 - 01)：垂体增强后略髂均匀，但垂体瘤证据不足，请结合临床相关检查及随访。

心电图报告(2018 - 09 - 01)：窦性心律，提示左室肥大。

腹部超声(2018 - 09 - 03)：脂肪肝，胆胰脾未见明显异常。

肾上腺超声(2018 - 09 - 03)：①右侧肾上腺区域不均质回声肿块，提示肾上腺肿瘤可能。②左侧肾上腺区域未见明显占位。③附见下腔静脉内栓子形成。

24 h 动态心电报告(2018 - 09 - 03)：监测动态心电图 24 小时 00 分钟。平均心率 75 次/分，最慢心率 51 次/分，发生于 09 - 02 2:10，最快心率 130 次/分，发生于 09 - 01 9:26。共分析心搏总数 74 102 次。房性早搏有 9 个，最多发生于 23 时，为 4 个。结论：①窦性心律。②房性早搏(偶见)。③未见室性异位搏动。④未见传导异常。⑤未见明显缺血性 ST - T 改变。

甲状腺彩超(2018 - 09 - 03)：甲状腺未见明显异常。

泌尿系统彩超(2018 - 09 - 03)：双肾未见明显异常。双侧输尿管未见扩张。膀胱未见明显异常。

男性泌尿系统彩超(2018 - 09 - 03)：前列腺未见明显增大。双侧精囊未见明显占位。

初步诊断

嗜铬细胞瘤，糖尿病。

治疗及转归

患者转至泌尿外科行嗜铬细胞瘤切除术后，患者的血压及空腹血糖明显降低，达到正常水平，血压波动在(120～140)/(70～90) mmHg，空腹血糖 5～7 mmol/L。患者的病理结果也明确为嗜铬细胞瘤。

讨论与分析

嗜铬细胞瘤是一种引起内分泌性高血压的少见神经内分泌肿瘤，目前国内尚无发病率或患病率的确切数据。国外报道嗜铬细胞瘤的发病率为 2～8 例/(百万人·年)，10%～20%发生在儿童，患者生前未被诊断而在尸检时的检出率为 0.05%～0.1%，在普通高血压门诊中患病率为 0.2%～0.6%，在儿童高血压患者中为 1.7%。患者的主要临床表现为儿茶酚胺分泌增多所致的高血压及心、脑、肾血管并发症和代谢性改变。由于肿瘤发生在不同部位，持续性或阵发性分泌释放不同比例的肾上腺素与去甲肾上腺素，并与不同亚型的肾上腺素能受体结合起作用，故患者有下述多系统的临床表现，包括高血压变化、心血管系统、消化系统，还可伴有糖、脂代谢紊乱，糖耐量受损或糖尿病(42%～58%)，常有多汗、体重下降(23%～70%)、代谢率增高等表现。目前实验室检查首选血浆游离或尿液甲氧基肾上腺素、甲氧基去甲肾上腺素浓度测定。

根据患者病情特点,患者手术前意外发现血压增高,多次测量血压均在 160/100 mmHg 左右,并有一次可疑高血压急性发作,腹部增强 CT 提示腹腔右侧肝肾间隙占位,右肾上腺结构欠清晰,不除外嗜铬细胞瘤可能。入院后复查肾上腺 CT 增强提示右侧肾上腺区占位,结合患者临床症状及体征,考虑嗜铬细胞瘤可能性较大。由于本院不能测量血、尿儿茶酚胺,故本例患者未做儿茶酚胺的检测,如果有儿茶酚胺的数据,则患者的诊断基本可以明确。根据增强 CT 结果,目前无恶性肿瘤依据,合并高血压、无低血钾、高尿钾,考虑嗜铬细胞瘤可能性大。但仍需考虑以下病变:①原发性醛固酮增多症:系肾上腺皮质占位性病变。此病以高血压、低血钾、高尿钾为主要临床特征,实验室检查血、尿醛固酮水平升高,血肾素-血管紧张素水平降低。患者近期有高血压,血、尿钾正常,肾素/醛固酮水平正常,故该病可能性较小,如鉴别困难可完善立卧位＋呋塞米激发试验及肾上腺静脉采血以协助诊断。②皮质醇增多症:系肾上腺皮质占位性病变。此病可有典型的临床表现,如满月脸、水牛背、向心性肥胖、多血质貌、紫纹等,实验室检查血、尿皮质醇水平升高。该患者体形肥胖但较为均匀,无多血质貌、紫纹体征等,且入院后皮质醇浓度及节律基本正常,完善垂体 MRI 可排除垂体瘤,故暂不考虑。③多发性内分泌腺瘤病:为一组遗传性、多种内分泌组织发生肿瘤综合征的总称,有 2 个或 2 个以上的内分泌腺体累及,故需对其余内分泌腺体检查以鉴别诊断。患者垂体 MRI、甲状腺超声、腹部、泌尿系统超声均未见异常,故暂不考虑。手术中接触肿瘤时,大量儿茶酚胺入血,可出现急骤血压升高和心律失常,肿瘤被切除后,血压可降低,因此手术风险较大,除应由手术经验丰富的医生主刀、手术动作轻柔之外,完善的术前准备非常重要。术前应予多沙唑嗪降压,至少服用 2 周,以防术中低血压。可术前补液储备及术中补液扩容,常规升血压药物效果不佳。患者目前血压波动于 $(150\sim160)/(100\sim110)$ mmHg,予多沙唑嗪降压、补液扩容。应每日监测患者体重、血压、心率等指标,补液至患者体重增加 $1\sim2$ kg,面色及甲床红润,鼻腔轻微堵塞,血细胞压积 $<40\%$ 为宜。

胰岛由丰富的含有去甲肾上腺素的交感神经支配。循环中儿茶酚胺来自肾上腺髓质(主要为肾上腺素)或交感神经末梢,其他部位产生的儿茶酚胺也可以通过分布在胰岛中的血管而到达胰岛细胞。α 受体介导的去甲肾上腺素及肾上腺素的作用占优势时去甲肾上腺素和肾上腺素通过激活在胰岛 β 细胞上的 α_2 肾上腺素能受体,降低胰岛细胞内 cAMP 活性和细胞质中钙离子浓度,从而抑制胰岛素的分泌[1]。由于嗜铬细胞瘤分泌大量儿茶酚胺,通过上述途径抑制胰岛素的分泌,引起糖代谢功能障碍。此外,其 α_2 受体还能通过引起外周组织对胰岛素反应性下降而对抗内源性或外源性胰岛素降血糖的作用,而使血糖升高[2]。这种导致胰岛素抵抗的作用机制目前尚未完全明了,可能与儿茶酚胺在胰岛素敏感组织中直接降低胰岛素受体酪氨酸激酶的活性有关。肾上腺素能够通过直接作用(即独立于其他激素和物质之外)促进糖原分解和糖异生,在人类主要是通过 β_2 肾上腺素能机制介导的,虽然 α 肾上腺素能直接刺激肝糖生成的微弱作用也已经有过报道。肾上腺素也动员糖异生前体(如乳酸盐、丙氨酸、甘油等),像胰高血糖素一样在几分钟内使葡萄糖瞬间的生成增加,并维持基础的葡萄糖生成率。但是与胰高血糖素对比,肾上腺素也能通过胰岛素敏感组织如骨骼肌来限制葡萄糖的利用,这主要是通过直接的 β 肾上腺素能机制发挥作用[3]。由于在限制葡萄糖利用方面持续的作用,嗜铬细胞瘤患者持续的高肾上腺素血症会导致持续的高血糖症[4]。此外,儿茶酚胺还能促使垂体前叶分泌促肾上腺皮质激素、促甲状腺激素,从而导致肾上腺皮质激素、甲状腺素分泌增多,肾上腺皮质激素主要通过增加糖异生和减少组织对葡萄糖的利用引起血糖升高,甲状腺素则通过增加胃肠道葡萄糖的吸收及糖原的分解来升高血糖。嗜铬细胞瘤除释放儿茶酚胺外还产生许多活性肽,包括生长抑素,也可以间接引起血糖升高;儿茶酚胺还可以通过 β 受体增加胰高糖素、甲状腺激素的分泌,协同促使肝糖原分解,引起血糖升高,但这种作用通常是短暂的,一般不引起慢性的血糖升高。

最终诊断

嗜铬细胞瘤伴高血糖。

专家点评

　　虽然嗜铬细胞瘤患者可有典型的症状三联征,包括阵发性头痛、发汗、心动过速。但部分患者可能缺乏经典的三联征。即使 5%～15% 的嗜铬细胞瘤患者血压正常,但持续性或阵发性高血压仍然是嗜铬细胞瘤最常见的体征。本例患者就表现为高血压。但是部分嗜铬细胞瘤患者会表现为临床不太常见的症状和体征,如低血压、心肌病、糖代谢异常等。其中糖耐量受损见于约 15%～35% 的嗜铬细胞瘤患者,其发生机制与儿茶酚胺分泌增加直接相关。患者无论术前是否合并糖耐量受损,术后血糖均可出现下降。本例患者手术后空腹血糖也较术前显著降低,其机制可能是切除肿瘤后,儿茶酚胺水平降低,对血糖上调作用减弱,胰岛素分泌增加,胰岛素抵抗减弱,患者糖耐量异常得到改善。还有研究亦提示肿瘤大小与术后糖尿病缓解相关,肿瘤体积越大,术后糖尿病缓解的可能性越大,这可能与肿瘤体积大的患者儿茶酚胺水平高,增加糖耐量受损或糖尿病患病风险有关。嗜铬细胞瘤并发 2 型糖尿病患者在切除肿瘤后,糖尿病病情可得到明显缓解甚至治愈。

病例提供单位:上海交通大学医学院附属第六人民医院

整理:张明亮

述评:李连喜

参考文献

[1] WILBER JF, TURTLE JR, CRANE NA, et al. Inhibition of insulin secretion by a phaeochromocytoma [J]. Lancet, 1966, 2(7466):733.

[2] FAGERHOLM V, HAAPARANTA M, SCHEININ M, et al. α2-adrenoceptor regulation of blood glucose homeostasis [J]. Basic Clin Pharmacol Toxicol, 2011, 108(6):365 – 370.

[3] SANTULLI G, LOMBARDI A, SORRIENTO D, et al. Age-related impairment in insulin release, the essential role of β2-adrenergic receptor [J]. Diabetes, 2012, 61(3):692 – 701.

[4] DEIBERT DC, DEFRONZO RA. Epinephrine-induced insulin resistance in man [J]. J Clin Invest, 1980, 65(3):717 – 721.

病例29 间断性口干、多饮 18 年,血糖控制不佳 2 年,糖尿病肾病?

主诉

女性,54 岁,间断性口干、多饮 18 年,血糖控制不佳 2 年。

病史摘要

现病史:患者于 18 年前无明显诱因下出现口干、多饮、多食,2 个月内体重下降约 3 kg,就诊于外院,查空腹血糖大于 7 mmol/L,诊断为"2 型糖尿病",给予"达美康、二甲双胍片"等药物治疗,其间空腹血糖控制在 7~8 mmol/L,餐后 2 小时血糖未监测。10 年前患者因胃部不适停用口服药,调整降糖方案为"'优泌林 70/30'早 8 U、晚 10 U,餐前皮下注射,二甲双胍缓释片 0.5 g bid po",其间空腹血糖在 8~10 mmol/L,餐后 2 小时血糖在 13~16 mmol/L。2 年前患者出现泡沫尿,外院查尿微量白蛋白升高(具体报告未见),曾因眼底出血行手术治疗。近 2 年患者血糖逐渐难以控制,胰岛素剂量增加,并逐渐增加口服降糖药,目前降糖方案为:"优泌林 70/30"早 32 U,晚 26 U,餐前皮下注射,二甲双胍缓释片 0.5 g bid po,阿卡波糖 50 mg tid po,西格列汀 100 mg qd po。空腹血糖在 10 mmol/L 左右,餐后 2 小时血糖在 17~20 mmol/L。现患者为调整降糖方案和检查并发症收住我科。入科测末梢随机血糖 21 mmol/L,血酮 0.3 mmol/L。

患者发病以来有视物模糊 4 年,曾双眼行激光治疗各 5 次。有左眼眼底出血手术史,有泡沫尿 2 年,无胸闷,无心悸,无四肢麻木,无四肢疼痛,无间歇性跛行。既往无酮症或酮症酸中毒史。否认低血糖发作史。患者起病以来,精神尚可,睡眠可,食欲可,大便如常,小便如上述,近 1 年体重未见明显下降。

既往史:有高血压病史 18 年,最高血压达 170/95 mmHg,目前口服氯沙坦钾片 50 mg qd、苯磺酸左旋氨氯地平片 2.5 mg qd 治疗,血压控制在(130~140)/80 mmHg。有血脂异常病史,目前口服阿托伐他汀钙片 10 mg qn 治疗。否认冠心病病史,否认脑血管疾病史,否认甲亢病史,否认皮质醇增多症病史,否认长期服用糖皮质激素史。否认传染病史。否认药物、食物过敏史。有子宫切除术及左眼眼底出血手术史,因摔倒出现右脚踝骨折外伤史。

个人史:原籍福建。否认疫水接触史,否认疫区久居史。否认吸烟史。否认饮酒史。

月经史:14 岁初次月经,周期 27~30 天,经期 6~7 天,50 岁绝经。既往月经规律,无明显痛经。

婚育史:已婚。配偶健康状况良好。已育。1-0-1-1。育有 1 子,健康状况良好。

家族史:否认糖尿病、高血压等家族史及其他相关病史。

入院查体

T 36.5℃,P 105 次/分,R 18 次/分,BP 156/87 mmHg。身高 159 cm,体重 55 kg,BMI 21.76 kg/m²,腰围 89 cm,臀围 94 cm。神清,发育正常,营养良好,体形正常,皮肤、黏膜未见

黄染及瘀点、瘀斑,浅表淋巴结未及肿大。颈软,气管居中,胸骨无压痛,双肺呼吸音清,未及干、湿啰音,心率 105 次/分,律齐,未及病理性杂音。腹平,无紫纹,腹软无压痛,肝、脾肋下未及。双下肢无水肿,神经系统检查正常。

辅助检查

生化检查(2019 - 12 - 13):肝肾功能正常,钾 3.1 mmol/L。

血糖及胰岛素相关(2019 - 12 - 13):HbA1c 12.40%。GA 24.1%。血糖 0 min 6.97 mmol/L,血糖 30 min 11.11 mmol/L,血糖 120 min 10.35 mmol/L。C 肽 0 min 0.85 ng/ml,C 肽 30 min 1.95 ng/ml,C 肽 120 min 1.98 ng/ml。GADA 0.00 U/ml,IA-2A 0.00 U/ml。

肌电图(2019 - 12 - 13):传导速度正常。H-反射延长。意见:建议随访。

糖尿病肾病相关(2019 - 12 - 13):24 h 尿微量白蛋白 3 060.00 mg,24 h 尿微量白蛋白 2 675.00 mg,(2019 - 12 - 14)尿微量白蛋白 1 280.00 mg/L。

血管彩超(2019 - 12 - 13):颈动脉彩超,双侧颈动脉硬化伴左侧小斑块形成;下肢血管彩超,两下肢动脉轻度硬化伴斑块形成。

动态血糖监测(2019 - 12 - 14):共测定葡萄糖 697 个,平均值 9.7 mmol/L,标准差 1.94 mmol/L,变异系数 20.1%,最高值、最低值分别为 15.9 mmol/L、4.2 mmol/L,3.9 mmol/L<葡萄糖<10 mmol/L 的百分比为 36 小时 35 分 63%,血糖≥7.8 mmol/L、≥10 mmol/L 及≥13.9 mmol/L 的时间(百分比)分别为 50 小时 0 分(86%)、21 小时 30 分(37%)及 1 小时 25 分(2%)。≤3.9 mmol/L 及≤2.8 mmol/L 的时间(百分比)均为 0 小时 0 分(0%)。

24 小时动态血压报告提示(2019 - 12 - 13):收缩压最大值 201 mmHg(17:11),最小值 114 mmHg(12:22),舒张压最大值 132 mmHg(13:37),最小值 54 mmHg(12:22)。心率:最大值 116 次/分(14:20),最小值 65 次/分(04:17)。收缩压读数超过临床限制的 65.8%(白天),舒张压读数超过临床限制的 42.1%(白天)100.0%(夜间);92.9%(夜间)清晨测量值:06:36 156/103 mmHg。

初步诊断

2 型糖尿病合并糖尿病血管病变、糖尿病肾病Ⅳ期,高血压病 2 级(极高危),低钾血症。

治疗及转归

患者入院后完善相关检查,定期监测血糖,调整治疗方案,同时予糖尿病饮食控制,健康教育。入院后予胰岛素泵强化治疗,基础率总量 25 U/d,三餐前大剂量早 9 U、中 7 U、晚 8 U,共计 49 U/d,使用胰岛素泵后患者血糖显著改善,空腹血糖 6.9～8.5 mmol/L,餐后血糖 6.2～10.5 mmol/L。后改为四针胰岛素皮下注射:"诺和灵 R"早 13 U、中 12 U、晚 12 U皮下注射,"诺和灵 N" 12 U 皮下注射 10:00pm,阿卡波糖 100 mg tid po,二甲双胍 500 mg tid po,血糖控制于餐前血糖 6.5～9.3 mmol/L,餐后 2 小时血糖 6.3～9.9 mmol/L。

患者入院后发现血钾偏低 3.1 mmol/L,24 小时尿钾 53 mmol。醛固酮-肾素水平正常,患者皮质醇节律紊乱,ACTH 显著降低,遂进一步完善 1 mg 地塞米松抑制试验及标准小剂量地塞米松抑制试验。结果见表 29-1。

表 29-1 患者皮质醇及 ACTH 节律、1mg 过夜地塞米松及标准小剂量地塞米松
(0.5mg q6h×2 天)抑制试验结果

指标	8:00am	16:00pm	0:00am	8:00am(1mg 地塞米松后)	8:00am(小剂量地塞米松后)
F(μg/dl)	11.98	10.27	10.37	11.50	12.88
ACTH(ng/L)	1.42	1.42	<1	<1	<1
UFC(μg/24h)	191				171

遂进一步完善肾上腺增强 CT,结果示:左肾上腺占位,大小约 3.0cm×2.7cm,增强后明显强化,右侧肾上腺形态正常,未见明显异常密度影,增强后未见明显异常强化病灶。垂体 MRI:空泡蝶鞍,垂体受压变小,无局限性隆起,信号均匀,增强后强化均匀,未见异常信号阴影,双侧海绵窦无殊,视交叉未见明显异常。部分空泡蝶鞍。根据患者入院后相关检查,考虑患者 2 型糖尿病合并周围血管病变、周围神经病变、糖尿病肾病 Ⅳ 期诊断明确,另患者皮质醇节律丧失,小剂量地塞米松试验无法被抑制,肾上腺增强 CT 提示肾上腺腺瘤,考虑患者合并肾上腺皮质腺瘤导致的皮质醇增多症(Cushing 综合征)。经外科会诊及术前评估后患者于腹腔镜下切除肾上腺腺瘤(大小 3.5cm×3cm×2.5cm),病理:肾上腺皮质腺瘤。免疫组化:CK(灶+),HMB45(−),EMA(−),CgA(−),Inhibin-α(+),Calretinin(部分+),Ki-67(2%+),Syn(+),Vimentin(+)。患者术后复测血浆游离皮质醇 8:00am:8.48μg/dl。术后患者胰岛素用量由术前每日总量 49U 逐渐减少至 38U/d,联合阿卡波糖、二甲双胍治疗,血糖控制良好,口服醋酸可的松 25mg qd 出院。

讨论与分析

库欣综合征(Cushing syndrome)又称皮质醇增多症,是由内源性或外源性皮质醇增多引起的慢性临床综合征[1,2]。根据流行病学调查,除了异位 ACTH 增多症之外,内源性皮质醇增多症女性多于男性,男女比例大约为 1:3[3]。Cushing 综合征的病因可分为 ACTH 依赖性和 ACTH 非依赖性两类。ACTH 依赖性 Cushing 综合征(占 80%~85%)是指下丘脑-垂体病变(包括肿瘤)或垂体以外的某些肿瘤组织分泌过量 ACTH 和(或)促肾上腺皮质激素释放激素(corticotropin releasing hormone,CRH)(如小细胞肺癌等),导致双侧肾上腺皮质增生并分泌过量的皮质醇,如垂体 ACTH 腺瘤、垂体 ACTH 细胞癌、异源性 ACTH 综合征等;ACTH 非依赖性 Cushing 综合征是指肾上腺皮质肿瘤(或增生)自主分泌过量皮质醇(占 15%~20%),如肾上腺腺瘤、肾上腺皮质癌、肾上腺皮质增生等。此外还有一些特殊类型 Cushing 综合征如外源性使用皮质激素所导致的医源性 Cushing 综合征、应激性 Cushing 综合征等。下表显示内源性皮质醇增多症的分类及发生概率。

表 29-2 内源性皮质醇增多症分类及比例[4]

ACTH 依赖性 Cushing 综合征(占总 80%)	ACTH 非依赖性 Cushing 综合征(占总 20%)
垂体 ACTH 瘤(Cushing 病)(80%)	自主分泌皮质醇的肾上腺皮质腺瘤(60%)
异位 ACTH 分泌肿瘤(20%)	肾上腺皮质腺癌(40%)

（续表）

ACTH 依赖性 Cushing 综合征（占总 80%）	ACTH 非依赖性 Cushing 综合征（占总 20%）
异位 CRH 分泌肿瘤（<1%）	原发性色素结节性肾上腺皮质病（<1%）
	ACTH 非依赖性肾上腺大结节增生（<1%）

Cushing 综合征的临床表现主要是长期血皮质醇浓度升高所引起的蛋白质、脂肪、糖、电解质代谢严重紊乱。Cushing 综合征患者多数为轻到中度肥胖。有的面部及躯干偏胖，但体重在正常范围。典型的向心性肥胖是指面部和躯干部脂肪沉积增多，患者多有多血质、满月脸、水牛背、腹型肥胖、腹部紫纹等表现。高皮质醇血症增加肝糖输出、减少外周组织对葡萄糖的摄取和利用，从而导致糖代谢异常。流行病学研究显示 Cushing 综合征患者中有20%~50%患有临床显性糖尿病，并且有 30%~60% 的患者发生糖耐量异常[5]。同时Cushing 综合征患者发生糖脂代谢异常及高血压所致的代谢综合征的比例显著增高，致使此类患者患心脑血管疾病的风险大大增加[6]。

Cushing 综合征的诊断主要依赖血尿皮质醇测定及功能试验确定是否为真性皮质醇增多症，此间需排除一些其他疾病比如大量饮酒、抑郁症、肥胖导致的假性皮质醇增多症。之后根据皮质醇水平、节律及 ACTH 水平判定是属于 ACTH 依赖性还是 ACTH 非依赖性Cushing 综合征，最后还要对 Cushing 综合征进行定位诊断，明确病变部位是在垂体、垂体以外其他组织起源肿瘤还是肾上腺本身。皮质醇增多症的血清及尿液学检测很多，其中采血测定皮质醇浓度是较简便的方法，一般分早 8:00、下午 16:00、午夜 0:00 抽血监测血浆游离皮质醇及 ACTH 水平，判定其分泌水平及节律。Cushing 综合征患者一般皮质醇升高，节律紊乱。此外 24 小时尿游离皮质醇（UFC）测定被广泛用于 Cushing 综合征的筛查。24 小时尿游离皮质醇较单次血浆皮质醇测定更能稳定地反映体内皮质醇分泌状态，并不受体内皮质醇结合球蛋白（CBG）影响，其升高程度与 Cushing 综合征病情平行，多次测定尿游离皮质醇可以增加检测的准确性[7]。此外尿 17 - OHCS 排泄量测定及唾液皮质醇水平测定均可以用于估计肾上腺皮质功能状态，唾液中皮质醇的浓度与血游离皮质醇平行，测定午夜 0:00和早上 8:00 唾液中皮质醇浓度也可以用于 Cushing 综合征的诊断。对 Cushing 综合征进行定性诊断，需结合血 ACTH 水平，并进行小剂量地塞米松抑制试验判断。并非所有肾上腺来源 Cushing 综合征的患者 ACTH 分泌均能被完全抑制，一般认为血浆 ACTH 水平大于 20 pg/ml（4 pmol/L）考虑为 ACTH 依赖性。最后需要结合垂体 MRI 及肾上腺增强 CT来进行 Cushing 综合征的定位诊断，必要时可采用岩下窦取血的方法通过与外周血 ACTH的水平进行比对，明确 ACTH 来源。一般由垂体病因导致的 ACTH 依赖性皮质醇增多症（又称为 Cushing 病），垂体增强 MRI 可见垂体瘤等改变。由于肾上腺原因导致的 Cushing综合征肾上腺增强 CT 可见肾上腺腺瘤、增粗或肾上腺癌表现。

Cushing 综合征的治疗主要是根据部位分别可行垂体瘤手术或肾上腺手术。如因肾上腺皮质腺瘤导致的 Cushing 综合征可予以腹腔镜下肿物切除，保留腺瘤外肾上腺，一般可以达到治愈的目的。腺瘤切除后患者会有一过性肾上腺皮质功能低下，需要术后予以补充小剂量糖皮质激素，一般可以用醋酸可的松或者氢化可的松，半年至 1 年后，待垂体及被抑制的正常肾上腺组织恢复功能后即可逐渐停药。Cushing 病患者可予以垂体手术，对于难以手术治疗的可行肾上腺切除术，并对垂体进行放疗防止 Nelson 综合征。异位 ACTH 综合征需找到异位分泌 ACTH 的肿瘤进行相应肿瘤的手术和治疗。

本例患者为糖尿病住院期间意外发现的皮质醇增多症，查血浆皮质醇升高、ACTH 降低、血钾偏低。1 mg 过夜地塞米松及标准小剂量地塞米松抑制（0.5 mg q6 h×2 天）均不能抑制血尿皮质醇，因此考虑肾上腺来源的皮质醇增多症诊断成立，结合肾上腺增强 CT 可见肾上腺腺瘤，手术病理证实肾上腺皮质腺瘤，因此本例病例诊断为肾上腺腺瘤所致 Cushing 综合征，患者术后随访血、尿皮质醇均明显下降。值得一提的是，本例患者糖尿病病程 18 年，病程中发现血糖难以控制，不仅口服降糖药增至 3 种，胰岛素剂量也逐渐增加至 58 U 每天。患者在入院治疗过程中意外发现血钾降低，尿钾升高，皮质醇增多，不可被地塞米松抑制，诊断为 Cushing 综合征，外科手术切除肾上腺皮质腺瘤后血糖明显好转，胰岛素需要量明显减少。患者无中心性肥胖、紫纹等典型表现，体形偏瘦，BMI 仅有 21.76 kg/m²，可能与患者皮质醇水平轻度升高相关（8:00am 皮质醇无明显升高，但节律紊乱），因此考虑亚临床 Cushing 综合征，因为无典型的临床表现，亚临床 Cushing 综合征不易被发现，容易漏诊。因此在糖尿病伴或不伴肥胖/超重体形合并有高血压的患者中，如血糖难以控制，胰岛素量增量明显，均需考虑到有 Cushing 综合征的可能，应予以检查皮质醇及 ACTH 水平、节律。

最终诊断

2 型糖尿病合并周围血管病变、糖尿病肾病Ⅳ期，皮质醇增多症（Cushing 综合征），左侧肾上腺皮脂腺瘤，低钾血症，高血压病 2 级（极高危）。

专家点评

Cushing 综合征患者由于体内皮质醇水平增高及肥胖引起的胰岛素抵抗，常常出现糖调节异常，血糖增高，但明显的高血糖不多见。此外，Cushing 综合征常伴有多种代谢紊乱，如血脂异常、高血压、肥胖、高胰岛素血症，而这些代谢紊乱症候群也常见于 2 型糖尿病患者，因此部分 Cushing 综合征尤其是亚临床 Cushing 综合征可能掩盖于糖尿病之下而难以觉察。本例患者并无典型皮质醇增多症的临床表现，只是入院常规检查发现皮质醇和 ACTH 分泌异常，并进一步检查才明确诊断。

临床上对于 2 型糖尿病患者伴有典型的皮质醇增多症临床表现如腹部紫纹、满月脸等，一般容易考虑到 Cushing 综合征的可能。但对于不伴有典型皮质醇增多症临床表现，但是有以下临床特点时，临床医生需要考虑 2 型糖尿病合并皮质醇增多症的可能：肥胖 2 型糖尿病患者血糖控制不佳，不明原因的低血钾，不明原因的精神异常，使用较大剂量胰岛素及多种口服降糖药血糖仍控制不佳等。对于此类患者要排除皮质醇增多症的可能，因为皮质醇分泌节律的紊乱更早出现，故建议进行皮质醇及 ACTH 节律检查，而不是单次皮质醇和 ACTH 的检查。

病例提供单位：上海交通大学医学院附属第六人民医院

整理：谭启源

述评：李连喜

参考文献

［1］COOK DM，KENDALL JW，JORDAN R. Cushing syndrome：current concepts of diagnosis and therapy［J］. West J Med，1980，132(2)：111-122.

［2］GSCHWANDTNER ME，CZECH T，MATULA C，et al.［Diagnosis and therapy of Cushing syndrome］［J］. Wien Klin Wochenschr，1997，109(2)：47-52.

［3］AHN CH，KIM JH，PARK MY，et al. Epidemiology and comorbidity of adrenal Cushing syndrome：a nationwide cohort study［J］. J Clin Endocrinol Metab，2021，106(3)：e1362-e1372.

［4］WAGNER-BARTAK NA，BAIOMY A，HABRA MA，et al. Cushing syndrome：diagnostic workup and imaging features，with clinical and pathologic correlation［J］. AJR Am J Roentgenol，2017，209(1)：19-32.

［5］BIERING H，KNAPPE G，GERL H，et al. Prevalence of diabetes in acromegaly and Cushing syndrome［J］. Acta Med Austriaca，2000，27(1)：27-31.

［6］COLAO A，PIVONELLO R，SPIEZIA S，et al. Persistence of increased cardiovascular risk in patients with Cushing's disease after five years of successful cure［J］. J Clin Endocrinol Metab，1999，84(8)：2664-2672.

［7］GALM BP，QIAO N，KLIBANSKI A，et al. Accuracy of laboratory tests for the diagnosis of Cushing syndrome［J］. J Clin Endocrinol Metab，2020，105(6)：dgaa105.

病例30　1型糖尿病出现严重的低血糖反应，隐匿的内分泌疾病？

主诉

女性，16岁，多尿、多饮、多食3年，反复低血糖12天。

病史摘要

现病史：患者于3年前无明显诱因下出现多饮（每日饮水量3～4 L）、多尿（小便10次/天，尿量与饮水量相关）、多食，1个月内体重下降约3 kg。当时测空腹血糖13.6 mmol/L，餐后2小时血糖>33.3 mmol/L，外院查GADA阳性，IA-2A阴性，诊断为"1型糖尿病"，予胰岛素治疗（"诺和灵30R"早12 U、晚10 U，餐前30 min皮下注射），治疗后患者口干、多饮、多尿症状较前好转，未规律监测血糖。1年前因口干、多饮、多尿症状再发（程度同前），自测空腹血糖10～12 mmol/L，餐后2小时血糖16～20 mmol/L，外院调整为四针胰岛素治疗（"诺和灵R"早10 U、中6 U、晚8 U，餐前30 min皮下注射，"诺和灵N"4 U 10pm皮下注射），监测空腹血糖10 mmol/L，餐后2小时血糖13～15 mmol/L。入院前12天晚，患者在家中因与家人吵架，情绪激动后入睡，至次晨未起，家属发现其呼之反应差、大汗淋漓、四肢厥冷，当时无四肢抽搐、大小便失禁等。以"低血糖昏迷"急诊送至当地医院住院诊治（具体住院治疗方案不详）。出院后治疗方案为"'诺和灵R'早10 U、中4 U、晚6 U，三餐前30 min

注射,"诺和灵 N'1 U 22:00 皮下注射"维持至今,出院后发生 3 次低血糖反应,均发生于夜间凌晨 3:00~5:00,自觉心悸、手抖、冷汗等症状,自测即刻指末血糖分别为 1.8 mmol/L、2.6 mmol/L、3.7 mmol/L,进食后症状消失,现为进一步诊治收入我科。

患者自发病以来无泡沫尿,无视物模糊,无胸闷,无手脚麻木,无针刺感,无痛温觉异常,无四肢疼痛,无间歇性跛行。有乏力,无怕冷、便秘、头痛、视力下降和视野缺陷等。

患者目前精神尚可,食欲可,睡眠可,大便正常,小便如上,近 1 年体重无明显变化。

既往史:否认高血压、血脂异常、冠心病、脑血管疾病、肾脏疾病、甲状腺疾病等病史。否认长期服用利尿剂、糖皮质激素等病史。否认急、慢性胰腺炎病史。否认乙肝、结核等传染病史。否认药物过敏史。否认手术、外伤史。否认输血史。

个人史:长期生活在浙江,中专学校学生,学习成绩中等。否认疫水、疫区接触史,否认烟酒史。

月经史:初潮 13 岁,周期 28 天,经期 5 天,无痛经,末次月经 2011 年 2 月 16 日,经量无变化。

家族史:有糖尿病家族史(爷爷、叔叔)。家族中否认冠心病史、否认高血压病史、否认其他遗传性疾病家族史。

入院查体

T 37℃,P 66 次/分,R 18 次/分,BP 90/70 mmHg。神清,步入病房,发育正常,营养中等,体形中等。无贫血貌,皮肤、黏膜无黄染、瘀点、瘀斑,皮肤不干燥,弹性可。浅表淋巴结未及肿大。眼睑无苍白,无水肿,无眼球突出,无巩膜黄染。颈软,气管居中,双侧甲状腺未及肿大。胸廓无畸形,双肺呼吸音清,未及干、湿啰音。心前区无异常隆起,无抬举感,心前区无震颤,心率 66 次/分,律齐,未及病理性杂音。腹平坦,无腹壁静脉曲张,未见胃肠型、蠕动波,腹软无压痛,肝、脾肋下未及,肠鸣音 4 次/分。双下肢无水肿,神经系统检查正常。

专科查体:身高 163 cm,体重 61 kg,BMI 22.96 kg/m²,腰围 93 cm,臀围 98 cm。患者皮肤苍白,无皮肤色素沉着,腹部无紫纹。乳房及外阴发育 Tanner 4 级。腋毛和阴毛分布正常。无胫前斑。针刺觉:左侧正常,右侧正常。音叉震动觉:左侧正常,右侧正常。触痛温度:左侧正常,右侧正常。膝反射:左侧正常,右侧正常。踝反射:左侧正常,右侧正常。足背动脉搏动:双侧足背动脉搏动正常。无足部溃疡。

辅助检查

(2011-03-02)血常规、粪常规:均在正常范围内。

尿常规:尿白细胞 3 个/μl,尿糖(＋＋＋＋),尿蛋白(－),酮体(－)。

肝肾功能(2011-03-02):ALT 34 U/L,AST 27 U/L,GGT 13 U/L。尿素氮 5.5 mmol/L,肌酐 46 μmol/L,尿酸 229 μmol/L。血脂:TC 4.26 mmol/L,TG 0.54 mmol/L,HDL-C 1.99 mmol/L,LDL-C 2.02 mmol/L。电解质:钾 4.4 mmol/L,钠 141 mmol/L,氯 102 mmol/L。

(2011-03-02)24 小时尿微量白蛋白、尿转铁蛋白、尿 α₁ 微球蛋白均正常。

糖代谢指标(2011-03-02):糖化血清白蛋白 35.20%。糖化血红蛋白 13%。

胰岛功能(2011-03-02):空腹 C 肽 0.1 ng/ml。餐后 2 h C 肽 0.3 ng/ml。

糖尿病分型诊断相关(2011 - 03 - 08):GADA>150 U/ml,IA - 2A 0.00 U/ml。胰岛素抗体阴性。

甲状腺功能(2011 - 03 - 02):FT_3 4.06 pmol/L(参考值 3.1～6.8 pmol/L)。FT_4 12.12 pmol/L(参考值 12～22 pmol/L)。超敏 TSH 1.94(参考值 0.27～4.2 mIU/L)。

性激素激素(2011 - 03 - 03):孕酮 0.1 μg/L(参考值 1.2～15.9 μg/L),睾酮 1.28 μg/L(参考值 0.1～1.1 μg/L),催乳素 8.09 μg/L(参考值 1.2～29.9 μg/L),雌二醇 46 ng/L(参考值 38～649 ng/L),卵泡刺激素 3.34 IU/L(参考值 5～20.9 IU/L),黄体生成素 4.1 IU/L(参考值 18.1～90.2 IU/L),脱氢表雄酮 172.5 μg/dl(参考值 65～520 μg/dl)。

0:00am 生长激素(2011 - 03 - 04):0.62 ng/ml(参考值 0.01～3.607 ng/ml)。

颈部血管超声(2011 - 03 - 04):双侧颈动脉、双侧颈静脉未见明显异常。

双下肢血管超声(2011 - 03 - 04):两侧胫后动脉内径弥漫性纤细。

眼底摄片(2011 - 03 - 04):双眼后极未见明显糖尿病视网膜病变。

肌电图(2011 - 03 - 06):未见明显异常。

持续葡萄糖监测报告(2011 - 03 - 04):共测定葡萄糖值 826 个,平均值 7.1 mmol/L,标准差 4.3 mmol/L,变异系数 60.6%,最高值、最低值分别为 22.2 mmol/L、2.2 mmol/L。葡萄糖>3.9 mmol/L 且<10 mmol/L 的时间(百分比)为 36 小时 24 分(52%)。血糖≥7.8 mmol/L,≥10 mmol/L 及≥11.1 mmol/L 的时间(百分比)分别为 23 小时 00 分(33%)、16 小时 20 分(24%)及 13 小时 20 分(19%)。血糖≤3.9 mmol/L 及≤2.8 mmol/L 的时间(百分比)分别为 16 小时 45 分(24%)、10 小时 30 分(15%)。

初步诊断

1 型糖尿病,低血糖原因待查。

治疗及转归

入院后应用持续葡萄糖监测系统(CGMS)进行 72 小时血糖监测并根据结果调整降糖方案,具体如下:①入院当天给予"优泌林 R"中 8 U、晚 12 U,餐前 30 min 皮下注射,"优泌林 N"8 U 22:00 皮下注射。CGMS 显示患者血糖波动较大,患者的血糖水平自 19:23 开始逐渐下降,至 23:38 低于 2.8 mmol/L,持续至次日 01:03(图 30 - 1A)。②第 2 天调整胰岛素剂量为"优泌林 R"早 10 U、中 6 U、晚 6 U,三餐前及"优泌林 N"3 U 22:00 皮下注射。当日晚餐前至睡前仍有反复低血糖发生(图 30 - 1B)。③治疗第 3 天凌晨 3:00 患者被发现呼之不应,当时指末血糖为 1.6 mmol/L,诊断为低血糖昏迷,经静脉输注葡萄糖纠正低血糖后神志恢复。当时患者血压 96/74 mmHg,心率 91 次/分。CGMS 显示该低血糖事件(血糖<2.8 mmol/L)持续长达 310 min(从第 2 天 22:08 至第 3 天 03:18),故开始停用睡前胰岛素注射。同时发现患者当日晚餐前亦有低血糖发生,持续 25 min,但无明显的低血糖症状。第 3 天血糖值<2.8 mmol/L 所占的时间百分比为 26%(380 min)(图 30 - 1C)。④第 4 天调整胰岛素剂型为速效胰岛素"诺和锐"早 12 U、中 4 U、晚 3 U,餐前 5 min 皮下注射。当日无低血糖发生(图 30 - 1D)。⑤此后患者直至第 7 天再次出现夜间低血糖,凌晨 3:00 血糖值为 2.6 mmol/L,故调整为晚餐前停用胰岛素,改为二甲双胍 250 mg 晚餐时口服(图 30 - 2)。

同时,为进一步明确低血糖发生的原因,完善了性激素、生长激素、基础皮质醇及 ACTH

水平及节律、24 小时尿皮质醇等检查。2011 年 3 月 2 日及 2011 年 3 月 6 日晨 8:00am 皮质醇分别为 10.23μg/dl 及 13.53μg/dl(参考值 4.30~22.4μg/dl),同步 ACTH 为 17.29ng/L 及 43.65ng/L(参考值 7.2~63.30ng/L)。2011 年 3 月 2 日 4pm 皮质醇 2.92μg/dl;同步 ACTH 14.82ng/L。24 小时尿皮质醇为 202.24μg 及 190.6μg(参考值 28.5~214μg/24 小时)。完善 0:00am 生长激素 0.62ng/ml(参考值 0.01~3.607ng/ml)。并于 2011 年 3 月 2 日及 2011 年 3 月 6 日凌晨发生低血糖事件时查血皮质醇分别为 0.68μg/dl 及 0.69μg/dl,同步 ACTH 分别为 4.23ng/L 及 6.22ng/L,提示低血糖事件发作时皮质醇及 ACTH 水平低下。完善肾上腺增强 CT 及垂体动态增强 MRI 均未见明显异常。

综合以上结果,最终考虑患者反复发作严重低血糖的原因可能为合并继发性肾上腺皮质功能减退症导致升糖激素不足。诊断依据如下:①患者存在反复、持续的夜间低血糖,且当患者凌晨发生低血糖时(指末血糖为 1.6mmol/L)测得皮质醇及 ACTH 水平低下。②结合患者月经周期,测得血 FSH、LH 水平偏低。故于入院第 11 天予泼尼松 2.5mg 睡前口服治疗,此后患者无再次低血糖发生,进一步支持了上述诊断。

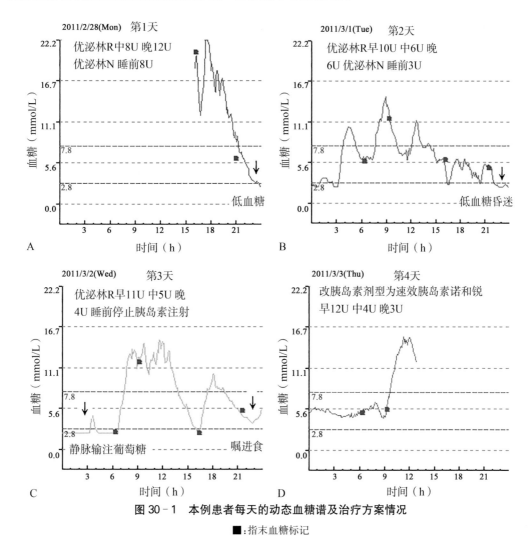

图 30 - 1　本例患者每天的动态血糖谱及治疗方案情况

■:指末血糖标记

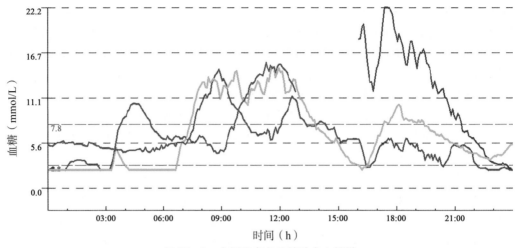

图 30‑2 本例患者多日的动态血糖谱

◆ **讨论与分析** ▶▶▶

  著名的 DCCT 研究显示,在 1 型糖尿病患者中,强化胰岛素治疗患者发生低血糖的概率是非强化治疗患者的 3 倍[1]。自 DCCT 研究发布至今,低血糖仍是限制 1 型糖尿病患者达到血糖控制目标的主要因素。低血糖可以通过增加血小板聚集和纤维蛋白原的形成加速糖尿病血管并发症的发生,而持续时间长的、严重的低血糖还可以造成一系列恶性事件,如脑死亡、心脏电生理紊乱、癫痫、昏迷甚至死亡。临床上发生低血糖的原因很多,常见的如胰岛功能极差、胰岛素使用不当、进食量减少或进食时间推迟、肝肾功能减退、肿瘤性疾病如间质性肿瘤和神经内分泌肿瘤、垂体功能低下及其他内分泌疾病等。

  本例患者在住院期间,通过 CGMS 发现了严重的低血糖事件。CGMS 在临床上的广泛应用使得临床医生得以早期、全面地发现和干预低血糖,从而避免不良事件的产生。我们课题组既往[2]通过 CGMS 发现胰岛素泵强化治疗 2 型糖尿病患者初期,约 1/3 患者存在低血糖。CGMS 对于监测夜间低血糖有其独特的优势。夜间低血糖因其表现形式隐匿,难以被传统的血糖检测方法发现,CGMS 恰恰填补了这一领域的空白。一项 CGMS 研究[3]通过对 176 名患有 1 型糖尿病的儿童和成人进行监测,得出夜间低血糖(定义为两次连续测得血糖值小于 3.3 mmol/L,并持续 20 min)的平均发生率为 8.5%。Woodward 等[4]通过对 25 名既往健康的 1 型糖尿病患者 CGMS 报告进行分析得出发生夜间低血糖的概率为 48%(定义为血糖小于 3.5 mmol/L,持续 10 min),平均持续时间为 68 min,且只有 21% 的患者在低血糖发生时觉醒。Tanenberg 等[5]报告了一例由 CGMS 证实低血糖引起猝死的病例,亦被称为"睡眠中死亡综合征":一名 23 岁、胰岛素泵治疗的 1 型糖尿病患者佩戴 CGM 系统时发生睡眠中猝死。其 CGMS 报告显示,患者于午夜注射胰岛素后血糖直线下降,死亡时其血糖低于 1.7 mmol/L。而本病例的患者也通过 CGMS 发现了夜间持续的、反复发作的严重低血糖。其 3 天内血糖 ≤3.9 mmol/L 及 ≤2.8 mmol/L 的时间分别为 16 小时 45 分(24%)和 10 小时 30 分(15%),最长的低血糖事件持续 310 min 并伴有低血糖昏迷。如此严重的夜间低血糖发作是其他的血糖监测方法难以发现的,且很有可能会对患者造成不可预计的严重后果。而正是通过对本患者的 CGMS 报告进行分析,医生可以不断地调整患者的治疗方案并找出其加重低血糖发生的潜在合并疾病。

一旦低血糖发生,机体首先抑制内源性胰岛素分泌,接着释放各种升糖激素,如胰高血糖素、生长激素、皮质醇等。而本例患者经过进一步完善相关检查,最终发现合并存在隐匿的继发性肾上腺皮质功能减退症,从而导致升糖激素的不足,引起严重的、持续的低血糖事件。肾上腺皮质功能减退症的病因包括由原发性肾上腺疾病造成的原发性肾上腺皮质功能减退症、由垂体分泌 ACTH 减少导致的继发性肾上腺皮质功能减退症以及由下丘脑分泌促肾上腺皮质激素释放激素减少导致的三发性肾上腺皮质功能减退症。其中,继发性肾上腺皮质功能减退症的 ACTH 缺乏可能为单纯性,也可能与其他垂体激素缺乏同时发生。如本例患者同时还存在 FSH 和 LH 的分泌水平低下。

肾上腺皮质功能减退症的临床表现不一,急性起病可导致肾上腺危象,而慢性起病的症状更为隐匿且不明确。当患者出现不明原因的严重低血糖或低钠血症时,需警惕慢性肾上腺皮质功能减退症的可能。继发性肾上腺皮质功能减退症的临床特征包括:①无力、疲乏、肌肉和关节疼痛、精神症状等非特异性症状。②与原发性肾上腺皮质功能减退症不同的是,因 ACTH 分泌未增加,所以继发性肾上腺皮质功能减退症的患者一般没有色素过度沉着,比如本例患者皮肤无色素沉着。③低钠血症,可在疾病早期出现,甚至可能是首发表现,但本患者疾病程度较轻,电解质提示目前血钠处于正常水平。④低血糖症,常常为继发性肾上腺皮质功能减退症中常见的临床表现。⑤脱水和低血压,可因疾病的严重程度而表现不一,如本患者虽血压偏低,但尚未出现严重的脱水和低血压的特征。⑥可能还合并其他垂体前叶功能减退,包括甲状腺和性腺功能低下的临床表现,如怕冷、便秘、闭经、腋毛和阴毛稀少、性欲下降。在青少年患者中可表现为生长延缓和青春期延迟。⑦若存在下丘脑或垂体占位还可有头痛、尿崩症、视力下降和视野缺陷等。本患者临床表现仅为低血糖症,尚未发现其他的临床症状及体征,因此,及早发现患者隐匿的肾上腺皮质功能减退症并尽早干预有助于防止患者发生严重的肾上腺危象,避免发生危及生命的情况。

继发性肾上腺皮质功能减退症,最常见于长期应用超生理剂量的糖皮质激素,也可继发于下丘脑-垂体疾病,如鞍区肿瘤、自身免疫性垂体炎外伤、手术切除、席汉综合征等。任何病因所致肾上腺皮质功能减退症的诊断依赖于明确证实存在皮质醇生成不足。正常人清晨皮质醇浓度高于其他时间,一般为 $10\sim20\,\mu g/dl$。清晨皮质醇水平高于 $18\,\mu g/dl$ 则提示肾上腺皮质功能正常。而清晨血清皮质醇浓度低于 $3\,\mu g/dl$ 应高度怀疑肾上腺皮质功能减退症[6]。但是,单凭清晨血清皮质醇浓度在正常范围内并不能排除肾上腺皮质功能减退症的可能。就像本病例中的患者,基础 8:00am 皮质醇分别为 $10.23\,\mu g/dl$ 及 $13.53\,\mu g/dl$,虽在正常范围内,但患者仍存在部分性的肾上腺皮质功能减退症。借助于相关的功能试验可以帮助评估肾上腺皮质功能,如对患者进行 $250\,\mu g$ 的 ACTH 标准大剂量兴奋试验[7]。使用大剂量($250\,\mu g$ 快速静脉推注)ACTH 兴奋试验的正常反应为 30 或 60 min 后血清皮质醇浓度升高至峰值,即超过 $18\sim20\,\mu g/dl$。反应正常者可排除原发性肾上腺皮质功能减退症和大多数继发性肾上腺皮质功能减退症[8]。

继发性肾上腺皮质功能减退症通常还需要借助美替拉酮试验或胰岛素低血糖兴奋试验来协助临床判断。存在原发性或继发性肾上腺皮质功能减退症时,患者的低血糖代偿能力会减退。胰岛素低血糖兴奋试验可反映患者基础皮质醇水平正常但对应激临床反应不足。使用 $0.1\,U/kg$ 体重的胰岛素静注后,当血糖浓度 $\leqslant1.9\,mmol/L$ 时检测患者皮质醇结果,皮质醇反应正常的标准一般为绝对值升至18～22μg/dl。本患者凌晨发生低血糖时(指尖血糖为1.6 mmol/L)同步检测的皮质醇及ACTH水平低下,提示患者虽然基础皮质醇水平正常,但对应激反应不足,因此考虑存在隐匿的继发性肾上腺皮质功能减退症。

综上所述,1型糖尿病患者本身胰岛功能差,血糖波动大,可表现为反复发生频繁的低血糖事件,但临床医师需仔细甄别,警惕患者是否还存在其他可能导致低血糖症的原因,如本例患者存在隐匿的继发性肾上腺皮质功能减退症。治疗上及时给予小剂量糖皮质激素替代,可提高患者生活质量,避免发生危及生命的低血糖事件,甚至发生严重的肾上腺危象等情况。

◆ 最终诊断 ▶▶▶

1型糖尿病合并继发性肾上腺皮质功能减退症。

 专家点评 ▶

低血糖是原发性和继发性肾上腺皮质功能减退症的临床表现之一。1型糖尿病患者当出现以下情况时需考虑合并有肾上腺皮质功能减退症:①无法解释的胰岛素治疗剂量不断减少(超过15%～20%);②无法解释的反复发生的低血糖;③1型糖尿病患儿生长发育受限;④皮肤色素沉着或减退。本例报道的患者通过CGMS发现了反复发生的、持续时间较长的夜间低血糖。而在凌晨严重低血糖发生时皮质醇及ACTH水平低下,故诊断患者同时合并继发性肾上腺皮质功能减退症。当然,本病例报告的不足之处在于未对患者行相关功能试验(如ACTH兴奋试验)以进一步明确诊断。

本例患者的诊治体会主要为如何明确证实患者存在皮质醇生成不足。本患者检测的基础8:00am皮质醇水平在正常范围内,但临床医师需仔细甄别,单凭清晨皮质醇浓度在正常范围内并不能排除隐匿的肾上腺皮质功能减退症。借助患者发生严重低血糖事件时测得的皮质醇水平可帮助判断患者的皮质醇储备是否不足以应对应激反应,从而识别隐匿的肾上腺皮质功能减退症。一旦考虑为继发性或三发性肾上腺皮质功能减退症,还需进一步完善垂体MRI以排除肿瘤或其他占位性病变。

本病例提示临床医生,在1型糖尿病合并肾上腺皮质功能减退症的患者中,由于皮质醇的糖异生作用和升血糖作用的受损,患者对外源性胰岛素的敏感性增加。而明确诊断后,及时给予小剂量糖皮质激素替代,患者后续发生严重的低血糖事件明显减少,亦可避免患者因肾上腺皮质功能减退而发生危及生命的肾上腺危象等情况。

病例提供单位:上海交通大学医学院附属第六人民医院

整理:莫一菲

述评:周健

▦ 参考文献

[1] THE DIABETES CONTROL AND COMPLICATIONS TRIAL RESEARCH GROUP. The effect of intensive treatment of diabetes on the development and progression of long-term complications in insulin-dependent diabetes mellitus [J]. N Engl J Med,1993,329(14):977 –

986.

［2］李鸣,周健,包玉倩,等.应用动态血糖监测系统评估胰岛素泵治疗初期发生低血糖的特点［J］.中华医学杂志,2008,88(24):1679-1682.

［3］JUVENILE DIABETES RESEARCH FOUNDATION CONTINUOUS GLUCOSE MONITORING STUDY GROUP. Prolonged nocturnal hypoglycemia is common during 12 months of continuous glucose monitoring in children and adults with type 1 diabetes ［J］. Diabetes Care,2010,33(5):1004-1008.

［4］WOODWARD A，WESTON P，CASSON IF，et al. Nocturnal hypoglycaemia in type 1 diabetes—frequency and predictive factors ［J］. QJM,2009,102(9):603-607.

［5］TANENBERG RJ，NEWTON CA，DRAKE AJ. Confirmation of hypoglycemia in the "dead-in-bed syndrome",as captured by a retrospective glucose monitoring system ［J］. Endocr Pract,2010,16(2):244-248.

［6］HÄGG E，ASPLUND K，LITHNER F. Value of basal plasma cortisol assays in the assessment of pituitary-adrenal insufficiency ［J］. Clin Endocrinol (Oxf),1987,26(2):221-226.

［7］BORNSTEIN SR，ALLOLIO B，ARLT W，et al. Diagnosis and treatment of primary adrenal insufficiency：an endocrine society clinical practice guideline ［J］. J Clin Endocrinol Metab,2016,101(2):364-389.

［8］MAY ME，CAREY RM. Rapid adrenocorticotropic hormone test in practice ［J］. Retrospective review. Am J Med,1985,79(6):679-684.

病例31 1型糖尿病血糖波动极大,脆性糖尿病?

主诉

女性,68岁,口干、多饮、多尿13年,反复乏力、冷汗8年。

病史摘要

现病史:患者于入院13年前无明显诱因下出现口干、多饮、多尿,无明显体重变化,查空腹血糖:17.7 mmol/L,HbA1c 9.6%。诊断为糖尿病,予饮食控制、适当运动及口服药降糖治疗(阿卡波糖50 mg tid po,瑞格列奈1 mg tid po),血糖餐前波动于5~7 mmol/L,餐后波动于7~9 mmol/L。治疗后患者口干、多饮症状较前好转,体重两年内下降6 kg,血糖逐渐失控,餐前血糖波动于10~15 mmol/L,餐后波动于12~20 mmol/L。11年前患者因血糖控制不佳,空腹8~15 mmol/L,餐后波动于10~16 mmol/L,就诊查GADA>150 U/ml,IA-2A 0.0 U/ml,诊断为"1型糖尿病",并调整降糖方案为:"诺和灵R"早8 U、中4 U、晚5 U,"来得时"8 U睡前,血糖控制于餐前5~6 mmol/L,餐后6~9 mmol/L。近8年患者多次出现空腹血糖低至2.1~3.9 mmol/L,夜间偶有乏力、冷汗,自测血糖2~3 mmol/L,进食后症状缓解。其间患者因血糖波动大、频发低血糖多次调整降糖方案。5个月前患者于外院调整治疗方案为"诺和平"早18 U,三餐低碳水化合物饮食,仍出现夜间低血糖,空腹血糖低至2.1 mmol/L,患者目前每晚睡前加餐2个苹果,自述睡前血糖须达到20 mmol/L才能安心入睡,空腹血糖 2.5~6.8 mmol/L。1 周前患者于我院门诊查空腹血糖 19.9 mmol/L,糖化血红蛋白 9.5%,餐后血糖 120 min 18.56 mmol/L↑。现患者为调整血糖和检查并发症入我科,入院随机血糖 13.6 mmol/L。

患者发病以来无泡沫尿,无视物模糊,无胸闷,无心悸,无手脚麻木,无针刺感,无痛温觉异常,无四肢疼痛,无间歇性跛行。既往无酮症或酮症酸中毒史。患者起病以来,精神尚可,食欲可,睡眠可,大便 2~3 次/日,小便如上,近 6 个月体重减轻 5 kg。

既往史: 有高血压病史 30 年,血压最高 188/90 mmHg,口服药物(缬沙坦 80 mg qd po)降压,血压控制于 120/80 mmHg 左右。左下肢静脉曲张病史,2013 年行左下肢静脉腔剥脱术。

个人史: 无异地及疫区久居史、毒物接触史,否认吸烟、饮酒史。

婚育史: 已婚已育,2-0-1-1。

月经史: 14 岁初次月经,周期 30 天,经期 3~5 天,50 岁绝经。无痛经,经期规则,经量中等。

家族史: 父亲、母亲有糖尿病,否认其他家族性遗传病史。

◈ **入院查体** ▶▶▶

T 36.2℃,P 87 次/分,R 18 次/分,BP 114/70 mmHg。神清,步入病房,发育正常,营养中等,体形中等。无贫血貌,皮肤、黏膜无黄染、瘀点、瘀斑,皮肤不干燥,弹性可。浅表淋巴结未及肿大。眼睑无苍白,无水肿,无眼球突出,无巩膜黄染。颈软,气管居中,双侧甲状腺未及肿大。胸廓无畸形,双肺呼吸音清,未及干、湿啰音。心前区无异常隆起,无抬举感,心前区无震颤,心率 87 次/分,律齐,未及病理性杂音。腹平坦,无腹壁静脉曲张,未见胃肠型、蠕动波,腹软无压痛,肝、脾肋下未及,肠鸣音 4 次/分。双下肢无水肿,神经系统检查正常。

专科查体: 身高 158 cm,体重 48 kg,BMI 19.22 kg/m²,腰围 76 cm,臀围 86 cm。有胫前斑。针刺觉:左侧正常,右侧正常。音叉震动觉:左侧正常,右侧正常。触痛温度:左侧正常,右侧正常。膝反射:左侧正常,右侧正常。踝反射:左侧正常,右侧正常。足背动脉搏动:双侧足背动脉搏动正常。无足部溃疡。

◈ **辅助检查** ▶▶▶

三大常规:

血常规(2021-02-05):WBC 6.2×10⁹/L, RBC 4.55×10¹²/L, Hb 124 g/L, PLT 430×10⁹/L↑, N% 62.3%。尿常规:尿白细胞 4 个/μl,尿红细胞 0/μl,尿糖(+++),尿蛋白(-),酮体(-)。粪常规:粪血红蛋白弱阳性,粪转铁蛋白弱阳性。

生化:

生化指标(2021-02-05):白蛋白 35.2 g/L, ALT 12 U/L, AST 17 U/L, γ-GT 13 U/L,总胆红素 12.4 μmol/L。直接胆红素 3.7 μmol/L,总蛋白 57.3 g/L↓,总胆固醇 8.03 mmol/L,甘油三酯 1.05 mmol/L, HDL-C 2.42 mmol/L, LDL-C 4.27 mmol/L。钾 4.05 mmol/L,钠 138 mmol/L,氯 100.9 mmol/L,钙 2.14 mmol/L,磷 1.09 mmol/L,镁 0.90 mmol/L, CK-MB 10.1 U/L,乳酸脱氢酶 176 U/L,前白蛋白 131 g/L,肌酸激酶 102 U/L, ALP 71 U/L,胆碱酯酶 185 U/L,尿素氮 4.6 mmol/L,肌酐 50.4 μmol/L,尿酸 172 μmol/L, eGFR(EPI 公式)94.90 ml/(min·1.73 m²),同型半胱氨酸 9.10 μmol/L。

(2021-02-05)糖化血红蛋白9.70%↑,糖化白蛋白34.3%↑。

入院后血糖及胰岛功能:如表31-1所示。

表31-1　本患者入院后检查血糖及胰岛功能情况

指标	0 min	30 min	120 min
血糖(mmol/L)	7.13	10.65	11.54
C肽(ng/ml)	<0.01	<0.01	0.01
胰岛素(μU/ml)	8.15	12.81	26.11

内分泌激素(2021-02-05):

皮质醇8:00am 14.98 μg/dl,ACTH 8:00am 25.40 ng/L。孕酮0.159 nmol/L,睾酮0.47 nmol/L,催乳素110.80 mIU/L,雌二醇13.350 pmol/L,卵泡刺激素77.46 IU/L,黄体生成素36.79 IU/L。脱氢表雄酮139.90 μg/dl,雄烯二酮1.05 ng/ml。25羟维生素D 15.42 μg/L,骨钙素12.41 ng/ml,PTH 29.42 ng/L。

糖尿病分型诊断相关(2021-02-09):GADA 249.00 U/ml,IA-2A 0.00 U/ml。胰岛素抗体阴性。

甲状腺相关:

甲状腺功能(2021-02-05):FT₃ 3.54 pmol/L,FT₄ 14.20 pmol/L,超敏TSH 1.61 IU/L。

糖尿病并发症相关:

颈部血管超声(2021-02-05):双侧颈动脉硬化斑块形成,双侧颈静脉未见明显异常。

双下肢血管超声(2021-02-05):双下肢动脉硬化。

眼底摄片(2021-02-05):双眼后极未见明显糖尿病视网膜病变。

肌电图(2021-02-05):NCV左侧正中N腕部潜伏期延长。H-反射双侧延长。

尿微量白蛋白(2021-02-05)10.8 mg/L。

肾小球滤过率(2021-02-05):左肾GFR 38.5 ml/min,右肾GFR 40.2 ml/min,总GFR 78.7 ml/min。

动态血糖监测(2021-02-05):

2021-02-12共测定葡萄糖值1814个,平均值12.4 mmol/L,标准差5.58 mmol/L,变异系数44.9%,最高值、最低值分别为22.8 mmol/L、3.4 mmol/L。葡萄糖>3.9 mmol/L且<10 mmol/L的时间(百分比)为56小时35分(37%)。血糖≥7.8 mmol/L、≥10 mmol/L及≥13.9 mmol/L的时间(百分比)分别为113小时50分(75%)、87小时30分(58%)及60小时0分(40%)。≤3.9 mmol/L及≤2.8 mmol/L的时间(百分比)分别为7小时5分(5%)和2小时30分(2%)。平均葡萄糖波动幅度(MAGE)为12.1 mmol/L。

初步诊断

1型糖尿病(成人隐匿性自身免疫糖尿病)合并周围血管病变,高血压病3级(很高危)。

治疗及转归

患者入院后加强糖尿病教育,定时、定量规律饮食,避免剧烈运动,同时予胰岛素泵持续皮下输注(continuous subcutaneous insulin infusion，CSII)，餐前大剂量(bolus)：早 5 U、中 5 U、晚 4 U，基础量(basal)：0:00～4:00 0.1 U/h，4:00～8:00 为 0.8 U/h，8:00～21:00 为 0.6 U/h，21:00～24:00 为 0.1 U/h(basal 总量 11.7 U)，患者血糖控制于空腹 6～9 mmol/L，餐后 2 h 7～12 mmol/L。随后下泵改为 4 针胰岛素治疗：门冬胰岛素早 5 U、中 5 U、晚 4 U 餐前皮下注射，德谷胰岛素 10 U 睡前皮下注射，阿卡波糖 50 mg tid po，患者睡前至 3am 血糖仍有 5～6 mmol/L 较大降幅，遂调整德谷胰岛素至 6 U，此时患者餐前血糖及空腹血糖控制不佳，餐前血糖可达 13～15 mmol/L，空腹 10 mmol/L 左右。增加餐前速效胰岛素剂量后由于患者偶有胃口不佳，自行减少进食量，出现餐前低血糖。针对患者胰岛素剂量难以调整的问题，予维持门冬胰岛素早 5 U、中 5 U、晚 4 U，德谷胰岛素 6 U，阿卡波糖 50 mg tid po，加用小剂量 SGLT2i(达格列净 5 mg qd po)，患者睡前血糖控制于 9～11 mmol/L，空腹血糖 7～9 mmol/L，血糖控制满意，嘱患者多饮水，定时定量饮食，适量摄入碳水化合物，规律注射胰岛素，避免剧烈运动，加强血糖自我监测。

讨论与分析

患者为老年女性，55 岁诊断为糖尿病，口服降糖药物 3 年后开始胰岛素治疗，查胰岛自身抗体 GADA 阳性，诊断为 1 型糖尿病。依据 2005 年国际糖尿病免疫学会(IDS)的诊断标准：①＞30 岁起病；②至少一种胰岛自身抗体阳性(GADA、ICA、IA-2A 和 IAA)；③诊断糖尿病后至少 6 个月不需要胰岛素治疗。故该患者属于成人隐匿性自身免疫糖尿病(LADA)。患者入院后测 0 min、30 min、120 min 的 C 肽水平均＜0.01 ng/ml，提示患者胰岛功能极差，此次入院的主要矛盾为血糖变异性大，同时存在高血糖和夜间低血糖。

《实用内分泌学》第 2 版中对脆性糖尿病的诊断标准为[1]：在连续数月保持进食量、运动量及胰岛素用量恒定的情况下，注射方式不变，仍出现以下情况：①每日空腹血糖波动 5.55 mmol/L 以上；②每日尿糖排出 3.0 g 以上；③不能预期的低血糖发作；④频繁出现尿酮体阳性；⑤日内血糖变动幅度达 11.1 mmol/L 以上，无明确诱因(须除外 Somogyi 效应及黎明现象)。该患者入院前睡前血糖常在 20 mmol/L 左右，空腹血糖波动于 2.5～6.8 mmol/L，入院测糖化血红蛋白 9.7%，糖化白蛋白 34.3%，提示患者整体血糖平均水平过高。患者多次发作低血糖，夜间最低在 2.1 mmol/L，入院后胰岛素治疗期间日间血糖波动于 3.4～22.8 mmol/L，符合脆性糖尿病表现。

脆性糖尿病在 1 型糖尿病及胰岛功能较差的 2 型糖尿病患者均可发生，占 1 型糖尿病的 5%～6%[2]。其特点为：①对胰岛素异常敏感，胰岛素剂量的微小变化可以引起血糖剧烈波动；②在饮食量、运动量和胰岛素剂量恒定情况下，病情也极不稳定，出现低血糖—高血糖—酮症酸中毒—昏迷，反复变化；③多数消瘦、营养不良、抵抗力下降，并发症发生发展程度非常严重，增加治疗难度。脆性糖尿病是最严重的高血糖变异性表型，有两种临床表现：一是以低血糖为主伴反复严重低血糖发作，二是以高血糖为主伴反复发作糖尿病酮症酸中毒(DKA)。据统计，58% 的脆性糖尿病患者近期出现过糖尿病酮症，17% 表现为低血糖，24% 为混合性，年轻患者多表现为糖尿病酮症，高龄患者混合性或低血糖者更常见[3]。

脆性糖尿病的根本原因是自身胰岛素分泌的绝对缺乏，所有影响胰岛素作用和血糖变化的因素都会导致血糖的明显波动。该患者入院后测 0 min C 肽＜0.01 ng/ml，餐后 2 小时 C 肽＜0.01 ng/ml，提示胰岛功能已完全丧失。在胰岛素绝对缺乏的基础上，脆性糖尿病最常见的原因是饮食、运动与所需胰岛素皮下注射量的吸收在生理上不匹配[4]。使用长效和速效胰岛素类似物、提高胰岛素注射技术有助于提高胰岛素治疗的稳定性,而使用 CSII 可以最大程度避免胰岛素吸收变异,并根据患者不同时间段的胰岛素需要量,个性化定制基础胰岛素输注速率。以该患者为例,入院后我们使用 CSII 进行治疗,通过降低夜间基础胰岛素速率有效避免了患者夜间低血糖风险。此外,引起脆性糖尿病的病因还包括:①器质性因素[5]。自主神经功能损害;严重胃肠功能紊乱,胃排空延迟,食物吸收速率变异大;躯体疾病的应激状态;垂体-肾上腺皮质轴紊乱;胰岛素抵抗,胰岛素高峰与血糖高峰不一致;患者胰岛素敏感性增加;存在胰岛素自身抗体;皮下胰岛素分解和吸收障碍;升激素分泌亢进或缺乏。②精神因素[6]。依从性差;厌食;过分敏感;行为问题;过于自信;表演型人格;酒精或药物依赖。③药物因素影响食物消化吸收、影响胰岛素作用。④胰岛素保存不当引起蛋白变性,胰岛素注射技术问题等。由于长期低血糖频发,该患者存在明显的低血糖焦虑,此次入院前患者睡前需要吃 2 个苹果,自诉吃完后血糖达到 20 mmol/L 左右才能安心入睡,一定程度加剧了血糖波动。

在治疗方面,首先明确治疗目标为减少血糖波动、避免低血糖,而非立即将血糖控制在正常范围。对于该类患者,空腹血糖控制目标为 8～11 mmol/L,餐后 2 小时血糖不超过 13～14 mmol/L,并且不发生 DKA 及低血糖反应。医生需对患者加强糖尿病知识教育,提高患者依从性,避免低血糖焦虑;固定进餐时间及种类、数量;血糖控制不良时暂停运动,待血糖稳定后固定每日运动量及时间。住院期间可采用双"C"(即动态血糖检测"CGMS"和胰岛素泵"CSII")有效控制患者血糖,CGMS 可以获得患者连续血糖值,准确反映患者的全天血糖波动情况;CSII 可根据前者提供的动态血糖值精确设定泵的基础输注率和餐前大剂量,提供最接近于生理性胰岛素分泌的胰岛素输注。对于本例患者,入院后经双"C"治疗血糖控制明显改善,但双"C"治疗对大部分糖尿病患者无法在院外长期进行,故患者血糖稳定后由 CSII 转化为四针胰岛素皮下注射。由于该患者血糖脆性明显,我们选择波动较小的德谷胰岛素作为基础胰岛素,然而由于患者昼夜胰岛素需求量差异过大,难以兼顾日间血糖平稳及夜间低血糖风险,基础胰岛素用量难以把控,对此我们采用结合小剂量 SGLT2i 联合治疗,在确保夜间血糖较为平稳的基础上加用小剂量 SGLT2i 以改善全天血糖波动、减少胰岛素用量。已有多项临床研究表明[7-9],使用口服 SGLT2i 药物在 1 型糖尿病患者中有降低糖化血红蛋白、降低血糖变异性、减少胰岛素用量及减轻体重等获益。但必须注意,使用 SGLT2i 可增加 DKA 和真菌感染的绝对风险。虽然欧洲药品管理局(EMA)于 2019 年 12 月已批准达格列净作为 1 型糖尿病的辅助治疗,但中国食品和药品监督管理局(CFDA)及美国食品和药品监督管理局(FDA)均尚无批准。故 SGLT2i 用于 1 型糖尿病患者尚属超适应证用药,在使用前需谨慎评估获益与风险,并与患者充分沟通。对本例脆性糖尿病患者,我们通过使用速效胰岛素(门冬胰岛素)+长效胰岛素(德谷胰岛素)+阿卡波糖"削峰平谷"稳定餐后血糖+小剂量恩格列净减少血糖变异,配合糖尿病教育、规律饮食,最终获得满意的血糖控制效果。

最终诊断

1 型糖尿病(成人隐匿性自身免疫糖尿病)合并周围血管病变,高血压病 3 级(很高危)。

◇ 专家点评 ◇

　　脆性糖尿病又被称为不稳定性糖尿病,具有血糖昼夜波动大、极不稳定、不易控制、容易发生酮症酸中毒和低血糖两极分化现象的特点,常见于1型糖尿病和胰岛B细胞功能接近衰竭的2型糖尿病患者。由于其核心病理生理基础为胰岛素绝对缺乏,目前胰岛素四针皮下注射或者胰岛素泵作为治疗的主要方案。但是外源性胰岛素缺乏内源性胰岛素的药代动力学及生理学分泌特点,部分病例单独使用疗效不达预期。DPP4抑制剂减少对GLP1的灭活,可调节胰岛α细胞和β细胞的功能。SGLT2i可以抑制肾脏对葡萄糖的重吸收,使过多的葡萄糖从尿液中排出,降低血糖。两者与胰岛素联用均可能提升脆性糖尿病的治疗效果。脆性糖尿病的最终治疗目标为防止或延缓其并发症的发生,改善患者生存质量。目前尚缺乏大样本量且设计严格的随机对照临床研究。植入式闭环胰岛素泵或者干细胞治疗将在未来提供终极解决方案。

病例提供单位:上海交通大学医学院附属第六人民医院

整理:吴量

述评:韩峻峰

参考文献

［1］刘新民. 实用内分泌学[M]. 2版. 北京:人民军医出版社,1997.

［2］VANTYGHEM MC, PRESS M. Management strategies for brittle diabetes［J］. Ann Endocrinol (Paris), 2006,67(4):287 - 296.

［3］GILL G, LUCAS S. Brittle diabetes characterised by recurrent hypoglycaemia［J］. Diabetes Metab, 1999,25(4):308 - 311.

［4］BERTUZZI F, VERZARO R, PROVENZANO V, et al. Brittle type 1 diabetes mellitus ［J］. Curr Med Chem, 2007,14(16):1739 - 1744.

［5］FEIL DG, RAJAN M, SOROKA O, et al. Risk of hypoglycemia in older veterans with dementia and cognitive impairment:implications for practice and policy［J］. J Am Geriatr Soc, 2011,59 (12):2263 - 2272.

［6］SCHADE DS, BURGE MR. Brittle diabetes:etiology and treatment［J］. Adv Endocrinol Metab, 1995,6:289 - 319.

［7］MCCRIMMON RJ, HENRY RR. SGLT inhibitor adjunct therapy in type 1 diabetes ［J］. Diabetologia, 2018,61(10):2126 - 2133.

［8］DANNE T, GARG S, PETERS AL, et al. International consensus on risk management of diabetic ketoacidosis in patients with type 1 diabetes treated with sodium-glucose cotransporter (SGLT) inhibitors［J］. Diabetes Care, 2019,42(6):1147 - 1154.

［9］SIEGMUND T, AMPUDIA-BLASCO FJ, SCHNELL O. Two clinical cases of adjunctive use of a SGLT - 2 inhibitor in type 1 diabetes［J］. Diabetes Res Clin Pract, 2020,162:108131.

病例32 口干、多饮，伴恶心、呕吐、胸闷、乏力，糖尿病合并酮症酸中毒？急性肾功能损伤？

主诉

男性，31岁，恶心、呕吐伴胸闷、乏力3天。

病史摘要

现病史：患者于入院前3天无明显诱因下自觉口干、多饮，每日饮水量约3～4 L，小便次数增加至10次/天，尿量与饮水量相当，无明显多食。3天内自觉恶心、呕吐约10次，均为胃内容物，无喷射状呕吐，自觉头痛、乏力，伴中上腹疼痛，性质为钝痛，程度中等，无其他部位放射痛，无加重或好转体位。有胸闷，有全身肌肉酸痛，无胸痛、抽搐、腹泻、呼吸困难、皮疹、关节肿痛、发热、畏寒、寒战、意识障碍等。上述症状持续3天，患者未自行服用药物及就诊，因症状无缓解，至我院急诊就诊，急查血钾7.3 mmol/L，血尿素氮20.4 mmol/L，血肌酐230 μmol/L，静脉血糖38.9 mmol/L，血气分析：pH 7.02，PaO_2 109 mmHg，$PaCO_2$ 18 mmHg，全血碱剩余－24 mmol/L。尿常规：尿糖（＋＋＋＋），尿酮（＋＋＋＋）。心电图示T波高尖。急诊予补液、胰岛素静滴治疗并行床旁血透后，收入我科病房。

患者自起病以来无视物模糊、无泡沫尿，无四肢麻木。睡眠差，食欲差，大便如常，小便增多，体重无明显变化。

既往史：否认高血压、血脂异常、冠心病、脑血管疾病、肾脏疾病、甲状腺疾病等病史。否认长期服用利尿剂、糖皮质激素等病史。否认急、慢性胰腺炎病史。否认乙肝、结核等传染病史。否认药物过敏史。否认手术、外伤史。否认输血史。

个人史：长期生活在上海，职员。否认疫水、疫区接触史，否认烟酒史。否认特殊药物服用史。

家族史：否认糖尿病、高血压、心脏病家族史、否认其他遗传性疾病家族史。

入院查体

T 37℃，P 100次/分，R 20次/分，BP 120/70 mmHg。神志清醒，烦躁不安，脱水貌，呼吸深快，有烂苹果味，发育正常，营养良好，体形中等，对答切题，自主体位，查体欠合作。皮肤、黏膜无黄染，无瘀点、瘀斑，无贫血貌。全身浅表淋巴结无肿大。头颅无畸形，眼睑无苍白，无水肿，无眼球突出，无巩膜黄染，无结膜苍白及充血，双侧瞳孔等大、等圆，对光反射灵敏。口唇无发绀，伸舌居中，咽红，扁桃体无明显增大，无声音嘶哑。颈软，颈静脉无怒张，气管居中，甲状腺无肿大。胸廓无畸形，肋间隙无明显增宽及变窄。两侧呼吸运动对称，触觉语颤对称。叩诊清音。双肺呼吸音清，未闻及干、湿啰音。心前区无异常隆起，心尖搏动位于左侧第5肋间左锁骨中线内0.5 cm，无抬举感。心前区无震颤、无心包摩擦感。叩诊心浊音界无明显扩大。心率100次/分，律齐，各瓣膜区未闻及病理性杂音。腹平坦，脐部凹陷，无腹壁静脉曲张,未见胃肠型及蠕动波。中上腹压痛(十),无反跳痛,肝、脾肋下未触及。无移动性浊音,肝区及双肾区无叩击痛。肠鸣音 4 次/分。脊柱无侧弯,棘突无压痛。双下肢无水肿,四肢肌力 V 级,四肢肌张力正常。生理反射正常,病理反射未引出。肛门及外生殖器未检。

专科查体:身高 173 cm,体重 70 kg,BMI 23.38 kg/m^2。无胫前斑。针刺觉,压力觉(10 g 尼龙丝),温度觉,震动觉,双侧均正常。膝反射,踝反射,双侧正常。双侧足背动脉搏动正常。无足部溃疡。

辅助检查

CRP(2007 - 03 - 02):85.48 mg/L。血常规:WBC 15.2×10^9/L, N% 60%, Hb 130 g/L, PLT 150×10^9/L。

尿常规(2007 - 03 - 02):葡萄糖(十十十),酮体(十十十),蛋白(一),余正常。

血酮体(2007 - 03 - 02):3.3 mmol/L。

肝功能(2007 - 03 - 02):ALT 293 U/L, AST 366 U/L,总胆红素 29 μmol/L,直接胆红素 8 μmol/L。

肾功能(2007 - 03 - 02):尿素氮 15.9 mmol/L,肌酐 178 μmol/L,尿酸 537 mmol/L。

电解质(2007 - 03 - 02):钾 3.8 mmol/L,钠 138 mmol/L,钙 2.06 mmol/L,磷 0.41 mmol/L。

复查血气分析(2007 - 03 - 02):pH 7.25,PaO$_2$ 154.7 mmHg(吸氧中),PaCO$_2$ 15.8 mmHg,碱剩余一17 mmol/L。

(2007 - 03 - 02)血肌酸激酶(CK)11 754 U/L,乳酸脱氢酶 1 461 U/L。

(2007 - 03 - 02)血淀粉酶 263 U/L,尿淀粉酶 1 015 U/L。

心肌酶谱(2007 - 03 - 02):CK - MB 114.43 μg/L,肌钙蛋白 8.29 μg/L,肌红蛋白 961.90 μg/L。

糖代谢指标(2007 - 03 - 02):糖化血红蛋白 6.6%,糖化血清蛋白 22%。

胰岛功能(2007 - 03 - 02):空腹、餐后 30 min 及 120 min C 肽水平分别为 0.01 ng/ml、0.02 ng/ml、0.05 ng/ml(空腹正常参考值 0.5~1.5 ng/ml),精氨酸刺激试验示快速胰岛素分泌相消失,0 min、2 min、4 min 及 6 min C 肽水平分别为 0.08 ng/ml、0.22 ng/ml、0.14 ng/ml、0.21 ng/ml。

胰岛细胞自身抗体(2007 - 03 - 02):血清 GADA 阴性,IA - 2A 阴性,IAA 阴性。

PCR/Apal 酶切法作线粒体基因突变(tRNA$^{leu\,(UUR)}$ nt3243A→G)(2007 - 03 - 02):阴性。

甲状腺功能(2007 - 03 - 02):FT$_3$ 3.1 pmol/L(正常参考值 3.5~6.5 pmol/L),反 T$_3$ 1.61 μg/L(正常参考值 0.16~0.95 μg/L)。FT$_4$ 及 TSH 水平正常。甲状腺球蛋白抗体、甲状腺过氧化物酶抗体均正常。

肝炎病毒全套(2007 - 03 - 02):乙肝表面抗体(十),余均(一)。

呼吸道病毒及抗体(2007 - 03 - 02):抗巨细胞病毒 IgG(十),IgM(一)。抗肺炎衣原体 IgG(十),IgM(一)。抗柯萨奇病毒抗体及抗 EB 病毒抗体(一)。

梅毒螺旋体明胶凝集试验(TPPA)及 HIV 抗体(2007 - 03 - 02):(一)。

血沉（2007－03－02）：正常。

免疫相关（2007－03－02）：血清 IgG、IgA、IgM 及补体 C_3、C_4 水平正常。抗核抗体、抗双链 DNA 抗体均（－）。

乳酸（2007－03－02）：正常。

心电图（2007－03－02）：窦性心律，T 波倒置（Ⅱ、Ⅲ、aVF）。

（2007－03－02）胸片、心脏超声及胰腺 B 超、上腹部 CT 检查均未见明显异常。

初步诊断

糖尿病（待分型）合并酮症酸中毒，急性肾功能损伤，高钾血症，肌酸激酶升高原因待查。

治疗及转归

患者入院后予积极补液（4.7～7 L/d）扩容，DKA 纠正后予胰岛素泵（32.9～55.8 U/d）强化控制血糖，纠正电解质紊乱，抗感染及扩冠、保护心肌等治疗，并密切监测患者生命体征及各项相关指标的动态变化。经过积极抢救治疗，患者病情明显好转，治疗后 14 h 酸中毒纠正，治疗第 2 天血肌酐水平恢复正常，治疗第 3 天尿酮体转阴性，第 7 天血 CK 水平降至正常。同时肝功能、电解质、心肌酶谱均恢复正常。于第 8 天行左小腿腓肠肌活检提示部分肌纤维肿胀，胞浆伊红、横纹肌结构不清，局部横纹肌溶解，仅剩数个肌纤维，核聚积，部分肌纤维裂隙状，间质成分无明显增生，故诊断为横纹肌溶解明确。病情稳定后完善眼底摄片、神经传导速度及颈动脉、下肢动脉超声等微血管及大血管并发症检查提示未见明显异常。出院后患者胰岛素四次皮下注射治疗，40 U/d 左右。出院后 1 个月患者门诊复查持续葡萄糖监测系统报告提示平均血糖水平为 8.9 mmol/L，血糖≥7.8 mmol/L 及≥11.1 mmol/L 的时间占比分别为 53％ 和 29％，血糖≤3.9 mmol/L 的时间占比为 52％。日内及日间血糖波动的幅度分别为 6.1 mmol/L、4.5 mmol/L，继续维持胰岛素四次皮下注射治疗，门诊随访。

讨论与分析

暴发性 1 型糖尿病（fulminant type 1 diabetes）是 2000 年日本学者 Imagawa 等[1]提出的 1 型糖尿病的新亚型，归类于 1B 型糖尿病。国内外初步的流行病学研究表明在以酮症或糖尿病酮症酸中毒起病的 1 型糖尿病患者中，暴发性 1 型糖尿病患者约占 10％～20％[2]。目前的诊断标准为[2]：①高血糖症状 1 周内出现酮症或酮症酸中毒；②血清空腹 C 肽＜0.1 nmol/L 或餐后 C 肽＜0.17 nmol/L；③初诊首次糖化血红蛋白＜8.5％。本例患者为青年男性，发病急骤，出现糖尿病症状后 3 天迅速发展至酮症酸中毒阶段，起病时血糖＞30 mmol/L，糖化血红蛋白水平略高于正常（6.6％），胰岛功能极差，治疗所需胰岛素剂量较大，查 GADA、IAA、IA－2A 及其他自身抗体均阴性，伴有淀粉酶的明显升高，但胰腺影像学检查无异常。因此，本例患者暴发性 1 型糖尿病诊断成立。

横纹肌溶解症（rhabdomyolysis，RM）指一系列影响横纹肌细胞膜、膜通道及其能量供应的多种遗传性或获得性疾病导致的横纹肌损伤、细胞膜完整性改变、细胞内容物（如 CK、离子、肌红蛋白和小分子毒性物质等）释放入血的临床综合征。横纹肌溶解症的病因有多种，大致可以分为 3 类：

（1）创伤性或肌肉挤压。如挤压综合征或长期制动。

（2）劳累性。包括过度劳累、过热或代谢性肌病如有糖原分解、糖酵解或脂质代谢遗传性疾病的患者。

（3）非创伤非劳累性。包括的病因有：①药物，如阿片类药物过量、他汀类药物和秋水仙碱；②毒物，如海洛因、可卡因；③感染，如甲型和乙型流感病毒、柯萨奇病毒、EB病毒、单纯疱疹病毒、副流感病毒、腺病毒、HIV和巨细胞病毒。因COVID-19引起的严重急性呼吸综合征冠状病毒2（severe acute respiratory syndrome coronavirus 2，SARS-CoV-2）也已被报道有可能导致横纹肌溶解[3]；④电解质紊乱，如低钾血症和低磷血症；⑤内分泌疾病，包括糖尿病酮症酸中毒和非酮症性高血糖、甲状腺功能减退症、甲状腺功能亢进症和嗜铬细胞瘤等均有报道与横纹肌溶解症有关。其中，DKA并发RM由Rainey等[4]在1963年首次报道，其具体机制目前还不太清楚，可能与肌肉能量供应不足、高渗透压、血磷酸盐过少和代谢异常等有关[5]。

本例患者血CK最高达11 754 U/L，临床特征及肌活检表现排除多发性肌炎、皮肌炎及中毒性肌病等疾病，故RM诊断明确。同时患者排除酒精中毒、药物滥用、病毒感染等因素，故该患者的RM基础疾病考虑可能由DKA引起。既往已有多篇病例报道了暴发性1型糖尿病合并RM的临床病例。2003年Iyoda等[6]报道了1例38岁男性暴发性1型糖尿病患者发生RM并导致急性肾功能衰竭。此后Fujinaga等[7]报道了类似的临床病例。因此，临床医师需提高对暴发性1型糖尿病合并DKA的同时并发RM的判断与认识。

横纹肌溶解症的病情严重程度不一，轻则为无症状的血清肌酶升高，重则出现与酶极度升高、电解质紊乱和急性肾损伤相关的危及生命的疾病。横纹肌溶解症患者主诉的典型三联征为肌肉疼痛、无力和深色尿。近端肌群（如大腿和肩部）以及腰部和小腿的肌肉疼痛表现较为常见，但50%以上的患者可能没有肌肉症状。肌红蛋白尿的发生率也可能仅为50%，所以不存在棕色尿时也不能排除横纹肌溶解。其他症状包括发热、心动过速、恶心呕吐以及腹痛等。如本例患者存在恶心呕吐，腹痛、肌肉酸痛、腹痛等临床表现，但并无肌红蛋白尿。诊断横纹肌溶解症的特异性指标是血CK水平急剧升高，Gabow等[8]建议血CK≥正常峰值5倍（>1 000 U/L）有诊断价值。有大规模的病例研究发现，横纹肌溶解症患者的CK平均峰值约为10 000 U/L～25 000 U/L[9]。通常情况下，血清CK水平在肌肉损伤开始后的2～12小时开始升高，并在24～72小时达峰。在肌肉损伤停止后的3～5日下降。CK的血清半衰期约为1.5日，下降速度相对恒定，为前一日的40%～50%[10]。本例患者血CK最高达11 754 U/L，在积极补液治疗后，患者的CK水平每日下降，至第4天已下降到414 U/L。另外，急性肾损伤是横纹肌溶解的常见并发症。本患者入院后因高钾血症、急性肾损伤，及时急诊进行了床旁血透治疗，后续积极扩容补液，最终避免了进一步的肾脏损伤。

暴发性1型糖尿病是1型糖尿病中的特殊亚型，其发病急骤，出现糖尿病症状后可迅速发展至DKA，在治疗暴发性1型糖尿病合并DKA的过程中需警惕横纹肌溶解症的发生，注意积极扩容，维持水电解质的平衡，尽早识别急性肾损伤，预防严重高钾血症以及危及生命的心搏骤停、心律失常等风险。

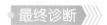 最终诊断

暴发性1型糖尿病并酮症酸中毒，横纹肌溶解症，急性肾功能损伤，高钾血症。

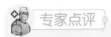

专家点评

　　暴发性1型糖尿病是1型糖尿病中的一种亚型,于2000年左右被日本学者进行了定义与报道。其主要临床特征为急骤起病,代谢紊乱更严重,胰岛功能在短期内迅速衰减,但糖尿病相关胰岛细胞自身抗体阴性。随访研究表明暴发性1型糖尿病患者胰岛功能比经典的1A型糖尿病患者更差,所需胰岛素的剂量更大,而发生糖尿病相关并发症的风险更高。且暴发性1型糖尿病多存在多脏器功能损害,因常突发于无相关病史的健康个体,往往被延误就诊,最终患者将面临危及生命的情况。

　　由于暴发性1型糖尿病往往起病更为急骤,因此可能更易并发横纹肌溶解症,预后更凶险。临床医师需提高对暴发性1型糖尿病DKA合并横纹肌溶解症的认识,并将血CK指标作为暴发性1型糖尿病患者急诊抢救治疗时常规检测的指标之一,一旦发现高度可疑暴发性糖尿病病例,治疗必须立即开始。治疗包括补液扩容、胰岛素静滴降糖,解除DKA后,应采用皮下胰岛素注射或胰岛素泵治疗。而在心功能允许下积极补液扩容,维持水电解质平衡是治疗横纹肌溶解症的关键,从而最终避免患者发生急性肾功能衰竭以及电解质紊乱可能造成的心律失常和心搏骤停。

病例提供单位:上海交通大学医学院附属第六人民医院

整理:莫一菲

述评:周健

参考文献

[1] IMAGAWA A, HANAFUSA T, MIYAGAWA J, et al. A novel subtype of type 1 diabetes mellitus characterized by a rapid onset and an absence of diabetes-related antibodies, Osaka IDDM Study Group [J]. N Engl J Med, 2000,342(5):301-307.

[2] IMAGAWA A, HANAFUSA T, UCHIGATA Y, et al. Fulminant type 1 diabetes: a nationwide survey in Japan [J]. Diabetes Care, 2003,26(8):2345-2352.

[3] BUCKHOLZ AP, KAPLAN A, ROSENBLATT RE, et al. Clinical characteristics, diagnosis, and outcomes of 6 patients with COVID-19 infection and rhabdomyolysis [J]. Mayo Clin Proc, 2020,95(11):2557-2559.

[4] RAINEY RL, ESTES PQ, NEELY CL, et al. Myoglobinuria following diabetic acidosis with electromyographic evaluation [J]. Arch Intern Med, 1963,111:564-71.

[5] CASTEELS K, BECKERS D, WOUTERS C, et al. Rhabdomyolysis in diabetic ketoacidosis [J]. Pediatr Diabetes, 2003,4(1):29-31.

[6] IYODA M, KUROKI A, KATO K, et al. A case of acute renal failure due to rhabdomyolysis, associated with non-autoimmune fulminant type 1B diabetes mellitus [J]. Clin Nephrol, 2003,59 (4):301-304.

[7] FUJINAGA A, TERAO Y, TANABE T, et al. [Case of fulminant type 1 diabetes mellitus complicated with acute renal failure treated with continuous hemodiafiltration][J]. Masui, 2007, 56(2):175-177.

［8］GABOW PA，KAEHNY WD，KELLEHER SP. The spectrum of rhabdomyolysis ［J］. Medicine (Baltimore)，1982,61(3)：141－152.

［9］MELLI G，CHAUDHRY V，CORNBLATH DR. Rhabdomyolysis：an evaluation of 475 hospitalized patients ［J］. Medicine (Baltimore)，2005,84(6)：377－385.

［10］KHAN FY. Rhabdomyolysis：a review of the literature ［J］. Neth J Med，2009,67(9)：272－283.

病例33 糖尿病合并双下肢肌肉僵硬,糖尿病神经病变? 僵人综合征?

主诉

男性,53 岁,间断多尿、口干、多饮 13 年,双下肢僵硬 10 个月。

病史摘要

现病史：患者于 13 年前无明显诱因出现多尿、口干、多饮、多食,每日饮水量约 3 000 ml,具体进食量不详,尿量与进水量相当,体重无明显变化,当时未重视,未诊治,上述症状无好转。10 年前就诊于当地医院,多次查静脉空腹血糖大于 7 mmol/L,诊断为 2 型糖尿病,予口服二甲双胍、阿卡波糖治疗,监测空腹血糖 5～10 mmol/L,餐后血糖未监测,上述症状无明显好转。9 年前因测得餐后血糖多次大于 11.1 mmol(具体不详),开始接受预混胰岛素(诺和灵 30R,具体剂量不详)及口服二甲双胍、阿卡波糖降糖治疗,监测空腹血糖 6～10 mmol/L,餐后血糖 11～15 mmol/L,口干、多饮、多尿、多食症状好转。2 年前于外院调整降糖方案为门冬胰岛素 30 早 20 U、晚 20 U,餐前 5 min 皮下注射,二甲双胍 0.5 g 每日 2 次口服,阿卡波糖 100 mg 每日 3 次口服,监测空腹血糖 7～20 mmol/L,餐后血糖 7～16 mmol/L,监测糖化血红蛋白波动在 10.7%～11.3%。1 年前因血糖波动明显,再次就诊于外院,查糖尿病相关抗体(2019－04－04)GADA 90.37 U/ml,IAA 阳性,ICA 阳性,C 肽(空腹)0.29 μg/L,C 肽(2 小时)0.33 μg/L,诊断 1 型糖尿病,降糖方案改为：甘精胰岛素睡前皮下注射 24 U,门冬胰岛素早 10 U、中 6 U、晚 10 U,餐前 5 min 皮下注射,监测空腹血糖 10～13 mmol/L,餐后血糖 8～22 mmol/L,无低血糖。

10 个月前(2020－02)患者自觉双下肢及足背肿胀、僵硬,下蹲困难,行走稍有受限,无局部皮温升高、皮肤发红发黑,无肌肉疼痛,无腰痛、酱油色尿,于外院查下肢动静脉超声(2020－02－17)：双侧下肢动脉点状斑块形成,双侧静脉血流通畅,附见右侧大腿皮下软组织较左侧增厚。盆腔血管薄层 CTA 增强(2020－02－28)：下腔静脉及双侧髂静脉充盈不均。腹主动脉下段粥样硬化斑块伴部分溃疡形成。双髂总动脉硬化斑块,双侧髂内动脉粥样硬化斑块,左髂内动脉局部轻度狭窄。腰椎 MRI(2020－03－02)：腰椎退行性改变,L_4～L_5 椎间盘略膨出,L_5 棘突旁小片 T2 高信号,考虑腰骶部筋膜炎。予阿司匹林 100 mg 每日 1 次,地奥司他 0.9 g 每日 2 次,下肢肿胀僵硬症状未见明显缓解。

9 个月前(2020－03)于我科住院治疗,查 GADA 307.40 U/ml,IA－2A 56.00 U/ml,C

肽 0 min<0.010 ng/ml，C 肽 120 min<0.01 ng/ml，调整降糖方案："诺和灵 R"早 12 U、中 12 U、晚 12 U，餐前 30 min 皮下注射，"诺和灵 N"16 U 睡前皮下注射，阿卡波糖 100 mg 每日 2 次，住院期间肌电图示 H 反射延长。冠脉造影：左前降支(LAD)管壁不规则，中远段狭窄约 80%，远段弥漫长病变，最严重处狭窄约 90%，中段狭窄 80%，远段弥漫细小病变，LAD 主干心肌梗死溶栓治疗。心肌梗死溶栓(thrombolysis in myocardial infarction，TIMI)血流均为 3 级；左回旋支(LCX)管壁不规则，中段狭窄约 80%，远段弥漫长病变，最严重处狭窄约 90%，远端 TIMI 血流 3 级；右冠状动脉(RCA)管壁不规则，左室后支弥漫长病变，最严重狭窄约 90%，远端 TIMI 血流 3 级，遂转入心内科植入支架一枚。

3 个月前(2020-09)患者于我科门诊，诊断为"僵人综合征"，予"地西泮片 2.5 mg 每日 2 次口服，替扎尼定 2 mg 每日 3 次口服"治疗，服用后自觉下肢肿胀减轻，大腿后侧肌肉较前松弛，可半蹲，行走无受限。降糖方案调整为："诺和灵 R"早 12 U、中 14 U、晚 14 U，餐前 30 min 皮下注射，"诺和灵 N"14 U 睡前皮下注射，恩格列净 10 mg 每日 1 次口服，监测空腹血糖 7～9 mmol/L，餐后血糖 8～14 mmol/L，无低血糖。现患者为进一步诊治于 2020 年 12 月 3 日收入我科。

患者精神可，食欲可，睡眠可，小便如上述，大便无殊，近 1 年体重未见明显增减。

既往史：有高血压史 20 年，血压最高 150/105 mmHg，目前口服厄贝沙坦氢氯噻嗪片 162.5 mg 每日 1 次，1 次 1 片，血压控制在 130/80 mmHg。有血脂异常 4 年余，目前口服依折麦布片 10 mg 每日 1 次，1 次 1 片；口服阿托伐他汀钙片 20 mg 每日 1 次，1 次 1 片，调脂治疗。有冠心病 8 个月余，我院于 2020 年 4 月 1 日行冠状动脉支架植入术(植入支架 1 枚)，目前口服阿司匹林 100 mg 每日 1 次及氯吡格雷 75 mg 每日 1 次抗血小板聚集治疗。否认慢性肾功能不全病史，否认甲亢病史，否认皮质醇增多症病史，否认长期服用糖皮质激素史，否认急、慢性胰腺炎病史。2020 年 2 月因摔倒致右肩软组织挫伤，无骨折。

个人史：原籍上海，生长于上海。无疫水接触史，无疫区久居史。有吸烟史，约 10 年，平均 1～2 支/天，已戒烟 20 年。既往偶有饮酒史，已戒酒 20 年。

婚育史：已婚。已育 1 女。配偶及女儿健康状况良好。

家族史：患者父亲、叔叔有糖尿病，父亲因为糖尿病并胃轻瘫、脑卒中去世。父亲及 2 个弟弟有高血压病史，母亲因食管癌去世，无其他遗传性疾病家族史。

入院查体

体温 36.6℃，脉率 80 次/分，呼吸 16 次/分，血压 109/71 mmHg，BMI 23.26 kg/m²。神清气平，体位自主。皮肤、黏膜无苍白，无黄染，无瘀点、瘀斑。全身浅表淋巴结无肿大。颈软，颈静脉无怒张，双侧甲状腺未触及。心率 80 次/分，律齐，未闻及杂音。胸廓外形正常，肺呼吸音清。腹平坦，无压痛、反跳痛，肝脾肋缘下未触及，肝肾区无叩痛，肠鸣音 4 次/分。脊柱无侧弯，棘突无压痛。右下肢轻度指凹性肿胀，左下肢无肿胀，双侧大腿肌肉对称性僵硬，无压痛。四肢肌力Ⅴ级，肌张力增高，生理反射存在，病理反射未引出。

辅助检查

血常规(2020-12-02)：WBC 9.5×10⁹/L，RBC 5.17×10¹²/L，Hb 148 g/L，血细胞比容 44.9%，PLT 240×10⁹/L，LY% 24.5%，N% 58.8%，平均血小板体积 10.3 fl。

尿常规(2020-12-04):尿白细胞10个/μl,尿红细胞12个/μl,尿糖(+++),尿蛋白(-),酮体(+)。

粪常规(2020-12-04):粪Hb弱阳性,粪转铁蛋白阴性。

生化(2020-12-04):白蛋白35 g/L,ALT 26 U/L,AST 14 U/L,GGT 11 U/L,总胆红素11.3 μmol/L。直接胆红素4.1 μmol/L,总蛋白57 g/L↓,总胆固醇3.01 mmol/L,甘油三酯1.07 mmol/L,HDL-C 1.20 mmol/L,LDL-C 1.45 mmol/L。钾3.7 mmol/L,钠145 mmol/L,氯107 mmol/L,钙2.21 mmol/L,磷1.06 mmol/L,镁0.84 mmol/L,CK-MB 11 U/L,LDH 192 U/L,前白蛋白199 g/L,肌酸激酶52 U/L,ALP 75 U/L,胆碱酯酶198 U/L,尿素氮6.5 mmol/L,肌酐51 μmol/L,尿酸292 μmol/L。

血糖与胰岛功能相关(2020-12-04):HbA1c 10.70%,GA 24.3%,其他见表33-1。

入院后查胰岛功能:见表33-1。

表33-1　本患者入院后查胰岛功能

指标	0 min	120 min
血糖(mmol/L)	4.51	14.92
C肽(ng/ml)	<0.01	<0.01
胰岛素(μU/ml)	129.4	230.7

糖尿病肾病相关(2020-12-05):24小时尿糖307.03 mmol,24小时尿蛋白定量0.02 g,24小时尿尿酸3 650 mmol,24小时尿肌酐9 456 μmol,24小时尿钾34 mmol,24小时尿钠167 mmol,24小时尿钙8.45 mmol,24小时尿磷27.32 mmol,24小时尿微量白蛋白10.8 mg,24小时尿转铁蛋白2.43 mg,24小时尿α₁微球蛋白5.94 mg,24小时尿IgG 3.73 mg。

(2020-12-04)PTH 40.96 ng/L,25羟维生素D 12.55 μg/L,骨钙素11.36 ng/ml。

肿瘤指标:AFP 1.12 μg/L,CEA 0.85 μg/L,CA199 5.34 kU/L,fPSA 0.111 μg/L。

ACTH及其他激素(2020-12-02):ACTH 6.42 ng/L,皮质醇8am 5.80 μg/dl,proBNP 50.67 ng/L。

甲状腺相关(2020-12-02):甲状腺球蛋白9.71 μg/L,FT₃ 4.41 pmol/L,FT₄ 11.6 pmol/L,TSH 0.9 IU/L。TgAb 11.0 kIU/L。TPOAb 9.0 kIU/L。降钙素1.37 ng/L。

免疫相关(2020-12-02):CRP 0.97 mg/L。免疫球蛋白G(IgG)8.33 g/L,免疫球蛋白A(IgA)1.85 g/L,免疫球蛋白M(IgM)0.78 g/L,血κ 2.07 g/L,血λ 1.27 g/L。2020-12-04抗环瓜氨酸肽抗体0.5 RU/ml,抗双链DNA 10.0 IU/ml,抗单链DNA抗体<2.0 IU/ml,p-ANCA滴度<1∶10,c-ANCA滴度<1∶10。抗平滑肌抗体阴性;抗核抗体<1∶100,髓过氧化物酶抗体2.0 RU/ml,抗线粒体抗体阴性。

心电图(2020-12-02):窦性心律,J点抬高。

24小时动态心电图(2020-12-02):①窦性心律。②房性早搏(偶见)。③室性早搏。④ST段压低(动态性改变,第一通道,呈水平型)。

甲状腺彩超(2020-12-02):双叶甲状腺内探及数个低回声区,形态规则,边界尚清,较大者位于左叶下极,大小 11 mm×7 mm。

消化系超声(2020 - 12 - 02):肝胆胰脾未见明显异常。

肾上腺超声(2020 - 12 - 02):①双侧肾上腺区域未见明显占位。②腹主动脉旁未见明显异常肿块。

泌尿系超声(2020 - 12 - 02):右肾中部探及无回声区,大小 12 mm×11 mm,内无分隔光带。内部未见明显血流信号。左肾上极探及无回声区,大小 10 mm×10 mm,内无分隔光带。结论:双肾囊肿。

颈部血管彩超(2020 - 12 - 02):双侧颈动脉硬化斑块形成。

下肢血管超声(2020 - 12 - 02):双下肢动脉硬化斑块形成。

初步诊断

1 型糖尿病合并糖尿病神经病变?

治疗及转归

患者多次测静脉血糖>11.1 mmol/L,GADA 升高,C 肽<0.010 ng/ml,1 型糖尿病诊断明确,予每日 4 次胰岛素皮下注射治疗后血糖较前改善。入院后查血常规、肝肾功能、肌酸激酶、电解质、甲状腺功能、自身免疫指标、肿瘤标记物均正常,肌电图示 H 反射延长。复查血清 GADA 454.30 U/ml,进一步行腰穿,测得脑脊液中 GADA 85.1 U/ml。患者双下肢肌肉僵硬,根据既往病史及检查可排除腰椎疾病、下肢和盆腔血管闭塞、先天性肌强直、破伤风、肌萎缩侧索硬化症、肌强直-侏儒症-弥漫性骨病等可能导致肢体肌肉僵硬的原因,考虑可能是僵人综合征(stiff-person syndrome,SPS),予"地西泮片 2.5 mg 每日 2 次口服,替扎尼定 2 mg 每日 3 次口服"诊断性治疗,服药第 2 天患者自觉下肢肿胀明显减轻,大腿后侧肌肉较前松弛,可半蹲,行走不受限。结合其应用苯二氮䓬类药物(地西泮片)后症状明显缓解,故支持 SPS 诊断,继续予地西泮片 2.5 mg 每日 1 次口服、氯硝西泮片 2 mg 每晚 1 次口服、替扎尼定 2 mg 每日 3 次口服治疗。

讨论与分析

从双下肢僵硬的病因分析,导致双下肢僵硬的原因有以下几种:①破伤风。破伤风患者有明确外伤史,病情进展迅速,以全身骨骼肌持续性强直和阵发性痉挛为发病特点,临床上可表现为牙关紧闭、张口困难、角弓反张、肌肉痉挛、苦笑面容等,予静脉注射免疫球蛋白治疗有效而地西泮治疗无效。该患者临床表现与本病不符,故可排除。②先天性肌强直。该病特点是运动停止后横纹肌仍继续收缩,肌电图有典型肌强直症,用普鲁卡因胺有效。该患者双下肢僵硬史仅 10 月,既往肌电图提示 H-反射延长,且临床表现与本病不符,故可排除。③肌萎缩侧索硬化症。该病是累及上、下运动神经元的一种慢性进行性神经系统变性疾病。临床常见表现为肌无力和萎缩、延髓麻痹和锥体束征,通常感觉系统和括约肌功能不受累。肌电图呈典型的神经源性损害。肌电图是诊断本病的主要方法。该患者以双下肢僵硬为主,无肌萎缩及肌无力,既往肌电图仅提示 H-反射延长,与本病不符,故可排除。④Lssacs-Mertens 综合征(肌强直-侏儒症-弥漫性骨病)该病表现为广泛肌强直,但受累部位多在眼和面部,患者一般身材矮小,骨畸形及特殊面容,对苯妥英钠反应良好。该患者体形正常,无骨畸形,临床表现与本病不符,故可排除。⑤僵人综合征:该类患者临床表现常见躯干、四肢及颈部肌肉持续性波动性僵硬,主动肌和对抗肌可同时受累,苯二氮䓬类药物是目前治疗本病的首选药物。

本例患者确诊糖尿病 13 年,多次查 GADA 增高,血 C 肽低于 0.01 ng/ml,1 型糖尿病(T1DM)诊断明确。T1DM 是由于人体免疫系统破坏胰腺 β 细胞,导致胰岛素绝对分泌不足、血糖持续升高的一类自身免疫性疾病[1],临床上 85%～90% 的 T1DM 至少合并 1 种自身抗体阳性,如 IAA、ICA、GADA、ZnT8-Ab 和 IA-2A 等,其中约 80% 的 T1DM 患者血清 GADA 阳性。GADA 出现时间最早、持续时间最久,是胰岛 β 细胞免疫损伤的重要标记。但除此以外,GADA 在机体中是否可发挥其他作用呢?

除胰岛 β 细胞外,谷氨酸脱羧酶(glutamate decarboxylase,GAD)在人类神经元、输卵管上皮细胞和睾丸中的精母细胞和精子细胞也有表达,GAD 包括 GAD65 和 GAD67 两种亚型,其中与 GAD65 相关的免疫异常在 T1DM、SPS 及其他神经系统异常如癫痫、小脑性共济失调中更常见。GAD 是 γ 氨基丁酸(gamma amino butyric acid,GABA)合成的限速酶,GADA 在中枢神经系统中可引起 GAD 功能异常,导致抑制性神经递质 GABA 合成减少,兴奋性神经递质谷氨酸蓄积,引起间歇性的波动性肌肉痉挛和张力亢进,即 SPS。

SPS 是一种罕见的、以自身免疫为基础的中枢神经疾病,临床表现多样。1956 年,Moersch 和 Woltman 描述了一种进行性、波动性的肌肉强直及痉挛的疾病状态,首次提出 SPS 的概念[2]。1988 年,Solimena 等人发现这种进行性、波动性的肌肉强直及痉挛的疾病状态,会合并胰岛素依赖性糖尿病和癫痫,并在此类患者的脑脊液和胰岛中均检测到 GADA,从而发现了 SPS 和 T1DM 之间的自身免疫联系,在 SPS 发病机制上取得了关键突破[3]。目前认为,脑脊液中高滴度 GADA 是 SPS 的主要诊断指标,也是其发病的免疫基础,GADA 的存在可使抑制性神经递质 GABA 合成的限速酶,即 GAD 活性降低,引起脊髓 GABA 能神经元兴奋性冲动传导频繁,从而导致抑制性和兴奋性皮质回路失衡,临床表现为躯干和四肢近端肌肉兴奋性增高,或于声音、光线、触碰或情绪激动等刺激下出现肌阵挛等过度反应。据估测,每 100 万人中约有 1～2 人罹患 SPS[4],除了常见的以相关临床表现合并 GADA 阳性的病例外,目前还有成人迟发性糖尿病应用外源性胰岛素治疗后继发 SPS 的个案报道,具体机制尚不清楚[5]。

虽然基于 GADA 这一共同的免疫基础,T1DM 与 SPS 仍有区别。①抗体滴度不同,既往研究显示,SPS 患者血清 GADA 滴度可较 T1DM 高 100 倍以上[6];②抗体表位不同,T1DM 和 SPS 患者中 GADA 分别识别两种不同的表位[7],其中,有大约 5% 的 T1DM 患者血清 GADA 可识别 SPS 相关表位。③发病先后不同,既往研究显示[8],在 SPS 与 T1DM 伴发的患者中,60% 左右的 T1DM 诊断时间较 SPS 提前 5 年左右,剩余的 40% 患者,T1DM 诊断时间较 SPS 延后 3～4 年,而且,GADA 阴性的 SPS 与 T1DM 并不相关,提示两者共存可能是基于 GADA 这一共同的免疫基础。更为有趣的是,大多数 SPS 会发生 T1DM,但大部分 T1DM 并不会进展为 SPS。而本例患者 T1DM 病史 13 年,胰岛素治疗 12 年,SPS 相关症状仅有 10 个月,此 T1DM 发病后 10 年才伴发 SPS 的现象,临床较为少见,可能是基于 GADA 对 SPS 相关表位的识别,但延迟发病的具体机制并不明确。

僵人综合征临床上可分为经典型、局灶型及副肿瘤型,而局灶型最常见类型为僵腿综合征,表现为肌肉僵硬和活动受限累及单侧肢体(常为下肢),可有明显的行动困难。主要诊断标准有:①脊柱和四肢肌肉僵硬,腹部和胸腰椎椎旁肌突出,导致畸形(如脊柱前凸);②合并痛性肌肉挛缩,可由突然噪音、情绪压力或触觉刺激引发;③肌电图主动肌和拮抗肌持续运动单位电位;④排除其他可以解释肌肉僵硬的神经系统疾病或认知障碍。次要标准:①免疫细胞化学、免疫印迹或放射免疫分析发现 GADA 或双载蛋白抗体阳性;②苯二氮草类药物治疗有效。常规肌电图检查可见安静时拮抗肌群大量连续性正常运动单元活动,外界刺激可使之增强,患者不能自控,睡眠或肌松剂可使其减弱或消失,神经传导速度正常。血清及脑脊液中 GADA 阳性有助诊断,脑脊液白细胞蛋白和免疫球蛋白 IgA、IgM、IgG 可轻度升高。故在排除腰椎疾病、下肢和盆腔血管闭塞、先天性肌强直、破伤风、Isacs-Mertens 综合征(肌强直-侏儒症-弥漫性骨病)等引起的双下肢僵硬后,根据患者有大腿后侧肌肉对称性僵硬,既往查肌电图:H-反射延长,查运动神经功能检查正常,且检测血清 GADA 454.30 U/ml,脑脊液中 GADA 85.1 U/ml,明显升高,应用苯二氮草类药物(地西泮片)后可缓解,故诊断考虑僵人综合征。

最终诊断

1 型糖尿病,僵人综合征。

专家点评

SPS 临床表现多样,治疗旨在缓解患者症状,改善生活质量[9]。1963 年梅奥医学中心的 Howard 首次报道了应用地西泮可缓解 SPS 相关临床症状[10],目前 SPS 一线治疗仍为包括苯二氮草类药物和巴氯芬在内的对症治疗,需注意其剂量依赖性的不良反应,以及蛛网膜下腔注射巴氯芬所带来的导管相关感染问题。1988 年 Solimena 等人发现,SPS 患者中 GADA 明显升高,从而开启了糖皮质激素以及后续血浆置换、免疫抑制剂等针对病因治疗 SPS 的新纪元[3]。除此以外,认知行为治疗、骨骼肌松弛药、静脉注射免疫球蛋白对 SPS 也有一定疗效。但由于 SPS 发病率较低,治疗方面仍缺乏系统的临床研究。该患者目前应用苯二氮草类药物和肌松药,疗效显著,可继续用药。但作为一种进行性自身免疫病,对症治疗尚无法缓解 SPS 的发病基础,需注意随访。

病例提供单位:上海交通大学医学院附属第六人民医院

整理:屠印芳

述评:于浩泳 贾伟平

参考文献

[1] KATSAROU A, GUDBJÖRNSDOTTIR S, RAWSHANI A, et al. Type 1 diabetes mellitus [J]. Nat Rev Dis Primers, 2017,3:17016.

[2] MOERSCH FP, WOLTMAN HW. Progressive fluctuating muscular rigidity and spasm ("stiff-man" syndrome): report of a case and some observations in 13 other cases [J]. Proc Staff Meet Mayo Clin, 1956,31(15):421-427.

[3] SOLIMENA M, FOLLI F, DENIS-DONINI S, et al. Autoantibodies to glutamic acid decarboxylase in a patient with stiff-man syndrome, epilepsy, and type I diabetes mellitus [J]. N

Engl J Med,1988,318(16):1012-1020.

[4] BAIZABAL-CARVALLO JF, JANKOVIC J. Stiff-person syndrome: insights into a complex autoimmune disorder [J]. J Neurol Neurosurg Psychiatry,2015,86(8):840-848.

[5] LEE YY, LIN CW, CHEN IW. Exogenous insulin injection-induced stiff-person syndrome in a patient with latent autoimmune diabetes: a case report and literature review [J]. Front Endocrinol (Lausanne),2020,11:594.

[6] MURINSON BB, BUTLER M, MARFURT K, et al. Markedly elevated GAD antibodies in SPS: effects of age and illness duration [J]. Neurology,2004,63(11):2146-2148.

[7] KIM J, NAMCHUK M, BUGAWAN T, et al. Higher autoantibody levels and recognition of a linear NH2-terminal epitope in the autoantigen GAD65, distinguish stiff-man syndrome from insulin-dependent diabetes mellitus [J]. J Exp Med,1994,180(2):595-606.

[8] MCKEON A, ROBINSON MT, MCEVOY KM, et al. Stiff-man syndrome and variants: clinical course, treatments, and outcomes [J]. Arch Neurol,2012,69(2):230-238.

[9] BHATTI AB, GAZALI ZA. Recent advances and review on treatment of stiff person syndrome in adults and pediatric patients [J]. Cureus,2015,7(12):e427.

[10] HOWARD FM JR. A new and effective drug in the treatment of the stiff-man syndrome: preliminary report [J]. Proc Staff Meet Mayo Clin,1963,38:203-212.

病例34 糖尿病患者痛风急性发作,能否用激素治疗?

主诉

74岁,男性,发现血糖升高6年。

病史摘要

现病史:患者于6年前体检时发现血糖升高,餐后静脉血糖20 mmol/L,随后多次查空腹静脉血糖>10 mmol/L,无明显口干、多尿、多饮,无消瘦,就诊于当地医院,诊断"2型糖尿病",予"二甲双胍0.5 tid po、重组甘精胰岛素12U睡前皮下注射"治疗,血糖控制可,具体数值不详。6年来规律降糖治疗,偶测空腹指末血糖波动于5~7 mmol/L,餐后末梢血糖波动于7~12 mmol/L。目前降糖治疗方案为"二甲双胍0.5 bid po、重组甘精胰岛素8U睡前皮下注射",自诉血糖控制尚可。今为评估并发症,就诊于我院,门诊拟2型糖尿病收入我科。入院时随机血糖11.2 mmol/L。患者自发病以来,有泡沫尿3年,无视物模糊,无胸闷,无心悸,无四肢麻木,无四肢疼痛,无间歇性跛行。既往无酮症或酮症酸中毒史。近期否认低血糖发作史。

患者目前精神尚可,胃纳可,大便如常,小便如常,近1年体重未见明显改变,睡眠尚可。

既往史:患者有高血压病史8年,血压最高达170/100 mmHg,长期服用"阿罗洛尔10 mg qd"治疗,平素血压控制在140/90 mmHg以下。有痛风病史3年,共发作4次,均累及左侧踝关节。间断口服"非布司他或苯溴马隆、秋水仙碱"治疗。末次发作于3天前晨起出现,现处于急性发作期,左踝关节红肿痛、活动受限,目前未服降尿酸药物。否认甲亢病史。否认皮质醇增多症病史。否认急、慢性胰腺炎病史。否认长期服用利尿剂史。否认长期服用糖皮质激素史。否认肝炎、结核等急、慢性传染病史。否认食物、药物过敏史。否认手术、外伤史。否认输血史。预防接种史不详。

个人史：原籍海南，生长于海南。否认疫水接触史，否认疫区久居史。否认吸烟史。有20年饮酒史，平均2两白酒/天，已戒5年。

婚育史：已婚。配偶健康状况一般。有1子1女。

家族史：否认糖尿病家族史，否认其他遗传性疾病家族史。

入院查体

T 36.4℃，P 88次/分，R 20次/分，BP 150/80 mmHg。神志清晰，拐杖步入病区。全身浅淋巴结无肿大。颈软，气管居中，甲状腺未及肿大。胸廓无畸形，双肺呼吸音清，心率88次/分，节律齐，各瓣膜区未闻及病理性杂音。腹部查体未及异常。脊柱四肢无畸形，左踝关节红肿，压痛伴皮温升高。

专科查体：身高167 cm，体重55 kg，BMI 20 kg/m²，腰围100 cm，臀围91 cm。无胫前斑。针刺觉：左侧正常，右侧正常；音叉振动觉：左侧正常，右侧正常；触压觉：左侧正常，右侧正常；温度觉：左侧正常，右侧正常；膝反射：左侧存在，右侧存在；踝反射：左侧存在，右侧存在；双侧足背动脉搏动正常。无足部溃疡。

辅助检查

血常规(2021-03-31)：WBC 10.24×10⁹/L↑，N% 65.90%，N 6.76×10⁹/L，RBC 4.38×10¹²/L，Hb 134 g/L，PLT 271×10⁹/L。

CRP(2021-03-31)：105.07 mg/L。

ESR：(2021-04-01)70.80 mm/h；(2021-04-04)复查42.24 mm/h。

肝功能正常(2021-04-01)：ALT 16 U/L，AST 17 U/L，总胆红素12.60 μmol/L，直接胆红素2.40 μmol/L，间接胆红素10.20 μmol/L，GGT 29 U/L，总蛋白70.80 g/L，白蛋白36.10 g/L，球蛋白34.70 g/L，白球比1.0，前白蛋白24.35 mg/dl。

肾功能(2021-04-01)：尿素氮8.52 mmol/L，肌酐162 μmol/L，尿酸366 μmol/L，胱抑素C1.97 mg/L，肾小球滤过率38.36 ml/(min·1.73 m²)。复查肾功能(2021-04-04)：尿素氮8.07 mmol/L；肌酐148.7 μmol/L；尿酸539 μmol/L；肾小球滤过率42.63 ml/(min·1.73 m²)。

血脂四项(2021-04-01)：总胆固醇6.58 mmol/L，甘油三酯1.61 mmol/L，HDL-C 1.25 mmol/L，LDL-C 4.60 mmol/L。

电解质(2021-04-01)：正常。

血糖及胰岛功能(2021-04-01)：如表34-1所示。

表34-1　患者入院后查血糖、糖化血红蛋白、胰岛功能等相关指标

指标	0 min	30 min	120 min
血糖(mmol/L)	5.93	10.17	11.21
血清胰岛素(μU/ml)	9.01	41.22	84.02

（续表）

指标	0 min	30 min	120 min
血清 C 肽(ng/ml)	3.63	5.84	16.05
HbA1c(%)		6.60	

肿瘤指标：正常。

内分泌激素水平：正常。性腺轴（2021 - 04 - 01）：睾酮 9.29 nmol/L，垂体催乳素 360.50 mIU/L，促黄体生成素 8.19 IU/L，卵泡生成素 8.93 IU/L，孕酮 3.71 nmol/L，雌二醇 116.35 pmol/L。复查（2021 - 04 - 06）：垂体催乳素 153.92 mIU/L。

甲状腺轴（2021 - 04 - 01）：FT$_3$ 4.79 pmol/L，FT$_4$ 9.42 pmol/L，TSH 6.19 mIU/L，TgAb 0.10 IU/ml，TPOAb 3.00 IU/ml。复查（2021 - 04 - 06）：TSH 4.21 mIU/L。

肾上腺轴（2021 - 04 - 01）：ACTH（8：00am）5.34 pmol/L，皮质醇（8：00am）19.39 μg/dl，24 小时尿游离皮质醇 131.40 μg/24 h。

（2021 - 04 - 04）PTH 54.70 pg/ml，骨钙素 6.71 ng/ml↓，25 -羟基维生素 D 41.77 ng/ml。

（2021 - 04 - 04）24 小时尿微量白蛋白 22.07 mg/24 h。

（2021 - 04 - 05）24 小时尿微量白蛋白 20.33 mg/24 h。

（2021 - 04 - 06）24 小时尿微量白蛋白 18.68 mg/24 h。

（2021 - 04 - 06）24 小时尿肌酐 9 515.76 μmol/24 h。24 小时尿尿酸 2 332.50 μmol/24 h。

胸部 CT（2021 - 03 - 31）：①双肺散在少许索条灶，部分肺间质改变，右侧胸膜轻度增厚，请结合临床随访。②冠状动脉及主动脉散在钙化。主动脉内膜片内移，必要时 CTA 助诊。③附见肝尾状叶局限囊肿。

心电图（2021 - 04 - 01）：窦性心律，偶发室性早搏，T 波轻度改变。

腹部彩超（2021 - 04 - 02）：肝脏不大，包膜光滑，边缘稍钝。肝尾状叶可见一类圆形囊性区，大小约 20 mm×15 mm，囊壁光滑，内透声好，后方回声增强；其余肝实质回声前半部轻度增强，高于肾实质回声，后半部轻度衰减。肝静脉走行自然，管腔稍变细，壁回声无增强，门静脉无增宽，为入肝单向平坦波血流频谱。胆囊大小正常，壁无增厚，内未见团状强回声。肝内、外胆管无扩张，内未见异常回声。脾脏形态大小正常，包膜光滑，实质回声均匀。胰腺大小正常，实质回声均匀，胰管无扩张。影像诊断：轻度脂肪肝并肝囊肿。胆道系统、脾脏及胰腺未见异常。

泌尿系统彩超（2021 - 04 - 02）：影像所见：右肾不大，形态正常，肾盂、肾盏未见扩张分离，肾内可见数个囊性暗区，较大者位于中部，约 11 mm×8 mm，囊壁不厚，内透声可，后方回声增强，CDFI 未见明显血流信号。左肾不大，形态正常，肾盂肾盏未见扩张分离，肾内可见多个囊性暗区，较大者位于下部，约 28 mm×27 mm，囊壁不厚，内透声可，后方回声增强，CDFI 未见明显血流信号。双肾血管分布正常。双侧输尿管未见增宽。膀胱壁光滑，内未见异常回声。前列腺左右径约 49 mm，上下径 36 mm，前后径约 35 mm。前列腺增大，包膜光滑、完整，内回声不均匀，内腺与外腺之间可见斑片状强回声，无声影。影像诊断：双肾囊肿（左肾多发），前列腺增大并钙化灶，双侧输尿管、膀胱未见异常。

颈部血管彩超（2021 - 04 - 01）：影像所见：双侧颈动脉内膜光滑，连续性好。右侧颈动脉内可见数个斑块,斑块为扁平等回声,最厚处位于颈总动脉分叉处内侧壁,厚度约 1.5 mm,长度约 6.3 mm,斑块未引起管腔狭窄,CDFI 显示斑块处彩色充盈缺损。左侧颈总动脉分叉处内侧壁可见一个斑块,斑块为扁平等回声,厚度约 1.5 mm,长度约 4.9 mm,斑块未引起管腔狭窄,CDFI 显示斑块处彩色充盈缺损。双侧椎动脉显示段内未见明显异常回声,椎动脉内彩色血流充盈好,血流方向正常。影像诊断:双侧颈动脉斑块形成,双侧椎动脉显示段未见明显异常。

下肢血管彩超(2021 - 04 - 06):影像所见:右侧股总动脉内中膜不均匀增厚,厚约 1.5 mm,未见明显斑块,管腔未见狭窄,彩色血流充盈无缺损,动脉频谱显示呈三相波形,流速正常。其余双下肢动脉(髂外、股浅、股深-近段、腘、胫前、胫后、腓、足背、第 1~4 跖背)走行正常,内膜回声无增厚,IMT 约 0.6 mm。内膜连续性好,未见明显斑块,管腔未见狭窄,彩色血流充盈无缺损,动脉频谱显示呈三相波形,流速正常。双下肢深静脉(髂外、股总、股浅、股深-近段、腘、胫前、胫后、腓、足背、跖背)及浅静脉(大隐、小隐)未见异常回声,探头加压后管腔可压扁。股静脉近段频谱呈呼吸期相性改变。影像诊断:右侧股总动脉内中膜不均增厚声像图,双下肢静脉未见明显异常。

心脏彩超(2021 - 04 - 01):左室舒张功能减退。左室收缩功能未见异常。

踝关节超声(2021 - 04 - 01):左侧踝关节滑膜增厚,厚度约 6.9 mm,滑膜区未见明显血流信号,关节积液,深度约 8 mm,软骨表面未见双轨征。影像诊断:左侧踝关节滑膜增厚、积液。

甲状腺彩超(2021 - 04 - 02):甲状腺未见明显异常。

眼底照相(2021 - 04 - 02):双眼眼底未见异常。

肌电图(2021 - 04 - 02):未发现神经-肌肉传导异常电现象。

踝肱指数(ABI)测定(2021 - 04 - 02):右侧 ABI 1.24,左侧 ABI 1.10。临床意义:正常值为 1.0~1.3;0.8~0.99 为轻度供血不足,0.5~0.79 为中度供血不足,0.5 以下为重度供血不足,1.3 以上为动脉钙化。

震动阈(2021 - 04 - 02):右侧 17 V、左侧 17 V。临床意义:正常值为 1~15 V,16~24 V 为减弱,25 V 以上为消失。

初步诊断

2 型糖尿病,痛风(急性发作期),高血压病 2 级(很高危)。

治疗及转归

1. 糖尿病的治疗与转归

本例患者入院前治疗方案为二甲双胍和重组甘精胰岛素联合治疗,入院后查糖化血红蛋白 6.6%,提示血糖控制达标。但二甲双胍和重组甘精胰岛素分别针对胰岛素抵抗的改善及空腹血糖的控制,结合患者 BMI 20 kg/m²,餐后血糖偏高,入院后两次查肾功能提示 CKD 3 期,予以停用二甲双胍,改为阿卡波糖 50 mg tid po。予患者糖尿病宣教、生活方式及饮食指导及调整降糖方案后,患者血糖平稳,空腹血糖波动在 4~8 mmol/L,餐后 2 h 血糖波动在 5~10 mmol/L。嘱患者出院 3 个月后随访糖化血红蛋白和肾功能,依据结果再做相应调整。

在糖尿病的并发症方面,首先眼底摄片未发现糖尿病视网膜病变,24h尿微量白蛋白均在正常范围,结合患者糖尿病病史6年,平素降糖治疗尚规律,可以排除糖尿病视网膜病变和糖尿病肾病等微血管并发症。其次,大血管并发症方面,超声显示双侧颈动脉都有粥样斑块,下肢血管股动脉内膜增厚,二者皆支持糖尿病周围血管病变的诊断。最后在神经病变方面,患者无双足的麻木、感觉异常,周围神经查体无阳性发现,振动阈筛查轻度减弱,肌电图未见异常,综合患者的糖尿病持续时间和血糖控制尚可,暂不考虑糖尿病周围神经病变的诊断。综上,糖尿病的并发症评估方面需要补充糖尿病周围血管病变的诊断,结合患者LDL-C 4.60 mmol/L,在治疗上加用他汀类降血脂稳定斑块和阿司匹林抗血小板凝聚治疗。初始服用他汀类药物后需要定期检测肝功能和肌酸激酶,临床上有无肌肉酸痛、乏力等横纹肌溶解的症状,了解血脂水平,据此调整他汀类药物的剂量。

2. 痛风的治疗和转归

入院后完善关节超声,结合病史、临床症状及肾功能检查,患者痛风诊断明确,入院后予以秋水仙碱0.5 mg qd po缓解急性关节炎症状,治疗第2天患者关节红肿痛明显缓解,治疗3天(发病1周),症状消失(图34-1),开始启动降尿酸治疗(非布司他20 mg qd po),定期检测肝肾功能及关节超声。

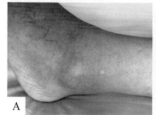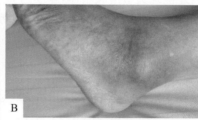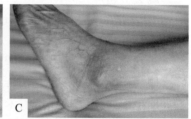

图34-1 急性痛风性关节炎治疗前后比较

注:A. 治疗前;B. 治疗第二天;C. 治疗第6天

讨论与分析

随着我国人口老龄化与生活方式的变化,糖尿病从少见病变成流行病,患病率从1980年的0.67%飙升至2013年的10.4%。糖尿病肾病是糖尿病最主要的微血管并发症之一。所有2型糖尿病患者都需要评估尿蛋白和eGFR,至少每年1次。肾小球滤过率还是评估肾功能和进行肾脏病分期的核心指标。根据肾小球滤过率,慢性肾脏病分成5期。

表34-2 慢性肾脏病(CKD)分期

CKD分期	肾脏损害程度	eGFR [ml/(min·1.73 m²)]
1期	肾脏损伤伴eGFR正常	≥90
2期	肾脏损伤伴eGFR轻度下降	60~89
3a期	eGFR轻中度下降	45~59
3b期	eGFR中重度下降	30~44

（续表）

CKD 分期	肾脏损害程度	eGFR［ml/(min·1.73 m²)］
4 期	eGFR 重度下降	15～29
5 期	肾衰竭	<15 或透析

注：eGFR，预估肾小球滤过率；肾脏损伤定义，白蛋白尿(UACR≥30 mg/g)，或病理、尿液、血液或影像学检查异常，摘自《中国 2 型糖尿病防治指南(2017 年版)》[1]。

　　慢性肾脏病(CKD)包括各种原因引起的慢性肾脏结构和功能障碍。糖尿病肾病是指由糖尿病所致的 CKD。我国 20%～40% 的糖尿病患者合并糖尿病肾病，现已成为 CKD 和终末期肾病的主要原因。诊断主要依赖尿白蛋白和 eGFR 水平。该患者尿白蛋白/肌酐比值 (UACR)正常，不伴有糖尿病视网膜病变，依据肾小球滤过率提示 CKD 3 期，但不支持糖尿病肾病所致 CKD，可转肾内科行肾穿刺活检。指南指出病理诊断为糖尿病肾病的金标准，但不推荐糖尿病患者常规行肾脏穿刺活检。

　　目前，随着科技的发展，2 型糖尿病的治疗药物的选择越来越多，但合并慢性肾功能不全时，需要慎重。对肾功能影响较小的口服降糖药物有以下几种[1]。①格列奈类促分泌剂：如瑞格列奈，主要经肝脏代谢，仅<8% 经肾脏排泄，因此可用于所有的慢性肾脏病患者包括重度肾衰、透析和肾脏移植者，均无需调整剂量。②格列喹酮：该药物有 95% 通过肝胆系统经大便排泄，仅 5% 代谢产物经肾排出，对肾影响较小。③α 糖苷酶抑制剂：如阿卡波糖，在肠道发挥作用，药物很少吸收入血。但随着肾功能的降低，阿卡波糖及其代谢产物的血药浓度显著增加。因此，GFR<30 ml/min 的患者禁用。④利格列汀、胰岛素制剂可用于所有的慢性肾脏病患者。需要注意：二甲双胍作为目前 2 型糖尿病的一线用药，本身并不会引起肾功能的损害。它不经肝脏代谢，直接以原形经肾脏排泄。慢性肾衰竭患者及在某些情况下比如严重感染时，二甲双胍易诱发乳酸酸中毒。所以，二甲双胍在 GFR<60 ml/min 的患者需减量使用；GFR<45 ml/min 的患者不建议使用；GFR<30 ml/min 的患者禁用。

　　随着肾功能下降，肾对于药物的代谢能力也逐渐下降，容易出现药物在体内的蓄积，出现低血糖的概率增大，并且药物的代谢也增加了肾脏的负担，所以如果 GFR<60 ml/min 时，对于绝大多数的口服降糖药物都要减量或停药了。对于本例患者，糖尿病治疗的主要矛盾就在于在肾功能不全的情况下，需要选用什么降糖药。结合患者为 2 型糖尿病，自身残存一定的胰岛功能，可以采取口服药和胰岛素结合并重的治疗方案，睡前予以甘精胰岛素治疗，三餐前予以阿卡波糖降低餐后血糖。患者既有糖尿病又有高血压，治疗上应强调以降糖和降压为基础的综合治疗，规律随访和适时转诊，以期改善肾病预后。

　　随着社会发展和人民生活水平的提高，痛风，尤其是高尿酸血症的患者越来越多。最新数据显示，我国高尿酸血症患病率已达 13.3%，已成为仅次于糖尿病的第二大代谢性疾病，而痛风的患病率也达到了 1%～3%，已有患者超过 8 000 万，且呈现逐年上升的趋势[2]。

　　痛风急性发作时，疼痛剧烈，难以忍受。这个时候，患者最大的愿望就是止痛，减轻痛苦，那么是不是用糖皮质激素就可以呢？虽然激素可以快速止痛，但停药后容易复发，不良反应较大，对于伴发糖尿病的患者，更容易引起血糖的剧烈波动，不建议首选。糖皮质激素通常用于不能耐受非甾体抗炎药和秋水仙碱或肾功能不全的患者。单关节的急性发作，可行关节腔抽液和注射长效糖皮质激素，以减少药物全身反应。对于多关节或严重急性发作可口服、肌肉注射、静脉使用中小剂量的糖皮质激素[2-5]。

秋水仙碱的说明书指出：痛风急性发作时，每1～2小时服用秋水仙碱0.5～1.0 mg，直至关节症状缓解或者出现腹泻或呕吐，这是一种非常过时的观点。秋水仙碱有剧毒，其安全治疗窗很窄，常出现恶心、呕吐、腹泻、腹痛、胃肠反应等严重不良反应，这些不良反应会引起机体血容量减少，加重肾脏损害。所以应用秋水仙碱的剂量选择很重要，患者多饮水、补充血容量、增加尿量以促进尿酸排泄也很重要。

痛风性关节炎急性发作时，其炎性反应是关节液和关节滑膜的中性粒细胞趋化、聚集并吞噬尿酸盐结晶，以及释放一些炎性介质而致。秋水仙碱是一种来源于植物秋水仙干燥种子的复杂化合物，其缓解关节炎症的机制在于：①与中性粒细胞微管蛋白的亚单位结合而改变细胞膜功能，包括抑制中性粒细胞的趋化、黏附和吞噬作用。②抑制磷脂酶A，减少单核细胞和中性粒细胞释放前列腺素和白细胞三烯。③抑制局部细胞产生白细胞介素-26等，从而达到控制关节局部红、肿、热、痛等炎性反应的作用。

对于本例患者，痛风的止痛需要综合治疗[2-5]，包括：①卧床休息，抬高患肢；②秋水仙碱是经典的首选药物，但要注意使用剂量，通常情况下秋水仙碱0.5～1.5 mg/d安全有效，本例患者为CKD 3期，予以减量使用，避免肾排泄功能下降、秋水仙碱在体内蓄积而产生中毒反应；③非甾体抗炎药为常用一线用药，如吲哚美辛、双氯芬酸钠、塞来昔布、依托考昔等，但非甾体抗炎药容易引起急性肾损伤，尤其是对于有基础肾脏病的患者。本例患者入院时痛风发作第4天，剧烈疼痛已有所缓解，故单药治疗，首选秋水仙碱。如若单药治疗效果不佳，也可改为糖皮质激素5～15 mg/d，炎症缓解后逐渐减量。

最终诊断

2型糖尿病合并周围血管病变，痛风（急性发作期），慢性肾脏病（CKD 3期），高血压病2级（很高危），高脂血症，脂肪肝，肝囊肿，肾囊肿。

专家点评

本例患者诊断糖尿病、痛风（急性发作期）明确。其需要解决的主要矛盾有3个：其一是糖尿病患者合并慢性肾功能不全时应该如何选择降血糖药物；其二是糖尿病患者伴痛风急性发作时如何快速缓解症状，是否可以用激素；其三是痛风急性发作时，若伴肾功能不全可以选择哪些药物止痛。

降糖药可以有多个方案：如基础的甘精胰岛素与速效胰岛素或者胰岛素类似物的四针强化治疗，基础的甘精胰岛素与阿卡波糖、瑞格列奈、利格列汀或格列喹酮联用。不同方案有各自的优缺点，结合患者非肥胖、残存一定的胰岛功能、入院前方案等，考虑阿卡波糖或者利格列汀联合基础胰岛素最佳，可以尽可能避免低血糖的风险，使血糖更平稳。

本例患者痛风2年，共发作4次。均累及左侧踝关节。末次发作为3天前，无明显诱因下晨起突发左侧踝关节红、肿、疼痛，活动受限。查体：左侧踝关节肿胀、皮肤发红、皮温高，急性痛风性关节炎诊断明确[3]。我们选择肾脏可以耐受、不引起血糖剧烈波动的小剂量秋水仙碱治疗。治疗 3 天踝关节疼痛消失后,予以小剂量非布司他开始降尿酸治疗[5],结合踝关节的肌骨超声仅有滑膜增厚和关节积液的表现,无双轨征、痛风石和骨侵蚀,按此方案检测治疗,并定期检测肝肾功能,预后良好。

病例提供单位:上海交通大学医学院附属第六人民医院

整理:刘风静

述评:潘洁敏 贾伟平

参考文献

[1] 中华医学会糖尿病学分会. 中国 2 型糖尿病防治指南(2017 年版)[J]. 中华糖尿病杂志,2018,10(1):4-67.

[2] 中华医学会内分泌学分会. 中国高尿酸血症与痛风诊疗指南(2019)[J]. 中华内分泌代谢杂志,2020,36(1):1-13.

[3] RICHETTE P, DOHERTY M, PASCUAL E, et al. 2016 updated EULAR evidence-based recommendations for the management of gout [J]. Ann Rheum Dis, 2017,76(1):29-42.

[4] 李林,朱小霞,戴宇翔,等. 中国高尿酸血症相关疾病诊疗多学科专家共识[J]. 中华内科杂志,2017,56(3):235-248.

[5] 余学清,陈崴. 中国慢性肾脏病患者合并高尿酸血症诊治专家共识[J]. 中华肾脏病杂志,2017,33(6):463-469.

病例35 糖尿病患者突发高热,糖尿病合并周围血管病变? 肝脓肿?

主诉

男性,78 岁,反复口干、多饮、多尿 30 年,发热伴右上腹痛 2 周。

病史摘要

现病史:患者于 30 年前(1991 年)无明显诱因下出现口干、多饮(每日饮水量 3～4 L)、多尿(小便 10 次/天,尿量 4 L 左右),伴体重减轻(半年内体重下降 8 kg),无多食,遂至当地医院就诊,查空腹血糖 13 mmol/L,餐后血糖未测,糖化血红蛋白、胰岛功能及胰岛细胞自身抗体不详,诊断为 2 型糖尿病,予以口服降糖药(二甲双胍 0.5 g tid po,阿卡波糖 100 mg tid po)治疗,治疗后口干、多饮、多尿症状好转,上述口服降糖药物方案持续约 19 年(1991—2009 年),其间患者间断监测空腹血糖约 8 mmol/L,餐后 2 小时约 10 mmol/L,糖化血红蛋白不详。11 年前(2010 年)患者自测空腹血糖 12 mmol/L,餐后血糖 18～20 mmol/L,当时仍有间断口干、多饮、多尿,程度同前,外院就医后调整降糖方案为“诺和锐 50”早 22 U、晚 20 U,餐前 5 min 皮下注射,后口干、多饮、多尿症状时有好转,该降糖方案持续至今,平素未规律监测血糖(具体不详)。2周前(2021年2月26日)患者无明显诱因下出现体温升高,当日自测体温最高38.1℃,每日体温波动在37.3~39.5℃,每日下午体温逐渐升高,夜间体温达到高峰(多为38.5~39.5℃),自行服用新癀片1~2片后次晨可下降至37.3~37.5℃,但至下午体温再度逐渐升高,周而复始。伴畏寒、寒战,持续约10 min后寒战症状好转,伴头痛、乏力,伴右上腹疼痛,性质为钝痛,程度中等、进行性加重,无临近其他部位放射痛,体位改变后无加重或好转体位,有恶心、呕吐,呕吐共2次,呕吐物为胃内容物,无喷射样呕吐,无咳嗽、咳痰,无咯血,无抽搐,无腹泻、胸闷、呼吸困难,无皮肤黄染、皮疹,无尿频、尿急、尿痛,无关节肿痛等。患者当日未至医院就诊,未自行服用任何药物。患者今日遂至我院急诊就诊,查血常规:快速C反应蛋白85.48 mg/L,WBC 11.5×10^9/L,RBC 3.94×10^{12}/L↓,Hb 134 g/L,血细胞比容40.2%,PLT 158×10^9/L,淋巴细胞(lymphocyte,L)百分比(L%) 15.6%,N% 74.1%。查生化:钾3.8 mmol/L,钠137 mmol/L,白蛋白36 g/L,肌钙蛋白-I 0.013 μg/L,CK-MB 1.7 μg/L,肌红蛋白44.4 μg/L。查涂片找疟原虫未见。现为进一步治疗急诊收入我科。入院随机血糖:21.3 mmol/L,血酮0.3 mmol/L。

患者自发病以来,有泡沫尿12年,夜尿增多2周,4~5次/晚,未特殊处理;双下肢麻木12年,行走时明显,无针刺感,无四肢疼痛,无间歇性跛行,既往查双下肢血管超声提示双下肢动脉硬化伴斑块形成,两侧股动脉下段双侧胫前动脉多处狭窄>50%,平素服用凯那治疗,症状无明显好转。否认视物模糊。既往无酮症或酮症酸中毒史。2009—2019年间多于长时间禁食后出现心慌、黑矇、冒冷汗、乏力等低血糖反应,10年间共7~8次,当时未监测血糖,进甜食后症状好转。

患者目前精神萎,精神差,睡眠尚可,食欲差,大便如常,小便如上述,体重未见明显下降。

既往史:有高血压病史40年,血压最高为200/120 mmHg,目前规律口服"缬沙坦80 mg qd"降压,未监测血压,血压控制不详。否认血脂异常史。否认脑血管疾病史。否认肾脏疾病史。否认甲亢病史。否认皮质醇增多症病史。否认长期服用利尿剂史。否认急慢性胰腺炎病史。

传染病史:患者60年前曾患疟疾,后治疗痊愈,否认肝炎、结核、伤寒、血吸虫等传染病史。

过敏史:有药物过敏史,对哌替丁及呋喃唑酮过敏。无食物过敏史。

手术史:60年前因阑尾炎行阑尾切除术,否认外伤史。

输血史:否认输血史。

预防接种史:不详。

个人史:出生于上海,长期居留地上海。吸烟史40年,约20支/天,偶有饮酒史,职业与工作条件否认工业毒物、粉尘、放射性物质接触史。否认冶游史。

婚育史:已婚,育有1子1女,健康良好。

家族史:母亲患高血压病史,其姐姐、妹妹有糖尿病病史,否认其他家族遗传病史。

入院查体

T 39.3℃,P 110次/分,R 24次/分,BP 180/64 mmHg。精神差,气稍促,平卧位,推车入病房,安静面容,查体合作。皮肤、黏膜无黄染,无瘀点、瘀斑,无贫血貌。全身浅表淋巴结无肿大。咽不红,无明显充血。口唇无发绀。两侧呼吸运动对称,触觉语颤对称。叩诊清音。双肺呼吸音粗,未闻及干、湿啰音。心前区无异常隆起,心率 110 次/分,律齐,各瓣膜区未闻及病理性杂音。腹平坦,脐部凹陷,无腹壁静脉曲张,未见胃肠型及蠕动波,右下腹麦氏点切口可见一长约 4 cm 手术瘢痕,无红肿。右上腹压痛(+)、反跳痛(+),肝、脾肋下未触及,Murphy 征阴性。无移动性浊音,肝区及双肾区无叩击痛。肠鸣音 4 次/分。双下肢无水肿。

专科查体:身高 170 cm,体重 70 kg,BMI 24.2 kg/m²,腰围 91 cm,臀围 96 cm。有胫前斑,双足踝部可见大片红色皮疹。双下肢皮温减低,右下肢血管呈蚯蚓样突起。针刺觉:左侧正常,右侧正常;10 g 尼龙丝压力觉:左侧减弱,右侧减弱;温度觉:左侧减弱,右侧减弱;震动觉:左侧减弱,右侧减弱;膝反射:左侧正常,右侧正常;踝反射:左侧正常,右侧正常;双侧足背动脉搏动减弱。无足部溃疡。

辅助检查

血常规:WBC $14.4×10^9/L$↑, N% 93.5%↑, Hb 132 g/L, PLT $217×10^9/L$。

降钙素原 2.43 ng/ml, CRP 83.32 mg/L,血沉 57 mm/h。

尿常规:尿白细胞 6 个/μl,尿红细胞 3 个/μl,尿糖(+++),尿蛋白(阴性),酮体(−)。

粪常规:粪白细胞 0 个/HP,粪红细胞 0 个/HP,粪血红蛋白阴性,粪转铁蛋白阴性。

血气分析:pH 7.44, PaO_2 77.2 mmHg, $PaCO_2$ 39.8 mmHg,碱剩余 3.4 mmol/L。

肝肾功能电解质血脂:总蛋白 46.6 g/L,白蛋白 25.1 g/L,白/球比例 1.2,ALT 20 U/L, AST 24 U/L,线粒体 AST 6.9 U/L, ALP 89 U/L, GGT 22 U/L,肌酐 63.5 μmol/L,尿酸 94 μmol/L,视黄醇结合蛋白 8 mg/L,胱抑素-C 0.88 mg/L, eGFR-EPI 公式 88.79,钾 4.41 mmol/L,钠 137 mmol/L,氯 102.1 mmol/L,二氧化碳 20.2 mmol/L,钙 1.84 mmol/L,镁 0.77 mmol/L,磷 0.55 mmol/L,清蛋白 49.0%。血脂:TC 3.8 mmol/L, TG 1.6 mmol/L, HDL-C 0.9 mmol/L, LDL-C 2.7 mmol/L。

血糖及胰岛功能:空腹血糖 12 mmol/L,餐后 2 小时血糖 19.6 mmol/L, HbA1c 12%, GA 35.3%。胰岛功能:C 肽 0 min 1.21 ng/ml, C 肽 120 min 3.9 ng/ml。

胰岛细胞自身抗体:GADA(−), IA-2A 38 U/ml(−)。

血淀粉酶 32 U/L。

甲状腺功能:FT_3 3.99 pmol/L, FT_4 18.00 pmol/L,超敏 TSH 1.51 IU/L。

肿瘤指标:正常范围内。

床旁腹部超声:肝右叶探及片状低回声区,形态不规则,范围约 65 mm×42 mm×65 mm,后壁回声增强,内未见明显血流信号。两肾下极相连,双肾见数个无回声区,右肾大者约 33 mm×29 mm,左肾大者约 25 mm×20 mm。结论:①肝内低回声区,肝脓肿不除外。②两肾下极相连,先天变异(马蹄肾可能)。③双肾囊肿。

双下肢血管超声:双下肢动脉硬化伴斑块形成,两侧股动脉下段双侧胫前动脉多处狭窄,狭窄率大于 50%。胸部 CT:左肺舌段微小结节、左侧少量胸腔积液。

上腹部 CT:肝右叶低密度灶伴病灶内积气,肝脓肿。马蹄肾,双肾多发囊性低密度灶。

下腹部 CT:前列腺增生。

初步诊断

2 型糖尿病合并周围血管病变,肝脓肿,高血压病 3 级(很高危)。

治疗及转归

此例患者入院后给予糖尿病低盐饮食控制,监测血糖,积极降糖治疗(胰岛素泵后改为预混胰岛素联合口服降糖药物治疗),抗炎治疗方案为:美罗培南 1 g 静滴 q12 h,并行超声引导下肝右叶脓肿置管引流治疗术。将抽取的脓液送检涂片及培养,脓液革兰氏涂片找到阴性杆菌,培养提示:肺炎克雷伯菌(药敏结果详见表 35 - 1)。药敏结果提示患者对现有抗生素敏感,故继续使用。经治疗后患者体温逐渐降至正常,复查腹部超声脓肿腔逐渐缩小。

表 35 - 1　肝右叶脓肿置管引流液培养药敏结果

细菌名称	抗生素名称	MIC(μg/ml)	结果
肺炎克雷伯菌	阿莫西林/克拉维酸	4	敏感
肺炎克雷伯菌	阿米卡星	≤2	敏感
肺炎克雷伯菌	头孢他啶	≤0.12	敏感
肺炎克雷伯菌	头孢曲松	≤0.25	敏感
肺炎克雷伯菌	头孢哌酮/舒巴坦	≤8	敏感
肺炎克雷伯菌	头孢呋辛钠	4	敏感
肺炎克雷伯菌	厄他培南	≤0.12	敏感
肺炎克雷伯菌	头孢吡肟	≤0.12	敏感
肺炎克雷伯菌	头孢西丁	≤4	敏感
肺炎克雷伯菌	亚胺培南	≤0.25	敏感
肺炎克雷伯菌	左旋氧氟沙星	≤0.12	敏感
肺炎克雷伯菌	复方新诺明	≤20	敏感
肺炎克雷伯菌	替加环素	≤0.5	敏感
肺炎克雷伯菌	哌拉西林/他唑巴坦	≤4	敏感

讨论与分析

细菌性肝脓肿(bacterial liver abscess,BLA)是指由化脓性细菌侵入肝脏形成的肝内化脓性感染灶,约占内脏脓肿的一半,严重者可威胁生命。BLA 与 2 型糖尿病(T2DM)的关系已得到认可,在 T2DM 患者中 BLA 发生风险显著增加。糖尿病并发肝脓肿是糖尿病的一种严重的感染性并发症,若未能早期及时诊治,易造成患者残疾或死亡。近年来流行病学调查显示,肝脓肿的发病率有所上升,亚洲国家较西方国家高,约为每年(11.99～17.59)/100 000 人[1]。

细菌性肝脓肿的病因包括胆源性感染、血流感染等，肝脏接受肝动脉（25%～30%）和门静脉（70%～75%）的双重血液供应，而细菌通过门静脉进入肝脏引起感染的概率更高。据报道约30%BLA的患者患有糖尿病，糖尿病作为细菌性肝脓肿发生的独立危险因素发挥重要作用[2]。血糖控制不良会损害中性粒细胞的吞噬功能，促进病原体在组织中的生长，而代谢紊乱会对肝脏产生负面影响[1]，因此对于糖尿病患者出现肝脓肿时应严格监测和控制血糖水平。糖尿病患者出现感染征象时，一定要警惕有无细菌性肝脓肿。糖尿病合并肝脓肿的患者，临床症状多有高热、畏寒表现，但出现右上腹痛及肝区叩痛的患者比例不高，考虑与糖尿病患者血管神经损伤导致痛觉减退有关。此例患者糖尿病病程长，血糖控制不佳，此次因发热伴右上腹痛入院，入院查体提示右上腹压痛及反跳痛（＋），血常规提示白细胞总数及中性粒细胞比例增高，炎症指标（降钙素原、血沉、CRP）均有不同程度升高，应高度怀疑糖尿病合并深部感染可能并积极开展相关检查。B超检查是目前临床工作最常用的诊断方法之一，敏感度高达85.8%[3]，其局限性在于其对气腔、分隔及等回声脓肿病灶不敏感，并受限于检查者经验。CT影像学检查也是诊断肝脓肿的重要手段，简单快捷，准确率高，并可同时观察到原发胆系病变、异物及周围脏器情况。本例患者B超提示肝内低回声区，上腹部CT提示肝右叶低密度灶伴病灶内积气，故肝脓肿诊断明确。

细菌性肝脓肿常见的致病菌有肠杆菌科的克雷伯菌属和大肠埃希菌，以及拟杆菌（厌氧菌）和肠球菌，其他尚可见金黄色葡萄球菌等。在过去的30年里，克雷伯菌属已逐渐成为亚洲地区细菌性肝脓肿的主要病原体。在台湾地区和新加坡，克雷伯菌属感染甚至超过了80%[1,4]，中国大陆地区的数据与之类似。值得重视的是，肺炎克雷伯杆菌肝脓肿尚可发生侵袭综合征，包括眼内炎、中枢神经系统感染、坏死性筋膜炎等，这些肝外累及的感染已越来越多地引起临床的重视[5]，糖尿病和高侵袭性菌株是发生侵袭综合征的重要因素。本例患者行超声引导下肝右叶脓肿置管引流治疗术，将抽取的脓液送检涂片及培养，脓液革兰氏涂片找到阴性杆菌，培养提示肺炎克雷伯菌，与现有报道相符，本例患者并未出现侵袭综合征。

细菌性肝脓肿的治疗原则是早期诊断，早期给予抗生素治疗，加强全身支持疗法，通畅引流或切除病灶，防治并发症。有效的抗菌治疗是治疗的关键，在获得培养结果之前需进行经验性抗菌药物治疗，原则上需要覆盖引起上述肝脓肿的常见致病菌。如符合穿刺引流或抽脓指征，也可留取标本送需氧和厌氧培养后再进行抗感染治疗。当有脓毒症等全身症状时，多次血培养易于获得病原体。初始方案可选择应用能覆盖G^+和G^-细菌的大剂量广谱抗生素，并加用抗厌氧菌药物。糖尿病患者合并肝脓肿属于感染播散的高危人群，可选用碳青霉烯类药物（亚胺培南0.5g q8h或美罗培南1.0g q8h）。抗菌药物治疗疗程：治疗肝脓肿时，首先选择静脉用药。当体温控制正常，血常规提示白细胞数下降后可改为口服给药，总疗程约为4～6周左右。本例患者明确诊断后立即给予碳青霉烯类药物（美罗培南1.0g q8h）治疗，体温恢复正常、血常规白细胞总数下降后改为口服给药。

当脓肿直径<3cm时，单独应用抗感染治疗即可充分治疗肝脓肿[6]。但对大多数肝脓肿来说，充分引流协同抗感染治疗可获得更好的临床结局[7]。随着介入治疗技术的发展，当前经皮穿刺引流已广泛开展。经皮肝穿刺抽脓或置管引流术的指征为：①经药物治疗后体温不能被控制；②脓肿液化明显，脓肿壁已形成；③当脓肿>3cm且直径<5cm时，经反复穿刺抽脓即可获得理想的疗效。对于直径≥5cm，脓液多且不易抽净，建议行置管引流。对于脓腔≥10cm，有学者建议在B超引导下从不同部位向同一脓腔分别置入2根引流

管,以便充分引流;④凝血功能正常,但全身情况差,不能耐受手术治疗。禁忌证:肝门区、肝裸区的脓肿,伴有大量腹腔积液或有凝血功能障碍性疾病者。患者 APACHE Ⅱ(acute physiology and chronic health evaluation Ⅱ)评分在 15 分及以上时,意味着疾病严重,有更高的死亡风险,此时推荐外科行部分肝脏切除[8]。

患者的预后与疾病本身、治疗时机的掌握及治疗的彻底性相关。文献报道提示感染性休克和恶性肿瘤是患者死亡的独立危险因素。糖尿病人群良好的血糖控制在 BLA 的进程中格外重要。一项基于人群的队列研究提示噻唑烷二酮类药物可降低糖尿病人群细菌性肝脓肿的风险,机制主要包括提高巨噬细胞的作用及抑制促炎分子的产生以改变感染进程[9]。

▶ 最终诊断 ▶▶▶

2 型糖尿病合并周围血管病变,肝脓肿,高血压病 3 级(很高危)。

专家点评

　　糖尿病并发肝脓肿是糖尿病的一种严重的感染性并发症,若未能早期诊治,则可能导致全身各部位化脓性迁移性病灶,如脑脓肿、肺脓肿,甚至败血症等,造成患者残疾或死亡。糖尿病合并肝脓肿临床症状不典型,隐匿性强,容易误诊或漏诊。早期及时诊断,根据致病菌的菌谱和耐药监测结果经验性选择抗菌药物和剂量,并根据药敏结果调整抗菌药物治疗方案,适时脓肿穿刺引流,积极控制血糖,防止并发症,提高临床疗效。

病例提供单位:上海交通大学医学院附属第六人民医院

整理:陈思

述评:韩峻峰

参考文献

[1] TSAI FC, HUANG YT, CHANG LY, et al. Pyogenic liver abscess as endemic disease, Taiwan [J]. Emerg Infect Dis, 2008,14(10):1592 – 1600.

[2] LI W, CHEN H, WU S, et al. A comparison of pyogenic liver abscess in patients with or without diabetes: a retrospective study of 246 cases [J]. BMC Gastroenterol, 2018,18(1):144.

[3] LIN AC, YEH DY, HSU YH, et al. Diagnosis of pyogenic liver abscess by abdominal ultrasonography in the emergency department [J]. Emerg Med J, 2009,26(4):273 – 275.

[4] YANG CC, YEN CH, HO MW, et al. Comparison of pyogenic liver abscess caused by non-Klebsiella pneumoniae and Klebsiella pneumoniae [J]. J Microbiol Immunol Infect, 2004,37(3): 176 – 184.

[5] SIU LK, YEH KM, LIN JC, et al. Klebsiella pneumoniae liver abscess: a new invasive syndrome [J]. Lancet Infect Dis, 2012,12(11):881 – 887.

[6] HOPE WW, VROCHIDES DV, NEWCOMB WL, et al. Optimal treatment of hepatic abscess [J]. Am Surg, 2008,74(2):178 – 182.

[7] MEZHIR JJ, FONG Y, JACKS LM, et al. Current management of pyogenic liver abscess: surgery is now second-line treatment [J]. J Am Coll Surg, 2010,210(6):975 – 983.

[8] HSIEH HF, CHEN TW, YU CY, et al. Aggressive hepatic resection for patients with pyogenic liver abscess and APACHE Ⅱ score > or =15 [J]. Am J Surg, 2008,196(3):346-350.

[9] WANG JL, DONG YH, KO WC, et al. Thiazolidinediones and reduced risk of incident bacterial abscess in adults with type 2 diabetes: A population-based cohort study [J]. Diabetes Obes Metab, 2018,20(12):2811-2820.

病例36　肤色变黑合并消瘦，甲状腺功能减退症？

主诉

男性，69岁，1年内发现体重下降10 kg。

病史摘要

现病史：患者于1年前开始无明显诱因下出现消瘦，体重下降达10 kg。伴有乏力感，活动耐量进行性下降，偶有胸闷，无胸痛，无活动后气促，偶觉进食后反酸，无明显食欲不振。曾于当地医院检查未明确具体消瘦原因，遂来我院门诊，以"消瘦待查"收入消化内科住院。自起病以来患者精神状态一般，食欲尚可，睡眠尚可，大便如常，小便如常。入消化科后予以完善相关检查并给予营养支持治疗，其间检查回报 FT_3 2.29 pmol/L，FT_4 10.77 pmol/L，TSH 7.13 IU/L。皮质醇 8:00am 12.07 μg/dl，皮质醇 0:00am 9.41 μg/dl，皮质醇 4pm 10.86 μg/dl，ACTH 177.10 ng/L。经会诊后转入内分泌科进一步诊治。

既往史：患者既往健康，否认慢性疾病史或传染病史等。

个人史：吸烟史30年，戒烟10年。戒酒2月。

婚育史：已婚，育有2子2女。

家族史：家族史无特殊。

入院查体

T 36.4℃，P 95次/分，R 18次/分，BP 125/62 mmHg。神清气平，步入病房。体形消瘦，面色晦暗，全身皮肤颜色较黑，手足皱褶处尤其明显。皮肤水肿，无瘀点、瘀斑，无贫血貌，无肝掌，无蜘蛛痣。头颅无畸形，巩膜无黄染，双眼白内障，结膜无苍白，球结膜水肿，乳突无压痛。口唇无发绀，扁桃体无肿大，颈软，无抵抗感，气管位置居中，甲状腺无肿大，颈静脉无怒张，肝颈静脉回流征阴性。胸廓无畸形，乳晕色黑，双肺肺底闻及湿啰音，左侧肺底可闻及哮鸣音，心率95次/分，节律齐，无杂音。腹部膨隆，腹式呼吸存在，腹部触诊柔韧，腹部叩诊呈鼓音，腹部无压痛、反跳痛，未及包块，脾肋下触及不满意，肝肋下未触及，移动性浊音（＋），无肝区叩痛，无肾区叩击痛，肠鸣音正常。双下肢无水肿，生理反射正常，病理反射无引出。双上肢、双下肢痛温觉正常，压力觉正常，双下肢振动觉明显减弱。

辅助检查

血常规（2015-11-20）：WBC $4.7×10^9$/L，RBC $3.85×10^9$/L，Hb 114 g/L↓，血细胞

比容 36.4%，PLT 256×10^9/L。N% 56.6%。

动脉血气（2015－11－20）：pH 7.41，PaO$_2$ 82.4 mmHg，PaCO$_2$ 35.9 mmHg，碱剩余 −1.8 mmol/L。

肝肾功能、电解质、血脂相关：（2015－11－20）钾 4.4 mmol/L，钠 138 mmol/L，氯 109 mmol/L，钙 1.97 mmol/L，磷 1.21 mmol/L，镁 0.94 mmol/L，总蛋白 64 g/L，白蛋白 30 g/L，ALT 12 U/L，AST 12 U/L，ALP 164 U/L，肌酐 97 μmol/L，尿酸 292 μmol/L。乳酸脱氢酶 249 U/L，ALP 106 U/L。（2015－11－29）白蛋白 25 g/L，GGT 69 U/L。（2015－12－01）白蛋白 26 g/L，心肌酶谱无异常。

自身免疫抗体（2015－11－23）：抗平滑肌抗体阴性，抗线粒体抗体阴性，抗核抗体（滴度）＜1∶100，（11－24）抗双链 DNA 11.88 IU/ML，抗单链 DNA 抗体 5.19 IU/ml。

肝炎相关（2015－11－21）：HBsAg（−），HBsAb（+），HBeAg（−），HBeAb（−），HBcAb（−）；抗 HCV 抗体（−）。

甲状腺功能（2015－12－02）：FT$_3$ 1.72 pmol/L，FT$_4$ 8.87 pmol/L，超敏 TSH 10.98 IU/L。TgAb 22.20 kIU/L。TPOAb 12.72 kIU/L。甲状腺球蛋白 8.51 μg/L。总 T$_3$ 0.68 nmol/L，总 T$_4$ 52.73 nmol/L。

皮质醇及 ACTH（2015－12－02）：皮质醇 8:00am 12.07 μg/dl，4:00pm 10.86 μg/dl，0:00am 9.41 μg/dl。ACTH 8:00am 177.10 ng/L。24 小时尿皮质醇 163.2 μg/24 h。

性激素（2015－11－25）：孕酮 1.49 ng/ml，睾酮 2.89 ng/dl，催乳素 630.50 ng/ml，雌二醇 324.72 pg/ml，黄体生成素 10.21 mIU/ml。（12－2）孕酮 1.18 ng/ml，睾酮 1.57 ng/dl，催乳素 403.74 ng/ml，雌二醇 139.11 pg/ml，卵泡刺激素 6.00 mIU/ml，黄体生成素 6.03 mIU/ml。雄烯二酮 1.35 ng/ml。

胸片（2015－11－25）：①双肺纹理增多，请结合临床；②右下胸膜局部增厚；③主动脉弓钙化。

上腹部 B 超（2015－11－19）：脾肿大；脾内高回声，考虑脾血管瘤可能。肝、胆、胰、肾未见明显异常。腹水（少量）。

甲状腺 B 超（2015－11－19）：右叶甲状腺内探及一个低回声区，形态规则，边界尚清，大小 6 mm×4 mm，内部未见血流信号。

乳腺 B 超（2015－12－02）：两侧乳腺组织内未见异常肿块回声。两侧乳腺未见肿块。

腋下肿块及周围淋巴结 B 超（2015－12－02）：左侧腋下见数枚淋巴结，较大者大小 23 mm×14 mm，形态较饱满，皮髓质结构尚清。右侧腋下见数枚淋巴结，较大者大小 10 mm× 7 mm，形态较饱满，皮髓质结构欠清。结论：双侧腋下见淋巴结，形态较饱满，请结合临床。

腹股沟肿块及周围淋巴结（2015－12－02）：双侧腹股沟见数枚淋巴结，右侧较大者大小 17 mm×9 mm，左侧较大者大小 16 mm×10 mm，形态较饱满，皮髓质结构欠清。结论：双侧腹股沟见淋巴结，形态较饱满，请结合临床。

双侧颈部血管旁及锁骨下超声（2015－12－02）：未见明显肿块及形态饱满淋巴结。

下腹部 B 超（2015－12－02）：下腹腔无回声区深 46 mm。肝肾间隙、脾肾间隙未探及明显无回声区。结论：腹水（少量）。

胸水 B 超（2015－12－02）：右侧胸腔无回声区，范围 96 mm×105 mm。左侧胸腔无回声区，范围 62 mm×75 mm。结论：双侧胸腔积液（中到大量）。

上腹部 CT(2015 - 11 - 24)：①腹腔少量积液，请结合临床。②肝右叶包膜下小钙化灶。③附见双侧胸腔积液伴两下肺膨胀不全。

下腹部 CT(2015 - 11 - 21)：下腹部未见明显异常肿块影，前列腺密度均匀，内见散在点状致密影，未见明显增大，两侧精囊未见明显异常，膀胱充盈欠佳；盆腔未见明显肿大淋巴结。盆腔积液。增强后盆腔未见明显异常强化病灶。结论：①盆腔积液；②前列腺小钙化灶。

心电图(2015 - 11 - 23)：大致正常心电图。

肠镜(2015 - 11 - 23)：结肠多发息肉(部分咬除)结肠憩室。病理(升结肠)绒毛管状腺瘤伴低级别上皮内瘤变。(横结肠)增生性息肉。(降结肠)黏膜组织慢性炎伴息肉状增生。

胃镜(2015 - 11 - 25)：浅表性胃窦炎伴糜烂，胃息肉(已咬除)。胃息肉病理慢性非萎缩性胃炎。

心脏超声(2015 - 11 - 25)：射血分数 64%，各房室大小正常范围。心包腔微量液体。

垂体 CT 增强(2015 - 11 - 26)：①垂体 CT 目前未见明显异常，请结合临床随访。②附见副鼻窦炎。

初步诊断

原发性甲状腺功能减退症，低蛋白血症。

治疗及转归

患者转入内分泌代谢科后完善检查评估各内分泌激素功能。治疗上予以左甲状腺素 $25\,\mu\mathrm{g}$ qd po，并予以静脉使用白蛋白对症支持治疗。后续随访发现患者双下肢振动觉明显减弱；胸腔内积液增多，低蛋白血症加重，周围淋巴结增大。结合患者皮肤色素沉着、多浆膜腔积液、低蛋白血症、贫血、淋巴结肿大、存在神经病变体征(下肢振动觉减弱)、甲状腺功能减退等特征，高度怀疑 POEMS 综合征。为证实此诊断，予以完善神经肌电图、血清免疫蛋白电泳及骨髓穿刺活检。肌电图示神经源性损害累及多支周围神经，考虑周围神经病变。免疫增殖电泳结果：IgA 单克隆增多，λ 轻链型(表 36 - 1)。

表 36 - 1 免疫增殖电泳结果

项目	免疫固定电泳提示	定量结果	参考范围
IgG	—	17.2	7.0～16.0 g/L
IgA	单克隆	6.78	0.7～4.0 g/L
IgM	—	1.08	0.4～2.3 g/L
κ	—	4.16	1.7～3.7 g/L
λ	单克隆	3.28	0.9～2.1 g/L
κ/λ	—	1.27	1.35～2.65

骨髓穿刺活检见：骨髓造血组织增生活跃，浆细胞比例增高，呈片状结节间质分布，可见双核浆细胞。

至此，该患者符合以甲状腺功能减退、周围神经病变、浆细胞异常为表现的 POEMS 综合征。

◆ 讨论与分析 ▶▶▶

患者为 69 岁男性，既往体健，此次因乏力、消瘦 1 年入院。患者存在浆膜腔积液、消瘦、皮肤发暗、低白蛋白血症情况，首先考虑需要排除肝源性疾病，但患者无肝炎或血吸虫病史，查体未见肝脏肿大，CT 无肝脏硬化表现，行胃肠镜未见明显异常，上、下腹部增强 CT 仅见腹腔、盆腔积液。同时胃肠镜、腹部 CT 以及肿瘤指标均不支持肿瘤诊断。患者病史中无阳性症状及相关检查排除心源性、肾源性、营养不良相关低蛋白血症。在随访内分泌激素时提示轻度甲状腺功能减退、雄性激素水平低下、ACTH 升高、皮质醇正常水平低值，故考虑是否为内分泌疾病所致，经过会诊后患者转至内分泌代谢科进一步寻找病因。

转入内分泌代谢科后评估内分泌功能，检查提示 ACTH 偏高，皮质醇 4:00pm 10.86 μg/dl，皮质醇 8:00am 12.07 μg/dl，皮质醇 0:00am 9.41 μg/dl，提示皮质醇水平偏低。ACTH 节律尚规则，给予地塞米松后 ACTH 水平可被抑制，排除肾上腺皮质功能减退。同时患者还存在轻度甲状腺功能减退、雄性激素水平低下情况。患者存在多种内分泌腺功能减退，但 ACTH、TSH 水平偏高且反应正常提示并非垂体所致，需考虑其他导致多种内分泌腺功能减退的疾病。

综合患者较为明显的皮肤色素沉着面容、低蛋白血症、脾大、淋巴结肿大表现，考虑是否存在 POEMS 综合征。进一步查体提示双下肢振动觉明显减弱支持了这种想法。POEMS 综合征是一组以多发性感觉运动性周围神经病变为主要表现，常伴有多系统损害及与浆细胞异常相关的临床症候群，特征改变包括周围神经病变（polyneuropathy）、脏器肿大（organmegaly）、内分泌病（endocrinology）、M -蛋白（M -protein）、皮肤改变（skin change）。为证实此诊断，予以完善神经肌电图，血清免疫蛋白电泳及骨髓穿刺活检。结合 POEMS 综合征诊断标准（表 36 - 2），故该患者符合以甲状腺功能减退、周围神经病变、浆细胞异常为表现的 POEMS 综合征。

表 36 - 2　POEMS 诊断标准

POEMS 诊断标准
满足 2 条强制性主要标准： 　多发性神经病变 　单克隆浆细胞增殖性异常
以及至少 1 条其他主要标准： 　Castleman 病（淋巴结肿大、轻中度正色素贫血、骨髓象见浆细胞增多） 　硬化性骨病变 　VEGF 升高
以及至少存在 1 条次要标准： 　脏器肿大（脾或肝或淋巴结） 　水肿（外周水肿、胸腔积液或腹水） 　内分泌病变（肾上腺、甲状腺、垂体、性腺、甲状旁腺及胰腺） 　皮肤改变（色素沉着、多毛、血管瘤、指甲苍白、多血症）

所有 POEMS 患者都存在周围神经病变表现，症状始于足部，以对称性向近端发展，并

有感觉异常[1]，一些患者报告剧烈疼痛、感觉过敏[2,3]。运动障碍发生于感觉异常之后。少数病例也表现为快速进展。大多数患者出现严重的肌肉无力，表现为难以爬楼梯、独立站起或用手持握障碍。神经肌电图结果以脱髓鞘和轴突变性为主。大约一半的患者出现器官肿大，包括肝肿大、脾肿大或淋巴结肿大[4]。

最常见的内分泌异常包括性腺功能减退（55％～89％）、甲状腺功能减退（9％～67％）、糖尿病（3％～36％）、肾上腺功能不全（16％～33％）和甲状旁腺功能减退（67％的患者出现）[5,6]。由于糖尿病和甲状腺功能减退症在普通人群中的发病率很高，因此要注意勿将独立发病患者归因于 POEMS 综合征。本病例中患者出现了性腺功能减退、甲状腺功能减退、肾上腺功能减退，但缺乏典型的表现。

POEMS 综合征患者平均生存时间约为 13.7 年。除对症及支持治疗外，POEMS 治疗方案包括：放射治疗，适用于位置局限的单个或多发性骨硬化性病变；化学疗法（美法仑和泼尼松，环磷酰胺或多化学疗法）；年轻的弥漫性骨硬化病患者可考虑自体骨髓移植[7,8]。针对 VEGF 受体（贝伐单抗）的单克隆阻断抗体也有治疗有效的个案报道[9]。

该患者虽然肌电图检查提示存在周围神经病变，但在诊治过程中患者并未主动提供存在足部麻木等周围神经病变症状。这可能与患者因为性格及方言等原因只能通过家属被动回答医生问诊有关，但也提醒医务工作者应该结合问诊技巧以避免遗漏有用症状。

另外一个问题是没有留下周围骨骼摄片情况，以验证患者是否存在 POEMS 综合征相关的硬化性骨骼病变情况。该患者诊断 POEMS 综合征，并转入血液科就诊。遗憾的是，患者由于家庭经济拮据，明确诊断后未接受进一步治疗便出院，后未能进一步随访。

最终诊断

POEMS 综合征。

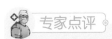 **专家点评**

POEMS 综合征是一种罕见的副肿瘤综合征，由潜在的浆细胞疾病引起。Bardwick 于 1980 年创造的首字母缩写指的是该综合征的几个（但不是全部）特征：多发性神经根神经病、器官肿大、内分泌疾病、单克隆浆细胞疾病和皮肤变化。但关于这些特征需要说明的是：①不是所有的特征都需要存在；②POEMS 并没有概括其他重要特征，包括血管外容量增多、硬化性骨骼病变、血小板增多症/红细胞增多症、VEGF 水平升高、血栓形成倾向和异常的肺功能表现；③有 Castleman 病的 POEMS 综合征患者可合并克隆性浆细胞疾病。

POEMS 综合征患者因其症状不典型，往往以首发或主要表现就诊于不同科室。如何排除其他系统疾病并定位至内分泌科疾病需要对患者症状进行详细而全面的分析，以免发生漏诊或误诊。

病例提供单位：上海交通大学医学院附属第六人民医院

整理：邓子玄

述评：韩峻峰

参考文献

[1] KELLY JJ, KYLE RA, MILES JM, et al. Osteosclerotic myeloma and peripheral neuropathy [J]. Neurology, 1983,33(2):202-202.

[2] KOIKE H, IIJIMA M, MORI K, et al. Neuropathic pain correlates with myelinated fibre loss and cytokine profile in POEMS syndrome [J]. J Neurol Neurosurg Psychiatry, 2008,79(10): 1171-1179.

[3] NASU S, MISAWA S, SEKIGUCHI Y, et al. Different neurological and physiological profiles in POEMS syndrome and chronic inflammatory demyelinating polyneuropathy [J]. J Neurol Neurosurg Psychiatry, 2012,83(5):476-479.

[4] OEHADIAN A, PRASETYA D, FADJARI TH. POEMS syndrome: a rare case of monoclonal plasmaproliferative disorder [J]. Acta Medica Indonesiana, 2010,42(2):100-103.

[5] DISPENZIERI A, KYLE RA, LACY MQ, et al. POEMS syndrome: definitions and long-term outcome [J]. Blood, 2003,101(7):2496-2506.

[6] DISPENZIERI A. POEMS syndrome: 2014 Update on diagnosis, risk-stratification, and management [J]. Am J Hematol, 2014,89(2):213-223.

[7] RATHORE N, SATHPATHY S, SHARMA A, et al. Oncological progression of bone plasmacytoma to POEMS syndrome [J]. J Cancer Res Ther, 2011,7(3):366-367.

[8] KUWABARA S, HATTORI T, SHIMOE Y, et al. Long term melphalan-prednisolone chemotherapy for POEMS syndrome [J]. J Neurol Neurosurg Psychiatry, 1997,63(3):385-387.

[9] STRAUME O, BERGHEIM J, ERNST P. Bevacizumab therapy for POEMS syndrome [J]. Blood, 2006,107(12):4972-4974.

病例 37 代谢手术用于治疗肥胖症合并 2 型糖尿病的额外获益

主诉

女性,60 岁,体重进行性增加 35 年,发现血糖升高 9 年。

病史摘要

现病史:患者出生时体重正常,于 35 年前产后进食量增多,体重进行性增加,增加约 15 kg,以腹部脂肪增多为主,不伴有乏力,无月经紊乱,体毛无明显增多增粗,背部、面部未出现痤疮,面色正常,皮肤颜色无变化。9 年前因"输尿管结石"于外院行抗炎治疗(葡萄糖+抗生素,具体不详),治疗过程中发现血糖升高,随机血糖 33.0 mmol/L,尿常规:酮体(-)。出院后未予降糖治疗及监测血糖。1 年后测空腹血糖 11.0 mmol/L,餐后 2 小时血糖未测,诊断为糖尿病。予饮食控制、适当运动及口服药降糖治疗(曾长期服用二甲双胍、阿卡波糖、瑞格列奈等),5 年前因血糖控制欠佳加用胰岛素治疗,目前治疗方案:"诺和灵 50R"早 26 U、晚 14 U,早晚餐前 30 分皮下注射,格列美脲 2 mg 睡前口服,空腹血糖波动于 13～16 mmol/L,餐后 2 小时血糖波动于 15～24 mmol/L。入院时随机血糖:14.2 mmol/L。为进一步减轻体重、控制血糖紊乱及进行代谢手术评估收入院。

患者无明显视物模糊，偶有胸闷、心悸 3 年余，偶有四肢麻木，有间歇性双下肢疼痛不适，无泡沫尿，无皮肤瘙痒。既往无酮症或酮症酸中毒史。近期有低血糖发作。

患者目前精神可，胃纳可，大便如常，小便如常。

既往史：有银屑病病史 40 余年，曾使用凡士林、水杨酸和氯倍他索软膏，症状长期持续，无明显缓解。有高血压病史 10 年，血压最高 170/110 mmHg，目前口服替米沙坦 80 mg/片每日一片及硝苯地平控释片 30 mg/片每日一片治疗。有血脂异常史 5 年，多次查甘油三酯偏高，目前口服阿昔莫司治疗。1 年前行头颅 MRI 示"脑梗死"（具体不详）。否认冠心病病史。有肾结石、输尿管结石病史 14 年，9 年前于外院行输尿管切开取石术，8 年前行体外激光碎石术。否认甲亢病史。否认皮质醇增多症病史。否认长期服用利尿剂史。否认长期服用糖皮质激素史。否认急、慢性胰腺炎病史。有青霉素过敏史。

个人史：生长于原籍。否认疫水接触史，否认疫区久居史。否认吸烟、饮酒史。

婚育史：已婚。配偶健康状况良好。已育。1－0－0－1。育有 1 女，健康状况良好。

月经史：50 岁绝经，无痛经，经期规则，经量中等。

家族史：家族中否认糖尿病、冠心病病史。有高血压病史，与患者关系：母亲、妹妹。否认其他遗传性疾病家族史。

入院查体

T 37℃，P 96 次/分，R 20 次/分，BP 140/90 mmHg。身高 160 cm，体重 75 kg，BMI 29.3 kg/m²，腰围 93 cm，臀围 94 cm。神志清晰，呼吸平稳，步入病区，发育正常，营养良好，自主体位。皮肤、黏膜无黄染，无瘀点、瘀斑，无贫血貌，全身浅表淋巴结无肿大。头颅正常，巩膜无黄染，无口唇发绀，扁桃体无肿大。背部可见局限性丘疹和斑块，附红色、银白色鳞屑，累及手、肘部、腿、膝盖和臀部。几乎 50% 的体表受到影响（图 37－1）。颈软，气管居中，甲状腺无肿大，颈静脉无怒张。胸廓无畸形，双肺呼吸音清，未闻及干、湿性啰音，心率 96 次/分，节律齐，各瓣膜区未闻及病理性杂音。腹部平坦，右上腹可见长 4 cm 手术瘢痕，右下腹可见长 3 cm 手术瘢痕，无压痛，无肌卫，无反跳痛，肝肋下未触及，脾肋下未触及。肝、肾区无叩痛，无移动性浊音。四肢活动自如，脊柱正常，生理反射正常，病理反射未引出，双下肢无水肿，双上肢肌力Ⅴ级，双下肢肌力Ⅴ级。无胫前斑。无足部溃疡。

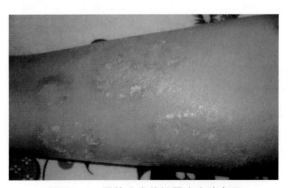

图 37－1　胃转流术前银屑病皮肤表现

辅助检查

血常规(2012 - 06 - 30):WBC 6.1×10^9/L,RBC 4.65×10^{12}/L,Hb 145 g/L,PLT 157×10^9/L,Ly% 32.4%,Mo% 6.7%,N% 57.3%。

尿常规(2012 - 06 - 30):白细胞 536 个/μl,尿白细胞(+++),亚硝酸盐阴性,尿蛋白(+),葡萄糖阴性,酮体阴性,隐血(+++)。

粪常规(2012 - 06 - 30):粪血红蛋白阴性,粪转铁蛋白阴性。

生化(2012 - 06 - 30):总蛋白 69 g/L,白蛋白 43 g/L,ALT 30 U/L,AST 27 U/L,总胆固醇 6.12 mmol/L,甘油三酯 2.39 mmol/L,HDL - C 0.90 mmol/L,LDL - C 3.97 mmol/L,尿素氮 3.8 mmol/L,肌酐 44 μmol/L,尿酸 389 μmol/L,血清钾 3.1 mmol/L。

(2012 - 06 - 30) HbA1c 7.8%。GA 18.2%↑。

表 37 - 1 本患者的胰岛功能情况

指标	0 min	120 min
血糖(mmol/L)	7.65	13.71
C 肽(ng/ml)	3.80	8.61
胰岛素(μU/ml)	95.18	257.30

免疫相关(2012 - 06 - 30):CRP 1.45 mg/L。

促肾上腺皮质激素(ACTH)及其他激素(2012 - 06 - 30):促肾上腺皮质激素 27.25 ng/L,皮质醇 8am 10.24 μg/dl。

甲状腺相关(2012 - 06 - 30):FT_3 4.97 pmol/L,FT_4 15.09 pmol/L,促甲状腺激素 0.73 mIU/L,甲状腺球蛋白 16.44 μg/L,抗甲状腺球蛋白抗体 11.31 kIU/L,抗甲状腺过氧化物酶抗体 10.98 kIU/L。

性激素(2012 - 06 - 30):雌二醇<43.31 pmol/L,卵泡刺激素 24.22 IU/L,黄体生成素 21.58 IU/L,催乳素 255.59 mIU/L,睾酮 1.17 nmol/L,孕酮<0.67 nmol/L,硫酸脱氢表雄酮 95.30 μg/dl。降钙素<2.00 ng/L。

营养指标评估(2012 - 06 - 30):总 25 -羟基维生素 D 20.69 ng/ml,骨钙素 N 端中分子(N - MID) 28.57 ng/ml,PTH 68.30 ng/L↑。铁蛋白(ferritin) 378.10 ng/ml,叶酸 6.35 μg/L,维生素 B_{12} 273.00 ng/L。

心电图(2012 - 06 - 30):窦性心律,T 波低平。

甲状腺彩超(2012 - 06 - 30):未见明显异常。

消化系超声(2012 - 06 - 30):脂肪肝,胆囊已切除,胆总管内径 7 mm,胰、脾未见明显异常。

肾上腺超声(2012 - 06 - 30):①双侧肾上腺区域未见明显占位。②腹主动脉旁未见明显异常肿块。

泌尿系超声(2012 - 06 - 30):左输尿管结石伴积水,右肾未见明显异常,右输尿管未见扩张,膀胱未见明显异常。

肾小球滤过率(2012-06-30):左肾 48.1 ml/min,右肾 52.7 ml/min,双侧肾脏血流灌注正常,左侧肾图呈缓慢下降型曲线,右侧肾图正常,双侧肾脏肾小球滤过功能正常。

颈部血管彩超(2012-06-30):双侧颈动脉硬化斑块形成,双侧颈静脉未见明显异常。

下肢血管超声(2012-06-30):两下肢动脉未见明显异常。胃镜(2012-06-30):浅表性胃炎。病理:慢性活动性非萎缩性胃炎。

初步诊断

代谢综合征[肥胖症、2 型糖尿病、高血压病 3 级(很高危)、血脂异常(混合型)],银屑病。

治疗及转归

患者完善各项术前评估检查,告知患者手术效果、手术风险、术前基础病变及术后并发症等,积极控制血糖血压,稳定病情,因肥胖症合并多种代谢异常于 2011 年 6 月行 Roux-en-Y 胃转流手术(Roux-en-Y gastric bypass, RYGB)治疗。无手术相关早期并发症,于术后第 7 天出院。在术后 3 个月,患者体重减少 16 kg,总体重减少百分比(TWL)21.3%,术后未用降糖药物的情况下,糖化血红蛋白 5.6%,糖尿病完全缓解,仅予硝苯地平控释片 30 mg 每日一片降压治疗,血压控制良好,平时血压 130/80 mmHg 左右。同时惊喜地发现,银屑病缓解,不用药物情况下皮疹明显好转。体表受累减少到约 5%,且丘疹和斑块明显变薄,鳞屑减少(图 37-2)。RYGB 术后 6 个月随访,银屑病无反弹且自手术以来未使用过任何药物。术后长期随访发现该患者银屑病长期缓解,术后 5 年体重有所恢复,体重约增加 5 kg,血糖稍偏高,糖化血红蛋白 7.2%,躯干再次出现少量皮疹,予加用胰高糖素样肽 1 受体激动剂(GLP1-RA)后,3 个月后糖化血红蛋白 6.4%,血糖控制良好,体重未再增加,皮疹再次缓解。

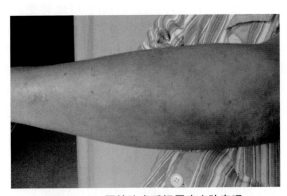

图 37-2　胃转流术后银屑病皮肤表现

讨论与分析

银屑病是一种常见的慢性炎症性皮肤病,其遗传因素和环境因素在其表现形式中起着重要的作用[1],最常见的特征为覆有银白色鳞屑且边界清楚的红斑,并伴发多种共存疾病。也会出现其他表现,如点滴型银屑病、脓疱型银屑病、红皮病型银屑病、反向银屑病和甲银屑病。

银屑病由 T 细胞介导的自身免疫性皮肤病,主要由树突状细胞和炎性细胞因子介导[2]。既往认为银屑病是过度增殖的角质形成细胞疾病。但现在认为是一种全身性自身免疫性疾病,其中白细胞,尤其是活化的 T 细胞,炎性细胞因子和树突状细胞起重要作用[1]。一种致病理论认为,银屑病主要是一种角质形成细胞增殖的疾病,同时继发炎症。另一种理论认为,银屑病主要是炎性细胞疾病,而角质形成细胞的大量增殖是次要现象[3]。

既往的研究表明,银屑病是心血管疾病和糖尿病的危险因素。慢性炎症反应是糖尿病发生发展的危险因素。而银屑病和糖尿病可能有发生炎症的相似机制[4]。既往的研究表明,银屑病是心血管疾病和糖尿病的危险因素。银屑病和糖尿病可能具有与炎症相同的机制[4]。这表明炎症和炎症反应是发展糖尿病的危险因素。肥胖是银屑病发作的另一个重要危险因素,随着 BMI 的升高,患病风险也呈升高趋势[5]。原因很复杂,但部分原因可能与肥胖有关的慢性低度炎症状态有关。肥胖和代谢综合征与较高水平的肿瘤坏死因子(TNF-a)相关,后者在银屑病的慢性炎症中起主要作用[6]。此外,代谢手术后的体重减轻导致脂肪组织中 TNF-a 的表达降低。

在过去的数十年中,代谢手术已成为最有效的用于治疗病态肥胖和 2 型糖尿病的方法。RYGB 手术使摄入的营养物直接进入空肠的远端,可导致胃肠道内分泌激素快速变化。主要参与此现象的激素是胰高血糖素样肽 1(GLP1)。Hattori 等通过对人脐带内皮给予 GLP1 受体激动剂(利拉鲁肽)治疗,发现 GLP1 可产生抗炎作用,包括 TNF-a 诱导的细胞因子表达降低[7]。而既往大量研究也证明了 TNF-α 在包括银屑病在内的炎性疾病中的关键作用。此外,据报道,GLP1 通过抑制 PI3K 途径在体外抑制趋化因子诱导的 CD4⁻ T 淋巴细胞迁移[8]。

银屑病的改善也可能涉及瘦素。肥胖患者的瘦素水平较高,并且与体脂占比平行,这表明肥胖是瘦素抵抗状态[9]。一些研究表明,银屑病患者的瘦素水平高于对照组[10]。代谢手术后,瘦素水平会随着体重减轻而降低。瘦素调节 T 细胞免疫和细胞因子分泌,并使得 T 细胞向 T 辅助细胞(TH)-1 表型的转变,同时抑制其向 TH2 转变。

在过去的 40 年中,该患者患有银屑病,但从未获得明显缓解。RYGB 治疗后 3 个月,她的体重减轻了 16 kg,同时银屑病几乎完全缓解。代谢手术引起的体重减轻,对代谢异常、心理和生活方式均有积极影响,可能作为治疗肥胖症患者合并严重银屑病的有效策略。体重减轻引起的炎症减少可对银屑病皮损有治疗作用。代谢手术后观察到的 GLP1 升高和瘦素降低可能参与了银屑病的缓解,这为进一步的研究以及探索银屑病治疗的新方法提供了可能性。

最终诊断

代谢综合征(已缓解),腹腔镜下胃转流术后,银屑病(已缓解)。

专家点评

银屑病是一种自身免疫性皮肤病,其遗传因素和环境因素在其表现形式中起着重要的作用。在肥胖和超重患者中,银屑病患病率更高且严重,并且肥胖症和银屑病都与代谢综合征相关。在过去的几十年中,代谢手术已成为肥胖症和 2 型糖尿病的有效治疗方式。RYGB 和袖状胃切除术(SG)是最常用的两种术式。目前已知个例研究报道了代谢手术后血糖改善对银屑病的作用。而本例患者也证明了代谢手术不仅可减轻体重,治疗 2 型糖尿病、高血压、血脂紊乱等代谢异常,而且对合并银屑病的肥胖症患者,可能成为治疗银屑病的有效策略。

病例提供单位:上海交通大学医学院附属第六人民医院

整理:屠印芳

述评:于浩泳　贾伟平

参考文献

[1] NESTLE FO, KAPLAN DH, BARKER J. Psoriasis [J]. N Engl J Med, 2009,361(5):496 - 509.

[2] NICKOLOFF BJ, NESTLE FO. Recent insights into the immunopathogenesis of psoriasis provide new therapeutic opportunities [J]. J Clin Invest, 2004;113(12):1664 - 1675.

[3] GRANSTEIN R. New treatments for psoriasis [J]. N Engl J Med 2001;345(4):284 - 287.

[4] WAKKEE M, THIO HB, PRENS EP, et al. Unfavorable cardiovascular risk profiles in untreated and treated psoriasis patients [J]. Atherosclerosis, 2007,190(1):1 - 9.

[5] SETTY AR, CURHAN G, CHOI HK. Obesity, waist circumference, weight change, and the risk of psoriasis in women: nurses' health study II [J]. Arch Intern Med, 2007,167(15):1670 - 1675.

[6] KATSUKI A, SUMIDA Y, MURASHIMA S, et al. Serum levels of tumor necrosis factor-alpha are increased in obese patients with noninsulin-dependent diabetes mellitus [J]. J Clin Endocrinol Metab, 1998,83(3):859 - 862.

[7] HATTORI Y, JOJIMA T, TOMIZAWA A, et al. A glucagonlike peptide-1 (GLP1) analogue, liraglutide, upregulates nitric oxide production and exerts anti-inflammatory action in endothelial cells [J]. Diabetologia, 2010,53(10):2256 - 2263.

[8] MARX N, BURGMAIER M, HEINZ P, et al. Glucagon-like peptide-1(1 - 37) inhibits chemokine induced migration of human CD4-positive lymphocytes [J]. Cell Mol Life Sci, 2010, 67(20):3549 - 3555.

[9] CONSIDINE RV, SINHA MK, HEIMAN ML, et al. Serum immunoreactive leptin concentrations in normal-weight and obese humans [J]. N Engl J Med, 1996,334(5):292 - 295.

[10] CHEN YJ, WU CY, SHEN JL, et al. Psoriasis independently associated with hyperleptinemia contributing to metabolic syndrome [J]. Arch Dermatol, 2008,144(12):1571 - 1575.

病例38　2 型糖尿病变 1 型糖尿病,胰岛素过敏?

主诉

男,55 岁,发现血糖升高 7 年、全身乏力伴恶心 2 个月。

病史摘要

现病史:患者于 7 年前因口干、多饮、多尿伴体重减轻至当地医院就诊,查随机血糖 26.0 mmol/L,收入当地医院,住院期间起初予胰岛素(具体类型不详)降糖治疗,自诉胰岛素注射部位无硬结。血糖控制平稳后,改为"二甲双胍 500 mg qd、格列齐特缓释片 60 mg qd"降糖治疗。出院后自测空腹血糖 10~11 mmol/L,餐后血糖不详,体重逐渐恢复至起病前状态,无酮症发生。3~4 年前患者出现泡沫尿,1 年前患者出现左手指端麻木感伴视物模糊,均未重视。2 月前,患者出现全身乏力,至当地医院就诊,查随机血糖 20 mmol/L,空腹 C 肽 3.01 μg/L,空腹胰岛素 24.98 mIU/L,糖尿病自身抗体阴性,予"门冬胰岛素 30"降糖治疗,注射部位出现皮下硬结伴红肿、瘙痒,未监测血糖,乏力无明显改善。1 周前,患者无明显诱因下出现呕吐,呕吐物为胃内容物,无腹痛、腹泻,遂于当地医院就诊,查血糖 21.5 mmol/L,空腹 C 肽 0.01 μg/L,糖尿病自身抗体阴性,尿酮体(＋＋＋),尿糖(＋＋),血气分析示 pH 7.18,HCO_3^- 6.7 mmol/L,BE －21.7 mmol/L,考虑"糖尿病酮症酸中毒",予静脉胰岛素降糖消酮治疗,症状改善后改为门冬胰岛素早 12 U、中 10 U、晚 10 U 三餐前 5 min 皮下注射,甘精胰岛素 25 U 睡前皮下注射联合阿卡波糖 0.1 g tid、二甲双胍 0.5 g bid 降糖治疗,血糖控制不佳,两种胰岛素注射部位均出现皮下硬结。2 天前就诊于我院,查血糖 40.0 mmol/L,尿酮体(＋＋),血酮体(＋＋＋),HCO_3^- 14.6 mmol/L,血钾 5.0 mmol/L,pH 7.358,伴乏力、食欲缺乏,无脱水貌,无恶心呕吐,无胸闷胸痛,急诊予以补液、降糖、消酮处理。现为进一步诊治拟诊"糖尿病、糖尿病酮症酸中毒"收入我科。

患病自起病以来精神欠佳,食欲差,睡眠可,大小便正常,近 2 个月体重减轻 10 kg 左右。

既往史:否认肝炎、结核等传染病史。否认手术和外伤史。否认输血史。有胰岛素过敏史(皮下注射门冬 30、门冬、甘精胰岛素注射后均出现硬结),否认其他药物和食物过敏。否认高血压、冠心病等慢性疾病史。

个人史:吸烟史:有 30 余年,每天 10 支,未戒烟。否认饮酒史。否认疫区接触史、否认疫情接触史。否认化学性物质、放射性物质、有毒物质接触史。

家族史:否认家族遗传病史。否认糖尿病家族史。

入院查体

T 36.2℃,P 82 次/分,R 12 次/分,BP 106/75 mmHg。神志清楚,发育正常,营养好,回答切题,自动体位,查体合作,步入病房。全身浅表淋巴结无肿大。未见皮下出血点,未见皮疹。头颅无畸形,眼睑正常,睑结膜未见异常,巩膜无黄染。双侧瞳孔等大等圆,对光反射灵敏,口唇无发绀。颈软,无抵抗,颈静脉无怒张,气管居中,甲状腺无肿大。胸廓对称无畸形,胸骨无压痛,双肺呼吸音清晰,未闻及干、湿性啰音。心率 82 次/分,律齐。腹平坦,腹壁软,全腹无压痛,无肌紧张及反跳痛,肝、脾肋下未触及,肝、肾脏无叩击痛,肠鸣音 4 次/分。脊柱、四肢无畸形,关节无红肿,无杵状指(趾),双下肢无水肿。肌力正常,肌张力正常,生理反射正常,病理反射未引出。

专科查体:身高 168 cm,体重 72.9 kg,BMI 25.83 kg/m²。脐周可见多处陈旧皮肤硬结、色素沉着。无足部畸形,无足部溃疡,10 g 尼龙丝触觉无明显感觉缺失,双侧凉温觉正常,双侧针刺觉缺失,双侧振动觉、腱反射正常。双下肢动脉搏动可及,皮温正常。

辅助检查

血常规(2020-09-03)：WBC 5.31×10⁹/L，N％ 49.6％，Hb 119 g/L，PLT 215×10⁹/L。

尿常规(2020-09-04)：葡萄糖(＋＋＋)，酮体(一)，蛋白(一)，余正常。

粪常规(2020-09-04)：正常。

肝肾功能、血脂(2020-09-04)：正常。

电解质(2020-09-03)：钠 136 mmol/L，氯化物 101 mmol/L，钾 4.3 mmol/L，镁 0.77 mmol/L，钙 2.21 mmol/L，无机磷 0.84 mmol/L。

血酮阴性(2020-09-03)；乳酸 3.21 mmol/L。

(2020-09-03)HbA1c 8.6％。

(2020-09-04)空腹血糖 14.8 mmol/L，空腹胰岛素＜0.04 mU/L，空腹 C 肽＜0.02 μg/L。

2020-09-04 餐后 2 小时血糖 23.5 mmol/L，餐后 2 小时胰岛素＜0.04 mU/L，餐后 2 小时 C 肽＜0.02 μg/L。

糖尿病自身抗体(2020-09-04)：GADA 阴性，IAA 阳性，ICA 阴性。

尿微量白蛋白/肌酐(2020-09-04)：21.31 mg/g。

眼底检查：双眼视盘边界清，色红，网膜平，双眼后极部散在微血管瘤、棉绒斑、黄斑无水肿。结论：双眼糖尿病视网膜病变中度非增殖期。

肌电图：左侧正中神经腕部受压之电生理表现，余神经功能尚可。

甲状腺功能及相关抗体(2020-09-04)：TSH、FT₃、FT₄ 正常；甲状腺球蛋白抗体、甲状腺过氧化物酶抗体、促甲状腺素受体抗体均正常。

自身抗体(2020-09-08)：抗核抗体、抗双链 DNA 抗体、抗中性粒细胞胞质抗体均(一)。补体 C3、C4 水平正常。

免疫球蛋白(2020-09-07)：血清 IgG、IgA、IgM、IgE 均正常。

初步诊断

糖尿病(分型待定)，糖尿病酮症，胰岛素过敏。

治疗及转归

患者入院后予静脉小剂量胰岛素降糖、补液、消酮治疗，复查血酮、尿酮转阴，血气分析无酸中毒证据，酮症纠正。患者中年起病，体形中等，起病后始终以口服降糖药物治疗，血糖控制一般，无酮症倾向，糖尿病自身抗体阴性，既往 2 型糖尿病诊断明确。2 个月前开始使用胰岛素皮下注射控制血糖，皮肤局部注射部位出现严重的过敏反应(硬结和瘙痒)，血液中胰岛素抗体由阴性转为阳性，C 肽从 3.01 μg/L 骤降为＜0.02 μg/L，GADA 阴性，ICA 阴性。考虑为胰岛素诱发的暴发性炎症诱导的 β 细胞破坏，诊断为 1 型糖尿病(胰岛素过敏介导由 2 型糖尿病转变)。

患者既往皮下胰岛素注射部位有严重过敏反应，酮症酸中毒纠正后给予多种胰岛素进行皮下注射试验，"诺和灵 R"、赖脯胰岛素和德谷胰岛素反应最小。首选赖脯胰岛素和德谷胰岛素起始脱敏治疗。采用胰岛素泵脱敏治疗，同时口服抗组胺类药物，患者赖脯胰岛素脱敏后改皮下注射后仍有皮肤发红，重新改为"诺和灵 R"，并小剂量逐步增加注射剂量。胰岛素泵脱敏后患者注射部位皮肤局部无硬结和瘙痒,给予改为皮下多次胰岛素注射。患者胰岛素注射部位皮肤局部无硬结和瘙痒,但仍有轻度发红,皮肤会诊考虑胰岛素局部注射反应,予局部外用 0.1% 他克莫司软膏联合口服抗组胺药治疗,患者皮肤局部发红逐渐消失。

出院时予三餐前"诺和灵 R"皮下注射 16 U – 12 U – 10 U,德谷胰岛素 36 U(分 3 个不同部位注射,每个点注射 12 U),联合口服二甲双胍 1 g bid + 阿卡波糖 0.1 g tid + 吡格列酮 15 mg qd 降糖。空腹血糖维持在 6~10 mmol/L,餐后血糖 8~12 mmol/L。同时予依巴斯汀片 10 mg qn po, 0.1% 他克莫司软膏外用抗过敏治疗。羟苯磺酸钙胶囊 0.5 g tid 改善微循环。碳酸钙 D3 1 片 qd 补钙治疗。2 个月后患者至我院随访,注射部位无发红、瘙痒及硬块,空腹血糖 5.1 mmol/L,空腹胰岛素 50.2 mU/L,空腹 C 肽 < 0.02 μg/L,餐后 2 小时血糖 10.4 mmol/L,餐后 2 小时胰岛素 435 mU/L,餐后 2 小时 C 肽 < 0.02 μg/L,糖尿病自身抗体:IAA 阳性,GADA 阴性,ICA 阴性。

讨论与分析

患者,男性,中年起病,体形中等,起病后长期以口服降糖药物治疗,血糖控制一般,无酮症倾向,糖尿病自身抗体阴性,故既往诊断为 2 型糖尿病。2 个月前因血糖控制不佳开始使用胰岛素皮下注射降糖治疗,皮肤注射部位出现严重硬结和瘙痒等过敏反应,胰岛素治疗后无明显原因下出现病情恶化,甚至出现糖尿病酮症酸中毒,血液中胰岛素抗体由阴性(2020 年 7 月)转为阳性(2020 年 9 月),C 肽水平从 3.01 μg/L(2020 年 7 月)骤降为 < 0.02 μg/L(2020 年 9 月),GADA 阴性,ICA 阴性。考虑为胰岛素诱发的暴发性炎症诱导了 β 细胞破坏,诊断为 1 型糖尿病(胰岛素过敏介导由 2 型糖尿病转变)合并胰岛素过敏。

1 型糖尿病是遗传、环境和免疫因素协同作用,引起胰岛 β 细胞大量破坏及胰岛素绝对缺乏的结果。目前,无论何种胰岛素制剂在人体内仍具有免疫原性,胰岛素使用是产生胰岛素自身抗体的危险因素之一[1]。既往无相关证据表明外源性胰岛素治疗后产生的抗体会导致 β 细胞衰竭[1]。但是,2014 年日本团队发表了一篇系列病例分析[2],他们在临床上观察到 6 例 2 型糖尿病患者使用胰岛素之后转变为 1 型糖尿病,这 6 例患者在使用胰岛素之前,均无糖尿病相关抗体且 β 细胞功能尚可,然而胰岛素治疗后血糖均无改善,1 例患者甚至出现糖尿病酮症酸中毒。与此同时,C 肽水平迅速下降,出现胰岛素抗体,其中 3 例患者合并胰岛素过敏。胰岛素使用后转变为 1 型糖尿病的时间不一,这 6 例患者从开始使用胰岛素治疗到出现 1 型糖尿病的平均时间为(7.7±6.1)个月。作者认为这些病例在使用胰岛素之前,GAD65 – Ab 均阴性且胰岛 β 细胞功能尚存,诊断既不是成人隐匿性自身免疫性糖尿病(LADA)也不是缓慢进行性胰岛素依赖型糖尿病(SPIDDM)。其中 1 例患者的胰腺穿刺结果显示胰岛组织确实遭受了毁灭性的损伤,局部浸润的细胞以 CD3+、CD8+ 的杀伤性 T 淋巴细胞、巨噬细胞为主。因此他们认为外源性胰岛素治疗触发炎症反应导致胰岛 β 细胞破坏,从而使 2 型糖尿病转变为 1 型糖尿病。进一步基因检测发现 6 例患者均携带 1 型糖尿病高危型人白细胞抗原Ⅱ类(IDDM1)和胰岛素基因 VNTR Ⅰ类基因型(IDDM2)基因,两者联合可进一步增加 1 型糖尿病的易感性[3]。该团队发现 BACH2 和 CLEC16A 的风险变异也可能导致胰岛素触发的 1 型糖尿病的发生[4]。本例患者中年起病,起病后长期以口服降糖药物治疗,无酮症倾向,糖尿病自身抗体阴阴性,胰岛 β 细胞功能存在。开始使用胰岛素治疗到出现 1 型糖尿病的时间为 6 周。6 周时已经出现 C 肽水平明显低下,但胰岛素抗体阴性,而入我科后复查为阳性,可能是 6 周时抗体滴度低。该病例符合胰岛素治疗触发 2 型糖尿病转变为 1 型糖尿病的特点。

尽管胰岛素的种属和纯度都在逐步优化,外源性胰岛素制剂仍可能导致过敏。胰岛素过敏主要分为 3 种,分别是Ⅰ型速发型,主要与 IgE、组胺、白三烯等相关;Ⅲ型免疫复合物型,主要与 IgG/IgM 和抗原形成免疫复合物导致血管炎症、组织损伤有关;Ⅳ型迟发型,又称为细胞反应型,往往有淋巴细胞尤其是细胞毒性 T 细胞、单核巨噬细胞等参与其中[5]。胰岛素过敏的诊断方法首选皮内试验。文献中也有进行检测胰岛素特异性 IgE、鱼精蛋白特异性 IgE 等帮助明确诊断。过敏局部皮肤活检,更是有助于明确变态反应的病理类型。本病例患者在胰岛素注射后数分钟出现皮肤发红伴瘙痒,5 小时左右出现皮肤硬结,硬结持续数天至 1 周消退,考虑可能是Ⅰ型、Ⅳ型并存的状态。他克莫司可以通过抑制 T 淋巴细胞活化从而抑制Ⅳ型过敏反应,该患者外用他克莫司软膏有效地侧面验证了该患者可能合并Ⅳ型过敏反应。胰岛素过敏合并胰岛素绝对依赖的患者首选胰岛素脱敏疗法。胰岛素泵脱敏,操作简便,且疗效较为肯定,胰岛素脱敏期间可辅以口服抗组胺药物,外用他克莫司软膏改善皮肤局部表现。

最终诊断

1 型糖尿病(胰岛素过敏介导由 2 型糖尿病转变),糖尿病酮症(已纠正),双眼糖尿病视网膜病变(中度非增殖期),胰岛素过敏。

专家点评

应用胰岛素的患者中有小于 1% 的人会发生胰岛素过敏[6]。胰岛素过敏引发体内免疫反应,进一步破坏胰岛 β 细胞,引起胰岛素分泌能力降低。由 2 型糖尿病转变为 1 型糖尿病的病例则更为罕见,迄今为止只有日本有过报道,2008 年首次报道了 3 例[7],随后 2014 年该团队再次报道了 3 例,并对这 6 例进行了分析[2]。从给予胰岛素治疗到转变为 1 型糖尿病的这 6 例患者平均年龄(59.5±12.8)岁,既往 2 型糖尿病病程(16.8±11.8)年,胰岛素治疗平均时长(7.7±6.1)个月,初期均无糖尿病相关抗体且 β 细胞功能尚可,应用胰岛素治疗后有 3 例出现过敏反应,均可检测到胰岛素抗体,C 肽骤降。1 例做了胰腺组织的免疫组化,发现 β 细胞明显减少,T 淋巴细胞和单核细胞浸润,与 1 型糖尿病病理类型相似。基因可能部分解释这种由胰岛素过敏引起免疫风暴专门破坏 β 细胞只见于亚裔人群的现象。鉴于该类型病例报道较少,具体发病机制仍需进一步研究。

本例由胰岛素免疫反应引起的胰岛 β 细胞功能恶化转为 1 型糖尿病的病例较为罕见,需要临床医生对存在胰岛素过敏或应用胰岛素后血糖反而进一步恶化的患者提高警惕,监测胰岛素及 C 肽、糖尿病相关抗体,必要时可行基因检测。此类患者因为 β 细胞功能丧失,需胰岛素控制血糖,可先予以胰岛素脱敏治疗,存在高滴度胰岛素抗体的患者,所需胰岛素的剂量可大于胰岛素抗体阴性的 1 型糖尿病患者。

病例提供单位:复旦大学附属华山医院

整理:孙全娅

述评:李益明 刘晓霞

📖 参考文献

［1］FINEBERG SE，KAWABATA TT，FINCO-KENT D，et al. Immunological responses to exogenous insulin［J］. Endocr Rev，2007，28(6)：625 – 652.

［2］NISHIDA W，NAGATA M，IMAGAWA A，et al. Insulin administration may trigger type 1 diabetes in Japanese type 2 diabetes patients with type 1 diabetes high-risk HLA class Ⅱ and the insulin gene VNTR genotype［J］. J Clin Endocrinol Metab，2014，99(9)：E1793 – 1797.

［3］WALTER M，ALBERT E，CONRAD M，et al. IDDM2/insulin VNTR modifies risk conferred by IDDM1/HLA for development of Type 1 diabetes and associated autoimmunity［J］. Diabetologia，2003，46(5)：712 – 20.

［4］ONUMA H，KAWAMURA R，TABARA Y，et al. Variants in the BACH2 and CLEC16A gene might be associated with susceptibility to insulin-triggered type 1 diabetes［J］. J Diabetes Investig，2019，10(6)：1447 – 1453.

［5］HEINZERLING L，RAILE K，ROCHLITZ H，et al. Insulin allergy：clinical manifestations and management strategies［J］. Allergy，2008，63(2)：148 – 55.

［6］LÉONET J，MALAISE J，GOFFIN E，et al. Solitary pancreas transplantation for life-threatening allergy to human insulin［J］. Transpl Int，2006，19(6)：474 – 7.

［7］NAKAMURA M，NISHIDA W，YAMADA Y，et al. Insulin administration may trigger pancreatic β-cell destruction in patients with type 2 diabetes［J］. Diabetes Res Clin Pract，2008，79(2)：220 – 229.

病例39 口渴、多饮、多尿的少年，仅仅是 1 型糖尿病吗？

主诉

男性，25 岁，口渴、多饮、多尿 13 年，血糖控制不佳 1 个月。

病史摘要

现病史：患者于 13 年前无明显诱因下出现口渴、多饮、多尿，日饮水量约 3 000 ml，尿量约等于饮水量，体重下降不明显，当时就诊于当地医院，检查随机血糖 30.0 mmol/L，诊断为"糖尿病"，当地建议到上级医院进一步诊治，遂来我院，诊断为 1 型糖尿病，建议胰岛素治疗。12 年前出现糖尿病酮症酸中毒，在当地治疗后好转，给予"诺和灵 30R"早餐前 14 U、晚餐前 16 U 皮下注射。5 年前血糖控制不佳，胰岛素方案调整为甘精胰岛素 14～16 U 每日一次睡前皮下注射，诺和灵 R 早 12 U、中 10 U、晚 10 U，三餐前皮下注射。3 年前出现双眼眼底出血，行双侧视网膜激光治疗、双侧玻璃体切除术。近 2 个月胰岛素方案调整为甘精胰岛素 14 U 每日一次皮下注射，"诺和锐"早 10 U、中 8 U、晚 8 U，三餐前皮下注射。近 1 个月血糖控制不佳，为求进一步诊治来我院。

病来患者无手足麻木或疼痛，无间歇性跛行，无头晕、头痛，无发热、寒战，无咳嗽、咳痰，无胸闷气短,无心前区疼痛,无恶心、呕吐,无腹痛、腹泻,无尿频、尿急及尿痛,饮食可,睡眠欠佳,精神及体力可,二便正常,近期体重无明显改变。平时生活规律,能够饮食调整,少运动。

既往史:否认高血压、冠心病病史,否认传染病史,无药物过敏史。3年前行双侧视网膜激光治疗、双侧玻璃体切除术。

个人史:居住地内蒙古,未婚未育,不吸烟及饮酒。无粉尘、工农业毒物及放射性物质接触史。

家族史:无糖尿病和甲状腺疾病家族遗传史,父母健康。

入院查体

T 36.2℃,P 122次/分,R 18次/分,BP 106/57 mmHg。身高164 cm,体重50 kg,BMI 18.93 kg/m²。神清语明,查体合作,无颜面潮红及深大呼吸。无满月脸,头发和眉毛分布正常,双眼球不突出,口鼻无增厚,齿龈未见色素沉着,胡须分布正常,已变声,有喉结,双侧甲状腺未触及,局部无压痛,腹部未见紫纹,腹软,无压痛,双下肢无水肿,双足背动脉搏动可,四肢肌力Ⅴ级,周身皮肤未见皮疹。

辅助检查

口服葡萄糖耐量试验及胰岛功能系列(2020-08-11):如表39-1所示。

表39-1 口服葡萄糖耐量试验及胰岛功能检查

指标	0 min	30 min	60 min	120 min	180 min
血糖(mmol/L)	10.23	9.87	9.36	7.28	5.69
胰岛素(mIU/L)	9.39	12.35	17.36	13.52	8.94
C肽(pmol/L)	18.83	21.62	20.2	20.33	20.29

HbA1c(2020-08-11):6.00%。

胰岛自身抗体(2020-08-11):IA-2A>175 IU/ml(正常值范围0.41~20 IU/ml),GADA 10.29 IU/ml(正常值范围0~17 IU/ml)。

甲状腺功能及抗体:如表39-2所示。

表39-2 甲状腺相关检查

指标	2020-08-11	2020-08-13	2020-08-13 (稀释5倍)	2020-08-14	参考范围
FT₄(pmol/L)	9.05	9.52	6.51	10.07	9.01~19.05
FT₃(pmol/L)	4.09	4.26	2.24	4.26	2.43~6.02
TSH(mIU/L)	91.7269	77.4565	15.88	>100	0.35~4.94
总T₄(nmol/L)				78.42	62.68~150.84

(续表)

指标	2020-08-11	2020-08-13	2020-08-13（稀释5倍）	2020-08-14	参考范围
总 T_3(nmol/L)				1.51	0.89~2.44
反 T_3(ng/ml)		0.469			0.511~0.899
TPOAb(IU/ml)	655.26			590.08	0~5.61
TgAb(IU/ml)	298.83			286.7	0~4.11

复查甲状腺功能三项（TSH、FT_3 和 FT_4），结果见表 39-3。

表 39-3 复查甲状腺功能结果

指标	2020-08-13	参考范围
FT_4(pmol/L)	12.21	12.06~23.00
FT_3(pmol/L)	5.56	3.30~7.30
TSH(mIU/L)	85.29	0.30~4.30

促甲状腺激素受体抗体（TRAb）（2020-08-13）0.3 IU/L（正常范围0~1.75 IU/L），甲状腺素结合球蛋白（TBG）（2020年8月13日）19.5 μg/ml（正常范围14~31 μg/ml），甲状腺球蛋白（2020年8月13日）<0.2 ng/ml（正常范围14~31 ng/ml）。

血清检测抗人甲状腺 T_3 抗体 17.3 ng/ml，抗人甲状腺 T_4 抗体 30.69 ng/ml。选择 IAA 阳性、抗甲状腺自身抗体阴性且甲功正常者做阴性对照，对照者抗人甲状腺 T_3 抗体 9.04 ng/ml，抗人甲状腺 T_4 抗体 14.62 ng/ml。

ACTH-皮质醇节律：见表 39-4。

表 39-4 ACTH-皮质醇节律检查结果

指标	8:00	15:00	24:00
ACTH(pg/ml)	29.14	30.94	9.02
皮质醇(nmol/L)	516.3	453.7	49.65

性激素系列：

性激素系列未见异常：LH 4.4 mIU/ml（0.8~7.6 mIU/ml），FSH 1.42 mIU/ml（0.7~11.1 mIU/ml），血清睾酮（TES）16.20 nmol/L（5.54~25.17 nmol/L），血清雄烯二酮（AND）6.48 nmol/L（2.1~10.8 nmol/L），血清脱氢表雄酮（DHS）8.55 μmol/L（2.17~15.2 μmol/L），血清游离睾酮（F-TEST）83.33 pmol/L（55.05~183.5 pmol/L），性激素结合球蛋白（SHBG）30.7 nmol/L（10~57 nmol/L）。

血清生长激素测定（GH）2.34 μg/L（0.05~3 μg/L），胰岛素样生长因子-1（IGF-1）

178.00 ng/ml(115～358 ng/ml)

尿蛋白/尿肌酐:见表39-5。

表39-5 尿蛋白/尿肌酐检查结果

尿微量白蛋白/尿肌酐	2020-08-11	2020-08-15
尿微量白蛋白(0～30 mg/L)	39.5	24.2
尿肌酐(μmol/L)	14 335	5 799
UACR	24.38	36.92

其余化验(2020-08-13):

骨代谢标志物 B-Crosslaps 745.1 pg/ml(正常值范围<584 pg/ml),其余未见明显异常。血常规、血脂、尿酸、肝肾功能、血离子、风湿三项、风湿抗体系列、尿轻链 κ 定量、尿轻链 λ 定量、免疫固定电泳等未见明显异常。

眼底检查(2020-08-13):

双眼玻璃体切除术后。右眼晶体混浊,左眼人工晶体位正,玻璃体混浊,眼底视盘色淡,动脉极细,视网膜出血、渗出,黄斑区瘢痕,放射状皱褶,眼压右眼 18 mmHg,左眼 18 mmHg。

诊断:右眼白内障,双眼糖尿病视网膜病变(玻切术后),双眼黄斑前膜。

肌电图(2020-08-11):

(1)双侧腓总神经 MCV 稍减慢,波幅稍降低。双侧胫神经 MCV 稍减慢,波幅降低。(2)双侧腓神经、胫神经 SCV 未引出。

诊断意见:周围神经损害。

血管超声(2020-08-13):

双下肢动脉超声:右侧下肢动脉轻微硬化样改变,右侧下肢动脉血流速度正常范围。左侧下肢动脉轻微硬化样改变,左侧下肢动脉血流速度正常范围。

双颈动脉超声:未见异常。

甲状腺超声(2020-08-13):

检查所见:甲状腺右叶横径约 1.46 cm,前后径约 1.71 cm,上下径<5.5 cm。甲状腺左叶大小横径约 1.49 cm,前后径约 1.99 cm,上下径约<5.5 cm。甲状腺峡部约 0.20 cm。甲状腺腺体回声不均匀减低。腺体后未见结节。CDFI 未见明显血管扩张。左叶:中部偏外可见低回声,大小约 0.66 cm×0.47 cm,不规则。左颈部可见数个淋巴结回声,大者约 2.65 cm×0.64 cm,位于Ⅱ区,皮髓质界限清晰。右颈部可见数个淋巴结回声,大者约 2.04 cm×0.50 cm,位于Ⅱ区,皮髓质界限清晰。

诊断意见:甲状腺回声不均匀减低,注意自身免疫性甲状腺病。甲状腺左叶低回声,不除外[甲状腺影像报告和数据系统(thyroid imaging reporting and data system,TI-RADS)4a 级]结节或桥本病局部改变。双颈部淋巴结回声(2级)。

其余辅助检查:

经胸超声心动图+心功能(2020-08-13):心内结构及血流未见异常,静息状态下左室整体收缩功能正常。

心电图(2020-08-11):窦性心动过速。

肺部 CT 平扫(2020-08-11):未见异常。

肝胆脾胰彩色多普勒超声检查意见(2020-08-13):肝内高回声,血管瘤不除外。

纯音听阈测定(电测听)检查意见(2020-08-13):未见异常。

◆ 初步诊断 ▶▶▶

1 型糖尿病,双眼糖尿病性视网膜病变(双侧视网膜激光治疗、双侧玻璃体切除术后),糖尿病性周围神经病变,糖尿病肾病(微量蛋白尿期),双下肢动脉硬化症,自身免疫性甲状腺炎(甲状腺功能减退症),甲状腺结节,右眼白内障,双眼黄斑前膜;肝血管瘤。

◆ 治疗及转归 ▶▶▶

1. 治疗

(1) 胰岛素泵治疗,密切监测血糖:如表 39-6 所示。

表 39-6　患者胰岛素方案

基础胰岛素	总量 14.6 U	三餐胰岛素	追加量
0:00~3:00	0.5 U	早餐	6 U
3:00~6:00	0.8 U	午餐	2 U
6:00~9:00	0.75 U	晚餐	8 U
9:00~12:00	0.55 U		
12:00~16:00	0.6 U		
16:00~20:00	0.6 U		
20:00~24:00	0.5 U		

(2) 眼底、肾脏微血管病变:羟苯磺酸钙 500 mg 每日 3 次口服。

(3) 糖尿病性周围神经病变:甲钴胺 0.5 mg 每日 3 次口服。

(4) 甲状腺功能减退症:左甲状腺素钠片 50 μg 早空腹每日 1 次口服,监测心率。

2. 转归

(1) 糖尿病治疗情况:如表 39-7 所示。

表 39-7　治疗后相关检查结果

指标	2020-10-13	2020-12-01	2021-03-08	2021-04-15
糖化血红蛋白(%)	6.3			7.3
空腹血糖(mmol/L)	10.31	3.67	7.7	7.17
餐后 2 小时血糖(mmol/L)		3.09	3.59	
尿微量白蛋白(0~30 mg/L)	236.00	203.00	392.00	108

（续表）

指标	2020 - 10 - 13	2020 - 12 - 01	2021 - 03 - 08	2021 - 04 - 15
尿肌酐（μmol/L）	5 063	5 832	5 216	3 883
UACR	412.43	307.98	664.96	246.09
胰岛素泵方案	基础 17.1 （追加 4.5,4.5,5）	基础 16.9 （追加 4.5,4.5,5）		

（2）自身免疫甲状腺炎（甲减）治疗情况：如表 39 - 8。

表 39 - 8　治疗后甲状腺相关检查结果

指标	2020 - 08 - 14	2020 - 08 - 18	2020 - 10 - 13	2020 - 12 - 01	2021 - 03 - 18	2021 - 04 - 15
FT_4（9.01～19.05 pmol/L）	10.07	11.41	11.47	11.52	13.56	12.67
FT_3（2.43～6.02 pmol/L）	4.26	4.1	4.23	5.01	4.08	5.08
TSH（0.35～4.94 mIU/L）	>100	88.447 4	11.485	14.963 2	10.280 8	4.643 1
反 T_3（0.511～0.899 ng/ml）	0.469 （08 - 13 检测）	0.546	0.632	0.607	0.698	0.67
TPOAb（0～5.61 IU/ml）	590.08			336.56		
TgAb（0～4.11 IU/ml）	286.7			110.67		
左甲状腺素钠	50 μg qd		75 μg qd		87.5 μg qd	

2020 年 8 月 14 日开始，予以患者左甲状腺素 50 μg 每日 1 次口服，8 月 18 日复查甲状腺功能显示患者反 T_3 由之前的低于正常范围，升高至正常范围，提示患者甲状腺素需求基本满足，因此继续予以左甲状腺素每日 50 μg 剂量口服治疗，暂未逐渐加量，定期复查调整药量。

（3）甲状腺结节随访情况

甲状腺超声（2020 - 12 - 03）：甲状腺双叶回声欠均匀甲状腺双叶低回声区，炎性病变可能性大，双颈部淋巴结回声（2 级）。

甲状腺超声（2020 - 03 - 11）：甲状腺回声，请结合甲状腺功能，双颈部淋巴结回声（2 级）。

讨论与分析

本病例是典型的 1 型糖尿病，具有年轻起病、体形消瘦、无糖尿病家族史、胰岛功能衰竭、依赖外源性胰岛素治疗、酮症倾向、慢性并发症以微血管并发症为主、胰岛自身抗体阳性等特点。同时，根据甲状腺功能、甲状腺抗体、甲状腺超声结果，考虑患者合并自身免疫甲状腺炎、甲状腺功能减退。患者 1 型糖尿病和自身免疫性甲状腺炎的诊断明确，但患者的病情仅仅是这样吗？

思考点一：1型糖尿病与自身免疫性甲状腺炎的关系。

1型糖尿病患者自身免疫性甲状腺炎的患病率明显高于普通人,成年1型糖尿病患者中,自身免疫性甲状腺疾病的发生率为17%～30%,自身免疫甲状腺患者合并1型糖尿病的比例也高于普通人群,合并至少一种胰岛自身抗体阳性的比例大约25%[1]。另外,1型糖尿病患者发生自身免疫性甲状腺疾病的年龄更早,1型糖尿病患儿合并自身免疫性甲减的比例高达25%,血糖也明显控制不佳。

这种临床现象的原因,一部分可以用共同易感基因来解释。目前确定既是1型糖尿病、又是自身免疫甲状腺疾病的易感基因包括 *HLA II*、*PTPN22*、*CTLA4*、*FOXP3*。另外,IL-1RA、IL-4、CD40、TNF-α 等也被发现与1型糖尿病和自身免疫性甲状腺疾病的发病风险相关[2]。因此,国际上各个学会,均建议在1型糖尿病患者中,进行甲状腺功能及抗体的检测,各学会指南推荐意见表39-9[3]。

表39-9　各学会指南筛查建议

学会	指南筛查建议
BTA	诊断时以及以后每年检测 TSH 和 TPOAb
ADA	诊断时对 TSH、TPOAb 和 TgAb 评估。诊断为1型糖尿病后以及血糖控制后立即测量 TSH。每年进行一次筛查,当 TPOAb 最初为阴性时,应每年进行检测,当 TPOAb 呈阳性或出现甲状腺疾病症状如甲状腺肿、儿童生长速度异常或无法解释的血糖波动时,应更频繁检测(最长每6个月)诊断 AITD 时,应检测糖化血红蛋白、胰岛细胞抗体和谷氨酸脱羧酶抗体
AACE	甲状腺肿和 AITD 患者在诊断时应定期进行甲状腺触诊和 TSH 检测
ISPAD	当临床症状提示可能患甲状腺疾病时,应重复进行甲状腺抗体和甲状腺功能检查;甲状腺功能正常的无症状患者,每年进行筛查

注:BTA,英国甲状腺协会;ADA,美国糖尿病协会;AACE,美国临床内分泌学家协会;ISPAD,国际儿童和青少年糖尿病学会

思考点二：自身免疫性多腺体综合征。

自身免疫性多内分泌腺综合征(APS)是指个体在一生中同时或先后发生两种或两种以上自身免疫性内分泌腺病和非内分泌腺病的一组疾病群,其中绝大多数为内分泌腺(或内分泌细胞)功能减退或衰竭,血中可检出腺体特异性自身抗体,是一种呈家族发病倾向的遗传性疾病。APS可按照发病机制分为 APS I 型和 APS II 型,其临床特点和疾病谱见表39-10[4,5]。

表39-10　APS 的临床特点和疾病谱

项目	APS-I	APS-II
遗传方式	单基因,常染色体隐性遗传(同胞儿)	多基因,复杂遗传(多代亲属)
相关基因	自身免疫调节子(AIRE)基因突变	*HLA*, *MIC-A*, *PTPN22*, *CTLA-4*
与 HLA 相关性	无相关	与 DR3/4 相关
发病年龄	婴幼儿(4～10岁)	成年人(16～40岁)
男女比率	1:1	1:3
临床表现	甲状旁腺功能减退症/念珠菌病/Addison病(三联征)	Addison病/AITD/1型糖尿病

（续表）

项目	APS-Ⅰ	APS-Ⅱ
皮肤、黏膜病变	皮肤、黏膜病	无
感染	念珠菌病	无
抗干扰素抗体	100%	无
内分泌疾病	肾上腺皮质功能减退症	肾上腺皮质功能减退症
	甲状旁腺功能减退症	老年性甲状旁腺功能减退症（自限性）
	自身免疫性甲状腺炎	自身免疫性甲状腺炎
	性腺功能减退症	性腺功能减退症
	1型糖尿病	1型糖尿病
		垂体炎，垂体功能减退症
非内分泌腺体疾病	慢性皮肤、口腔黏膜白色念珠菌感染	
	自身免疫性皮肤疾病：白癜风，脱发（秃头），干燥综合征，荨麻疹样红斑	自身免疫性皮肤疾病：白癜风，脱发，干燥综合征，环状肉芽肿/疱疹样皮炎
	血液疾病（无脾症、恶性贫血）	血液疾病（恶性贫血）
	胃肠疾病：慢性活动性肝炎，萎缩性胃炎，吸收不良综合征、乳糜泻，胆石症	胃肠疾病：自身免疫性肝炎，萎缩性胃炎，吸收不良综合征、乳糜泻，溃疡性结肠炎/原发性胆汁性肝硬化
	外胚层器官发育不良（指甲发育不良、牙龈质钙化、耳鼓膜钙化）	肿瘤
	其他疾病（角膜-结膜炎）	神经系统疾病：肌炎/重症肌无力/多发性神经病/僵人综合征
		其他疾病（结节病/选择性IgA缺乏症/特发性心脏传导阻滞/特发性血小板减少性紫癜）

APS也可以根据发病机制和历史习惯，分为APSⅠ、APSⅡ、APSⅢ、APSⅣ型。各型临床特征归纳于表39-11。

表39-11　APS各型临床特征

项目	APS-Ⅰ	APS-Ⅱ	APS-Ⅲ	APS-Ⅳ
是否有家族史	是	是	是	是
遗传易感性	AIRE突变	HLA-DR3、4、5	HLA-DR3	HLA-DR3
疾病主要组分	念珠菌感染 自身免疫性肾上腺皮质低功 自身免疫性甲旁减	自身免疫性肾上腺皮质低功（必须） 自身免疫性甲状腺病和（或）1型糖尿病	自身免疫性甲状腺疾病（必须）	2种或2种以上的自身免疫性疾病 除外APS-Ⅰ、Ⅱ、Ⅲ

（续表）

项目	APS-I	APS-II	APS-III	APS-IV
除外的内分泌疾病		自身免疫性甲旁减	自身免疫性肾上腺皮质低功 自身免疫性甲旁减	自身免疫性甲旁减 自身免疫性甲状腺疾病 1型糖尿病

1 型糖尿病和自身免疫性甲状腺炎同时出现,不合并其他内分泌腺体疾病,可定义为 APS Ⅲ。1 型糖尿病和自身免疫甲状腺炎也可同时存在于非常罕见的少年 1 型 APS(包括自身免疫性甲状旁腺功能减退和原发性性腺功能减退)和以 Addison 病为主要表现的成人 2 型 APS 中。

思考点三:胰岛自身抗体。

本例患者检测胰岛自身抗体,发现 IA-A2>175.00 IU/ml, GADA 10.29 IU/ml(在正常范围内)。为什么 GADA 正常,而 IA-A2 明显升高? IA-A2 升高能够带来什么危害? 该患者体重 50 kg,每天 40 U 胰岛素,胰岛素用量相对较大,血糖控制不佳,究其原因,是否可能与胰岛自身抗体相关?

至少 90% 的 1 型糖尿病患者发病时有 1 种或更多的胰岛自身抗体,胰岛自身抗体可以在糖尿病相关症状出现之前的数月甚至数年就出现,除了帮助诊断 1 型糖尿病,还可以预测患者一级亲属或高危人群发病概率。其中 IA-A2 并非 1 型糖尿病特异性抗体,它可能是胰岛素自身抗体,也可能是使用外源性胰岛素产生的抗体。在胰岛素自身免疫综合征、甲状腺疾病甚至正常人中可出现。

胰岛素自身免疫综合征,是非外源性胰岛素诱导高浓度免疫活性胰岛素和胰岛素自身抗体(IA-A2)产生,这类患者未使用胰岛素,主要临床表现为频繁发生的低血糖。发病原因与伴发自身免疫性疾病、服用含巯基药物(甲巯咪唑、氯吡格雷等)相关。这类患者的处理应当以停用诱发药物为主,必要时应用小剂量泼尼松[6]。

另外,使用外源性胰岛素或胰岛素类似物后,也可以诱导机体产生 IA-A2,称为外源性胰岛素抗体综合征。这类患者主要临床表现为血糖波动、免疫性胰岛素抵抗和低血糖反应。是否会产生外源性胰岛素抗体综合征、其严重程度如何,与胰岛素的氨基酸序列、胰岛素剂型、给药方式和患者自身的遗传因素相关。这类患者主要处理措施是停用胰岛素或联合口服降糖药,应用纯度高、抗原性低的胰岛素,必要时应用糖皮质激素、血浆置换或免疫抑制剂治疗。

本例患者考虑为 1 型糖尿病,首选治疗方式仍是胰岛素治疗,因此我们选择免疫原性更低的胰岛素剂型,在严密血糖监测下,继续胰岛素治疗,并选择了胰岛素泵持续皮下胰岛素注射的给药方式。

思考点四:TSH 异常升高。

甲状腺功能减退症可以根据甲状腺功能结果诊断,表现为 TSH 升高,T_4 降低,严重时 T_3 降低。亚临床甲状腺功能减退症,表现为 TSH 升高,T_4 正常,但是通常 TSH<20 mIU/L。本例患者 T_4 正常,TSH 高达 90 mIU/L,因此在诊断过程中,我们考虑了是否有其他导致 TSH 异常升高的因素。其他病因包括:垂体肿瘤、甲状腺激素抵抗综合征、TSH 抵抗、巨

TSH 血症、存在干扰 TSH 测定的因素等。我们结合患者甲状腺查体与超声结果(无甲状腺肿大)、垂体激素水平检测、类风湿因子检测等,对鉴别诊断进行了排除,但因患者暂时拒绝,未完善垂体核磁共振等检测。我们考虑亚临床甲减最有可能与自身免疫性甲状腺炎相关,予以左甲状腺素治疗,随访发现治疗效果良好。

1 型或 2 型糖尿病合并甲状腺功能异常时,均会对血糖造成影响,因此糖尿病患者合并甲状腺功能异常时,需要对降糖方案进行及时调整,对血糖加强监测。

最终诊断

自身免疫多腺体综合征,1 型糖尿病,双眼糖尿病视网膜病变(双侧视网膜激光治疗、双侧玻璃体切除术后),周围神经病变,肾脏疾病(微量蛋白尿期),自身免疫性甲状腺炎,甲状腺功能减退症,双下肢动脉硬化症,甲状腺结节,右眼白内障,双眼黄斑前膜,肝血管瘤。

专家点评

根据此病例的病史和胰岛功能检测结果,可确诊为 T1DM。其病程已达 13 年时仍存在高滴度的血 IA‐A2,但 GADA 抗体阴性,提示 IA‐A2 升高不仅是由 1 型糖尿病发病中存在针对胰岛的自身免疫反应所致,还可能与外源胰岛素注射和含巯基药物暴露有关。但本例患者一直使用人胰岛素或胰岛素类似物注射,并未用过动物源性胰岛素治疗,前者的可能性偏小。本例患者已被发现存在糖尿病微血管病变,尽管在本次住院中未应用硫辛酸治疗,但不能除外其在之前的院外治疗中接受过硫辛酸等含巯基药。需告知患者避免应用含巯基药物,并告知患者密切监测血糖,严防低血糖。另一个特殊问题是其甲状腺功能变化,在 TSH 已明显升高时,血 FT_4 水平仍正常。首先通过第二天复测,排除了偶然的测定误差。通过更换试剂盒(送检于迪安诊断),排除了试剂盒方法特异的系统误差。通过总 T_4 和 T_3 测定,排除了 TBG 缺乏所致。而将血清 5 倍稀释后检测的结果提示,血 FT_4 和 FT_3 的检测可能受到其抗体的干扰。最终,利用 ELISA 实验证实了其血清中存在抗 T_4 和 T_3 抗体,导致血 FT_4 和 FT_3 水平假性升高,而经过左甲状腺素治疗后其 TSH 水平可明显下降,表明该患实际应确诊为 AITD(甲减期)。已有文献报道,在 1 型糖尿病患者中 AITD 患病率可高达 38.5%,构成 APSⅢ。而且高达 92.3% 的 1 型糖尿病患者中存在抗甲状腺激素抗体[7]。这些抗体多数均可与 T_3 结合,其不仅可干扰甲状腺激素水平的测定,还因与血中甲状腺激素结合,导致组织甲减加重,促进糖尿病血管并发症的发生。这些抗体被认为是在自身免疫遗传背景上由甲状腺球蛋白糖基化增加所诱导产生的。因此,在 1 型糖尿病患者中不仅应注意筛查是否合并 AITD,还要重视对甲状腺激素抗体的检测。

病例提供单位:中国医科大学附属第一医院

整理:刘婷婷 李静

述评:李静 单忠艳

参考文献

[1] BIONDI B, KAHALY GJ, ROBERTSON RP. Thyroid dysfunction and diabetes mellitus: two closely associated disorders [J]. Endocr Rev, 2019,40(3):789 - 824.

[2] BETTERLE C, ZANCHETTA R. Update on autoimmune polyendocrine syndromes (APS) [J]. Acta Biomed, 2003,74(1):9 - 33.

[3] EISENBARTH GS, GOTTLIEB PA. Autoimmune poly-endocrine syndromes [J]. N Engl J Med, 2004,350(20):2068 - 2079.

[4] SHUN CB, DONAGHUE KC, PHELAN H, et al. Thyroid autoimmunity in type 1 diabetes: systematic review and meta-analysis [J]. Diabet Med, 2014,31(2):126 - 135.

[5] AMERICAN DIABETES ASSOCIATION. 11. Children and adolescents [J]. Diabetes Care, 2016,39(Suppl1):S86 - S93

[6] 曾晋阳,严芳芳,于岁,等. 胰岛素自身免疫综合征和外源性胰岛素抗体综合征临床特征比较 [J].中华糖尿病杂志,2020,12(10):830 - 834.

[7] BENVENGA S, PINTAUDI B, VITA R, et al. Serum thyroid hormone autoantibodies in type 1 diabetes mellitus [J]. J Clin Endocrinol Metab, 2015,100(5):1870 - 1878.

病例40 高血压、低血钾、双侧肾上腺占位,原发性醛固酮增多症?

主诉

男性,50 岁,阵发性乏力伴肌肉酸痛 10 年。

病史摘要

现病史:患者自 2010 年体检发现高血压,血压最高 180/90 mmHg,继而开始出现全身乏力伴肌肉酸痛,休息后乏力无明显缓解,曾就诊于当地医院,查血钾低于正常,予补钾治疗后乏力缓解,予氨氯地平 5 mg bid 口服降压。此后患者每年均有类似症状发生,曾于 2014 年在 A 医院查血醛固酮、肾素、皮质醇等指标"正常",每次发作时患者自服氯化钾缓释片 1.0 g bid,1 周后症状可缓解。近 1 年来患者有夜尿增多,夜间平均每 2 小时小便 1 次,日间小便约 3 次。(2020 - 01 - 27)患者因发热、乏力于当地医院就诊,体温最高 39.7℃,查血常规示白细胞 13.64×10^9/L,中性粒细胞比例 84.2%,钾 2.17 mmol/L,呼吸道五联抗体阴性,甲/乙流抗原阴性,胸部 CT 平扫示左肺小结节,予头孢替安抗感染同时静脉加口服补钾治疗。次日患者转诊至 A 医院,复查血常规提示白细胞、中性粒细胞较前下降,血钾 2.54 mmol/L,心电图提示 T 波改变,上腹部 CT 平扫示肝右叶钙化灶及低密度影,胃窦壁增厚,左肾多发低密度影,左肾多发小结石,双侧肾上腺占位。继续予抗感染和补钾治疗后,患者热退,诉腹泻。于 2020 - 01 - 29 至 B 医院就诊,复查血钾 3.43 mmol/L,予补钾,并先后予哌拉西林他唑巴坦、依替米星抗感染,体温逐步降至正常,查同步血尿电解质两次,血钾均正常。住院期间筛查高血压低血钾病因:2020 - 02 - 05 8:00am ACTH 4.4 pg/ml,

8:00am 血皮质醇 250 nmol/L，4:00pm 血皮质醇:95 nmol/L。2020 - 02 - 06 查非卧位 2 h 醛固酮 15.10 ng/dl,肾素活性 1.56 ng/(ml·h),血浆醛固酮/肾素活性比值（ARR）9.68（>30 为筛查阳性）。出院后于 2020 - 03 - 11 至我院门诊就诊,查非卧位 2 h 醛固酮 73.50 ng/dl,肾素浓度 15.13 μIU/ml,血浆醛固酮/肾素浓度比值（ARR）4.86（>3.7 为筛查阳性),为进一步诊治收入内分泌科病房。

发病以来患者精神好,食欲可,睡眠好,大小便正常,无体重明显下降。

现用药:氨氯地平 5 mg bid。

既往史:否认糖尿病病史,否认心脏病病史。否认乙肝、结核等传染病史。否认手术史,否认输血史,否认食物、药物过敏史。

个人史:无异地及疫区久居史、毒物接触史,否认吸烟、饮酒史。

婚育史:已婚,育一女。

家族史:父母非近亲结婚,父母均患高血压,女儿血压正常,否认家族成员有全身无力发作或低血钾病史。患者父亲 50 岁、母亲 55 岁时体检发现高血压,口服 1 种降压药（具体名称不详）,血压控制好。

入院查体

T 36.4℃,P 91 次/分,R 12 次/分,BP 160/109 mmHg。神清,发育正常,对答切题,自动体位,查体合作,步入病房,全身皮肤、黏膜无色素沉着,甲状腺未触及,双肺呼吸音清,未闻及干、湿性啰音。心率 91 次/分,律齐。腹部无紫纹,腹软,全腹无压痛,无肌紧张及反跳痛,肝、脾肋下未触及,肠鸣音 3 次/分。双下肢无水肿。四肢肌力、肌张力正常。

专科查体:身高(cm)173,体重(kg)74.2,BMI 24.8 kg/m²,无满月脸、水牛背,腹部无紫纹,左上腹、右上腹未闻及血管杂音。

辅助检查

血、尿、粪常规＋隐血、肝肾功能、血糖、糖化血红蛋白、肿瘤标志物:未见明显异常。

血脂:总胆固醇 6.80 mmol/L，HDL - C 1.14 mmol/L,非高密度脂蛋白胆固醇 5.66 mmol/L，LDL - C 5.00 mmol/L,甘油三酯 1.55 mmol/L,脂蛋白(a)80 mg/L,载脂蛋白 B 0.99 g/L。

血钾 2.8 mmol/L,同步 24 h 尿钾 77.4 mmol。

血清钙 2.28 mmol/L,血清磷 1.25 mmol/L。24 h 尿钙 5.4 mmol，24 h 尿磷 10.6 mmol。

内分泌激素:

入院后复查非卧位 2 小时血醛固酮 1 005.0 pg/ml。8:00am 血皮质醇 23.97 μg/dl,24 h 尿游离皮质醇 45.72 μg（尿量 1.8 L）。小剂量地塞米松抑制试验（午夜 1 次法,1 mg）服药次日:皮脂醇 0.85 μg/dl。变肾上腺素（MN）45.79 pg/ml,去甲变肾上腺素（NMN）150.92 pg/ml。24 h 尿香草苦杏仁酸（VMA）50.9 μmol（尿量 1.5 L）。

甲状腺功能:TSH 2.78 mIU/L，FT₄ 16.50 pmol/L，FT₃ 5.98 pmol/L。

性激素:黄体生成素 4.07 IU/L,催乳素 13.19 ng/ml,脱氢异雄酮 2.90 μmol/L,绒毛膜促性腺激素 < 0.10 mIU/ml,卵泡刺激素 6.47 IU/L,雌二醇 105.0 pmol/L,睾酮 19.95 nmol/L,黄体酮 2.6 nmol/L。

超声与影像学检查：

● 肾脏超声(2020-03-25)：左肾囊肿，左肾结石。右肾、双侧肾动脉未见明显异常。

● 心脏超声(2020-03-26)：静息状态下经胸超声心动图未见明显异常。功能诊断：左心收缩功能正常，左心舒张功能正常。

● 上腹部CT增强(2020-03-30)：双侧肾上腺多发大小不等结节灶，左侧结节最大直径约22 mm×25 mm，平扫CT值27 HU，增强后皮质期明显不均匀强化，CT值(30～107 HU)，边缘光整。右侧结节大小约16 mm×20 mm，平扫CT值约(-14 HU)，增强后可见强化，CT值15 HU，髓质期CT值约0 HU。肝右叶钙化结节。胆囊内密度不均匀，请结合超声检查随访。左肾下极多发结石，左肾囊肿可能，随访。

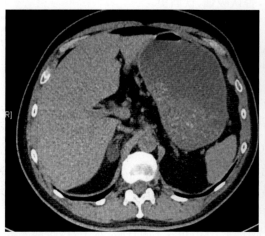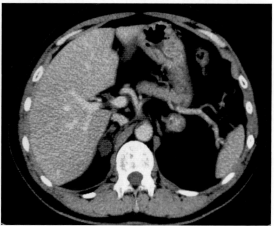

图40-1　上腹增强CT(2020-03-30)

其他辅助检查：

● 动态血压(2020-02-07)：测量均值升高，平均动脉压昼夜节律变化消失，全天血压均值124/81 mmHg，日间血压均值124/81 mmHg，夜间血压均值123/82 mmHg。

● 动态心电图(2020-02-07)：①主导心律为窦性心律。②偶发房性早搏。③未见缺血型ST-T动态改变，平均心率66次/分，最慢心率47次/分，最快心率106次/分，房性早搏9个。

肾上腺静脉取血：

● 患者原发性醛固酮增多症定性诊断明确，因双侧肾上腺腺瘤，行ACTH持续刺激下肾上腺静脉采血测醛固酮。左肾上腺、右肾上腺静脉血皮质醇与下腔静脉血皮质醇之比分别为5.1、5.6，提示双侧肾上腺插管成功。肾上腺静脉采血(adrenal vein sampling, AVS)结果提示：右侧醛固酮分泌优势，皮质醇校正的醛固酮优势分泌指数>6.7。结果详见表40-1。

表40-1　肾上腺静脉采血

指标	下腔静脉	左肾上腺	右肾上腺
皮质醇(μg/dl)	45.2	230.6	252.9
血醛固酮(pg/ml)	1 325.6	1 307.5	>9 600

（续表）

指标	下腔静脉	左肾上腺	右肾上腺
选择性指数（SI）		5.1	5.6
醛固酮/皮质醇		5.6	＞37.9
优势分泌指数（LI）			＞6.7

SI：选择性指数，肾上腺静脉与下腔静脉的血皮质醇比值

初步诊断

原发性醛固酮增多症，右侧肾上腺醛固酮肿瘤，左侧肾上腺无功能瘤，高胆固醇血症，左肾结石。

治疗及转归

（1）上述诊断明确后，暂予氨氯地平 5 mg bid 降压、氯化钾缓释片 3 mg 每天 4 次（qid）补钾治疗，复测血钾 3.7 mmol/L，血压波动于（130～150）/（80～110）mmHg。泌尿外科会诊后建议择期手术，由于血压仍偏高，将降压药调整为硝苯地平控释片 30 mg qd 口服。

（2）患者于 2020-04-23 全麻下行腹腔镜下右肾上腺肿瘤切除术。手术病理：灰黄组织，3 cm×1.8 cm×1.5 cm，切面见金黄色肿块一枚，2 cm×1.5 cm×1.5 cm，质软，界尚清。病理诊断：（右侧肾上腺）皮质腺瘤。免疫组化：Syn（＋），NSE（－），CK（－），VIM（＋），Inhibin-α（部分＋），CgA（－），MPO（－），S100（－）。

（3）术后停用氯化钾缓释片，继续口服硝苯地平控释片 30 mg qd。术后 1 月内分泌科门诊复查血压 130/80 mmHg，血钾 3.8 mmol/L。术后 3 个月、半年、1 年至门诊随访，血压波动于（130～140）/（80～90）mmHg，血钾正常。

（4）针对高胆固醇血症，予阿托伐他汀 20 mg qn 口服，门诊随访。

讨论与分析

患者为中年男性，高血压病史 10 年，伴血钾持续降低。本次入院查血钾 2.8 mmol/L，24 同步尿钾 77.4 mmol，明确为经肾失钾。入院前门诊查非卧位 2 h 血醛固酮为 73.50 ng/dl，肾素浓度 15.13 μIU/ml，ARR 4.86（＞3.7 为筛查阳性）。因患者血钾 2.8 mmol/L，肾素浓度抑制，ARR 阳性，非卧位 2 小时血醛固酮 1 005.0 pg/ml，故未行盐水负荷试验，原发性醛固酮增多症诊断成立。外院上腹部 CT 双侧肾上腺占位，本次入院查上腹部 CT 示左侧肾上腺外侧支及右侧肾上腺结节。因患者选择手术治疗行 AVS 以确认病灶所在。左肾上腺、右肾上腺静脉血皮质醇与下腔静脉血皮质醇之比分别为 5.1、5.6，提示双侧肾上腺插管成功。AVS 结果提示：右侧醛固酮分泌优势，皮质醇校正的醛固酮优势分泌指数＞6.7。结合影像学特征，考虑右肾上腺结节为醛固酮瘤。结合 AVS 结果，以及小剂量地塞米松试验可被抑制，血变肾上腺素、去甲变肾上腺素正常，考虑左肾上腺结节为无功能瘤。

高血压合并低血钾是临床上常见现象，从临床诊治思维角度，需用一元论和二元论来解释产生高血压和低血钾的原因，即使临床考虑二元论，也应建立在排除一元论的基础上。用

一个共同的病理生理机制来解释患者同时出现高血压和低血钾,是内分泌性高血压阐述的内容。针对高血压低血钾的机制探索,从低血钾的原因进行分类是临床常见的诊断思维路径(图40-2)。比如根据有无食欲降低判断为摄入减少,有无上吐下泻的消化道丢失病史判断为消化道丢失,有无大量出汗判断为皮肤丢失,这些情况下低血钾都有尿钾的排泄减少,这是基于机体的正常血钾回收机制。若为低血钾的时候尿钾排泄增多,则应判断为肾性失钾。高血压合并低血钾并且是肾性失钾,绝大多数涉及肾小管钠和钾离子的排泄和吸收异常,从机制来讲可分两个层面,一个是作用在肾小管的激素异常,比如盐皮质激素醛固酮、糖皮质激素和肾上腺皮质激素的中间产物;另一个是肾小管的先天离子通道异常。

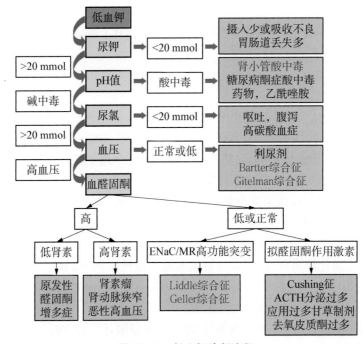

图40-2 低血钾诊断流程

本例患者为中年男性,高血压伴低血钾、经肾失钾,醛固酮/肾素比筛查阳性。因患者血钾较低,未行盐水负荷试验,定性诊断明确,考虑原发性醛固酮增多症。原醛症的分型主要包括醛固酮瘤(35%)、特醛症(60%),以及其他相对少见类型如单侧肾上腺增生、家族性醛固酮增多症、分泌醛固酮的肾上腺皮质癌[1]。

肾上腺 CT 是原发性醛固酮增多症定位诊断的重要依据。原发性醛固酮增多症的不同亚型具有以下影像学特征。

(1)醛固酮瘤多为圆形或椭圆形,直径通常小于2 cm,边界清楚。平扫密度均匀、偏低,周边环状强化,中央低密度,同侧及对侧肾上腺无萎缩。

(2)特发性醛固酮增多症表现多样,可以是:①双侧肾上腺正常影像,仅密度稍致密;②双侧/单侧增大,边缘饱满,肢体较粗,密度不均/颗粒状;③单侧孤立结节,密度正常/稍低;④双侧多个小结节。

(3)分泌醛固酮的肾上腺皮质癌:肿瘤直径多大于4 cm。

CT 具有一定的局限性，仅能提供影像学信息，无法明确病灶是否具有内分泌功能。此外，CT 的分辨率有限，难以发现微小的腺瘤。原发性醛固酮增多症的分型诊断是临床诊治的难点。如误将一侧为醛固酮瘤的双侧结节、单侧微小腺瘤误诊为特发性醛固酮增多症，甚至将特发性醛固酮增多症＋单侧无功能结节误判为醛固酮瘤并手术切除，类似的教训在临床实践中并不少见，使患者承受不必要的手术创伤。

CT 影像往往具有误导性，而双侧 AVS 的应用极大地提高了原发性醛固酮增多症分型诊断的准确性，决定了原发性醛固酮增多症的治疗方法和预后。AVS 的敏感性和特异性均显著优于肾上腺 CT，AVS 是原发性醛固酮增多症分型诊断的金标准。1 项来自日本的多中心队列研究总结分析了 1591 例行 AVS 的原发性醛固酮增多症之后发现：①CT 单侧病变与 AVS 的定位诊断一致性仅 45.4％；②CT 双侧病变的病例行 AVS 后，50.0％为单侧分泌优势；③CT 双侧肾上腺正常的病例行 AVS 后，14.6％为单侧分泌优势[2]。

如患者愿意手术治疗，且手术可行，肾上腺 CT 提示有单侧或双侧肾上腺形态异常（包括增生或腺瘤），需进一步行双侧 AVS 以明确有无优势分泌。当然，AVS 是一项有创检查，临床医师需灵活把握其适应证，以下人群可不行 AVS 检查：年龄小于 40 岁，肾上腺 CT 显示单侧腺瘤且对侧肾上腺正常的患者。肾上腺手术高风险患者。怀疑肾上腺皮质癌的患者。已证实患者为 GRA 或家族性醛固酮增多症Ⅲ型[3]。

最终诊断

原发性醛固酮增多症，右侧肾上腺醛固酮肿瘤，左侧肾上腺无功能瘤，左肾结石，高胆固醇血症。

专家点评

原发性醛固酮增多症应避免过度强调其患病率数据，因为在缺乏病理诊断的前提下，不同的筛查和确诊标准都会导致患病率的不同。但对原发性醛固酮增多症的早筛查、早诊断非常重要，2020 年原发性醛固酮增多症专家共识扩大了原发性醛固酮增多症筛查对象范围，收缩压的筛查由 160 mmHg 调整至 150 mmHg，并将新诊断的高血压患者纳入筛查范围，目的就是希望可以提早发现原发性醛固酮增多症[3]。继发性高血压的治疗通常与传统的高血压病截然不同。针对病因给予合理的治疗，方能降低高血压相关并发症的发生率与病死率。原发性醛固酮增多症的分型诊断一直是临床上的难点，在很大程度上影响了治疗方案的选择，临床上要结合生化指标、影像学表现及 AVS 结果进行综合分析。肾上腺 CT 检查会漏诊醛固酮瘤或将无功能瘤误诊为醛固酮瘤。AVS 是目前公认的原发性醛固酮增多症分型诊断的"金标准"，其灵敏度和特异度均可达到 90％以上，还可以在双侧肾上腺增生的患者中找到优势分泌侧，但操作技术难度较大。明确为单侧醛固酮瘤的患者手术是首选治疗，如患者有禁忌证或无意愿手术可考虑药物治疗。术后临床转归可按照血压、血钾、醛固酮、肾素评估，分为完全缓解、部分缓解及未缓解[3]。有学者认为单侧肾上腺醛固酮瘤或双侧肾上腺增生产生的机制是含醛固酮驱动基因突变的产生醛固酮的细胞簇（APCCs），APCCs 引起异位和非生理性的醛固酮产生，APCCs 也有可能形成肿瘤或双侧肾上腺自主性醛固酮分泌[6]。目前有大量研究对手术切除的醛固酮瘤组织进行基因检测，发现有一半以上存在至少一个体细胞突变,常见突变基因有 *KCNJ5*、*CACNA1D*、*ATP1A1*、*ATP2B3* 等[4,5],其中 *CACNA1D* 基因的突变参与了双侧肾上腺的醛固酮自主分泌[7]。

本例患者为双侧肾上腺占位的原醛症,遂行 AVS,提示为右侧优势分泌。明确诊断为:原发性醛固酮过多症,右侧肾上腺分泌醛固酮肿瘤,左侧肾上腺无功能瘤。随后行腹腔镜下右肾上腺肿瘤切除术。手术病理:(右侧肾上腺)皮质腺瘤。术后停用氯化钾缓释片,继续口服硝苯地平控释片 30 mg qd,术后 1 个月门诊复查血压 130/80 mmHg,血钾 3.8 mmol/L。患者术后低钾缓解,口服硝苯地平控释片血压控制良好。患者术后未能停用降压药,考虑存在高血压病程已 10 年,且血压控制一直差,大血管及靶器官可能已有不可逆损伤。对本例患者需密切随访醛固酮、肾素、血钾及血压,必要时可行基因检测。

病例提供单位:复旦大学附属华山医院

整理:陈立立

述评:李益明　刘晓霞

参考文献

[1] FUNDER JW, CAREY RM, MANTERO F, et al. The management of primary aldosteronism: case detection, diagnosis, and treatment: an endocrine society clinical practice guideline [J]. J Clin Endocrinol Metab, 2016,101(5):1889 - 1916.

[2] UMAKOSHI H, TSUIKI M, TAKEDA Y, et al. Significance of computed tomography and serum potassium in predicting subtype diagnosis of primary aldosteronism [J]. J Clin Endocrinol Metab, 2018,103(3):900 - 908.

[3] 中华医学会内分泌学分会. 原发性醛固酮增多症诊断治疗的专家共识[J]. 中华内分泌代谢杂志, 2020,36(9):727 - 736.

[4] CHOI M, SCHOLL UI, YUE P, et al. K+ channel mutations in adrenal aldosterone-producing adenomas and hereditary hypertension [J]. Science, 2011,331(6018):768 - 772

[5] AZIZAN EA, POULSEN H, TULUC P, et al. Somatic mutations in ATP1A1 and CACNA1D underlie a common subtype of adrenal hypertension [J]. Nat Genet, 2013,45(9):1055 - 1060.

[6] OMATA K, ANAND SK, HOVELSON DH, et al. Aldosterone-producing cell clusters frequently harbor somatic mutations and accumulate with age in normal adrenals [J]. J Endocr Soc, 2017,1(7):787 - 799.

[7] OMATA K, SATOH F, MORIMOTO R, et al. Cellular and genetic causes of idiopathic hyperaldosteronism [J]. Hypertension, 2018,72(4):874 - 880.

第四章

复杂代谢性骨病

病例41 杵状指、头面部皮肤增厚、骨膜增厚,原发性肥大性骨关节病?

主诉

男性,30岁,双膝、双踝关节肿大、活动受限伴双手、双足末端膨大10余年。

病史摘要

现病史:患者于18岁时无明显诱因下出现双踝及双膝关节肿胀、活动受限,伴双膝关节疼痛,左膝尤甚,上下楼梯时疼痛加重,头面部皮肤进行性增厚,额纹加深,溢脂,无痤疮,双手、双足末端膨大。患者曾因全身乏力于外院就诊,诊断为"重度贫血",使用琥珀酸亚铁后恢复正常。患者于2017年9月在当地医院就诊,CT检查示:双髂骨骨质密度弥漫增高;血常规检查示:白细胞3.39×10⁹/L,红细胞2.55×10¹²/L,血红蛋白64g/L。此后贫血加重,服琥珀酸亚铁后无明显好转。患者曾于外院行胃肠镜检查无异常,在2017年9月和2018年3月分别注射唑来膦酸各1次,关节症状无明显改善,于2018年5月来我院就诊。患者自发病以来,食欲可,大小便正常,体重无明显变化。

既往史:患者曾于19岁时因胃穿孔行胃修补术。否认高血压、糖尿病等慢性病史,否认肝炎、结核等传染病史,否认外伤史,否认药物及食物过敏史。

个人史:患者父母非近亲婚配,体健,患者为第1胎第1产,出生及发育情况正常。

家族史:家族内其他成员无类似表现。

入院查体

身高175cm,体重71kg,T 36.7℃,P 63次/分,R 14次/分,BP 135/86mmHg。神志清,贫血貌,睑结膜、口唇苍白,额面部皮肤增厚褶皱,双手及双足杵状指(趾),双膝及双踝关节肿胀、活动受限(图41-1),双膝关节压痛。其余各器官系统未见明显异常。

辅助检查

实验室检查:WBC 3.1×10⁹/L, RBC 2.46×10¹²/L, Hb 62g/L, I型胶原交联羧基末端肽(β-CTX) 232.4ng/L,骨钙素(OC) 34.89ng/ml, PTH 57.21pg/ml, 25-羟基维生素

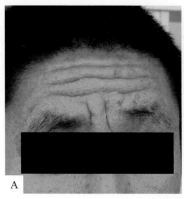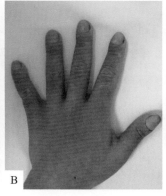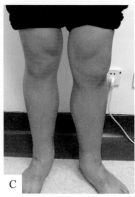

图 41-1　脸面、手及下肢照片

A. 脸面皮肤增厚，皱纹多；B. 杵状指；C. 膝关节肿大

D(25 - OHD) 10.60 ng/ml，血钙 2.07 mmol/L，血磷 0.95 mmol/L，ALP 54 U/L，肌酐 61 μmol/L，雌二醇 122.25 pmol/L，睾酮 16.17 nmol/L，性激素结合球蛋白 44.30 nmol/L。

影像学检查：

X 线检查示双手及胫腓骨骨皮质明显增厚、模糊，关节在位，关节面光滑，关节间隙无明显狭窄。

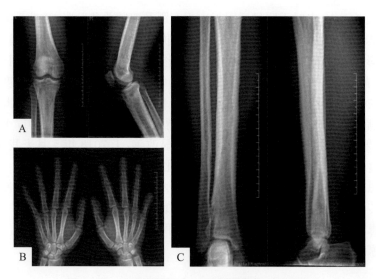

图 41-2　患者右膝关节、右胫腓骨及双手 X 线片

A. 右膝关节间隙无明显狭窄，骨皮质增厚；B. 双手诸骨皮质稍增厚；C. 右胫腓骨皮质明显增厚、模糊

双能 X 线吸收仪（DXA）骨密度检查：$L_1 \sim L_4$ 1.394 g/cm^2，Z 值 2.5SD。股骨颈 1.315 g/cm^2，Z 值 2.5SD。全髋部 1.540 g/cm^2，Z 值 4.2SD。

基因突变检测：Sanger 测序结果显示患者 *SLCO2A1* 基因 12 号外显子发生错义（杂合）突变，导致 p. Gly554Arg。13 号外显子发生错义（杂合）突变，导致 p. Ser585Leu（图 41-3）。其父母分别携带一个杂合突变位点。

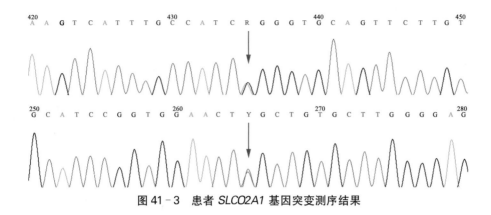

图 41-3 患者 *SLCO2A1* 基因突变测序结果

初步诊断

原发性肥大性骨关节病,中度贫血。

治疗及转归

明确诊断后,给予依托考昔 60 mg po qd,随访,定期复查。

2018 年 11 月复查:患者自诉关节疼痛有所缓解,疲劳感减轻。查体:杵状指、头面部皮肤增厚褶皱情况有所改善,双踝关节肿大缩小,双膝关节活动度增大。实验室检查:WBC $5.1×10^9$/L, RBC $4.23×10^{12}$/L, Hb 97 g/L,β-胶联降解产物(β-CTX)318.80 ng/L,骨钙素 19.84 ng/ml, PTH 45.22 pg/ml, 25 羟维生素 D 16.98 ng/ml,血钙 2.05 mmol/L,血磷 0.88 mmol/L, ALP 36 U/L。2019 年 10 月实验室检查:WBC $5.0×10^9$/L, RBC $5.07×10^{12}$/L, Hb 137 g/L,β-CTX 666.30 ng/L, OC 22.91 ng/ml, PTH 45.14 pg/ml, 25 羟生素 D 16.43 ng/ml,血钙 2.06 mmol/L,血磷 1.04 mmol/L, ALP 38 U/L。2020 年 7 月实验室检查:WBC $4.2×10^9$/L, RBC $4.53×10^{12}$/L, Hb 119 g/L,β-CTX 405 ng/L, OC 15.96 ng/ml, PTH 47.27 pg/ml, 25 羟维生素 D 9.89 ng/ml,血钙 1.88 mmol/L,血磷 1.30 mmol/L, ALP 41 U/L。

讨论与分析

原发性肥大性骨关节病(primary hypertrophic osteoarthropathy, PHO)又称厚皮骨膜增生症(pachydermoperiostosis, PDP),是一种罕见的遗传性疾病,其遗传方式通常为常染色体隐性遗传,也可为外显不全的常染色体显性遗传[1]。杵状指(趾)、皮肤增厚和骨膜增生是其特征性的临床表现。杵状指(趾)为本病最常见的体征,皮肤表现主要为面部皮肤进行性增厚、粗糙,出现褶皱,头部皮肤增厚,可有"回状头皮"的表现。患者皮脂腺和汗腺增生肥大,导致溢脂、痤疮、多汗。骨骼病变主要表现为四肢长骨骨膜增生,部分患者 X 线片可见指趾末端骨溶解。除此之外,患者还可以有关节肿胀和疼痛,伴或不伴关节积液,主要累及膝、踝和腕关节。部分患者出现胃肠道症状,其中以腹泻最为常见。其他罕见表现有动脉导管未闭、贫血、骨髓纤维化等。本病多数进展缓慢,预后良好。

本病的临床分型如下:①完全型:表现为典型的杵状指、进行性皮肤增厚和骨膜增生;

②不完全型：表现为骨膜增生明显，但皮肤表现不明显；③非典型：表现为皮肤增厚，但骨膜增生不明显[2]。致病基因的发现为本病提供了新的分子诊断学分类方式，目前可分为常染色体隐性 1 型（hypertrophic osteoarthropathy，primary，autosomal recessive，type 1，PHOAR1）和常染色体隐性 2 型（hypertrophic osteoarthropathy，primary，autosomal recessive，type 2，PHOAR2）两种亚型，分别由编码 15 - 羟基前列腺素脱氢酶（15-hydroxyprostaglandin dehydrogenase，15 - PGDH）的 *HPGD* 基因和编码前列腺素转运蛋白（prostaglandin transporter，PGT）的 *SLCO2A1* 基因突变所致[3,4]。15 - PGDH 和 PGT 在前列腺素代谢通路，尤其是前列腺素 E2（prostaglandin E2，PGE2）的摄取和降解中起关键作用。本病患者由于上述基因功能丧失导致 PGE2 降解障碍，造成局部微环境中 PGE2 水平增高，从而导致 PHO 的发生。PGE2 具有促进骨形成和骨吸收的双重作用，与本病的特征性表现骨膜增生有关，皮肤表现则与 PGE2 促进角质细胞增殖有关。

　　PHO 的两种亚型在临床表现、生化特征等方面表现出差异。首先，两者发病年龄不同。PHOAR1 患者通常在出生后发病，PHOAR2 患者则多在青春期发病。其次，两种亚型患者的性别比存在差异：PHOAR1 患者男女比例基本相等，而 PHOAR2 患者几乎都是男性，极少数女性患者会在绝经后出现 PHO 相关临床表现，且症状通常较男性患者轻。此外，PHOAR2 患者面部皮肤表现通常较 PHOAR1 患者重。检测患者尿 PGE2 和前列腺素 E 代谢产物（prostaglandin E metabolite，PGE - M）水平发现，PHOAR1 患者尿 PGE2 水平增高，PGE - M 水平降低，而 PHOAR2 患者尿 PGE2 和 PGE - M 水平均增高[5]。在未明确基因诊断前，可根据患者的临床表现、生化特征以及骨骼 X 线影像特征等初步判断疾病亚型。在本例病例中，患者表现出典型的三联征，即杵状指、头面部皮肤增厚、骨膜增生，根据临床分型标准可诊断为完全型 PHO。此外，患者有贫血表现，PHO 合并贫血可由多种原因所致，包括胃肠道出血、骨髓纤维化等，必要时可行骨髓穿刺检查。本例患者临床特征符合PHOAR2，随后基因检测发现 *SLCO2A1* 基因存在复合杂合突变，最终明确诊断为原发性肥大性骨关节病（常染色体隐性 2 型，完全型）。

　　原发性肥大性骨关节病需要与常见的引起手指粗大、皮肤增厚或关节肿胀的疾病如肢端肥大症、类风湿关节炎等进行鉴别。临床医生如若缺乏诊断此病的经验，容易将其误诊。由于本病十分罕见，在临床上遇到此类患者时，应首先考虑更为常见的继发性肥大性骨关节病，通常由心肺疾病如先天性心脏病、慢性阻塞性肺疾病等引起。在排除继发性原因后，考虑为由基因突变引起的原发性肥大性骨关节病，并进行 *SLCO2A1* 或 *HPGD* 基因检测以明确诊断。

　　在明确 PHO 诊断后，可以应用选择性环氧化酶 2（cyclooxygenase 2，COX2）抑制剂如依托考昔对患者进行治疗，通过抑制 PGE2 合成降低局部 PGE2 水平，从而减轻患者的临床症状。临床研究表明，应用依托考昔治疗 PHO 可有效改善患者的关节肿痛、杵状指及皮肤症状，并显著降低尿液中 PGE2 水平。在临床应用中，部分患者由于上腹不适、疼痛等胃肠道反应而依从性不佳，临床医生应权衡利弊给出最佳治疗方案，并密切随访。此外，由于本病是由基因突变引起的罕见遗传性疾病，在临床上遇到此类患者时需要仔细询问家族史，必要时可以对患者及其亲属开展遗传咨询。

最终诊断

　　原发性肥大性骨关节病（常染色体隐性 2 型，完全型），中度贫血。

专家点评

　　本病例特点：①男性，30 岁，父母亲非近亲结婚，家族中无类似病史；②18 岁左右起病，以杵状指、脸面皮肤变皱、双膝关节肿大等为特征；③X 线摄片提示双胫腓骨、双手指骨膜显著增厚。根据以上病史和临床特点，诊断肥大性骨关节病可以成立，但要鉴别是继发性还是原发性。一般导致继发性肥大性骨关节病的原发疾病主要是严重心、肺病等，但是本病例无心、肺等疾病，应该考虑原发性，即遗传性，要鉴别是隐性 1 型还是 2型。根据我们以往对大量病例的研究，发现 1 型多在 5 岁左右发病，2 型多在青春期发病，一般在 15 岁左右，尽管都可以出现杵状指、脸面皮肤变皱和关节肿大、疼痛等表现，但是 2 型患者症状更明显，且常伴有胃肠道症状，如腹痛、腹泻等，以及贫血、低蛋白血症等，此外胫腓骨、尺桡骨、手指或足趾等摄片显示骨膜显著增厚或粗糙、关节间隙显著狭窄等。本病确诊依赖于基因诊断，本例通过对 SLCO2A1 基因突变检查，发现存在复合杂合突变，为此可以确诊为隐性 2 型。SLCO2A1 基因编码前列腺素转运蛋白，负责细胞内外 PGE2 的转运，一旦突变，导致循环中 PGE2 水平显著增高。正是由于循环中高水平 PGE2 水平，出现皮肤、骨与关节等明显症状。对于治疗可以使用 COX-2 抑制剂如依托考昔等，一般为 60 mg，一天一次口服，能显著抑制 PGE2 合成、降低血 PGE2水平，对脸面皮肤、杵状指、膝关节肿痛等具有显著疗效，一般要长期治疗，但是对于减少骨膜增厚几乎无效，而且部分患者不忍受，口服后出现胃肠道症状，对于此类患者治疗很困难。

病例提供单位：上海交通大学医学院附属第六人民医院

上海市骨疾病临床研究中心

整理：卢琪

述评：章振林

参考文献

[1] ZHANG Z，ZHANG C，ZHANG Z. Primary hypertrophic osteoarthropathy：an update [J]. Front Med，2013，7(1)：60-64.

[2] 张增，章振林. 原发性肥大性骨关节病临床与基础研究进展[J]. 中华骨质疏松和骨矿盐疾病杂志，2014，7(04)：293-297.

[3] ZHANG Z，XIA W，HE J，et al. Exome sequencing identifies SLCO2A1 mutations as a cause of primary hypertrophic osteoarthropathy [J]. Am J Hum Genet，2012，90(1)：125-132.

[4] UPPAL S，DIGGLE CP，CARR IM，et al. Mutations in 15-hydroxyprostaglandin dehydrogenase cause primary hypertrophic osteoarthropathy [J]. Nat Genet，2008，40(6)：789-793.

[5] LI SS，HE JW，FU WZ，et al. Clinical，biochemical，and genetic features of 41 han chinese families with primary hypertrophic osteoarthropathy，and their therapeutic response to etoricoxib：results from a six-month prospective clinical intervention [J]. J Bone Miner Res，2017，32(8)：1659-1666.

病例 42 脊柱多发压缩性骨折、股骨颈骨折,严重骨质疏松?

主诉

女性,56 岁,全身骨痛 4 年,加重伴活动困难 2 年。

病史摘要

现病史:患者于 4 年前无明显诱因下出现双足、双踝部疼痛,未予重视,后逐渐加重,疼痛部位逐渐扩大。2 年前出现双髋部、腰背部疼痛,继之出现全身骨痛,伴双下肢无力,翻身起立困难、行走困难。3 个月前双髋部疼痛加重伴髋关节活动障碍,无法行走,使用轮椅代步。遂至外院就诊,行髋部 X 线、CT 和 MRI 等影像学检查示双侧股骨颈骨折(具体报告未见),未手术,保守治疗,骨密度 $L_1 \sim L_4$ T 值为 $-2.8SD$,诊断为"严重骨质疏松,双侧股骨颈骨折",予阿仑膦酸钠 70 mg qw po 和元素钙 600 mg qd po 进行"抗骨质疏松"治疗。治疗后患者症状未见缓解,现为进一步诊治,来我科门诊就诊。

患者自起病以来,饮食可,睡眠不佳,二便正常,体重无明显增减。

既往史:否认高血压、糖尿病等病史,否认乙肝、结核等传染病史。否认相关手术史;否认输血史。否认相关食物过敏史。否认药物过敏史。否认其他药物使用史。

个人史:否认疫区久居史、毒物接触史、否认吸烟、饮酒史。

婚育史:已婚已育,育有 2 子。

月经史:16 岁初潮,48 岁绝经。

家族史:否认家族性遗传病史。

入院查体

身高 150 cm(诉起病前身高 160 cm 左右),体重 64 kg。神清,轮椅推入诊室。胸廓挤压痛(+),双下肢活动受限,体表未触及肿块。

辅助检查

实验室检查:

血常规(2018 - 11 - 23):Hb 149 g/L,PLT 226×10^9/L,WBC 9.5×10^9/L。

肝肾功能(2018 - 11 - 23):ALP 388 U/L(参考值范围 15~112 U/L),Cr 56 μmol/L,UA 375 μmol/L,BUN 6.3 mmol/L。

电解质(2018 - 11 - 23):钙 2.41 mmol/L,磷 0.63 mmol/L(参考值范围 0.97~1.61 mmol/L)。

骨代谢指标(2018 - 11 - 23):β - CTX 342.20 ng/L(参考值范围 100.00~378.00 ng/L),OC 10.73 ng/ml(参考值范围 5.58~16.57 ng/ml),PTH 146.00 pg/ml(参考值范围 15.00~65.00 pg/ml),25 -羟维生素 D 12.87 ng/ml(参考值范围>20 ng/ml)。

血气分析(2018-11-23):pH 7.43,$PaCO_2$ 36.3 mmHg,HCO_3^- 24.1 mmol/L,BE — 0.5 mmol/L。

肿瘤指标(2018-11-23):正常。

尿常规(2018-11-23):尿蛋白(-)。

肝肾功能(2018-11-23):ALP 392 U/L(参考值范围 15~112 U/L),Cr 50 μmol/L,UA 375 μmol/L,BUN 6.3 mmol/L。

电解质(2018-11-23):钙 2.29 mmol/L,磷 0.63 mmol/L(参考值范围 0.97~1.61 mmol/L)。

24 小时尿(2018-11-23):磷 24.1 mmol/24 h,钙 5.82 mmol/24 h,Cr 9 968 μmol/24 h,24 小时尿量 2 300 ml/24 h。

计算得肾小管磷重吸收率(TRP)为 0.808(参考值范围 0.847~0.908),计算公式为 TRP=1-血肌酐×尿磷/血磷×尿肌酐(单位采用 mg/dl),根据血磷和 TRP 在 Walton-Bijvoet 线列图[1]上测得磷廓清指数(TMP/GFR)为 0.26 mmol/L(参考值范围 0.80~1.35 mmol/L)。

影像学检查(图 42-1、图 42-2):

胸、腰椎 X 线(2018-11-23):胸、腰椎退变,胸椎稍侧弯,骨质疏松,多发椎体压缩变形。

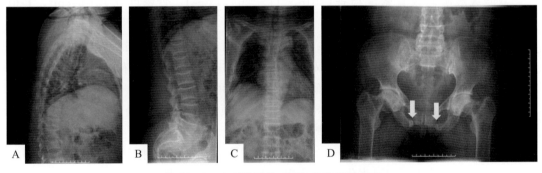

图 42-1 患者胸腰椎、胸部、骨盆 X 线表现

A、B. 胸腰椎侧位 X 线显示胸腰椎多发椎体压缩变形;C. 胸部正位 X 线显示双侧肋骨多发骨折后;D. 骨盆正位 X 线显示双侧耻骨下支皮质欠光整,股骨颈骨折后,位线可,关节在位

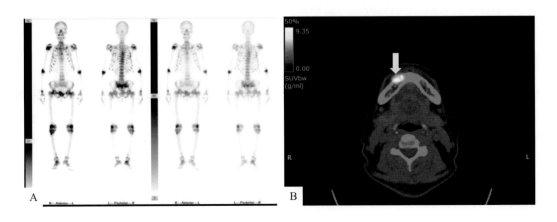

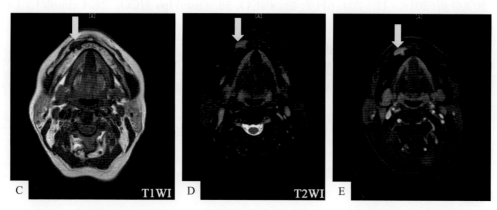

图 42-2　患者全身骨核素显像、⁶⁸Ga-DOTATATE PET/CT 和下颌骨增强 MRI 检查结果

A. 全身骨核素显像显示双侧多发肋骨、右侧肱骨上段、双侧肘关节、双侧膝关节、双侧髋关节、双侧耻骨、骶骨、右足骨见放射性浓聚灶；B. ⁶⁸Ga-DOTATATE PET/CT 显示下颌骨右侧颏结节处⁶⁸Ga-DOTATATE 摄取异常增高灶；C、D、E. 下颌骨增强 MRI 显示下颌骨右侧块骨质破坏伴软组织肿块，T1WI 低信号，T2WI 高信号，增强后明显强化

骨盆 X 线(2018-11-23)：骨盆退变，骨质疏松，双侧股骨颈骨折后，骨盆多发骨折，耻骨下支骨折。

胸部 X 线(2018-11-23)：双侧肋骨多发骨折后，胸廓诸骨骨质疏松。

双能 X 线吸收仪骨密度检查(2018-11-26)：$L_1 \sim L_4$ 骨密度 0.751 g/cm²，T 值为 -3.0SD。

全身骨核素显像(2018-11-26)：全身骨骼显像清晰，双侧多发肋骨、右侧肱骨上段、双侧肘关节、双侧膝关节、双侧髋关节、双侧耻骨、骶骨、右足骨见放射性浓聚灶。全身多发骨代谢异常活跃病灶，结合病史，考虑低磷骨软化症表现可能。

⁶⁸Ga-DOTATATE PET/CT(2018-11-29)：下颌骨右侧颏结节处⁶⁸Ga-DOTATATE 摄取异常增高灶，考虑肿瘤性病变不能除外。

下颌骨增强 MRI(2018-12-01)：下颌骨右侧块骨质破坏伴软组织肿块，大小约 1.5 cm×1.2 cm，增强后明显强化，结合病史首先考虑磷酸盐尿性间叶瘤可能。

初步诊断

肿瘤性骨软化症(下颌骨肿瘤)，低磷血症，双侧股骨颈骨折，双侧耻骨下支骨折，胸腰椎多发压缩性骨折，肋骨多发陈旧性骨折。

治疗及转归

明确诊断后，转入我院耳鼻喉头颈外科，于 2018-12-24 行下颌骨肿物切除术，术后病理提示为磷酸盐尿性间叶瘤。术后 1 天、3 天、7 天、1 个月和 6 个月患者随访血磷水平逐次升高并恢复至正常，血清全端成纤维细胞生长因子 23(intact fibroblast growth factor 23, iFGF23)、ALP、PTH 水平较术前下降，术后磷廓清指数升高，术后 6 个月复查骨密度较术前大幅度提高(表 42-1)。术后予骨化三醇 0.5 μg qd po 和元素钙 600 mg qd po，患者临床症状逐渐改善，骨痛缓解，行走功能逐渐恢复，随访至今病情无反复。

表 42-1 患者手术前后相关指标变化

时间	血磷 （mmol/L）	血 ALP （U/L）	血 PTH （pg/ml）	iFGF23 （pg/ml）	$L_1 \sim L_4$ 骨密度 （g/cm²）	T 值
术前	0.63	388	146.00	273.65	0.751	−3.0
术后 1 天	0.54	274	156.40	4.02	—	—
术后 3 天	0.75	270	109.32	13.75	—	—
术后 7 天	0.89	231	80.15	15.73	—	—
术后 1 个月	1.78	185	105.27	25.04	—	—
术后 6 个月	1.23	159	74.94	27.48	1.018	−0.8

注：ALP，碱性磷酸酶；PTH，甲状旁腺激素；iFGF23，全端成纤维生长因子 23；术后 7 天开始给予骨化三醇 0.5 μg qd po 和元素钙 600 mg qd po。参考值：血磷 0.80～1.60 mmol/L；血 ALP 15～112 U/L；血 PTH 15.00～65.00 pg/ml；iFGF23 33.9～51.8 pg/ml[2]。

讨论与分析

肿瘤性骨软化症（tumor induced osteomalacia，TIO）是一种肿瘤分泌成纤维生长因子 23（fibroblast growth factor 23，FGF23）引起肾脏漏磷所致的低磷血症造成的代谢性骨病，是一种较少见的低磷骨软化症类型。TIO 肿瘤均为间叶组织来源的实体肿瘤，病理类型多为磷酸盐尿性间叶瘤，混合结缔组织亚型（phosphaturic mesenchymal tumor mixed connective tissue variant，PMTMCT）[3]。由于 TIO 临床表现并非特异，肿瘤生长隐匿，极易造成漏诊、误诊，导致治疗延误。

2001 年，White 等[4]在发现 *FGF23* 基因突变致常染色体显性低磷性佝偻病（autosomal dominant hypophosphatemic rickets，ADHR）后在 TIO 患者血清中测得 FGF23 水平高于正常。同年，Shimada 等[5]证实 TIO 肿瘤过量分泌 FGF23。FGF23 是一种调磷因子，在正常人体中主要由成骨细胞和骨细胞分泌致循环以含 227 个氨基酸的肽链形式发挥生物学活性。TIO 患者血清 FGF23 水平异常升高不仅抑制钠磷共转运蛋白 2A 及 2C（NPT2A and NPT2C）的表达，使远端肾小管重吸收磷减少，而且抑制 1α 羟化酶的表达，使 1，25-二羟维生素 D3 合成下降，进一步使肾磷排出增加，血磷下降，继而出现骨骼矿化障碍、近端肌肉无力等表现[6]。

TIO 临床表现多数由严重低磷血症导致，与肿瘤存在无关，主要为进行性加重的骨痛（四肢、胸廓、负重关节为主）、肌无力、活动受限，严重者出现多发骨折、假性骨折、骨骼畸形等。本例患者疼痛始于足踝关节，症状逐年加重，继而出现全身骨骼疼痛，翻身起立困难，至无法行走。实验室检查可发现血磷显著降低，血 ALP 升高，血 FGF23 正常或升高及 TMP/GFR 降低，有时可存在血 PTH 升高，25 羟维生素 D 降低等。影像学典型表现有骨密度普遍降低、骨小梁模糊、假骨折、骨折、骨盆狭窄变形等。本例患者实验室检查符合上述表现，影像学检查发现胸腰椎多处双凹变形，双侧股骨颈骨折，骨盆多发骨折，骨密度显著降低。

根据典型临床表现、实验室检查及影像学检查，对于高度怀疑 TIO 的患者进行全身体格检查、肿瘤功能成像及解剖成像。定位 TIO 肿瘤的第一步为详细的病史询问及体格检查,患者有时可指出近期体表可触及的"肿块"生长,详细的体格检查也可初步定位肿瘤。但多数 TIO 肿瘤位置隐匿,生长缓慢,一般检查很难发现。PMTMCT 表达生长抑素受体 2A(somatostatin receptor subtype 2A,SSTR2A)[7],且肿瘤高度血管化,可摄取大量示踪剂,因此可使用放射性标记的生长抑素类似物进行肿瘤功能成像。目前,锝-99m 标记奥曲肽单光子发射计算机断层显像(^{99m}Tc - HYNIC - TOC SPECT)及镓-68 标记 1,4,7,10 -四氮杂环十二烷- 1,4,7,10 -四乙酸(1,4,7,10-tetraazacyclododecane-1,4,7,10-tetraacetic acid,DOTA)衍生物 DOTATATE 正电子发射断层显像/计算机断层显像(^{68}Ga - DOTA - TATE PET/CT)临床应用较为广泛,后者对隐匿性 TIO 肿瘤功能成像更为精确。增强 CT 和(或)MRI 用于肿瘤的解剖成像,以证实功能成像发现的病变。本例患者在拟诊 TIO 后进行^{68}Ga - DOTA - TATE PET/CT 检查示下颌骨右侧颏结节肿瘤可能,后续在下颌骨增强 MRI 上得以证实。

血磷水平降低是 TIO 鉴别诊断的重要临床线索。有临床研究[8]表明仅 11.8% 的 TIO 患者在初次就诊时接受了血磷水平检查,低磷血症的漏诊造成 TIO 最初误诊率高达 95.1%,最常见的误诊诊断包括骨质疏松症、腰椎间盘突出症和脊柱关节炎(包括强直性脊柱炎)。本例患者因骨密度降低,广泛骨痛和多发"脆性骨折"被误诊为严重骨质疏松,并接受抗骨质疏松治疗。同时,TIO 只是低血磷性骨软化症中的一种类型,低血磷性骨软化症还包括遗传性低血磷性佝偻病/骨软化症,如 ADHR、常染色体隐性低磷佝偻病(autosomal recessive hypophosphatemic rickets,ARHR)、X 连锁显性低磷性佝偻病(X-linked hypophophatemic rickets,XLH)、范可尼综合征合并骨软化症/佝偻病,药物致骨软化症、干燥综合征合并骨软化症、皮肤骨骼低磷综合征、骨纤维异常增殖症等,均具有相似的临床特征。故 TIO 诊断需要与之鉴别。TIO 患者绝大多数在青春期后起病,而 XLH、ARHR 患者多在幼年起病表现为佝偻病,ADHR 患者在儿童期或青春期后均可发病,且绝大多数有明确的家族史。其他类型低磷性骨软化患者可无家族史,综合用药史、特征性体格检查、实验室检查及影像学检查结果予排除。

手术切除肿瘤是治疗 TIO 的关键。1959 年 Prader 等[9]首先提出肿瘤是导致低磷骨软化症的病因,对 TIO 患者进行肿瘤切除,术后患者症状得以缓解。1980 年张孝骞教授[10]所报告的国内首例腹股沟肿瘤所致 TIO 患者在手术后血磷很快恢复,症状于数月后缓解。TIO 肿瘤完整切除后血清 FGF23 水平可在 24 小时内下降,血磷水平大多于 1 周内恢复正常[2],患者临床症状一般于术后 2~6 个月得到明显改善,逐步恢复活动能力。但部分肿瘤可能复发,需对患者进行长期随诊。本例患者血清 FGF23 术后 24 小时即下降,血磷水平于术后 1 周内恢复至正常,血 ALP 及 PTH 等指标恢复较缓慢,术后 6 个月复查骨密度大幅度提高,同时骨痛缓解,术后规律随访至今,病情无反复。

如无法定位肿瘤或肿瘤无法完全切除,则需进行药物治疗,予补充磷酸盐及骨化三醇,治疗目标为将血磷水平提高至正常范围下限,改善症状并使血 ALP 水平正常化。药物治疗的并发症包括肾结石、肾钙化、肾功能下降(主要是由于肾钙化)和继发性甚至三发性甲状旁腺功能亢进症。此外,靶向 FGF23 的重组人源性 IgG1 单克隆抗体 KRN23 可阻断 FGF23 与受体结合,使患者血磷恢复正常,症状明显改善,成为 TIO 治疗的新手段。

最终诊断

肿瘤性骨软化症(下颌骨肿瘤切除术后),低磷血症,双侧股骨颈骨折,双侧耻骨下支骨折,胸腰椎多发压缩性骨折,肋骨多发陈旧性骨折。

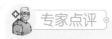 专家点评

　　本例特点:①女性,56 岁;②全身骨痛 4 年,加重伴活动困难 2 年;③全身骨骼多处出现假骨折、骨折,骨密度显著低下;④血磷低、肾小管磷重吸收率降低、血钙正常、高 ALP 水平、高 PTH 水平等。根据上述临床特点,可以诊断为低磷性骨软化症,由于无慢性乙肝服用药物史、家族中无类似病史等,而且血气等检测正常,可以排除存在肾小管酸中毒以及遗传性骨软化症。对于本病例应该考虑肿瘤性骨软化症,我们检测血 FGF23 水平显示明显增高,也支持该诊断,所以要进行定位诊断。查找肿瘤部位是非常困难的,我们使用了 ^{68}Ga-DOTA-TATE PET/CT 检查发现下颌骨右侧颏存在肿瘤可能,通过下颌骨增强 MRI 得以证实。手术切除肿瘤后第 7 天,血磷恢复正常,血 FGF23 水平也显著降低,骨痛和活动能力有所改善,病理提示为磷酸盐尿性间叶瘤。对于本病例后续治疗要继续补充骨化三醇和钙剂,以恢复骨骼的矿化。肿瘤性骨软化较少见,多被误诊为骨质疏松症、脊柱关节病等,临床一定要高度重视。临床医师要关注血钙、血磷、ALP 水平,一旦发现有异常,必须进行相关检查,原发性骨质疏松症上述指标均为正常,对于低血磷性骨软化症,治疗药物与原发性骨质疏松症存在显著区别,禁忌使用抑制骨吸收的药物如二膦酸盐类、地舒单抗等。本病例对于临床医师的挑战主要是肿瘤定位,尽管奥曲肽等核素显像是非常敏感的检查手段,但仍有部分患者无法找到,对于这些患者要进行长期治疗和密切随访,补充中性磷溶液和骨化三醇,关于中性磷的补充建议分 5 次服用,这样疗效才能保证。

病例提供单位:上海交通大学医学院附属第六人民医院

上海市骨疾病临床研究中心

整理:单慈

述评:章振林

参考文献

[1] WALTON RJ, BIJVOET OL. Nomogram for derivation of renal threshold phosphate concentration [J]. Lancet,1975,2(7929):309-310.

[2] YU WJ, HE JW, FU WZ, et al. Reports of 17 Chinese patients with tumor-induced osteomalacia [J]. J Bone Miner Metab,2017,35(3):298-307.

[3] WEIDNER N, SANTA CRUZ D. Phosphaturic mesenchymal tumors. A polymorphous group causing osteomalacia or rickets [J]. Cancer,1987,59:1442-1454.

[4] WHITE KE, JONSSON KB, CARN G, et al. The autosomal dominant hypophosphatemic rickets (ADHR) gene is a secreted polypeptide overexpressed by tumors that cause phosphate wasting [J]. J Clin Endocrinol Metab,2001,86(2):497-500.

[5] SHIMADA T, MIZUTANI S, MUTO T, et al. Cloning and characterization of FGF23 as a causative factor of tumor-induced osteomalacia [J]. Proc Natl Acad Sci USA,2001,98(11):

6500 - 6505.

[6] SEGAWA H，KAWAKAMI E，KANEKO I，et al. Effect of hydrolysis-resistant FGF23 - R179Q on dietary phosphate regulation of the renal type-Ⅱ Na/Pi transporter [J]. Pflugers Arch，2003，446(5)：585 - 592.

[7] HOUANG M，CLARKSON A，SIOSON L，et al. Phosphaturic mesenchymal tumors show positive staining for somatostatin receptor 2A (SSTR2A) [J]. Hum Pathol，2013，44(12)：2711 - 2718.

[8] FENG J，JIANG Y，WANG O，et al. The diagnostic dilemma of tumor induced osteomalacia：a retrospective analysis of 144 cases [J]. Endocr J，2017，64(7)：675 - 683.

[9] PRADER A，ILLIG R，UEHLINGER E，et al. Rickets following bone tumor [J]. Helv Paediatr Acta，1959，14：554 - 565.

[10] 张孝骞,朱预,刘彤华. 间叶瘤合并抗维生素 D 的低血磷软骨病一例报告[J]. 中华医学杂志，1980，60(3)：150 - 152.

病例43 单侧肢体过度生长伴脑形结缔组织痣,过度生长性疾病?

主诉

12 岁,男性,双膝肿胀外翻 10 年,加重伴脊柱侧弯 6 年。

病史摘要

现病史：患者于 2 岁时发现双膝关节肿胀外翻,呈显著"X"形腿,后逐渐加重并发展为双下肢不等长,右侧下肢发育速度显著快于左侧,步态不稳,无疼痛。右手中指、示指及小指明显较左侧长,且三指的近端、远端指间关节均肿大、侧弯畸形,握筷不稳,右手掌尺侧部见脑回样结缔组织赘生物。双侧足趾不等长,右蹋趾肿大,右蹋趾内侧及右脚底蹋趾部见脑回样结缔组织赘生物。双下肢静脉曲张。6 岁开始双膝肿大加重伴疼痛,右膝关节肿大屈曲,站立不稳,步行及下蹲困难,同时出现脊柱向左侧弯,颈部较正常人长,且随年龄增长加重。听力、视力及智力均发育正常。现为进一步诊治,收住入院。

患者自发病以来,一般情况可,饮食睡眠可,大小便正常,体重偏轻。

既往史：否认心肺系统先天性疾病史,否认乙肝、结核等传染病。否认发病前有相关手术史。否认发病前有相关输血史。否认相关食物过敏史。否认药物过敏史。否认骨折史。预防接种史不详。

个人史：患者足月,顺产,母亲 G_2P_2,出生时身高、体重与同龄儿相当,四肢手足均无异常。无异地及疫区久居史、毒物接触史,无吸烟、饮酒史。

家族史：父母及兄妹均无类似症状,否认家族遗传性疾病及传染病史。

入院查体

T 36.5℃，P 82 次/分，R 14 次/分，BP 116/70 mmHg。神清,摇摆步入病房,无贫血

貌,皮肤、黏膜未见黄染及瘀点、瘀斑,浅表淋巴结未触及肿大。颈软,气管居中,胸骨无压痛,双肺呼吸音清,未及干、湿啰音,心率 82 次/分,律齐,未及病理性杂音。腹平软,无压痛,肝肋下未及,脾肋下 10 cm,质中,无触痛。神经系统检查正常。患者身高 150 cm,体重 36 kg。双下肢不对称,右下肢较左下肢长 7 cm,右下肢髋关节处以远较对侧肌肉萎缩,膝关节屈曲肿大畸形,皮肤菲薄。右足肥大,右足较左足长 1.5 cm,1、2 足趾间可见不规则皮肤结节,马蹄足外翻。脊柱向左侧弯,颈椎较正常人长。双手不对称,右手较左手长 1 cm,右中指、示指及小指肥大畸形,指间关节膨大,右中指屈曲挛缩,伸指功能障碍,无名指向尺侧偏斜约 40°。右手掌尺侧部、右蹞趾内侧及底部见脑形结缔组织痣(图 43 - 1)。双下肢静脉纹突出。双侧睾丸对称,无异常。

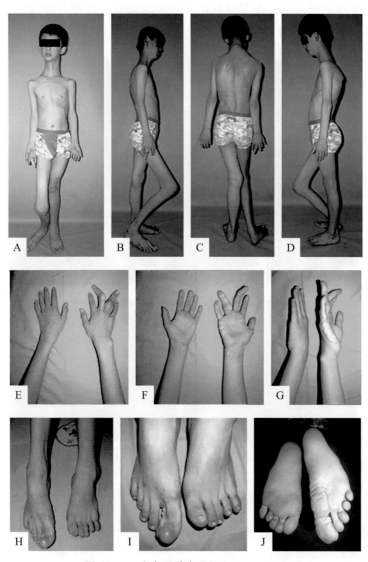

图 43 - 1　患者四肢表现(2016 - 12 - 08)

A. 患者右下肢明显长于左下肢,右膝屈曲,左膝外翻;B. 双下肢静脉曲张;C. 脊柱左侧弯;D. 颈椎前倾;E. 右手中指、环指及小指明显较左侧长,三指近端远端指间关节肿大侧弯畸形;F. 右手中指、环指及小指侧弯屈伸;G. 右手掌尺侧部见脑形结缔组织痣;H. 右足长于左足;I. 右侧蹞趾长于左侧;J. 右足底蹞趾部见脑形结缔组织痣

辅助检查

血常规（2016 - 12 - 08）：Hb 158 g/L，PLT 257×10^9/L，WBC 6.2×10^9/L，N% 67.3%，L% 24.7%。

生化（2016 - 12 - 08）：ALP 295 U/L，ALT 14 U/L，AST 16 U/L，Scr 70 μmol/L，UA 306 μmol/L，钙 2.54 mmol/L，磷 1.68 mmol/L。

骨代谢（2016 - 12 - 08）：β - CTX 3 706 ng/L，OC 21.60 ng/ml，25 -羟维生素 D 15.54 ng/ml，PTH 71.63 pg/ml。

骨密度（2016 - 12 - 08）：$L_1 \sim L_4$ 0.638 g/cm^2，股骨颈 0.595 g/cm^2，全髋 0.634 g/cm^2。

X线摄片（2016 - 12 - 08）：双下肢全长 X 线片显示双下肢不对称，右下肢较左侧长，右膝形态不规整，左膝外翻，骨皮质菲薄（图 43 - 2）。

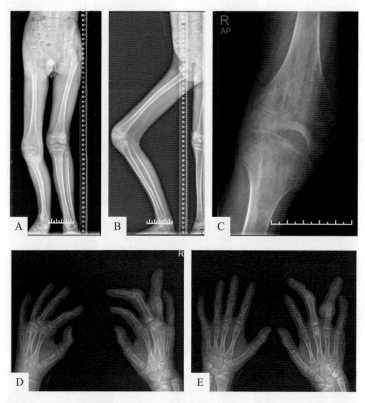

图 43 - 2　X 线片（2016 - 12 - 08）

A、B. 双下肢全长 X 线片显示双下肢不对称，右膝形态不规整，左膝外翻；C. 右膝关节正位 X 线显示右膝关节位线欠佳，关节在位；D\E 双手正位 X 线显示右中指及环指近节指骨远端膨胀，骨质欠光滑，密度不均，关节在位，周围软组织肿胀

胸腰椎正侧位 X 线片（2016 - 12 - 08）：胸腰椎序列正常，生理曲度异常。侧弯，T_8 椎体略扁平，余椎骨未见明显异常。

右膝关节正侧位 X 线片（2016 - 12 - 08）：右膝关节形态不规整，位线欠佳，关节在位。

双手正位 X 线片（2016 - 12 - 08）：右手中指及环指弯曲，中指、环指近节指骨远端膨胀，骨质欠光整，密度不均，关节在位，关节间隙无明显狭窄，周围软组织肿胀。左手诸骨未见异常。

心电图:正常。

心脏超声:正常。

双侧颈部超声:正常。

脑部CT:正常。

初步诊断

Proteus综合征,维生素D不足,继发性甲状旁腺功能亢进。

治疗及转归

本例散发患者自幼年起病,存在嵌合分布的病变损害,单侧肢体过度生长,进行性加重,同时伴有脑形结缔组织痣,据以上症状和体征可明确诊断为Proteus综合征。至就诊时过度生长已影响患者行走、握筷等日常行为,手掌及足底脑回样结缔组织赘生物影响美观,造成患者心理负担。在患者及家属的强烈意愿下,2016-12-12于我院骨科进行右中指及示指截骨矫形内固定术。术中留取患者受累指骨手术样本,提取骨组织DNA样本,进行全外显子组测序。测序结果与患者外周血DNA样本全外显组子测序结果进行比对,检测到骨组织存在 *AKT1* 基因的体细胞嵌合突变 c. 49G>A, p. Glu17Lys(NM_001014431.1)(图43-3)。术后患者右中指及示指运动功能明显改善,屈曲及伸指活动度增加。此外对患者进行口服维生素D及钙片补充,以纠正维生素D不足导致的继发性甲状旁腺功能亢进。2017-05-08患者于外院进行右膝关节松解外固定术。右膝关节屈曲畸形减轻,屈伸活动度增加,步态稳定性增强。嘱患者半年随访一次,后续可行右下肢截骨矫形术,改善双下肢不等长。

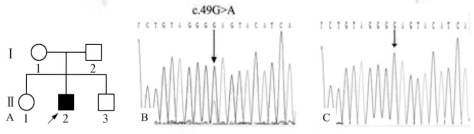

图43-3 家系图及Sanger测序图(2017-2-5)

A. 患者家系图;B. 患者受累骨组织发生 *AKT1* 基因体细胞嵌合突变,突变为 c. 49G>A,导致 p. Glu17Lys(E17K),经过家系验证,该突变为新生突变;C. 患者、其父母及250例健康对照者外周血未检测到该位点突变

我们认为,本例患者诊断为Proteus综合征明确,其突出的临床表现为进行性加重的嵌合分布病变损害,同时伴有脑形结缔组织痣等。Proteus综合征的细胞和分子遗传学特征是 *AKT1* 基因嵌合性体细胞突变,该突变导致PI3K/AKT/mTOR通路被激活,从而促进细胞生长,造成突变部位的过度生长。由于病变累及多组织器官,因此Proteus综合征必须综合多学科进行治疗和随访,以总体上改善患者预后。

讨论与分析

Proteus综合征是一组嵌合性体细胞突变疾病,后天起病,以肢体不对称及不成比例地过度生长、结缔组织痣、表皮痣、不规则脂肪组织及血管畸形为特征[1]。Proteus 综合征属于罕见病,发病率极低,目前全世界报道病例数不到 100 例,男性病例多于女性[2]。Proteus 综合征的诊断标准如表 43-1 所示,必须具备 3 项主要标准和 1 项 A 类特异性标准、2 项 B 类特异性标准或 3 项 C 类特异性标准[3]。本患者幼年逐渐起病,进行性发展,病变主要累及肢体骨骼及指趾,四肢长骨细长,关节膨大,左右侧不对称,手足脑形结缔组织痣及血管畸形明显,故诊断明确。但查体睾丸无异常结节、肿大,脑部 CT、心电图及颈部超声未见异常,提示病变未累及睾丸、脑部、心脏及颈部。

表 43-1　Proteus 综合征诊断标准

主要标准	嵌合分布的病变损害
	散发
	进行性病程
A 类特异性标准	脑形结缔组织痣
B 类特异性标准	① 线性表皮痣
	② 不对称/不成比例过度生长 　　a. 肢体:手臂/腿部,手/足/指趾,四肢 　　b. 颅骨肥大 　　c. 外耳道肥大 　　d. 巨大脊椎发育不良 　　e. 脾或胸腺
	③ 发生在 20 岁以前的特异性肿瘤 　　a. 卵巢囊腺瘤 　　b. 腮腺单一腺瘤
C 类特异性标准	① 不规则脂肪组织 　　a. 脂肪瘤 　　b. 脂肪发育不良
	② 血管畸形 　　a. 毛细血管畸形 　　b. 静脉畸形 　　c. 淋巴管畸形
	③ 肺气肿
	④ 面部表现 　　a. 长头 　　b. 长脸 　　c. 睑裂下斜/轻度上睑下垂 　　d. 低鼻梁 　　f. 前倾的宽鼻孔 　　g. 静息时张口

注:引自参考文献[1]

　　Proteus 综合征累及多组织器官,多具有较高的临床变异性。不对称及不成比例地过度生长通常累及骨骼,且在出生时不显著,6~18 月龄时开始加速不规则生长,在青春期后达高峰[4-5]。受累长骨皮质异常变薄,周围软组织缺失,导致脊柱侧弯、马蹄足外翻,巨大脊柱发育不良,颈椎、胸椎和腰椎缺陷及手足异常[6-7]。血管畸形尤其是皮肤毛细血管畸形较为常见,随患者生长发育等比例扩张,但动脉血管畸形在 Proteus 综合征中不常见[8]。脑形结缔组织痣是 Proteus 综合征最具特异的皮肤表现,可见于大多数患者,并作为诊断 Proteus 综合征的特异性标准。脑形结缔组织痣自儿童期出现,持续到青春期,最常见于足底,偶尔见于手部、腹部和鼻孔,是一种高度胶原化的结缔组织[9]。表皮痣在 Proteus 综合征的早期较为明显,可发生于颈部、躯干或四肢,主要由棘皮和过度角化构成。部分患者中也可观察到真皮发育不全和色素减退的补丁样区域[10]。不规则脂肪组织也是 Proteus 综合征的特点,包括脂肪瘤和脂肪发育不良。脂肪瘤多发生在皮下或体内,部分位于腹部和胸部的脂肪瘤具有侵袭性。而躯干和肢体则多发生脂肪发育不良,皮下脂肪减少或消失[11]。肺大疱改变等肺部表现也可见于 Proteus 综合征,高分辨率 CT 有助于早期发现并预防患者肺功能下降和肺部感染[12]。肿瘤也多见于 Proteus 综合征,其中脂肪瘤最为常见,其他已报道过的肿瘤包括腮腺腺瘤、卵巢囊腺瘤、睾丸肿瘤、脑膜瘤和间皮瘤[13]。部分患者还合并其他表现如长脸、颅骨肥厚、静息时张口等。根据以上症状的严重程度不同,Proteus 综合征患者的预期寿命在 9 个月到 29 岁,深静脉血栓和肺栓塞是主要的死亡原因。

作为过度生长疾病的一种,Proteus 综合征还应与 Cloves 综合征、Klippel-Trenaunay 综合征、Maffucci 综合征和 Bannayan 综合征等鉴别。Cloves 综合征是一组临床上以伴随骨骼异常的不对称身体过度发育为特征的疾病,与血管、内脏和神经异常有关。发病率较低,目前报道 130～150 例,通常于产前或出生时即发病,病程较稳定。Cloves 综合征无结缔组织痣和肺囊肿等,躯干部的先天性血管畸形是其特征性表现。Klippel-Trenaunay 综合征是一种低流量、混合性脉管畸形,可累及四肢、肠道及泌尿生殖系统等,主要表现为葡萄酒色斑痣、异位浅静脉曲张伴深静脉正常或阙如及肢体肥大三联征。多在出生后至 1 岁左右发病,也可于出生后几年发病,男女发病率无明显差异。Maffucci 综合征是一种以多发内生软骨瘤并发软组织血管瘤为特点的非遗传性疾病,多发生在 10 岁以下儿童,迄今约有 200 例报道。病变多累及四肢长骨及指趾短骨,好发于干骺端,病变局部粗大变形,肢体发育畸形,可继发病理性骨折,无疼痛是其特征性表现。该病常伴有静脉曲张、静脉栓塞及静脉石,呈蓝色皮下结节。Bannayan 综合征是一种错构瘤综合征,以早期出现的巨头但脑室大小正常、脂肪过多症、多发性血管瘤、胃肠道错构瘤性息肉、血管畸形、男性阴茎色素斑、桥本甲状腺炎以及轻度的智力发育迟缓为特征。

Proteus 综合征是由合子后嵌合性体细胞突变导致的罕见疾病。1987 年 Happle 提出嵌合突变假说,认为 Proteus 综合征等伴有不规则皮肤损害的散发疾病是由致死性基因的嵌合突变导致。2011 年 Lindhurst 等通过对 6 例 Proteus 综合征患者活检组织 DNA 及 6 例非患病家属全血 DNA 进行全外显组测序,发现 AKT1 基因的嵌合性激活突变(c. 49G>A, p. Glu17Lys)是导致 Proteus 综合征的病因,但突变基因所占比例与疾病严重程度或特异性表现没有关系[14]。2012 年 Kurek 和 Lindhurst 等在另一突变相关性过度生长疾病 CLOVES 综合征患者受累组织中发现了编码 PI3K α 催化亚基的 PI3KCA 基因突变。由此,PI3K/AKT/哺乳动物雷帕霉素靶点(mammalian target of rapamycin, mTOR)通路在过度生长疾病发病机制中的作用也引起了学者们的重视。PI3K/AKT/mTOR 通路是调节细胞生长和代谢的主要通路(图 43-4),生长因子、细胞压力和细胞能量等外界信号刺激

PI3K，使磷脂酰肌醇-4,5-二磷酸（phosphatidylinositol-4,5-bisphosphate，PIP2）转化成磷脂酰肌醇-3,4,5-三磷酸（phosphatidylinositol-3,4,5-trisphosphate，PIP3），并激活 AKT。活化的 AKT 磷酸化结节性硬化复合物（tuberous sclerosis complex，TSC1/TSC2）减弱对 mTOR 的负性调控，从而促进细胞生长。磷酸酯酶和张力素同源物（phosphatase and tensin homolog，PTEN）可使 PIP3 脱磷酸成为 PIP2，从而抑制 AKT 活化[15]。*PI3KCA* 和 *AKT1* 是致癌基因，当发生生殖细胞系突变时，多为致死性，而发生单个等位基因拷贝嵌合性体细胞突变时，则导致多种其他疾病。嵌合性 *PI3KCA* 激活性点突变通常导致一类命名为 PIK3CA 相关过度生长疾病谱（PIK3CA-related overgrowth spectrum，PROS），*AKT1* 基因的嵌合性激活突变则导致 Proteus 综合征。*PTEN*、*TSC1* 和 *TSC2* 是肿瘤抑制基因，生殖细胞系单个等位基因功能丢失性突变导致肿瘤易感性增加，当发生第二个等位基因失活，尤其是二次打击嵌合突变时，即肿瘤形成包括 PTEN 错构瘤肿瘤综合征（PTEN hamartoma tumor syndrome，PHTS）和结节性硬化综合征（tuberous sclerosis complex，TSC）。PI3K/AKT/mTOR 通路上不同的基因突变导致不同的疾病，即使同一基因突变也可导致不同的表现。而表型的异质性可能与合子后突变的时间有关，局限性的合子后突变产生局限于某一组织类型或身体部分的疾病表现，如 Proteus 综合征中晚期合子后突变仅产生双侧脑形结缔组织和下肢静脉曲张。此外疾病表现还与发生嵌合突变的组织类型相关，如角质细胞中 *AKT1* 基因激活突变导致表皮痣的形成，而成纤维细胞中的相同突变则导致完全不同的脑形结缔组织痣。至今，在大部分 Proteus 综合征病例受累组织包括骨组织和结缔组织中可检测出 *AKT1* 基因嵌合性体细胞突变，且均为同一激活性突变（c.49G>A，p.Glu17Lys），少数病例虽临床诊断明确，但无法检测出致病突变。我国虽有数十例 Proteus 综合征报道，但尚无致病突变检出，本病例是中国首例确诊并检测出 *AKT1* 基因嵌合性体细胞突变的 Proteus 综合征。

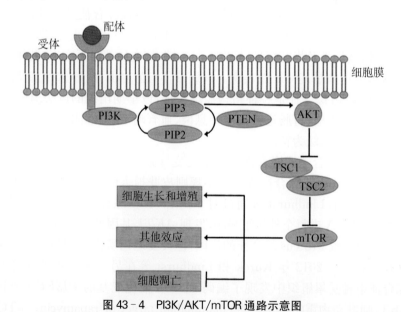

图 43-4　PI3K/AKT/mTOR 通路示意图

Proteus 综合征必须综合多学科进行治疗和随访。在明确诊断 Proteus 综合征后，需通过详细的体格检查、心脑血管和肺部情况评估,以及基线成像等预测患者的首要需求和潜在并发症,并根据症状转诊不同学科[16]。进行性过度生长的处理主要涉及外科或整形外科,由于骨骼过度生长通常在青春期达到高峰并稳定,因此手术不宜过早进行,然而晚期患者伴有严重的并发症,给手术带来极大的困难,所以外科手术的时机至关重要,需综合评估。

最终诊断

AKT1 基因嵌合性体细胞突变导致的 Proteus 综合征,维生素 D 不足,继发性甲状旁腺功能亢进。

专家点评

　　Proteus 综合征是一组嵌合性体细胞突变疾病,后天起病,以肢体不对称及不成比例地过度生长、结缔组织痣、表皮痣、不规则脂肪组织及血管畸形为特征。本综合征为罕见病,对于本例我们对受累骨组织进行 *AKT1* 基因突变测序,发现存在体细胞嵌合突变,即 c.49G>A,导致 p. Glu17Lys(E17K),但是外周血基因组 DNA 没有突变,也就是非胚系突变。对于该综合征由于罕见,诊断确实非常困难,依赖组织 DNA 进行基因突变检查尤其重要,本例也正是发现 *AKT1* 基因突变得以确诊。Proteus 综合征患者未成年病死率高达 20%,最常见的死因是深静脉血栓和肺栓塞,因此需针对 Proteus 综合征患者血栓风险进行积极的预防性干预,尤其对于手术患者,术前应预防性抗凝治疗。随访过程中还应针对肺大疱改变等肺部异常及脑形结缔组织痣等皮肤受累情况进行对症治疗。目前尚无有效的治疗药物,有报道已有针对 PI3K/AKT/mTOR 通路的小分子抑制剂正在研发,部分作为肿瘤治疗药物正在进行临床试验,若药物能沉默基因突变的影响,则该通路的抑制剂可能有助于减缓或逆转患者的症状。有研究表明一种 AKT 抑制剂 ARQ092 作为治疗肿瘤的药物,可降低 AKT 和下游靶点的磷酸化,从而抑制 Proteus 综合征患者细胞和组织的 AKT 信号,改善患者症状。Proteus 综合征的遗传咨询相对简单,因为 AKT1 嵌合性体细胞突变在患者后代中再次发生的风险接近于零,并且即使生殖细胞系发生突变,突变的受精卵也可能无法存活,所以不会遗传至下一代。

病例提供单位:上海交通大学医学院附属第六人民医院

上海市骨疾病临床研究中心

整理:徐杨

述评:章振林

参考文献

[1] WIEDEMANN HR, BURGIO GR, ALDENHOFF P, et al. The proteus syndrome. Partial gigantism of the hands and/or feet, nevi, hemihypertrophy, subcutaneous tumors, macrocephaly or other skull anomalies and possible accelerated growth and visceral affections [J]. Eur J Pediatr, 1983,140(1):5 - 12.

[2] ROCHA RCC, ESTRELLA MPS, AMARAL DMD, et al. Proteus syndrome [J]. An Bras Dermatol, 2017, 92(5):717 - 720.

[3] TURNER JT, COHEN MM JR, BIESECKER LG. Reassessment of the Proteus syndrome literature: application of diagnostic criteria to published cases [J]. Am J Med Genet A, 2004, 130A(2):111 - 122.

[4] ALMEIDA HL JR, FISS RC, HAPPLE R. Macrodactyly with skin hypertrophy: a minimal form of the Proteus syndrome [J]. An Bras Dermatol, 2011, 86(3):557 - 559.

[5] COHEN MM JR. Proteus syndrome: an update [J]. Am J Med Genet C Semin Med Genet, 2005, 137C(1):38 - 52.

[6] TURNER JT, COHEN MM, BIESECKER LG. Reassessment of the Proteus syndrome literature: application of diagnostic criteria to published cases [J]. Am J Med Genet A, 2004, 130A(2):111 - 122.

[7] BIESECKER LG, PETERS KF, DARLING TN, et al. Clinical differentiation between Proteus syndrome and hemihyperplasia: description of a distinct form of hemihyperplasia [J]. Am J Med Genet, 1998, 79(4):311 - 318.

[8] COHEN MM. Vascular update: morphogenesis, tumors, malformations, and molecular dimensions [J]. Am J Med Genet A, 2006, 140(19):2013 - 2038.

[9] COHEN MM, HAYDEN PW. A newly recognized hamartomatous syndrome [J]. Birth Defects Orig Artic Ser, 1979, 15(5B):291 - 296.

[10] NGUYEN D, TURNER JT, OLSEN C, et al. Cutaneous manifestations of proteus syndrome: correlations with general clinical severity [J]. Arch Dermatol, 2004, 140(8):947 - 953.

[11] HAPPLE R. Lipomatosis and partial lipohypoplasia in Proteus syndrome: a clinical clue for twin spotting [J]. Am J Med Genet, 1995, 56(3):332 - 333.

[12] COHEN MM JR. Proteus syndrome review: molecular, clinical, and pathologic features [J]. Clin Genet, 2014, 85(2):111 - 119.

[13] GILBERT-BARNESS E, COHEN MM JR, OPITZ JM. Multiple meningiomas, craniofacial hyperostosis and retinal abnormalities in Proteus syndrome [J]. Am J Med Genet, 2000, 93(3): 234 - 240.

[14] LINDHURST MJ, SAPP JC, TEER JK, et al. A mosaic activating mutation in AKT1 associated with the Proteus syndrome [J]. N Engl J Med, 2011, 365(7):611 - 619.

[15] SIMPSON L, PARSONS R. PTEN: life as a tumor suppressor [J]. Exp Cell Res, 2001, 264 (1):29 - 41.

[16] KANG HC, BAEK ST, SONG S, et al. Clinical and genetic aspects of the segmental overgrowth spectrum due to somatic mutations in PIK3CA [J]. J Pediatr, 2015, 167(5):957 - 962.

病例 44 巨细胞瘤还是畸形性骨炎？偶然还是必然？

男性,40 岁,巨细胞瘤复发 20 个月,骨质异常 10 个月。

病史摘要

现病史：患者于 2013 年因鼻出血于当地医院行左侧鼻腔肿物切除术，术后病理示"骨巨细胞瘤"。2014 年 9 月左侧鼻腔肿瘤复发，较前次增大，累及左侧面颊部，接近颅底，伴面部畸形，当地医院行左鼻腔外侧壁切开入路鼻腔鼻窦新生物摘除术，术后病理免疫组化标记结果 P63（－），CD68（单核及多核细胞）（＋/－）、SMA（少量间质细胞＋），Ki-67（最高处）约 60％＋，CD163（单核细胞）（＋），诊断为"右侧鼻腔侵袭性巨细胞肉芽肿"。2015 年 12 月肿瘤再次复发，伴鼻塞、鼻腔出血，于当地医院行放疗 2 次，后出现颅内囊肿（具体不详）。2016 年 10 患者突发癫痫，双侧肩胛骨及胸腰椎病理性骨折（未摔倒，平躺时癫痫发作所致），至当地医院拍片示全身骨质异常（具体不详），建议至上级医院就诊，遂于 2017 年 8 月至我科门诊就诊。

患者自发病以来神志清，饮食、睡眠可，精神不佳，大小便正常，体重无明显增减。

既往史：2013 年、2014 年行左侧骨巨细胞瘤切除术。有癫痫发作史，未予治疗。否认糖尿病、高血压、心脏病等疾病史。否认乙肝、结核等传染病。否认发病前有相关输血史。否认相关食物过敏史。否认药物过敏史。

骨折史：2015 年双侧肩胛骨骨折，胸腰椎病理性骨折。

个人史：无疫区久居史、毒物接触史，少量吸烟、饮酒史 20 余年，已戒烟酒 8 年。

婚育史：未婚未育。

家族史：患者家族中多位亲戚有类似症状，具体见下文。

入院查体

T 36.5℃，P 78 次/分，R 20 次/分，BP 115/70 mmHg。神志清，左侧眼眶部可见融合肿块，呈紫红色，直径约 5 cm，质硬，无压痛，遮盖左眼。右眼运动正常，视力正常，右眼瞳孔等大等圆，对光反射灵敏。双侧额纹对称，面部皮肤感觉无异常。左侧鼻腔可见新生物，右侧鼻腔黏膜正常，未见明显新生物及异常分泌物，双侧外耳道未见异常分泌物及新生物，粗测听力无下降。口角无歪斜，伸舌无偏斜，软腭动度可，悬雍垂居中。浅表淋巴结未触及肿大。心肺腹未见明显异常。脊柱四肢无畸形，关节无红肿，双下肢无水肿。

辅助检查

骨代谢指标（2017-08-24）：β-CTX 1 299 ng/L，OC 54.29 ng/ml，PTH 53.65 pg/ml，25-羟维生素 D 14.98 ng/ml。

生化（2017-08-24）：ALP 235 U/L，钙 2.39 mmol/L，磷 1.20 mmol/L。

头颅 X 线片（2017-08-24）：头颅板障内见多发棉球样改变，板障增厚，余头颅诸骨未见明显骨质病变，各颅缝未见明显增宽明显扩大，鞍背清晰（图 44-1A、B）。

骨盆、股骨、胫腓骨正位＋拼接 X 线片（2017-08-24）：双下肢基本对称，诸骨未见明显骨质异常，双膝关节在位，关节面光滑，关节间隙无明显狭窄（图 44-1C）。

ECT 全身骨显像（2017-08-24）：全身骨骼显像清晰，颅骨不均匀，弥漫性放射性摄取增高，胸腰多发椎体、两侧锁骨、双侧肩关节、双侧上肢骨、下肢骨、骨盆多处均见放射性摄取增高影，病灶放射性分布不均，余骨未见异常放射性分布增高（热区）或减低（冷区）表现（图 44-1D）。

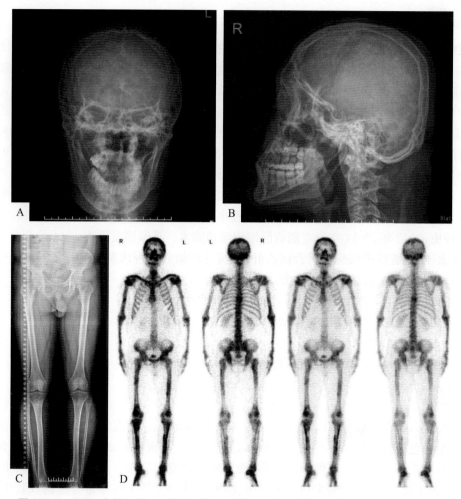

图44-1　A、B. 头颅X线；C. 骨盆、股骨、胫腓骨正片＋拼接X线；D. ECT全身骨显像

（外院会诊）免疫组化（2017-08-24）：（鼻腔、鼻窦新生物）结合影像学及免疫组化标记结果，符合侵袭性巨细胞肉芽肿。免疫组化标记结果（HI14-14631）P63（－），CD68（单核及多核细胞）（＋/－）、SMA（少量间质细胞＋），Ki-67（最高处）（约60%＋），CD163（单核细胞）（＋）。（备注：该类病变有一定复发率，建议将病灶切除后随访）。

初步诊断

畸形性骨炎伴巨细胞瘤，维生素D缺乏。

治疗及转归

患者影像学检测结合生化及骨代谢指标，临床拟诊畸形性骨炎及维生素D缺乏症，遂于2017年8月给予唑来膦酸5mg静滴，配合骨化三醇每天0.25μg及碳酸钙D3每天600mg口服，嘱患者禁止放疗。2018年7月复查（表44-1）：β-CTX 678 ng/L，OC 24.55 ng/ml，PTH 43.76 pg/ml，25-羟维生素D 18.90 ng/ml，ALP 1201 U/L，血钙2.56 mmol/L，血磷 1.16 mmol/L,实验室检查示 ALP 偏高,故在维持原口服药物治疗的同时,继续给予唑来膦酸治疗。2020 年 6 月外院查头颈部增强 MRI 显示:左侧鼻腔、筛窦、额窦、蝶窦及左侧上颌窦区域侵袭性肉芽肿,累及周围结构,左侧海绵窦、两侧额叶及脑膜受累。2020 年 9 月外院复查头颈部增强 MRI 示:左侧鼻腔、筛窦、蝶窦及左侧上颌窦区不规则异常信号,明显强化,且累及压迫周围结构,左侧海绵窦、两侧额叶及脑膜受累,颈部多发肿大淋巴结,与2020 年 6 月 19 日相比,异常信号有所缩小,额窦及左侧上颌窦黏液囊肿,部分空泡蝶鞍。2020 年 11 月于我院复查骨代谢标志物:β-CTX 965 ng/L,OC 22.65 ng/ml,PTH 57.76 pg/ml,25-羟维生素 D 19.73 ng/ml,ALP 1 141 U/L,血钙 2.27 mmol/L,血磷1.45 mmol/L(表 44-1),显示唑来膦酸对该患者疗效不佳。另外,治疗期间患者左侧眼眶肿块出现进行性增大(图 44-2),但患者拒绝再次手术治疗。考虑到患者伴巨细胞瘤,建议予地舒单抗治疗。由于患者经济状况不佳,遂给予地舒单抗 60 m 皮下注射,配合骨化三醇及碳酸钙 D3 治疗,继续随访。

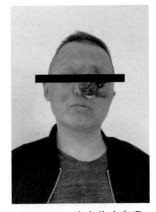

图 44-2 患者临床表现

患者左侧眼眶部巨大融合肿物,直径约 8 mm,部分呈紫红色,伴破溃流脓,质硬,无压痛,遮盖左眼,左眼已失明

表 44-1 治疗期间患者各项实验室检查指标变化

指标	2017-08	2018-07	2020-11	正常值
ALP (U/L)	235	1 201	1 141	15～112
β-CTX(ng/L)	1 299	678	965	<584(30～50 岁健康男性)
OC(ng/L)	54.29	24.55	22.65	14～42(30～50 岁健康男性)
PTH(pg/ml)	53.65	43.76	57.76	15～65
25OHD(ng/ml)	14.98	18.90	19.73	>20
Ca(mmol/L)	2.39	2.56	2.27	225～275
P(mmol/L)	1.20	1.16	1.45	0.81～1.45

ALP,碱性磷酸酶;β-CTX,血清 1 型胶原交联羧基末端肽;OC,骨钙素;PTH,甲状旁腺激素;25OHD,25 羟维生素 D;Ca,血钙;P,血磷

家族史

患者家族中有多例伴发巨细胞瘤患者,绘制家系图(图 44-3),并详细询问家族史及对患者亲属进行基因筛查。

(1) 先证者表哥(Ⅲ-4)。

先证者表哥(Ⅲ-4)数年前于外院诊断为右鼻腔巨细胞瘤,已行两次手术及放疗治疗,现可见面部畸形,右侧门牙及切牙缺如,右上牙齿缺损(图 44-4),自诉偶有头痛,听力正常,无中轴骨及四肢骨疼痛。实验室检查 ALP 642 U/L,β-CTX 3 574 ng/L,OC 204.6 ng/ml,均明显高于正常范围。头颅 X 线片示:头颅颅骨板障增厚,密度不均,多发棉球样改变。骨盆、股骨、

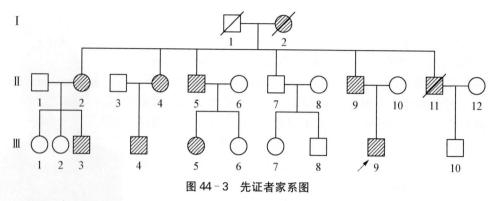

图 44-3　先证者家系图

家系一共 15 名成员,包括 8 例受累患者,均确诊为畸形性骨炎,其中 2 例伴发巨细胞瘤(Ⅱ-4 和Ⅲ-4)

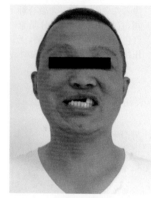

图 44-4　先证者表哥(Ⅲ-4)
临床表现

胫腓骨正位+拼接 X 线示:双侧股骨、双侧胫骨局部骨皮质增厚,骨盆骨质密度不均,骨小梁增粗。ECT 示:颅骨、脊柱、骨盆和四肢骨放射性分布不均匀性增高,骨代谢异常活跃(图 44-5)。以上典型表现符合"畸形性骨炎伴巨细胞瘤"诊断。

(2) 家系内其余患者。

考虑到该病的遗传性,在对本家系 15 名成员的影像学检查中筛查到 8 例符合畸形性骨炎诊断的患者(Ⅱ-2、Ⅱ-4、Ⅱ-5、Ⅱ-9、Ⅲ-3、Ⅲ-5、Ⅱ-4 和Ⅲ-4),其中包括之前所提到的 2 例巨细胞瘤(Ⅱ-4 和Ⅲ-4)患者。以上受累成员 ECT 检查可见全身多发骨代谢异常活跃病灶(颅骨、胸腰椎、骨盆和双侧下肢骨为著,图 44-6)。

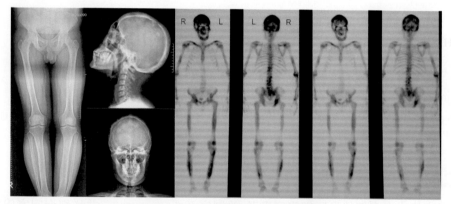

图 44-5　先证者表哥(Ⅲ-4)影像学检查

讨论与分析

本家系患者影像学检测显示:长骨骨小梁粗大,局部骨皮质增厚、密度不均,头颅颅骨板障增厚,密度不均。ECT 可见全身多处放射性浓聚。骨代谢标志物异常增高。以上表现均符合畸形性骨炎诊断。另外,家系内部分患者伴发巨细胞瘤(PDB/GCT),家系图显示该疾

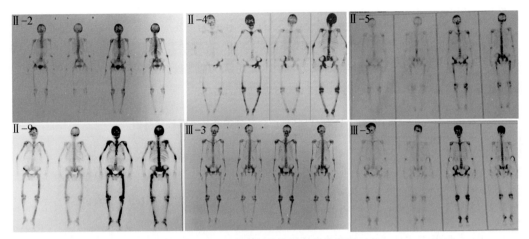

图44-6　家系内其他受累成员 ECT

病呈常染色体显性遗传模式。通过 Sanger 测序验证已知基因 *SQSTM1*、*ZNF687*、*RANK*、*OPG* 是否存在突变,均未找到致病基因。后经连锁分析结合全外显子组测序,首次发现了导致 PDB/GCT 的新致病基因 *PFN1*,突变位点为 c. 318_321delTGAC/p. Asp107Argfs＊3(图44-7)。与此同时,国外的两项背靠背研究发现该位点可导致 PDB/OS。我们在本研究室生物样本库中对该基因进行验证,分别在另 1 家系和 1 例散发 PDB/GCT 患者中找到 *PFN1* 基因 c. 335T＞C/p. Leu112Pro、c. 324_324delG/p. T109Rfs×2 新突变位点。

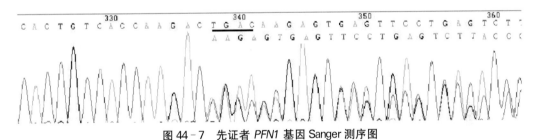

图44-7　先证者 *PFN1* 基因 Sanger 测序图

PFN1 基因存在杂合移码突变,c. 318_321delTGAC/p. Asp107Argfs＊3(107 位由天冬氨酸突变为精氨酸,并在 3 个氨基酸后终止)。

畸形性骨炎(osteitis deformans)又称 Paget 骨病(Paget's disease of bone,PDB)、变形性骨炎,其特征为破骨细胞介导的骨吸收增加,继之以代偿性的新骨形成增加,在受累骨骼部位形成编织骨与板层骨不规则镶嵌的结构,引起骨骼膨大、疏松、血管丰富,较正常骨骼更易出现骨畸形和骨折。典型临床表现为骨痛、局部皮肤温度增高、骨骼畸形和骨折,国外报道 20%～25% 的患者可无症状[1]。PDB 发病率随年龄增长而增加,且有明显地域和种族差异。在西方国家,55 岁以上人群发病率可达 1%～2%,但亚洲国家发病率极低。以日本为例,发病率仅为 0.15/100 000;我国均为个案报道,尚无发病率统计。

按照有无家族史,PDB 可分为家族性和散发性。按照受累骨骼数目,可分为单骨型(仅累及一块骨骼)和多骨型(累及两块及以上骨骼)。根据发病年龄,可分为经典型、早发型和青少年型，经典型为成年起病，多在 55 岁以后。国外该类型报道家族性患者 SQSTM1 突变检出率为 30%～50%，而散发性患者 SQSTM1 检出率为 9%～20%。另外，还存在一些罕见的遗传性骨病综合征可表现为与 PDB 类似的临床、放射学和组织学特征，称之为 PDB 样综合征[2]，分类见表 44 - 2。环境因素方面，有研究认为副黏病毒感染、饮食中钙的缺乏、骨骼的重复机械负荷均是 PDB 的诱因，但目前证据不足。

表 44 - 2 PDB、PDB 样综合征分类及其主要致病基因

分类	基因突变情况
经典型 Paget 骨病	SQSTM1/P62
早发性家族性 Paget 骨病（early onset familial Paget's disease，EoPDB）	TNFRSF11A/RANK
青少年 Paget 骨病/特发性高碱性磷酸酶血症（juvenile Paget's disease，JPD）	TNFRSF11B/OPG
家族性膨胀性骨溶解（familial expansile osteolysis，FEO）	TNFRSF11A/RANK
膨胀性骨源性高碱性磷酸酶血症（expansile skeletal hyperphosphatasia，ESH）	TNFRSF11A/RANK
遗传性包涵体肌病- Paget 骨病-额颞叶痴呆综合征（inclusion body myopathy，Paget disease of bone，and frontotemporal dementia，IBMPFD1）	VCP
包涵体肌病伴早发 Paget 骨病伴或不伴额颞叶痴呆（inclusion body myopathy with early-onset Paget disease with or without frontotemporal dementia 2，IBMPFD2）	HNRNPA2B1

影像学检查为 PDB 的诊断提供重要依据。早期该病主要表现为破骨活跃，可观察到显示骨密度降低和骨小梁结构紊乱。之后随着骨形成代偿性增加，可见骨溶解和骨硬化交织的混合性改变。典型 X 线可见受累骨骼增厚、增粗，骨皮质和松质界限消失，骨小梁粗大稀疏，密度不均，排列紊乱，呈条索状高密度影交织，中间夹杂网格状低密度区。累及颅骨者早期可见局灶性透光区，随后可见棉絮样表现，颅骨内外板失去正常分界，颅板增厚，颅骨增大变形，颅骨基底部受累，可出现颅底内陷。放射性核素骨扫描（ECT）对判断 PDB 骨骼累及范围有重要作用，^{99m}Tc-亚甲基二膦酸盐（^{99m}Tc - MDP）作为示踪剂时，可见病变累及部位异常放射性浓聚，与正常骨边缘分界清楚。上述方法可以量化为受累骨骼总数及比例。PDB 可累及全身所有骨骼，但常见于骨盆、股骨、胫骨、头颅和脊柱等。另外，CT 及 MRI 检查有助于 PDB 合并症如骨关节炎、骨折和伴发骨肉瘤或巨细胞瘤的发现，以及与肿瘤骨转移或骨肿瘤鉴别。由于 PDB 患者骨转换率增高，骨转换生化标志物（bone turnover markers，BTMs）如 ALP、β - CTX、1 型原胶原氨基端前肽（P1NP）、OC 等指标对于临床评估者疾病活动度和治疗监测十分重要。在未治疗的状态下，骨转换标志物升高的程度取决于疾病的活动度和程度。在应用骨吸收抑制剂（如双膦酸盐）治疗后 BTMs 水平可显著下降甚至正常。除此之外，BTMs 还能筛查早期复发。病理检查可见异常活跃的破骨细胞，其数量和大小均增加，核多（可达 50 个核），新骨形成紊乱，失去了正常的板层状结构。该类患者破骨细胞前体细胞对包括 RANKL、TNFα、1,25 双羟维生素 D 在内的多种细胞因子高度敏感，可达 10～100 倍。另外，可见 TAFIID - 17、白细胞介素 6（IL - 6）和干扰素 γ 的水平

升高[3]。

少数 PDB 出现肿瘤性转化,如骨肉瘤(PDB/OS)、纤维肉瘤(PDB/FS)、软骨肉瘤(PDB/CS)、骨巨细胞瘤(PDB/GCT)等。较为罕见的骨巨细胞瘤(GCT)累及部位可为骨骼(94%)或骨骼外组织(6%),多见于颅骨、面部骨骼、脊柱及骨盆,表现为溶骨性、膨胀性改变,组织学可见大量多核巨细胞。该类患者临床通常表现为多骨累及,且发病时间较早,GCT 平均在 PDB 诊断后的 10 年(3～30 年)出现。经典型 PDB 与 PDB/GCT 比较见下表(表 44-3)。GCT 是一种骨破坏性良性交界性肿瘤,欧美发病率可达 5%,好发于 20～40 岁的青壮年人群,其特征为多核破骨细胞样巨细胞,遗传学特征是基质细胞中 H3F3A、IDH2 基因的高重复性体细胞突变。当 PDB/GCT 共存时,将表现出更加恶性的表型,骨巨细胞瘤多为多灶性,5 年生存率低至 50%,由已知的 ZNF687 基因和我们新发现的 PFN1 生殖细胞突变所导致的 PDB/GCT 有望成为区分单纯 GCT、PDB/GCT 和其他富含破骨细胞的肿瘤的新型诊断工具[4-6]。

表 44-3 经典型 PDB 与 PDB/GCT 区别

项目	PDB/GCT	PDB
性别(男/女)	2:1	1:2
发病年龄(岁)	52.1±12.1	63.3±10.6
骨骼受累数目	6.1±2.9	2.34±1.6
累及多骨发生率	93.3%	60.6%
5 年死亡率	50%	0～5%

目前国外临床指南批准用于 PDB 治疗的药物包括抗骨吸收药物双膦酸盐(口服依替膦酸盐、替鲁膦酸盐、阿仑膦酸盐、利塞膦酸盐,静脉注射帕米膦酸盐和唑来膦酸盐)、鲑降钙素和地舒单抗。最新数据表明,单次输注 5 mg 唑来膦酸可使 89% 的患者 ALP 正常化,且多数患者终身只需要注射一次,已成为迄今为止最有效的治疗方法。临床指南建议治疗着重于改善骨痛等症状,而非使血 ALP 正常化,药物治疗的主要适应证为缓解骨痛症状和预防并发症的发展[7-8]。无症状且 ALP 正常的患者可暂时不使用药物治疗,但对于没有症状、ALP 高于正常值且评估后认为病变部位易出现并发症的患者,仍应给予药物治疗。在诸多抗骨吸收药物的治疗过程中,需要补充钙和维生素 D,以避免低钙血症。若发展为药物无法控制的骨关节炎,建议进行全髋关节或膝关节置换术。此外,PDB 患者禁忌进行放疗。

综上,本例患者可确诊为 PFN1 基因突变引起的家族遗传性 PDB/GCT,根据谱系可判断为常染色体显性遗传。然而,该家系中并非所有携带该基因突变的畸形性骨炎患者都伴有巨细胞瘤,可见其不完全外显性。先证者在接受唑来膦酸治疗 2 次后仍无法达到生化缓解,可能与 PDB/GCT 的特殊性有关。由于该病较为罕见,目前尚无治疗标准,我们建议对该类患者进行皮下注射地舒单抗治疗。最后,考虑到该病为遗传病,我们建议患者及其家族成员在生育前进行产前诊断和遗传咨询,力求在源头上阻止传播链。

最终诊断

PFN1 基因突变引起的畸形性骨炎伴巨细胞瘤(PDB/GCT),维生素 D 缺乏症。

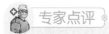 **专家点评**

　　PDB好发于英国、澳大利亚、新西兰和北美的白种人,在英国50岁以上人群中患病率高达3%～4%,是西方国家除骨质疏松症之外发病率最高的代谢性骨病,散发性PDB发病具有明显性别差异,男性发病率为女性的两倍。其主要风险因素有:增龄、男性、种族和遗传背景。

　　临床症状表现为:骨痛(73%的患者可出现),特别是受累骨骼疼痛(几乎所有的骨骼均会受累,但骨盆、脊柱、股骨、胫骨和颅骨好发);伴有病变部位皮色发红,皮温升高;神经压迫症状,受累颅骨常出现头痛、神经受压,听力(8.9%耳聋)/视力受损;骨骼畸形:(21.5%)颅骨增大、以面骨为显著,形成"狮面";椎管狭窄、截瘫;病理性骨折,国外多见(8.5%),国内患者中并不常见。诊断依据主要为:典型的临床表现,如骨痛、骨骼畸形,及特征性骨骼影像学表现(X线、骨骼核素扫描);ALP/PINP异常升高。

　　近年来针对PDB发病基因的新进展均集中于PDB伴发肿瘤这一特殊类型,其中合并骨肉瘤较为常见,发生率为0.3%,其次可合并纤维肉瘤、软骨肉瘤、巨细胞瘤。巨细胞瘤为PDB极少见的伴发症,多发生于多骨性PDB患者,可发生于病变骨组织,也可发生于邻近组织。PDB多发生于颅骨,面部骨骼,脊柱及骨盆,病死率极高(伴发骨肉瘤病死率>90%,伴发巨细胞瘤病死率>50%)。

　　本病例患者中多人出现PDB/GCT的情况,并经基因检测诊断明确。

　　治疗药物有以下几种:①早期使用降钙素较多,降钙素治疗可改善骨痛和皮肤灼热感,提升活动功能;②第二代双膦酸盐帕米膦酸钠治疗可以有效控制病情进展;③目前唑来膦酸治疗作为治疗首选;④阿仑膦酸钠治疗适合轻症患者;⑤钙剂和维生素D作为基础治疗。最新的文献显示应用双膦酸盐的指征包括:由于活动性骨病导致的症状(骨痛、头痛等);为了预防,在无症状的患者中,当病变位于高危部位时(比如承重部位或可能压迫神经);当碱性磷酸酶超过正常上限水平2～4倍时;计划择期手术,但手术部位累及骨病部位时;当制动引起高钙血症时。针对合并巨细胞瘤的患者,地舒单抗也可作为理想选择,有效控制骨骼病变及巨细胞瘤生长。

病例提供单位:上海交通大学医学院附属第六人民医院

上海市骨疾病临床研究中心

整理:陶晓卉

述评:岳华

参考文献

[1] RENDINA D, DE FILIPPO G, RALSTON SH, et al. Clinical characteristics and evolution of giant cell tumor occurring in Paget's disease of bone [J]. J Bone Miner Res,2015,30(2):257 - 263.

[2] KE YH, YUE H, HE JW, et al. Early onset Paget's disease of bone caused by a novel mutation (78dup27) of the TNFRSF11A gene in a Chinese family [J]. Acta Pharmacol Sin,2009,30(8):

1204-1210.

[3] KRAVETS I. Paget's disease of bone：diagnosis and treatment [J]. Am J Med，2018,131(11)：1298-1303.

[4] DIVISATO G, FORMICOLA D, ESPOSITO T, et al. ZNF687 mutations in severe paget disease of bone associated with giant cell tumor [J]. Am J Hum Genet，2016,98(2)：275-286.

[5] WEI Z, LI S, TAO X, et al. Mutations in profilin 1 cause early-onset paget's disease of bone with giant cell tumors [J]. J Bone Miner Res，2021,36(6)：1088-1103.

[6] MERLOTTI D, MATEROZZI M, BIANCIARDI S, et al. Mutation of PFN1 gene in an early onset，polyostotic paget-like disease [J]. J Clin Endocrinol Metab，2020,105(8)：dgaa252.

[7] RALSTON SH, CORRAL-GUDINO L, COOPER C, et al. Diagnosis and management of Paget's disease of bone in adults：a clinical guideline [J]. J Bone Miner Res，2019,34(4)：579-604.

病例 45　骨痛伴全身多发放射性浓聚，肿瘤骨转移？

主诉

男性，50 岁，双髋关节疼痛 10 年、进行性加重 1 年余。

病史摘要

现病史：患者于 14 个月会走路，3 岁时父母发现其走路不稳，呈鸭步，当地医院诊断为"双侧髋臼发育不良"，未治疗。2008 年无明显诱因下出现双侧髋关节疼痛，呈间歇性，休息后缓解。2013 年出现双侧听力进行性下降（左耳尤甚），不伴头晕、头痛。之后逐渐出现双眼突出症状，但视力未受影响。2016 年双髋关节疼痛加重，右侧为甚，活动后加重，伴活动受限、双下肢无力，偶有间歇性抽筋。2017 年底辗转至上级医院，诊断为"骨纤维结构异常增殖"，未予治疗。2018 年 1 月摔倒后出现双髋及骶尾部疼痛、活动受限（疼痛难忍、不能站立），至当地医院就诊，ECT 示"颅骨及双侧股骨近端见多发异常放射性浓聚"，诊断为"畸形性骨炎？肿瘤骨转移？"，建议转至上级医院。2018 年 3 月患者转至我科就诊。

患者自发病以来神志清，饮食睡眠可，精神可，大小便正常，体重无明显增减。

既往史：患者自诉 10 年前曾因外伤所致右肘关节陈旧性骨折，后于当地医院住院行手术治疗（具体不详）。有乙肝病史 10 余年，未正规治疗，自诉定期体检乙型病毒性肝炎指标，目前较稳定。双下肢动脉硬化病史 1 年，未治疗。否认糖尿病、高血压、心脏病等疾病史。否认结核等传染病。否认输血史。否认相关食物过敏史。否认药物过敏史。

骨折史：10 年前外伤致右肘关节骨折。

个人史：无疫区久居史、毒物接触史，无饮酒、吸烟史。

婚育史：已婚，妻子体健，夫妻和睦，育有 1 子。

家族史：患者儿子目前 23 岁，足月顺产，出生时体重 3.4 kg，身长 50 cm。3 岁开始出现步态异常，呈典型鸭步，余无明显不适。查体示：身高 167 cm，体质量 44 kg。四肢骨骼增粗，皮温稍高,双下肢肌肉菲薄,膝外翻畸形,呈"X"形腿。听力、视力正常。

家族其他人员无类似病史(图45-1)。

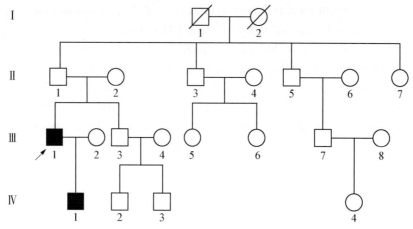

图45-1 先证者家系图

入院查体

T 36.7℃,P 98次/分,R 20次/分,BP 135/76 mmHg。神清,拄拐进入。患者四肢骨骼增粗、增厚,局部皮温稍高,肌肉菲薄无力。双膝外翻,呈"X"形,双下肢有压痛,活动度明显减小。双眼突出,右眼较重,视力可。双侧听力明显下降,左耳佩戴助听器。神经系统检查正常,智力正常。

先证者(Ⅲ1)辅助检查

实验室检查:

骨代谢指标(2018-03-20):β-CTX 973.80 ng/L,OC 37.52 ng/ml,25-羟维生素D 14.76 ng/ml,PTH 48.09 pg/ml。

生化(2018-03-20):ALP 229 U/L,钙 2.49 mmol/L,磷 1.04 mmol/L。

骨密度(2018-03-20):$L_1 \sim L_4$ 1.858 g/cm^2,Z值6.9。股骨颈 2.058 g/cm^2,Z值8.9。全髋 2.116 g/cm^2,Z值8.8。

影像学检查:

(外院)骨盆平片(2017-12-04):双侧骶髂关节对应可,髋关节间隙明显变窄,关节面下可见囊性改变,双侧髂骨及坐耻骨及股骨中上段骨质密度不均匀增高,双侧股骨干增粗,皮质毛糙增厚,髓腔密度不均匀。双侧股骨上段纤维性病变可能,双侧髋关节骨性关节炎,请结合临床,必要时进一步检查诊断。

(外院)股骨正侧位片(2017-12-04):双侧股骨密度不均匀增高,骨干增粗,皮质增厚不均匀,边缘毛糙,周围未见软组织肿胀。双侧股骨纤维性病变可能,请结合临床进一步检查诊断。

(外院)头颅CT(2017-01-17):面颅骨及脑颅骨增宽增厚,骨质密度增高,骨质结构欠规则,骨皮质内可见点状密度减低区,边界清晰,筛窦及上颌窦窦壁增厚,窦腔体积缩小。颈椎骨质密度不均匀增高,骨质结构尚规则。颅骨及颈椎骨质改变,考虑畸形性骨炎,请结合临床。

(外院)肩关节正位片(2018-01-17):双侧肱骨及肩关节盂密度不均匀增高,内可见网格状、点状密度减低区,肱骨骨皮质欠光整;考虑畸形性骨炎,请结合临床。

(外院)双侧股骨正侧位片(2018-01-17):双侧股骨皮质增厚,密度增高,其内可见斑点状、点状密度减低区,边界较清楚,股骨干增粗,髓腔内未见异常密度增高影。另示双侧胫骨上段亦有类似改变。双侧股骨、胫骨符合 Paget 病(畸形性骨炎)改变,请结合临床进一步 SPECT/CT 检查协诊。

(外院)双髋关节 CT(2018-01-17):双髋关节对应关系尚可,双侧髂骨、髋臼、股骨头骨皮质密度增高,亦有增厚,其内可见斑点状、小片状密度减低区,骨质略显膨胀,双侧股骨皮质增厚,其内可见不规则密度减低区,髓腔略显变窄。骨盆及双侧股骨多发病灶考虑 Paget 病(畸形性骨炎),请结合临床进一步 SPECT/CT 检查协诊。

(外院)全身骨扫描(2018-01-17):全身四肢长骨骨干增粗,皮质增厚,核素浓聚增强。颅骨及颌面骨呈明显弥漫性核素浓聚,双肘、双髋关节核素异常浓聚,脊柱椎体核素浓聚增强。全身多发长骨骨干增粗、皮质代谢相对活跃,请结合其他检查。

头颅正侧位(2018-03-20):头颅诸骨髓腔密度增高,各颅缝增宽,蝶鞍未见明显扩大,鞍背清晰(图45-2A)。

骨盆正位 X 线(2018-03-20):骨盆部分骨质密度增高,部分可见混杂密度影,双股骨骨皮质增厚,骨干增粗,内可见高低不均密度影,双侧髋关节间隙变窄(图45-2B)。

双下肢拼接(2018-03-20):双膝轻度外翻,关节在位,双下肢基本对称,诸骨骨干增厚,密度增高、不均,关节面光滑,关节间隙无明显狭窄(图45-2C)。

双侧肱骨正位 X 线(2018-03-20):双上肢骨干增粗,皮质增厚,肱骨略弯曲,密度增高伴不均,余关节在位,关节间隙未见狭窄,骨代谢疾病可能,请结合临床,建议必要时进一步检查(图45-2D)。

全身骨显像＋局部 SPECT/CT 断层显像(2018-03-20):颅骨及双侧股骨近端见多发放射性摄取增高,代谢异常活跃,局部骨骼 CT 平扫骨窗示骨皮质明显增厚,骨质密度增高(图45-2E)。

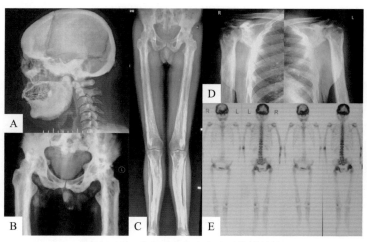

图 45-2　先证者(Ⅲ1)我院影像学检查

基因检查(2018-04-01)：

患者 *TGFβ1* 基因 4 号外显子发生错义突变(杂合突变)c. 652C＞T,导致 p. Arg218Cys (图 45-3)。

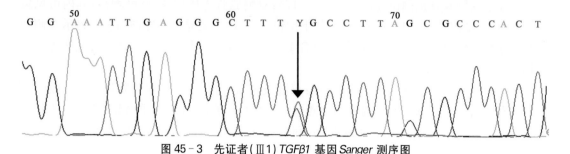

图 45-3　先证者(Ⅲ1) *TGFβ1* 基因 *Sanger* 测序图

先证者儿子(Ⅳ1)辅助检查

实验室检查：

骨代谢指标(2018-03-20)：β-CTX 5 209. 20 ng/L, OC 3 250. 5 ng/ml,25-羟维生素 15. 84 ng/ml, PTH 90. 21 pg/ml。

生化(2018-03-20)：ALP 309 U/L,血钙 2. 37 mmol/L,血磷 1. 32 mmol/L。

骨密度检查：

骨密度(2018-03-20)：$L_1 \sim L_4$ 0. 857 g/cm², Z 值-2. 0。股骨颈 1. 274 g/cm², Z 值 2. 1。全髋 1. 319 g/cm², Z 值 2. 5。

影像学检查：

骨盆正位 X 线片(2018-03-20)：双侧髋臼发育浅,双髋半脱位可能,双侧股骨头稍变扁,双侧髋臼、股骨近端影像表现符合骨代谢疾病,请结合临床,建议必要时进一步检查(图 45-4a)。

双下肢拼接 X 线片(2018-03-20)：双下肢基本对称,诸骨骨干增厚,密度增高、不均,双膝轻度外翻,关节在位,关节面光滑,关节间隙无明显狭窄(图 45-4b)。

头颅 X 线片(2018-03-20)：头颅平片示头颅无明显异常(图 45-4c)。

全身骨显像＋局部 SPECT/CT 断层显像(2018-03-20)：颅骨及四肢骨部位骨代谢异常活跃,局部骨骼 CT 平扫骨窗示骨皮质明显增厚,骨质密度增高(图 45-4d)。

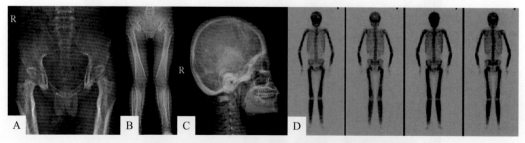

图 45-4　先证者儿子(Ⅳ1)我院影像学检查

A. 骨盆正位 X 线片；B. 双下肢拼接 X 线片；C. 头颅 X 线片；D. 全身骨显像＋局部 SPECT/CT 断层显像

基因检查(2018-04-01)：

患者 *TGFβ1* 基因 4 号外显子发生错义突变(杂合突变)c.652C＞T,导致 p. Arg218Cys (图 45-5)。

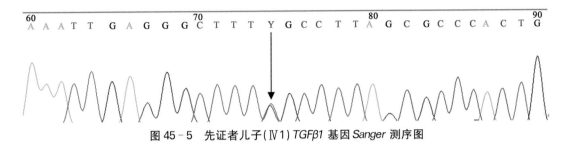

图 45-5　先证者儿子(Ⅳ1) *TGFβ1* 基因 *Sanger* 测序图

初步诊断

进行性骨干发育不良。

治疗及转归

本例先证者及其儿子自幼出现步态不稳,呈鸭步。ECT 可见全身多发异常对称性、放射性浓聚,X 线片可四肢管状骨骨干增厚、密度增高,基本符合进行性骨干发育不良(progressive diaphyseal dysplasia, PDD)典型表现。该病突出的分子遗传学特征是 *TGFB1* 基因突变,且热点突变为 p. Arg218Cys,本家系基因突变情况证实了本例患者及其儿子的 PDD 诊断。

目前国内外尚无有效治疗 PDD 的药物。临床主要以对症治疗,如激素、非甾体抗炎药用于缓解疼痛。关于双膦酸盐的疗效,仍存在较大争议,部分患者使用无效,且出现用药后出现疼痛加重等情况。本例先证者及儿子骨代谢标志物高,经患者及家属同意后给予先证者唑来膦酸 5 mg 静滴,配合骨化三醇 0.25 μg、碳酸钙 D3 600 mg qd po,先证者儿子予以阿仑膦酸钠 70 mg 每周 1 片,配合维生素 D3 滴剂 800 IU 及碳酸钙 D3 600 mg 每天 1 次,每次 1 片。用药 1 年后随访,先证者及其子述骨痛症状改善,下肢肌力明显好转,同时可见骨转换标志物降低(表 45-1)。

表 45-1　先证者(Ⅲ1)及其儿子(Ⅳ1)治疗前后指标改变情况

指标	先证者(Ⅲ1)		先证者儿子(Ⅳ1)		正常值
	治疗前	治疗 1 年	治疗前	治疗 1 年	
Ca (mmol/L)	2.49	2.43	2.37	2.35	225～275
P (mmol/L)	1.04	1.05	1.32	1.27	0.81～1.45
ALP (U/L)	229	183	309	290	15～112
β-CTX (ng/L)	973.80	887.10	5 209.20	3 214.20	＜584(30～50 岁健康男性); ＜707(50～70 岁健康男性)

（续表）

指标	先证者（Ⅲ1）		先证者儿子（Ⅳ1）		正常值
	治疗前	治疗1年	治疗前	治疗1年	
OC（μg/L）	37.52	19.38	250.5	172.90	24～70（18～30岁健康男性）；14～42（30～50岁健康男性）
PTH（ng/L）	48.09	36.75	90.21	58.49	15～65
25OHD（μg/L）	14.76	21.42	15.84	25.93	＞20
腰椎 BMD（g/cm^2）	1.858	1.999	0.857	0.909	—
腰椎 Z 值	6.9	8.1	−2.0	−1.6	—
股骨颈 BMD（g/cm）	2.058	2.191	1.274	1.528	—
股骨颈 Z 值	8.9	10.0	2.1	4.1	—
全髋部 BMD（g/m^2）	2.116	2.187	1.319	1.557	—
全髋部 Z 值	8.8	9.4	2.5	4.3	—

Ca，血钙；P：血磷，ALP：碱性磷酸酶；β-CTX，血清1型胶原交联C端肽；OC，骨钙素；25OHD，25羟维生素D；PTH，甲状旁腺激素；BMD，骨密度

讨论与分析

进行性骨干发育不良（PDD）或 Camurati-Engelmann disease（CED，OMIM 131300）是罕见的颅骨-管状骨硬化性疾病，目前国际上有关该病的报道仅几百例。该病的特征为长骨骨干的皮质增生和硬化，主要临床表现为骨痛、易疲劳、下肢近端肌肉质量下降和无力，导致步态蹒跚。严重者也可出现颅底增厚、听力受损等[1]。PDD 由转化生长因子 β1（transforming growth factor beta 1，TGFβ1）基因激活突变所致，呈常染色体显性遗传，通常为家族聚集性发病。PDD 突变位点常见于该基因第 218 位的 Arg 突变，约占所有突变的60%，尤其是本家系 p. Arg218Cys 突变，为该病热点突变。

PDD 的临床表现具有异质性，同一突变位点可出现不同症状，甚至是在同一家系中，且具有不完全外显的特征[2]。患者可出现骨痛、下肢近端肌肉无力等，导致站起困难和步态异常。发作时间可从儿童早期到成年后期，骨痛可从轻度（可以忍耐）到极重度（需麻醉性镇痛药止痛）不等，多呈间歇性，随着活动、受力和寒冷天气而加剧。部分受影响个体身材瘦弱，双下肢肌肉量、皮下脂肪明显减少。另外，也可见关节挛缩、桡骨头脱位、脊柱侧弯、膝外翻和扁平足等不常见骨科疾患。当骨皮质明显受累（尤其是骨内膜）时导致长骨髓腔缩窄，引起贫血等全身并发症[3]。女性 PDD 患者可同时伴有青春期延迟、性腺功能减退症等。颅底受累时可导致颅神经麻痹，多见于成年后期，表现为听力下降（传导性和（或）感觉神经性）、视力障碍及面部轻瘫。颅穹窿部增生可导致额突，颅内压升高常引起头痛。

影像学检查是 PDD 的主要诊断依据之一。该病主要影响颅骨和长管状骨（尤其是下肢，如股骨、胫骨），可见受累长骨皮质不均匀增厚，累及骨膜和骨内膜两侧，骨干呈梭状膨胀，骨皮质增厚硬化（尤其是骨内膜）致髓腔缩窄，累及头颅者颅底硬化和颅骨骨质增生。骨扫描有助于确定疾病累及范围，特征性表现为双侧对称性异常放射性浓聚。另外，实验室检

查可见部分患者骨代谢标志物、炎症指标升高,骨密度检查可见股骨颈、髋部骨密度增高[4]。

PDD需要和以下疾病进行鉴别诊断。

(1) 蜡油样骨病:通常儿童期起病,青中年时症状疼痛加重。病变累及一侧肢体(多见于下肢),也可呈多骨受累。骨皮质不规则增生硬化,髓腔变窄,外观似熔化的蜡滴于蜡烛四周向下流注。

(2) Caffey病:婴幼儿期起病,急性期可出现炎症反应,伴随发热、烦躁等表现。骨质增生除长骨外,还可累及下颌骨、锁骨、肩胛骨,但颅骨和颅穹窿部不受影响,基因检测可发现 *COL1A1* 基因突变。

(3) 骨硬化症:患儿可表现为骨痛、骨折,严重患儿出现贫血、反复感染甚至死亡。摄片可见骨皮质增厚、骨密度增高等表现,常累及椎体、骨盆和长骨。

(4) Paget骨病:多在50岁后起病,表现为骨痛、骨骼畸形和易骨折,生化检查可见骨代谢指标高,与本例类似。但其累及部位多见于骨盆、股骨、脊柱和头颅,且无对称性分布的特点。青少年Paget骨病起病较早,由 *OPG* 基因突变引起,多见于中轴骨、颅骨和小关节,可见双膝关节、双指关节膨大,伴长骨弯曲明显,X线可见骨溶解和硬化交织,另一特征表现为上颌骨、下颌骨累及,均与本家系患者不符。

(5) 骨纤维结构不良(osteofibrous dysplasia,FD):分为单骨和多骨累及,临床表现为病灶部骨肿块(隆起)、畸形,可伴有性早熟、皮肤"牛奶咖啡斑"样病损(McCune-Albright综合征)等。本家系患者病变部位呈对称性分布,综合临床表现及影像学表现可排除上述疾病。考虑到家族起病,且无原发病灶,肿瘤骨转移更不加以考虑。最后经基因突变检查,我们可确诊为PDD。

迄今为止,该病尚无根治方法,临床上主要以对症治疗为主。皮质类固醇药物作为一种抗炎和免疫抑制剂,可暂时缓解疼痛,改善肌肉无力和疲劳,甚至纠正贫血和肝脾肿大。考虑到对儿童生长的影响和增加成年人患骨质疏松的风险,不建议长期使用该药物。目前认为使用泼尼松龙起始剂量为1mg/(kg·d)较为合适,治疗期间酌情更改剂量,于静止期缓慢减药。据报道,第三代糖皮质激素Deflazacort不良反应较少,且在改善临床和放射学症状方面具有较好作用。双膦酸盐作为重要的抗骨吸收药物,对该病的治疗仍存在较大争议,多数文献报道该药物对患者骨转换指标的降低并无作用,更有甚者在静滴唑来膦酸治疗后疼痛加重。虽然该药物明显缓解了本家系患者的疼痛和生化指标,但与此同时由其引起的骨密度增加也成为不可忽视的隐患。综上所述,双膦酸盐类药物对PDD这种骨硬化性疾病是否真正有益尚需要更多研究。除此之外,非甾体抗炎药(NSAID)、降钙素也可被用以缓解疼痛,但均不能有效改善骨骼变化,且停药后会出现疼痛复发[5]。有个案报道认为血管紧张素Ⅱ受体拮抗剂氯沙坦可在减轻骨痛症状的同时增加肌肉力量,但另在一些患者中未观察到该疗效,使用剂量和安全性也尚需斟酌[6]。另外,部分患者可以通过外科手术扩张髓腔缓解症状。近期,利用钛网筛成形术进行根治性颅骨切除术已证明能缓解颅骨累及导致的颅内压增高;若听力受损,可通过外科手术将内耳道减压,以期改善听力。视力受损时可采用眼眶减压以消除视神经上压迫。但考虑到该病为进行性骨质增生,以上症状随时可能会出现复发。部分研究认为PDD有随着年龄增长的自发缓解倾向,但该种假说需要在更大样本量患者中进行验证。

总之,我们需要重视该病的分子诊断,通过提供婚配指导、遗传咨询,对高危孕妇实施产前诊断等,力求从源头上阻断该病的传播链。

最终诊断 》》》

$TGF\beta1$ 基因突变导致的进行性骨干发育不良。

 专家点评

    进行性骨干发育不良又称为 Camurati-Engelmann disease(CED),1920 年 Cockayne 首次描述了这种疾病。1922 年 Camurati 在一对患病的父子当中发现这个疾病具有遗传性1929 年 Engelmann 报道了该疾病具有肌肉萎缩和骨骼受累的特点。1948 年 Neuhauser 等人发现骨质硬化、增粗的特点沿着骨干进展,因此将这种罕见的疾病命名为"进行性骨干发育不良"。该病为罕见的常染色体显性遗传病,发病率约为百万分之一,大多于婴儿期起病,体态多消瘦、矮小,步行晚,步态不稳,呈"鸭步",可因长骨受累导致患者活动受限、骨痛和肌无力,严重者因颅骨硬化导致听力、嗅觉减退或丧失,可伴额部隆起、下颌骨扩大、突出、面部麻痹(此种情况比较少见,且常见于巨细胞瘤晚期患者)。

    PDD(CED)由 $TGF\beta1$ 基因突变所导致,常见突变位点位于外显子 4 R218C、R218H、H222D、C223S 和 C225R,其中 R218C 最为常见(>60%)。该病的发病机制一为:$TGF\beta1$ 外显子 4 R218C、H222D 和 C225R 突变,TGFβ1 蛋白分泌正常,但活性 TGFβ1 蛋白的百分比升高;机制二为:外显子 1 LLL12 - 13ins 和 Y81H 突变,TGFβ1 蛋白分泌受到干扰,导致 TGFβ1 在细胞内积累。由于 TGFβ1 是骨吸收与骨形成的偶联因子,CED 患者 TGFβ1 激活突变将使这一过程失衡,导致骨吸收减少,骨形成增加,同时肌肉和脂肪组织减少。

    本病例为家系发病,具有 PDD 典型临床表现,并经分子诊断,确诊为 $TGF\beta1$ 基因突变导致的进行性骨干发育不良。目前为止尚无有效治疗药物,可予以皮质类固醇治疗以控制症状,氯沙坦辅助治疗减少类固醇的需要,以控制疼痛,镇痛药和物理治疗来改善疼痛症状,减少骨质疏松和脊柱压缩骨折的风险,进行听力学评估、眼科评估,必要时监测颅内压,改善颅压增高的症状。可通过婚配指导、遗传咨询及高危孕妇产前诊断,切实阻断遗传链,降低疾病发病率。

病例提供单位:上海交通大学医学院附属上海市第六人民医院

上海市骨疾病临床研究中心

整理:陶晓卉　刘丽

述评:岳华

参考文献

[1] VAN HUL W, BOUDIN E, VANHOENACKER FM, et al. Camurati-Engelmann disease [J]. Calcif Tissue Int. 2019,104(5):554 - 560.

[2] HUGHES P, HASSAN I, QUE L, et al. Observations on the natural history of Camurati-

Engelmann disease [J]. J Bone Miner Res, 2019, 34(5): 875 - 882.

[3] CRISP AJ, BRENTON DP. Engelmann's disease of bone—a systemic disorder [J]. Ann Rheum Dis, 1982, 41(2): 183 - 188.

[4] VAN DALSEM VF, GENANT HK, NEWTON TH. Progressive diaphyseal dysplasia. Report of a case with thirty-four years of progressive disease [J]. J Bone Joint Surg Am, 1979, 61(4): 596 - 598.

[5] TROMBETTI A, CORTES F, KAELIN A, et al. Intranasal calcitonin reducing bone pain in a patient with Camurati-Engelmann disease [J]. Scand J Rheumatol, 2012, 41(1): 75 - 77.

[6] AYYAVOO A, DERRAIK JG, CUTFIELD WS, et al. Elimination of pain and improvement of exercise capacity in Camurati-Engelmann disease with losartan [J]. J Clin Endocrinol Metab, 2014, 99(11): 3978 - 3982.

病例46　双下肢弯曲畸形，骨软化？

主诉

24岁，男性，双下肢弯曲畸形20余年。

病史摘要

现病史：患者于1岁时出现双下肢弯曲畸形，右下肢呈"X"形，2005年（3岁）行双下肢矫形术，后左下肢逐渐呈"O"形畸形，伴步态异常。2010年（8岁）开始出现牙齿脱落，现牙齿基本掉光。2012年（10岁）摔跤后出现左侧股骨骨折，后畸形愈合。现行走困难，下肢无力，需拄拐行走。偶有行走时双下肢疼痛，未诉其他不适，遂来我院就诊。

患者神志清，精神佳，夜眠安，食欲可，大小便正常，体重无明显减轻。

既往史：脊柱侧弯病史20余年。2005年行双下肢矫形术。否认高血压、心脏病等疾病史。否认乙肝结核等传染病史。否认输血史。否认食物过敏史。否认药物过敏史。

个人史：长期生活在江苏，学生，无饮酒、吸烟，无疫水、疫区接触史。

婚育史：未婚、未育。

家族史：其母亲（Ⅰ2）有类似病史，身高90 cm，从小双下肢弯曲畸形（镰刀形），拄拐行走，26岁分娩后无法行走，无骨折史，牙齿已掉光。

其姐（Ⅱ2，30岁）3岁时出现双下肢弯曲畸形，呈"O"形，身高145 cm，偶有骨痛。6岁时行双下肢矫形术，20岁时出现牙齿脱落。身高145 cm，体重46 kg。

先证者外甥女（Ⅲ1，6岁），为第一胎第一产，剖宫产，1岁时出现双下肢弯曲畸形，伴步态异常，夜间出汗明显。身高108 cm，体重21 kg，上部量54 cm，下部量54 cm，臂展106 cm（图46 - 1）。

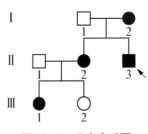

图46 - 1　患者家系图

入院查体

神志清,轮椅推入院。浅表淋巴结未触及肿大。胸廓无畸形,未见局限性隆起或凹陷,右下肺呼吸音低,可闻及湿啰音,左肺闻及散在哮鸣音。心脏及腹部查体未及异常。脊柱侧弯,左膝内翻,右膝外翻,关节无红肿,双下肢无水肿。身高138 cm,体重48.5 kg。

辅助检查

实验室检查:

电解质:血清总钙2.20 mmol/L,镁0.83 mmol/L,磷0.43 mmol/L,钾4.2 mmol/L,钠136 mmol/,氯98 mmol/L。

肾功能:尿素氮4.4 mmol/L,肌酐49 μmol/L,尿酸277 μmol/L,eGFR145.41 ml/(min·1.73 m²)。

骨代谢指标:β-I型胶原交联C-末端肽(β-type I collagen carboxy terminal peptide,β-CTX)673.5 ng/L,骨钙素(OC)44.67 ng/ml,PTH 89.72 pg/ml,25-羟基维生素D 13.02 ng/ml,碱性磷酸酶242 U/L。

影像学检查:见图46-2～图46-4。

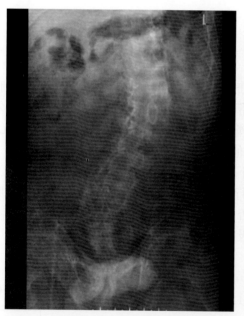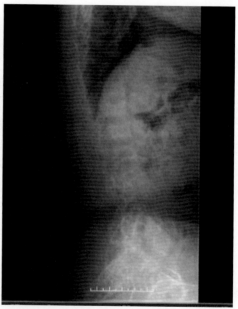

图46-2　胸、腰椎正侧位片(2020-09-14):脊柱侧弯,椎体双凹畸形

初步诊断

遗传性低磷骨软化症,待分子诊断确诊。

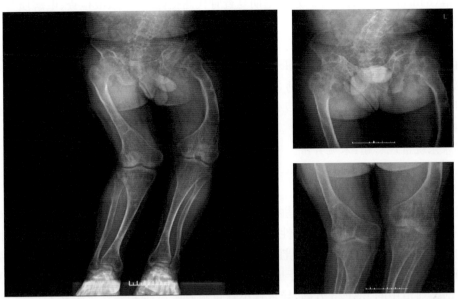

图 46-3　骨盆、下肢全长 X 线片(2020-09-14)：双下肢畸形，髋关节间隙狭窄，股骨远端、干骺端膨大，双膝关节间隙狭窄

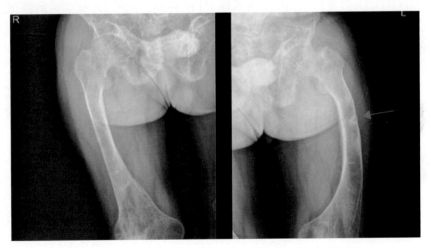

图 46-4　股骨正位片(2020-09-14)：左股骨干假性骨折

治疗及转归

　　基因诊断报告：先证者外周血 DNA 检测到 X 染色体内肽酶同源磷酸盐调节基因(phosphate-regulating gene with homologies to endopeptidase on the X chromosome, *PHEX*)在 4 号外显子上游 1～14 bp 处发生缺失突变，导致 p. Glu117GlyfsX25(NM_000444.6)。其姐和外甥女外周血 DNA 中检测到相同突变。

　　基因诊断明确为 *PHEX* 基因突变导致低磷骨软化症，给予骨化三醇(0.25 μg bid)和中性磷溶液(8 ml×5 次/天)治疗。建议定期复查骨代谢指标、24 h 尿液检查、电解质与泌尿系统常规彩超等。

2021-03-08 复查:

血清学检查:β-CTX 1988 ng/L, OC 58.4 ng/ml, PTH 83.37 pg/ml, 总 25-羟基维生素 D 8.08 ng/ml, ALP 268 U/L, 钙 2.23 mmol/L, 磷 0.51 mmol/L。

24 h 尿液检查:24 h 尿钙 1.74 mmol/L, 24 h 尿磷 43.38 mmol/L, 24 h 尿肌酐 9 056.4 μmol/L。

泌尿系统常规彩超:未见异常。

讨论与分析

遗传性低磷佝偻病/骨软化症是由于血磷与活性维生素 D 水平低,造成骨与软骨矿化不良为特征的疾病。X 连锁显性低磷性佝偻病/骨软化症(XLH)是最常见的一种遗传性低血磷性佝偻病/骨软化症,呈 X 连锁显性遗传。其致病的突变基因——$PHEX$,位于 X 染色体上,编码与内肽酶同源并广泛表达于成骨细胞、骨细胞和牙齿的单跨膜蛋白,可使 FGF23 降解并失活。血清中的 FGF23 升高,导致肾小管重吸收磷减少和活性维生素 D 合成减少,直接和间接导致低血磷。因此该类患者典型的生化表现为低血磷、高 FGF23、与正常人低磷血症时 1,25 双羟维生素 D[1,25-dihydroxyvitamin D,1,25(OH)$_2$D]水平反馈性升高不同的低水平 1,25(OH)$_2$D,以及高 ALP,伴或不伴 PTH 升高。此外,儿童常见的临床表现包括步态异常、下肢畸形、生长缓慢,影像学表现为长骨干骺端杯口状膨大毛糙、生长板不规则增宽以及佝偻病的表现。成人常见的临床表现包括身材矮小、骨软化、骨痛、骨关节炎、假骨折线、接骨点病变、牙齿病变等,其区别于儿童的影像学表现包括假骨折线等[1,2]。

XLH 的临床诊断一般是结合临床表现、影像学检查、生化检查与家族史。该名患者主要的临床表现为下肢畸形伴无力。影像学检查显示双下肢畸形,股骨头、股骨远端、胫骨近端骨质膨大,髋、膝关节间隙狭窄,并且发现假骨折线;实验室检查表明低血磷(排除常见的饮食、药物、磷吸收不良等原因)、高 ALP。此外,考虑到家族性双下肢畸形、身材矮小与牙齿脱落史,初步诊断为遗传性低血磷性骨软化症,并且分析家系图,符合显性遗传的规律。

XLH 需要与两大类疾病相鉴别。一是继发性引起低磷骨软化症的疾病,比如肿瘤性骨软化症等;二是其他遗传性低磷佝偻病/骨软化症,如 Fanconi 综合征、肾脏钠-磷共转运蛋白功能障碍以及其他 FGF23 相关的低血磷性佝偻病/骨软化症。肿瘤性骨软化症起病绝大多数为成年以后,Fanconi 综合征因肾近端小管重吸收障碍表现为肾小管酸中毒、低血磷症、低尿酸血症、低钾血症、氨基酸尿、蛋白尿、尿糖增高等改变,肾脏钠-磷共转运蛋白功能障碍因低磷血症而出现 1,25(OH)$_2$D 水平反馈性升高,但最终确诊 XLH 仍需基因检测结果。因该名患者的基因检测结果显示 $PHEX$ 基因 4 号外显子处发生缺失突变,确诊为 X 连锁显性低磷性骨软化症。

目前对于 XLH 的治疗,推荐中性磷溶液联合活性维生素 D 的治疗方案。2019 年欧洲 XLH 诊治共识推荐儿童中性磷初始剂量推荐 20~60 mg/(kg·d),分 4~6 次口服,骨化三醇 20~30 ng/(kg·d)或阿法骨化醇 30~50 ng/(kg·d);成人中性磷溶液剂量推荐 750~1 600 mg/d,骨化三醇 0.5~0.75 μg/d 或阿法骨化醇 0.75~1.5 μg/d,并且血清磷指标恢复正常值并非为最重要指标。随访对于此类患者十分重要。大剂量的中性磷溶液与活性维生素D会增加肾钙质沉着的风险,推荐患肾钙质沉着或持续性高尿钙的患者每年做一次泌尿系统常规彩超,其他患者每两年一次。此外,ALP指标反映疾病的活动度,同时需监测高血钙、高尿钙及继发性甲旁亢的发生[3]。

XLH的最新药物进展:Burosumab是人FGF23单克隆抗体,通过抑制FGF23水平提高肾小管磷重吸收率,升高血清磷水平,已于2018年被欧盟与美国FDA批准用于治疗XLH患者。近期一项对于儿童XLH患者的临床试验显示,对比传统的治疗方案,Burosumab在治疗上更加有效,尤其在改善生长、下肢畸形与活动能力方面[4]。另一项关于儿童XLH患者的临床试验显示,Burosumab还可减少骨痛和佝偻病严重程度[5]。但目前对于Burosumab的研究仍需继续开展,比如在改善长期并发症、最佳受益人群、治疗终点等方面。

最终诊断

X连锁显性低磷性骨软化症(*PHEX*基因突变)。

专家点评

低磷骨软化常见原因分为:遗传性低磷骨软化,肿瘤性低磷骨软化,获得性低磷骨软化(药物及中毒,如阿德福韦酯)。临床表现可见:出牙延迟,牙齿发育异常,骨骺增大,生长缓慢,骨痛,身高缩短,骨骼畸形,病理性骨折,肌无力,步态异常(鸭步)和活动受限等等。

生化检测通常可见:血ALP水平升高、血磷水平显著降低、血钙、血清25-羟维生素D和PTH水平一般在正常范围之内。

XLH(MIM 307800)于1939年被首次报道,是最常见的遗传性低磷性骨软化症类型,由*PHEX*基因突变所致,人群中的发病率为(3.9~5.0)/100 000。目前的治疗方式主要为:给予中性磷溶液治疗,配合活性维生素D和钙剂。另外,新药重组人IgG1单克隆抗体Burosumab已获FDA及欧盟批准上市,该药可以结合FGF23并抑制其活性,增加肾脏磷重吸收率,提高血磷水平。若患者存在明显骨折、骨骼畸形的情况,可以通过外科手术处理。

本病例来自家系,呈X连锁显性遗传模式,患者均幼年起病,具有典型低磷骨软化/佝偻病临床表现,生化指标可见血磷水平显著降低,血ALP水平明显升高,并经Sanger测序法检测到患者存在*PHEX*基因突变,属XLH确诊病例。对于该遗传性骨病,可通过遗传咨询、产前诊断等方式切实切断遗传链,降低发病率。

病例提供单位:上海交通大学医学院附属第六人民医院

上海市骨疾病临床研究中心

整理:林小云　陶晓卉　徐甜

述评:岳华

参考文献

［1］李丽,徐杨,戚露月,等.X连锁显性低血磷性佝偻病患者的临床特征与致病基因鉴定［J］.中华骨质疏松和骨矿盐疾病杂志,2019,12(4):336-346.

［2］ZHANG C, ZHAO Z, SUN Y, et al. Clinical and genetic analysis in a large Chinese cohort of patients with X-linked hypophosphatemia ［J］. Bone,2019,121:212-220.

［3］HAFFNER D, EMMA F, EASTWOOD DM, et al. Clinical practice recommendations for the diagnosis and management of X-linked hypophosphataemia ［J］. Nat Rev Nephrol,2019,15(7):435-455.

［4］IMEL EA, GLORIEUX FH, WHYTE MP, et al. Burosumab versus conventional therapy in children with X-linked hypophosphataemia: a randomised, active-controlled, open-label, phase 3 trial ［J］. Lancet, 2019,393(10189):2416-2427.

［5］CARPENTER TO, WHYTE MP, IMEL EA, et al. Burosumab therapy in children with X-linked hypophosphatemia ［J］. N Engl J Med, 2018,378(21):1987-1998.

病例 47 贫血 20 余年伴多次脆性骨折,骨硬化症?

主诉

男性,25 岁,贫血 20 余年伴多次脆性骨折。

病史摘要

患者 20 余年前因反复上呼吸道感染于当地医院就诊,当地医院予以完善检查,结果示 Hb 60～70 g/L,PLT 及 WBC 正常。腹部 B 超提示脾肿大(报告均遗失),遂诊断患者"贫血、脾大",予以泼尼松龙 15 mg qd po 治疗,经治疗后 Hb 改善至 100 g/L 左右,遂调整泼尼松龙剂量至 10 mg qd po,糖皮质激素治疗延续至患者 10 岁。12 年前,患者骑自行车时跌倒致左上肢疼痛,于当地医院行就诊,完善 X 线片检查提示"左肱骨骨折,多骨骨质增厚"。该院予以患者行石膏固定,骨折愈合可。8 年前,患者轻微跳跃后致右股骨折,外院予以患者保守治疗,骨折畸形愈合,治疗期间多次 X 线检查均提示多骨骨质增厚。2 年前,患者无明显诱因出现右上第一磨牙松动,遂接受拔牙治疗,术后出现右颌面部疼痛、肿胀、局部皮温升高,外院诊断患者"下颌骨骨髓炎",予以抗感染及多次局部治疗,病灶迁延近 2 年后方愈合。为明确病因,患者遂前来我院就诊。

起病以来,患者无视野缺损、视力减退、听力受损、面瘫、感觉异常等不适,食欲、精神、睡眠可,二便正常,近期体重无明显变化。

患者父母系近亲结婚,直系亲属均表型正常,家系图见图 47-1。患者为足月顺产,出生体重 4 kg,15 岁发育,未婚未育,硕士学历,职业为公司职员,否认吸烟、饮酒史。曾因"龋齿"接受局部治疗,余无特殊。

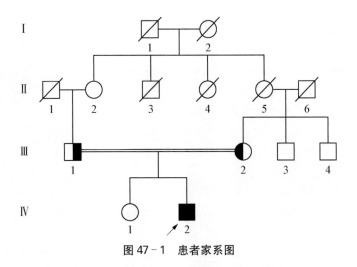

图 47-1 患者家系图

身高 157 cm,体重 52 kg,生命体征稳定,一般情况可。诸系统查体均未见异常,颅神经（一）。

实验室检查:

血常规:WBC 5.4×10^9/L, RBC 4.38×10^9/L, PLT 248×10^9/L, Hb 101 g/L。

生化:ALT 9 U/L, AST 14 U/L, ALP 102 U/L, GGT 30 U/L,肌酐 61.6 μmol/L,血钙 2.22 mmol/L,血磷 1.45 mmol/L,总蛋白、白蛋白、尿素氮、尿酸、血脂、血钾、血钠、血糖均正常。

骨代谢相关:血清 Ⅰ 型胶原 C-末端肽交联 938.5 ng/L,骨钙素 24.25 ng/ml, PTH 32.37 pg/ml, 25 羟维生素 D 20.14 ng/ml。

C 反应蛋白、血沉:均正常。

影像学检查:

X 线片改变见图 47-2 至图 47-6。

腹部超声常规:肝、胆、胰、脾未见明显异常。

骨密度(双能 X 线吸收仪):$L_1 \sim L_4$ 3.042(Z 值=16.6),股骨颈 3.367(Z 值=18.4),全髋 3.141(Z 值=16.6),详见图 47-7。

骨硬化症,轻度贫血。

补充检查:患者及父母外周血中提取基因组 DNA,先后送检 TCIRG1、CLCN7 及 LRP5、TNFSF11、TNFRSF11A、OSTM1、SNX10、PLEKHM1、CAII 基因 Sanger 测

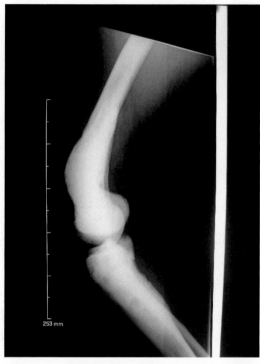

图47-2　股骨及胫骨广泛骨质硬化、骨髓腔消失

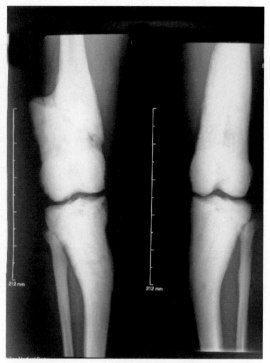

图47-3　双侧股骨、胫骨、腓骨广泛骨质硬化；双侧股骨干骺端增宽，呈"锥形烧瓶"样改变，右股骨骨折

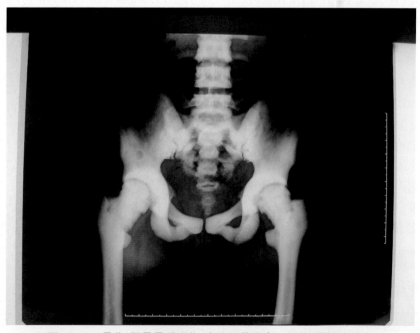

图47-4　骨盆、股骨骨质硬化，密度显著增高，双侧股骨髓腔狭窄

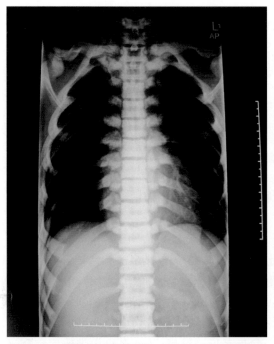

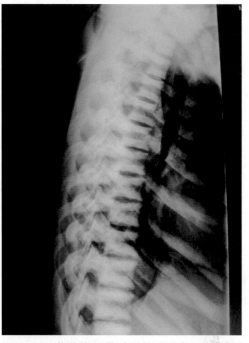

图47-5 椎体广泛骨质硬化,呈"夹心饼干"样改变（正位）

图47-6 椎体广泛骨质硬化,呈"夹心饼干"样改变(侧位)

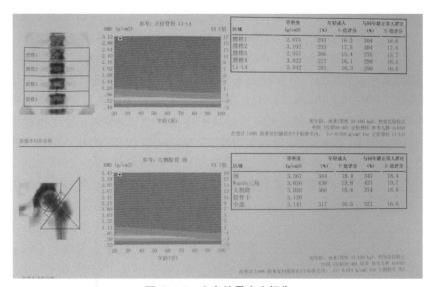

图47-7 患者的骨密度报告

序,均未检出基因突变。进一步完善患者外周血 DNA 全外显子测序（whole-exome sequencing）,亦未发现致病突变基因。患者临床表现典型,结合基因检测结果,考虑存在非编码区（untranslated region, UTR）基因突变可能性大,遂完善 *TCIRG1*、*CLCN7* 基因 3' UTRs 检测,结果提示(图47-8):患者 *TCIRG1* 基因 18 号内含子存在 c.2236＋6T＞G 纯合突变,表现为(G/G),患者父母该位点均为杂合(T/G)。

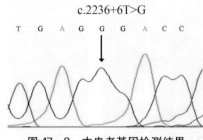

c.2236+6T>G

图 47-8　本患者基因检测结果

治疗及随访:患者目前病情稳定,暂无药物治疗,我科密切随访中。

讨论与分析

患者系青年男性,幼年起病,慢性病程,此次因"贫血20余年伴多次脆性骨折"前来我院就诊。患者明确存在两次低暴力骨折,X线摄片可见患者双侧骨质增生显著,股骨、胫骨等长骨明显髓腔狭窄,脊柱摄片示椎体呈现"三明治"样改变。患者腰椎、股骨颈、全髋骨密度均显著升高,较患者同龄人升高 16.6～18.4 个标准差。结合患者病史及典型影像学表现,骨硬化症(osteopetrosis)诊断较为明确。患者父母系近亲结婚,虽然各自携带致病突变,但表型均正常。患者有明确的贫血病史,最低 Hb 60g/L,伴脾肿大,曾接受数年糖皮质激素治疗,已停药十余年,目前 Hb 水平维持在 100g/L 左右。其年幼时曾患龋齿,明确诊断为下颌骨骨髓炎,目前无神经系统受累征象。根据其临床表现、父母为近亲婚配以及测序结果并结合遗传模式,最终诊断患者为 TCIRG1 基因突变所致常染色体隐性遗传骨硬化症(autosomal recessive osteopetrosis, ARO)。

ARO 应与其他以骨骼密度异常增高为主要临床表现的疾病进行鉴别[1,2]:①骨斑点症(osteopoikilosis, OPK):OPK 系 LEMD3 基因失能(loss of function)突变引起的常染色体显性遗传性骨代谢病,OPK 患者常无明显的临床症状。OPK 病变在 X 线摄片中多表现为多发的圆形或类圆形的高密度影,似内生骨疣,常见于短管状骨、长骨干骺端及跗骨、腕骨、骨盆等部位。此外,OPK 患者还常常合并皮肤病变。②纹状骨瘤(osteopathia striata):该疾病的遗传模式目前仍不明确,常累及长骨、管状骨的骨骺或骨干,典型影像学表现为平行于受累骨长轴的条纹状致密影。③进行性骨干发育不良(progressive diaphyseal dysplasia, PDD):PDD 系 TGF-β1 基因突变所致的常染色体显性遗传性骨代谢病。PDD 多幼年起病并逐渐进展,患者常诉骨痛、肌痛、乏力等不适,可伴鸭步。影像学上表现为双侧长骨皮质对称性增厚,并可伴髓腔狭窄,但骨骺及干骺端不受累,病变多见于胫骨、股骨、腓骨等。④蜡油样骨病(melorheostosis, MEL):MEL 多为散发,散发的 MEL 系体细胞突变所致,MAP2K1 和 SMAD3 为已知致病基因。MEL 常累及单侧肢体,下肢较上肢多见,可表现为单骨病变,亦可累及相邻诸骨。影像学表现为皮质或髓腔内骨肥厚,典型的 MEL 影像学表现似蜡油从燃烧的蜡烛上滴落(wax dripping)。此外,MEL 患者还可以合并皮肤病变。⑤Erdheim-Chester 病(Erdheim-Chester disease, ECD):ECD 是累及多系统的非朗格汉斯细胞组织细胞增生症,ECD 病变常累及四肢骨,下肢骨病变更为多见且严重;病变呈双侧、对称性分布,累及骨干和干骺端,影像学上多表现为皮质增厚,可伴髓腔狭窄。ECD 的骨外表现包括尿崩症、肺纤维化、突眼等。⑥畸形性骨炎（Paget disease of bone，PDB）：PDB 的发生被认为与 *SQSTM1*、*TNFRSF11A*、*VCP* 等基因突变相关。该疾病临床表现差异较大，多数患者无明显症状。在有症状患者中，疼痛、受累部位畸形为最常见的临床表现。早期 PDB 在 X 线摄片上以溶骨性改变为主，随时间推移受累骨可增大、皮质增厚，晚期可表现为高骨密度。PDB 核素骨扫描（bone scintigraphy）中表现为放射性核素摄取增加，核素骨扫描较 X 线诊断 PDB 更为敏感且有助于判断病变累及范围。此外，骨硬化症还需要与转移性骨肿瘤、慢性肾脏病矿物质和骨异常（chronic kidney disease-mineral and bone disorder）等继发性高骨量综合征进行鉴别。

骨硬化症是因破骨细胞数量缺乏或功能障碍导致骨吸收异常引起的遗传性骨疾病。根据遗传方式的不同，骨硬化症可分为 ARO、常染色体显性遗传骨硬化症（autosomal dominant osteopetrosis，ADO）以及 X 染色体连锁遗传骨硬化症（X-linked osteopetrosis，XLD）[3]。其中 ARO 发病率约为 1/250 000，ADO 发病率约 1/20 000，XLD 极为罕见[6]。就 ARO 而言，约 50％的 ARO 系 *TCIRG1* 基因突变引起，*CLCN7* 基因突变约占所有 ARO 的 17％，*OSTM1*、*SNX10*、*PLEKHM1*、*SLC29A3*、*CAII* 等基因突变亦可导致 ARO 的发生[4,5]。而 *TNFSF11*、*TNFRSF11A* 基因突变则会引起破骨细胞缺乏的 ARO[6]。ARO 患者起病早且临床表现严重，常危及生命，可表现为血三系减少、颅神经受累、骨折风险增加、骨折延迟愈合、骨髓炎等。此外，不同基因突变所致的 ARO 可有各自独特的临床表现。其中 *OSTM1* 突变导致的 ARO 合并严重的神经系统受累，常表现为大脑萎缩及脱髓鞘；*CAII* 基因突变所致 ARO 常常合并肾小管酸中毒、颅内钙化及肾结石；而 *TCIRG1* 突变的 ARO 患者易合并低钙血症、继发性甲状旁腺功能亢进症、佝偻病[6]。

ARO 目前仍缺乏切实有效的对因治疗措施。存在骨髓衰竭或诊断年龄小于 1 岁的患者应尽快接受造血干细胞移植（hemopoietic stem cell transplantation，HSCT）治疗[7]。需要注意的是，HSCT 不用于治疗 *TNFSF11* 基因突变所致 ARO，因为 *TNFSF11* 基因编码核因子 κB 受体激活因子配体（receptor activator of nuclear factor kappa B ligand，RANKL），而 RANKL 则由起源于基质细胞的成骨细胞分泌。*OSTM1* 基因突变及合并神经退行性病变的 *CLCN7* 基因突变所致 ARO 患者亦不建议行 HSCT[6]。这些不能接受 HSCT 治疗的 ARO 患者可考虑接受糖皮质激素治疗。而干扰素 γ‐1b（interferonγ‐1b）亦于 2000 年被 FDA 批准用于治疗恶性 ARO[7]。近年来，基因编辑技术发展迅猛，为 ARO 的病因治疗奠定了坚实的基础，目前已有相关临床试验正在进行中[8]。根据骨硬化症协作组共识（consensus guidelines from the Osteopetrosis Working Group）意见[7]，骨硬化症的诊断应基于典型的影像学表现，基因检测有助于识别病因进而提示疾病走向。该共识建议持续监测骨硬化症患者矿盐代谢以及颅神经受累、贫血、白细胞减少等并发症的变化。在药物治疗方面，应该避免使用大剂量骨化三醇。由于非婴儿型骨硬化症（noninfantile osteopetrosis）缺乏有效的治疗措施，故在治疗上应以对症支持治疗为主。

最终诊断

骨硬化症（ARO，*TCIRG1* 基因突变），轻度贫血。

◆ 专家点评 ◎

　　临床实践中一般将骨密度值较同龄人升高大于 4 个标准差,即 Z 值大于+4.0 视为高骨量。在老年人群中,单部位骨密度异常增高,特别是腰椎骨密度增高常与骨质增生相关[9]。而在幼儿、儿童、青少年中出现的多部位高骨密度则应考虑存在高骨量综合征的可能。从病因角度高骨量综合征可分为遗传性、非遗传性和获得性高骨量综合征,鉴别诊断也应从这三个方面展开。骨硬化症是较为常见的遗传性高骨量综合征,典型病例可表现为贫血、白细胞减少、血小板减少、肝脾肿大、颅神经受累导致视力和听力受损、反复骨折、下颌骨骨髓炎等。在 X 线片上可表现为普遍的骨皮质增厚、骨小梁消失及髓腔狭窄,亦可出现典型的椎体"三明治样"或骨盆"骨中骨"改变。骨硬化症系单基因遗传病,其最终确诊依赖于致病基因的检测。在治疗上,轻症患者以对症治疗为主;婴幼儿恶性骨硬化症(infantile malignant osteopetrosis)预后差,应尽早行造血干细胞移植。

病例提供单位:上海交通大学医学院附属第六人民医院

上海市骨疾病临床研究中心

整理:李想

述评:汪纯

📖 参考文献

[1] IHDE LL, FORRESTER DM, GOTTSEGEN CJ, et al. Sclerosing bone dysplasias: review and differentiation from other causes of osteosclerosis [J]. Radiographics. 2011,31(7):1865 – 1882.

[2] BOUDIN E, VAN HUL W. Sclerosing bone dysplasias [J]. Best Pract Res Clin Endocrinol Metab,2018,32(5):707 – 723.

[3] TOLAR J, TEITELBAUM SL, ORCHARD PJ. Osteopetrosis [J]. N Engl J Med,2004,351 (27):2839 – 2849.

[4] PALAGANO E, MENALE C, SOBACCHI C, et al. Genetics of osteopetrosis [J]. Cur Osteoporos Rep,2018,16(9):1 – 13.

[5] STARK Z, SAVARIRAYAN R. Osteopetrosis [J]. Orphanet J Rare Dis,2009,4:5.

[6] Sobacchi C, Schulz A, Coxon FP, et al. Osteopetrosis: genetics, treatment and new insights into osteoclast function.[J]. Nat Rev Endocrinol,2013,9(9):522 – 536.

[7] WU CC, ECONS MJ, DIMEGLIO LA, et al. Diagnosis and management of osteopetrosis: consensus guidelines from the Osteopetrosis Working Group [J]. J Clin Endocrinol Metab,2017, 102(9):3111 – 3123.

[8] MOSCATELLI I, ALMARZA E, SCHAMBACH A, et al. Gene therapy for infantile malignant osteopetrosis: review of pre-clinical research and proof-of-concept for phenotypic reversal [J]. Mol Ther Methods Clin Dev,2020,20:389 – 397.

[9] PACCOU J, JAVIER RM, HENRY-DESAILLY I, et al. The French multicentre elevated bone

mass study: prevalence and causes [J]. Osteoporos Int，2021,32(9):1763 - 1775.

病例48　反复骨折不愈合,肌酸激酶同工酶升高,骨硬化症?

主诉

男性,19岁,2年内双侧尺、桡骨骨折两次。

病史摘要

现病史：患者自14岁起时有腰背疼痛、双髋关节不适,活动后加重,休息可缓解。16岁时因打架导致左侧尺、桡骨骨折,当地医院保守治疗。17岁时因轻微外伤致左侧尺、桡骨骨折,仍行保守治疗。术后恢复不佳,目前骨折处仍有轻微疼痛、活动受限。为求进一步诊治,于我院就诊。

既往史：否认糖尿病病史,否认高血压、心脏病等疾病史,否认乙肝、结核等传染病,否认肿瘤史,否认药物过敏史。

个人史：长期生活在上海,自骨折以来日常活动、工作受限。否认烟酒史。

婚育史：未婚未育。

家族史：父母体健,非近亲结婚,无骨折史。母亲时有腰背不适,活动后加重。

入院查体

T 37.3℃, P 90 次/分,R 20 次/分,BP 140/80 mmHg。神清,浅表淋巴结未及肿大。颈软,气管居中,胸骨无压痛,双肺呼吸音清,未闻及干、湿啰音,心率90次/分,律齐,未及病理性杂音。腹平软无压痛,肝、脾肋下未及,质中,无触痛,双下肢无水肿,神经系统检查正常。双侧桡骨处压痛、腕关节屈伸稍受限。

辅助检查

血常规(2016 - 08 - 16)：RBC 4.15×10^{12}/L, Hb 110 g/L, PLT 300×10^9/L, WBC 5.3×10^9/L。

生化(2016 - 08 - 16)：ALP 131 U/L(正常值范围:15～112 U/L),尿素氮 6.50 mmol/L,肌酐 48 μmol/L,肌酸激酶 367 U/L(正常值范围:21～190 U/L),CK - MB 198 U/L(正常值范围:0～25 U/L),乳酸脱氢酶 498 U/L(正常值范围:114～240 U/L),钙 2.36 mmol/L,磷 1.70 mmol/L。

骨转换指标(2016 - 08 - 16)：Ⅰ型胶原羧基端肽交联 2 507 ng/L,骨钙素 N 端中分子 184.2 ng/ml, PTH 60.2 pg/ml(正常值范围:15～65 pg/ml),25 -羟维生素 D 21.52 ng/ml (正常值范围:<20 ng/ml 不足)。

X线检查(2016 - 08 - 16)：

胸、腰椎正侧位：胸、腰椎多发致密影,怀疑石骨症(图 48 - 1)。

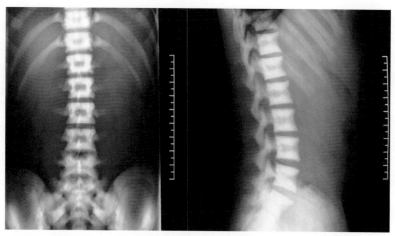

图 48-1　胸、腰椎椎体骨硬化,可见"夹心饼干"样改变

骨盆正位:骨盆诸骨骨质密度增高,怀疑石骨症(图 48-2)。

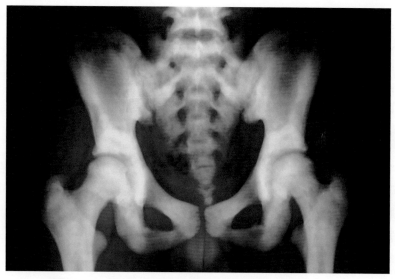

图 48-2　骨盆诸骨骨质密度增高,可见髂骨"骨中骨"改变

双尺桡骨正侧位:双尺桡骨骨质密度不均匀性增高,怀疑石骨症。

腹部超声(2016-08-16):肝、胆、胰、脾、肾未见明显异常。

骨密度检查(2016-08-16):$L_1 \sim L_4$ 2.458 g/cm^2。股骨颈 1.764 g/cm^2。全髋 2.075 g/cm^2。

基因检查:患者及患者母亲均存在 *CLCN7* 基因第 10 号外显子 G>A 突变,导致 CLC-7 蛋白 313 号氨基酸 Glu→Lys(图 48-3)。

初步诊断

骨硬化症? 轻度贫血。

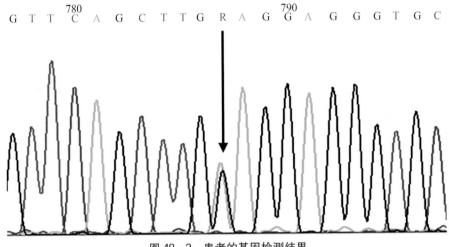

图 48-3　患者的基因检测结果

治疗及转归

本例患者时有腰背疼痛和双髋不适,建议给予对症治疗,注意避免剧烈活动和跌倒,以免再次发生骨折。本例患者桡尺骨骨折建议骨科随访,明确骨折恢复情况及是否需要进一步治疗。

骨硬化症存在较大的临床异质性,部分患者可能出现口腔感染及下颌骨骨髓炎,因此应加强口腔和颌面部检查。定期复查血常规,监测血红细胞、血红蛋白、白细胞和血小板变化。

本病为 CLCN7 基因所致常染色体显性遗传性疾病,且由于本病临床异质性大,应对先证者家属进行影像学、实验室检查,完善基因检查,明确家属中是否存在无症状患者或致病突变携带者,建议本患者在将来有生育需求时进行遗传咨询,尽量避免疾病遗传。

讨论与分析

常染色体显性遗传骨硬化症 Ⅱ 型(ADOⅡ)为一种罕见的骨质硬化性遗传病,致病基因为 CLCN7。

(1)发病机制。

CLCN7 基因定位于人类染色体 16p13,有 25 个外显子,编码氯离子通道蛋白 7 型。CLCN7 基因在溶酶体和破骨细胞皱褶缘上表达。破骨细胞发挥骨吸收作用是通过 Ⅴ 型质子泵向外泵出 H^+ 离子,而 CLC-7 作为 H^+/Cl^- 反向转运体,向骨陷窝内泵出 H^+ 同时反向吸收 Cl^-,起平衡电荷的作用。CLCN7 突变影响破骨细胞吸收陷窝的酸化,导致骨吸收功能下降(图 48-4)。

氯离子通道蛋白是由两个同源单体反向对称组合成的同源二聚体,每一个单体都包含 18 个膜内 α 螺旋、4 个 Cl^- 结合位点、2 个 CBS 结构域。有研究认为导致 ADOⅡ 的突变位点多位于膜内 α 螺旋或 CBS1 结构域内,且推测这些结合位点可能存在一个正离子通路,此通路与结合该通路位点的残基干扰氯离子的渗透,但又不直接参与离子反向转运的过程,所以氯离子仍然可以完成转运过程。故 ADOⅡ 病变较轻。本例患者存在的突变为 E313K,其位于膜内的 α 螺旋中,目前猜测其可产生正电位,以阻止 Cl^- 在通道的快速流过[1,2]。

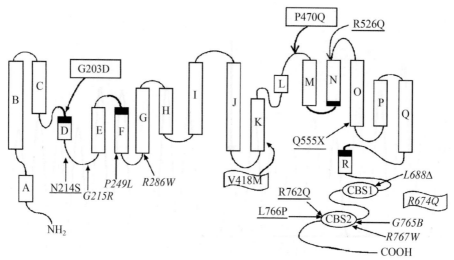

图48-4 CLC-7蛋白结构及已知位点突变[3]

（2）临床表现。

该病主要临床表现为骨折（平均为3次）、骨关节炎,严重者可伴发轻至中度的贫血、感染及骨髓炎（多发生于下颌骨）。该病存在明显的临床异质性,甚至在携带同个突变的家族内都存在明显差异,可以从具有明显临床症状的ADOⅡ,到无任何症状的携带者,因此需要对家族成员进行合理筛查。

ADOⅡ型患者的特征性影像学包括脊椎上下终板骨密度明显增高,呈"夹心饼干"样椎体、髂骨骨密度不均匀增高,可见"骨中骨"现象、股骨远端骨密度弥漫性增高,呈"锥形烧瓶征"和颅骨骨密度增高。实验室检查中,60%的CLCN7突变ADOⅡ患者存在CK、CK-MB升高。此外,AST、LDH升高也可以辅助鉴别其他硬化性骨病[4]。

（3）诊断和鉴别诊断。

典型临床表现（关节疼痛不适、反复骨折、贫血和下颌骨骨髓炎）,结合特征性影像学改变和实验室检查,可初步诊断为ADOⅡ,但最终诊断需依靠基因检测。

此外,本病须与其他引起骨量增高的疾病鉴别。

CLCN7突变导致的骨硬化除了常染色体显性遗传的ADOⅡ,还有常染色体隐性遗传恶性骨硬化症（ARO）和常染色体隐性遗传中间型骨硬化症（IAO）。ARO多为婴幼儿起病,临床表现严重,其不仅造成骨骼硬化,而且因骨髓腔缺失影响骨髓造血,造成血三系减少,导致严重贫血、感染,甚至出血风险增加。同时,CLCN7突变导致的ARO可能出现原发性神经系统损害,或者由于颅骨硬化压迫颅神经孔,造成颅神经受到压迫,出现面瘫、失明和听力障碍等。IAO临床表现介于ARO和ADOⅡ之间。3种骨硬化症临床表型见表48-1。

表48-1 ARO、IAO、ADOⅡ临床表型

CLCN7骨硬化特征	ARO	IAO	ADOⅡ
低钙血症	轻微到严重	无	无
贫血	中等到严重	中等程度贫血	轻度贫血或无

（续表）

CLCN7 骨硬化特征	ARO	IAO	ADOⅡ
血小板减少	轻微到严重	无	无
视力损伤	经常	很少	极少
影像学改变	特征性病理改变*	大致类同于 ARO	特征性改变**
发病年龄	出生即可发病	出生后 2 年发病	10 岁左右
预后	很差,不干预情况下寿命<10 年	与正常人无差异	无正常人无显著差异

*：表现为广泛的骨硬化、"骨中骨"样结构,颅骨硬化,杵状长骨。　**：表现为经典的"夹心饼干"样椎体、髂骨翼"骨中骨"

　　ADOⅡ也需与其他骨量增高的疾病鉴别,如骨硬化症(osteosclerosis),其为 *LRP5* 基因突变导致的骨量增加。既往认为其为常染色体显性遗传骨硬化症Ⅰ型(ADOⅠ),但研究认为其与骨形成活跃有关,而与骨吸收障碍无关,故 ADOⅠ 应被归为高骨量综合征之一。其主要临床表现为面部畸形(前额扁平、下颌骨变长、下颌角变小),少数患者硬腭中央出现颚隆突从而导致牙齿咬合不正或脱落。影像学检查可看出长骨骨皮质增厚、下颌骨变长及颅骨硬化。患者基本不会发生骨折,这与 ADOⅡ 存在明显差异[5]。

　　致密性成骨不全(pycnodysostosis)为 *CTSK* 基因突变导致的骨硬化性疾病,为常染色体隐性遗传,主要临床表现为身材矮小、手指短小、频繁骨折和颅骨畸形。影像学检查突出表现为前额突出、囟门未闭、四肢末端骨溶解。其与 ADOⅡ 都存在反复骨折且骨折不易愈合,但本病存在特征性改变:前额突出、囟门未闭和肢端骨溶解,可与 ADOⅡ 鉴别(表 48-2)[6]。

表 48-2　ADOⅡ、骨硬化症和致密性成骨不全症鉴别

	ADOⅡ	骨硬化症	致密性成骨不全症
基因	*CLCN7*	*LRP5*	*CTSK*
遗传方式	常染色体显性遗传	常染色体显性遗传	常染色体隐性遗传
典型临床表现		下颌骨增宽,下颌角增大,小部分可有颚隆突及咬合不正	身材矮小、手指短小、前额突出、沟状颚、恒牙萌出延迟
骨折情况	易骨折,且不易愈合	不易骨折	反复骨折且不易愈合
影像学改变	"夹心饼干"样椎体、髂骨"骨中骨"、股骨远端"锥形烧瓶样"改变	颅骨硬化、蝶鞍增大、长骨骨皮质增厚	囟门未闭、颅缝增大、四肢末端骨质溶解
实验室检查	可有 CK、CK-MB、LDH 增高	CK、CK-MB、LDH 不高	CK、CK-MB、LDH 不高

　　(4) 治疗。

　　目前本病尚无有效治疗方法,主要为对症治疗。虽然 ADOⅡ 患者骨质硬化,但骨质量较差,容易导致骨折甚至骨折延迟愈合或不愈合。如果骨折累及关节,应考虑全关节置换。同时,行全关节置换时也要注意存在关节假体周围骨骨折的风险。同时,由于硬化骨组织血供相对减少,骨硬化患者易伴发感染及骨髓炎(50%),尤其易发生下颌骨骨髓炎。因此,应注重口腔检查。

近期有研究发现,利用小干扰 RNA(siRNA)进行基因沉默,其不影响正常 mRNA,但沉默突变的 mRNA,最终可挽救 ClCN7$^{G213R/wt}$ 小鼠骨硬化表型[2,7]。未来基因治疗有望成为根治 ADO II 患者的主要手段。

最终诊断

常染色体显性遗传骨硬化症 II 型,轻度贫血

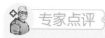 **专家点评**

常染色体显性遗传骨硬化症 II 型是一类临床表现异质性强、以骨密度增高、容易发生骨折、同时可合并骨关节病、下颌骨骨髓炎、贫血、白细胞减少以及中枢神经受累为特征的遗传性骨代谢病。特征性 X 线表现包括典型的椎体"三明治样"改变和骨盆"骨中骨"改变。实验室检查可发现血清肌酸激酶增高。其最终确诊依赖于临床表现、实验室检查和致病基因的检测。主要的致病基因为 CLCN7 基因。目前尚无根治办法,以对症治疗为主。需要关注患者口腔健康、骨关节病、贫血及骨折延迟愈合等并发症。

病例提供单位:上海交通大学医学院附属第六人民医院
上海市骨疾病临床研究中心
整理:王梓媛
述评:汪纯

📖 参考文献

[1] WANG C, ZHANG H, HE JW, et al. The virulence gene and clinical phenotypes of osteopetrosis in the Chinese population: six novel mutations of the CLCN7 gene in twelve osteopetrosis families [J]. J Bone Miner Metab, 2012,30(3):338 – 348.

[2] LI L, LV SS, WANG C, et al. Novel CLCN7 mutations cause autosomal dominant osteopetrosis type II and intermediate autosomal recessive osteopetrosis [J]. Mol Med Rep, 2019,19(6): 5030 – 5038.

[3] SCHULZ P, WERNER J, STAUBER T, et al. The G215R mutation in the Cl^-/H^+-antiporter CLC – 7 found in ADO II osteopetrosis does not abolish function but causes a severe trafficking defect[J]. PLOS One, 2010,5(9):e12585.

[4] WHYTE MP, KEMPA LG, MCALISTER WH, et al. Elevated serum lactate dehydrogenase isoenzymes and aspartate transaminase distinguish Albers-Schönberg disease (Chloride Channel 7 Deficiency Osteopetrosis) among the sclerosing bone disorders [J]. J Bone Miner Res, 2010,25 (11):2515 – 2526.

[5] WANG C, ZHANG BH, ZHANG H, et al. The A242T mutation in the low-density lipoprotein receptor-related protein 5 gene in one Chinese family with osteosclerosis [J]. Intern Med, 2013, 52(2):187 – 192.

[6] 张晓亚,章振林.CTSK 基因突变导致致密性成骨不全症一家系研究[J].中华内分泌代谢杂志, 2019,35(7):586-590.

[7] MAURIZI A, CAPULLI M, PATEL R, et al. RNA interference therapy for autosomal dominant osteopetrosis type 2. Towards the preclinical development [J]. Bone, 2018,110:343-354.

病例49 反复脆性骨折伴蓝巩膜,成骨不全症?

主诉

女性,7 岁,1 年内脆性骨折 4 次,进行性跛行 1 年。

病史摘要

现病史:患者于 2010 年 12 月滑倒后左膝肿痛、活动受限,于当地医院摄 X 线片示:左胫骨近端骨折。经保守治疗后效果不佳,后至常州市中医医院就诊,于 2011 年 1 月 24 日行病理活检探查术,病检报告未见肿瘤组织,后明确诊断为左胫骨近端陈旧性骨折。于 2011 年 1 月 31 日行左胫骨近端骨折切开复位内固定术。术后发现左下肢力线不佳,行石膏力线矫形,于 2011 年 6 月初拆除石膏后,家长诉患者轻微外伤后左大腿肿痛并活动受限,至我院就诊查 X 线片(本院,2011-06-17)示:左膝关节多发骨折术后。CT(本院,2011-06-17)示:①左股骨远端粉碎性骨折,累及关节面;左胫骨上段骨折内固定中,请结合临床。②左膝关节积液。MRI(本院,2011-06-18)示:①左胫骨上段骨折内固定术后;②左股骨下段骨折;③左股骨内侧髁异常信号,结合 DR 片考虑外伤后改变,请结合临床;④左膝内侧半月板后角损伤,外侧半月板前后角损伤;⑤左膝前后交叉韧带损伤;⑥左膝髌上囊、关节腔积液。2011 年 6 月 27 日于我院全麻下行左股骨髁陈旧性骨折切复内固定术。术后予以抗炎对症处理,石膏外固定。患者 2012 年 3 月因轻微外伤所致右小腿疼痛、活动受限 2 个月就诊于我院,当地 X 线摄片提示:右胫骨陈旧性骨折。入院后完善相关检查,于 2012 年 3 月 21 日全麻下行右胫骨病灶清除骨折复位取髂骨植骨内固定术。术后病理检查报告提示:右胫骨近端(右胫骨近端髓腔内、外)。送检组织镜下为骨折后骨痂组织,包括成骨性、软骨性和纤维性骨痂及小血管瘤样增生,局部区有滑膜组织化生,提示有假关节形成。2013 年 9 月起患者逐渐出现左侧髋关节活动受限,出现进行性跛行,后出现无法自主行走。现患者为明确反复发生轻微外伤后骨折原因,就诊于我科门诊。

患者自发病以来,精神、饮食、睡眠可,大小便如常,体重无明显变化。

既往史:否认高血压、糖尿病、心脏病等疾病史。否认乙肝结核等传染病。否认发病前有相关手术史。否认发病前有相关输血史。否认相关食物过敏史。否认药物过敏史。

个人史:无异地及疫区久居史、毒物接触史,否认吸烟、嗜酒史。

婚育史:未婚、未育。

月经史:至今初潮未至。

家族史:家族中无类似骨折史,父母非近亲结婚,父亲身高 171 cm,母亲身高 160 cm,患者父母 24 岁时生下患者。

T 37.3℃，P 80 次/分，R 20 次/分，BP 128/70 mmHg。身高 124 cm，体重 19 kg。神志清醒，呼吸平稳，轮椅推入病区，对答切题，查体合作。全身皮肤未见瘀点、瘀斑，全身浅表淋巴结未及肿大。头颅大小正常。眼睑正常，双侧巩膜淡蓝色。皮肤无黄染。双侧瞳孔等大、等圆，直径 2.5 mm，对光反射灵敏。外耳道无畸形，耳道无溢液，乳突无压痛，听力正常。双侧鼻唇沟对称，鼻中隔无偏曲，无分泌物，副鼻窦无压痛。口唇无发绀，伸舌居中，牙龈无肿胀，未见牙面缺损、龋齿、牙釉质发育不全。咽喉部无充血，扁桃体无肿大。颈软，气管居中，颈静脉无充盈，颈动脉搏动正常，甲状腺无肿大。胸廓不对称，胸骨无压痛，双侧呼吸运动不对称，无"三凹征"，无胸膜摩擦感。双肺叩诊清音，双肺听诊呼吸音清音，双肺未闻及干、湿啰音。心前区无异常隆起，心前区无震颤。叩诊心浊音界正常范围，心率 80 次/分，心律齐，各瓣膜听诊区未及病理性杂音。腹部平坦，无腹壁静脉曲张，无胃肠型蠕动波。腹壁柔软，无压痛及反跳痛，肝、脾肋下未触及，移动性浊音阴性，肾区无叩痛，肠鸣音正常。双侧足背动脉搏动正常。胸腰椎部分可见脊柱侧弯。右小腿石膏外固定中。左下肢内翻畸形，左大腿上段及左小腿上段分别可见长约 15 cm、12 cm 陈旧手术瘢痕。生理反射存在，病理征阴性。

血常规、CRP(2014 - 03 - 20)：WBC 5.7×10⁹/L，RBC 4.28×10¹²/L，Hb 111 g/L，PLT 162×10⁹/L，N% 42.7%，中性粒细胞绝对值 2.4×10⁹/L，CRP 0.37 mg/L。

生化(2014 - 03 - 20)：肝肾功能正常。

骨代谢(2014 - 03 - 20)：β-胶原特殊序列 278.80 ng/L，骨钙素 N 端中分子(N-MID) 47.20 ng/ml，ALP56 U/L，总 25-羟基维生素 D 26.4 ng/ml，PTH 30.38 pg/ml，钙 2.17 mmol/L，磷 0.92 mmol/L。

骨密度(2014 - 03 - 31)：$L_1 \sim L_4$ 骨密度 0.784 g/cm²，Z 值−2。股骨颈骨密度 0.606 g/cm²，Z 值−2.1。股骨大转子骨密度 0.443 g/cm²，Z 值−2.5。全髋骨密度 0.562 g/cm²，Z 值−2.8。

胸部 X 线片(2014 - 03 - 31)：两肺野纹理清晰，走行自然，未见明显活动性病灶。两侧肺门清晰，大小正常范围。两侧肋膈角锐利，横膈光滑。纵隔影无明显增宽。心影形态轮廓未见明显异常。附见：脊柱侧弯。结论：①心肺 X 线片未见明显活动性病变；②附见：脊柱侧弯。

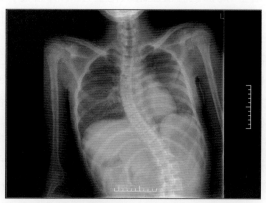

图 49-1 胸部正位片(2014-3-31)

髋关节 CT 平扫＋三维重建(2014 - 03 - 31)：左侧髋臼较浅，左髋关节脱位，左股骨术后，内固定中，位线可，周围软组织肿胀。右侧髋臼略浅，右侧髋关节在位，关节面光滑，关节间隙无明显狭窄。结论：①左股骨术后，左侧髋关节发育不良伴左髋关节脱位；②右髋臼略浅(图 49 - 2)。

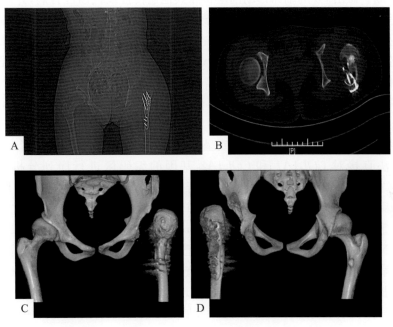

图 49 - 2　髋关节 CT 平扫＋三维重建(2014 - 3 - 31)

病理报告(2014 - 03 - 31)：

右胫骨近端(右胫骨近端髓腔内、外)：送检组织镜下为骨折后骨痂组织，包括成骨性、软骨性和纤维性骨痂及小血管瘤样增生，局部区有滑膜组织化生，提示有假关节形成。

初步诊断

脆性骨折伴低骨量原因待查，成骨不全症？脊柱侧弯，左侧股骨骨折术后，左侧胫骨骨折术后，左侧髋关节发育不良伴左髋关节脱位，左侧后天性膝内翻，右侧胫骨骨折术后。

治疗及转归

患者及其父亲、母亲 2014 年血标本外送基因检测结果提示患者及患者父亲 *COL1A1* 基因 11 号外显子发生错义突变 c.769G＞A，而患者母亲血样本未发现相关基因突变，故患者反复脆性骨折考虑为成骨不全症所致，予以阿仑膦酸钠 10 mg 每周 3 片，口服半年后未再发生骨折。

讨论与分析

成骨不全症(osteogenesis imperfecta，OI)又称脆骨病，是一种危害大、致残率高的单基因遗传性骨病。新生儿患病率约为 1/(15 000～20 000)[1]。OI 多于儿童期发病，典型表现为反复发生的脆性骨折,可伴有进行性骨骼畸形及不同程度的活动障碍。OI 患者常见结缔组织受累(骨骼外表现),如蓝色巩膜、关节韧带松弛、牙本质发育不全、听力障碍等。骨骼 X 线影像学特征主要包括骨皮质菲薄、骨畸形、椎体楔形变、脊柱侧弯、颅面骨发育不全、颅骨缝间骨等。当患者出现频繁的轻微外伤下骨折、低骨量、阳性骨折家族史等临床表现时均需考虑 OI 的诊断。做出 OI 的临床诊断前应排除其他遗传性或代谢性骨病,并评估疾病的严重程度[2],建议完善相关检查,如骨转换标志物及血钙、磷等骨代谢生化指标,骨密度检查,骨骼 X 线影像学检查等。OI 患者骨转换标志物及血钙、磷等指标多在正常范围内,而血清色素上皮衍生因子(pigment epithelium-derived factor,PEDF)水平显著降低是Ⅵ型 OI 患者的独特生化指标异常表现。

OI 有多种致病基因,进行致病基因检测有助于明确 OI 的遗传方式,并分析基因突变的致病性。由于 85%～90% 的 OI 为 COL1A1 或 COL1A2 基因突变所致,呈常染色体显性遗传,所以针对临床表现典型的 OI 患者或呈常染色体显性遗传的 OI 患者,可采用 PCR-Sanger 测序法直接对 COL1A1 和 COL1A2 基因的编码区进行序列分析[3]。此外,若 COL1A1 和 COL1A2 基因测序无阳性发现,若患者具有 V 型 OI 的独特临床表现,可对 IFITM5 基因进行突变检测。根据中国人群 OI 致病基因突变谱[4],可对较常见的 WNT1、SERPINF1 和 FKBP10 基因进行 PCR-Sanger 测序分析,二代测序技术(next generation sequencing,NGS)技术适合对大样本或未发现已知基因突变的 OI 患者进行检测。

该病例病程较长,患病期间已完善相关检查并多次行手术治疗。现将该病例特点总结如下:①病史提示患者幼年起病,病程内反复出现轻微外伤后骨折(脆性骨折),多次手术治疗后仍有活动障碍,表现为进行性跛行,逐渐发展为无法自主行走,既往无慢性病史;②体格检查提示该患者身高体重无明显异常,但可见胸廓双侧不对称、胸腰段脊柱侧弯畸形,且有肌肉骨骼系统外的阳性体征,主要为淡蓝色巩膜;③辅助检查提示患者常规生化等指标无明显异常,骨转换标志物及血钙、血磷均在正常范围内,骨密度报告提示该患儿各部位 Z 值均在 -2 以下,有明显低骨量,影像学检查提示患者有脊柱侧弯、左侧髋关节发育不良伴左髋关节脱位等骨骼畸形,病理报告提示患者最近一次骨折部位(右胫骨近端)骨组织镜下为骨折后骨痂组织,未见肿瘤细胞;④患者家族史提示患者父母非近亲结婚,父母身高大致正常、无蓝巩膜,父母双方均为 24 岁时生下患者,且家族内无类似骨折史;⑤予以阿仑膦酸钠(骨吸收抑制剂)规律治疗半年后患者未再发生骨折。根据以上特点分析,患者符合 OI 幼年起病、反复脆性骨折的典型特征,有骨骼畸形、进行性活动障碍的体征及蓝色巩膜等 OI 典型骨骼外表现,故初步诊断考虑患者为 OI。患者辅助检查结果中,骨代谢指标及血钙、血磷均为正常范围,骨密度提示低骨量,骨骼 X 线、CT 平扫可见脊柱侧弯、左侧髋关节发育不良等骨骼畸形,右侧胫骨上段病理提示镜下为骨折后骨痂组织,未见肿瘤细胞。以上结果可排除低磷性佝偻病、维生素 D 依赖性佝偻病、低磷酸酶血症、肿瘤相关骨病等疾病,均支持患者 OI 诊断。此外,对患者及患者父母血样本进行 OI 致病基因检测后提示患者及患者父亲 COL1A1 基因 11 号外显子发生错义突变 c.769G＞A,从基因诊断角度进一步明确了 OI 诊断。OI 的诊疗流程如图 49-3 所示[2]。

明确了患者 OI 诊断后,进一步对其进行分型。OI 的致病基因较多且表型庞杂,国内有研究[5]表明在即使同一家系中相同突变的家系成员间也存在差异较大的不同表型,甚至可能无任何 OI 的临床表现,正如此病例中,患儿父亲与患儿存在相同的致病基因突变,但患儿

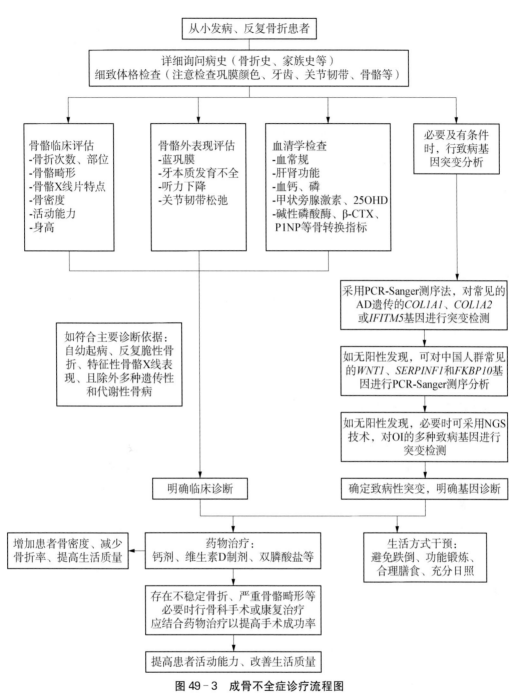

图49-3 成骨不全症诊疗流程图

PCR,聚合酶链反应;AD,常染色体显性;AR,常染色体隐性;NGS,二代测序技术;OI,成骨不全症;25OHD,25羟维生素 D;β-CTX,Ⅰ型胶原羧基端肽交联;P1NP,Ⅰ型原胶原氨基端肽
引自参考文献[2]

父亲未表现出 OI 的骨骼及骨骼外症状和体征。根据致病基因对 OI 的细分目前仍在讨论中,而临床分型便于迅速区分患者的疾病严重程度及表型特征。根据 2009 年国际骨骼人类遗传学疾病命名组织(INCDS)对 OI 的分型,将 OI 分为 5 型(表 49-1)[6],此分型可纳入不

同致病基因所致的 OI 表型。根据此分型标准,该患者的临床诊断考虑为Ⅰ型 OI。

表 49-1　成骨不全症的临床表型分型

临床表型分型	表型特点
Ⅰ型	症状轻,蓝巩膜,无畸形
Ⅱ型	宫内骨折或围生期死亡
Ⅲ型	正常巩膜,渐进性发展,严重畸形
Ⅳ型	正常巩膜,中等程度畸形
Ⅴ型	骨间膜钙化,巨大骨痂,桡骨小头脱位

最终诊断

　　成骨不全症(Ⅰ型),脊柱侧弯,左侧股骨骨折术后,左侧胫骨骨折术后,左侧髋关节发育不良伴左髋关节脱位,左侧后天性膝内翻,右侧胫骨骨折术后。

 专家点评

　　成骨不全症虽然属于罕见病,但却是最常见的遗传性骨骼发育不良疾病之一。成骨不全症患者往往幼时起病,反复脆性骨折,蓝巩膜是其较特征性的表型,常伴有家族史,但并非所有患者都有典型的临床表型。对于反复脆性骨折的年轻患者,即使无其他典型的临床表型,也要考虑本病可能。患者的骨代谢指标基本在同年龄正常范围内,确诊靠基因诊断。一旦确诊本病,如果患者反复骨折,有用药适应证,则可以用双膦酸盐等药物治疗。药物治疗虽然只是对症治疗,无法改变其基因突变的本质,但能增加患者的骨密度,减少骨折的发生,提高患者的生活质量。就如本例患儿,在前几次骨折发生后,因未确诊该病,经数次手术治疗,但仍反复发生骨折,且畸形明显。在患者确诊此病,并用药物治疗后,骨折次数明显减少。因此,对此类患者,还是要及早确诊,对以后的治疗、遗传咨询都非常有益。

病例提供单位:上海交通大学医学院附属第六人民医院

上海市骨疾病临床研究中心

整理:蔡诗雅

述评:张浩

参考文献

[1] FORLINO A, MARINI JC. Osteogenesis imperfecta [J]. Lancet,2016,387(10028):1657-1671.

[2] 中华医学会骨质疏松和骨矿盐疾病分会. 成骨不全症临床诊疗指南[J]. 中华骨质疏松和骨矿盐疾病杂志,2019,12(1):11-23.

［3］赵秀丽,肖继芳,汪涵,等. 成骨不全症患者 COL1A1/2 致病突变谱和基因诊断研究［J］. 中华医学杂志,2015,95(43):3484－3489.

［4］LIU Y, SONG LJ, LV F, et al. Gene mutation spectrum and genotype-phenotype correlation in Chinese osteogenesis imperfecta patients revealed by targeted next generation sequencing ［J］. Osteoporos Int, 2017,28(10):2985－2995.

［5］张浩,汪纯,岳华,等. 国人 COL1A1 和 COL1A2 突变致成骨不全家系内表型不一［J］. 中华骨质疏松和骨矿盐疾病杂志,2018,11(6):532－539.

病例50　前臂及小腿骨间膜钙化伴股骨巨大骨痂,骨软骨瘤?

主诉

女性,5 岁,前臂旋前旋后障碍 4 年,行走困难 3 年。

病史摘要

现病史:患者自幼生长发育迟缓,1 周岁时仍无法独自站立,双侧肘关节旋前、旋后功能障碍,屈肘受限。患者 1 岁半时,因轻微扭伤致左股骨上段骨折,行支架外固定治疗。之后随访观察发现左大腿开始逐渐肿大(图 50－1A),左股骨上端可扪及巨大包块,质硬,有压痛。外院摄片发现左股骨骨折处的股骨干周围骨皮质团块型增生,连续摄片可见不断增大(图 50－2)。2 岁时于我院骨科就诊,当时诊断为良性骨肿瘤。我院小儿骨科行手术切除左股骨上端包块,送术中病理检查示:良性骨增生,并送病理组织 Sanger 测序(*ACR1* 基因)未查出突变,术后患者能站立,但行走困难。患者 4 岁时,因从椅子上跌落致左侧股骨下端轻微骨折,行外固定治疗。1 月余后发现患者左大腿逐渐肿大,左股骨下端可扪及又一新生包块,于我院骨科就诊。四肢 X 线片示:多骨多发性骨性突起。骨科诊断为多发性骨软骨瘤。为求进一步诊治,于 2018 年 4 月到我科就诊。

入院以来,患者精神尚可,食欲佳,睡眠可,大小便正常,体重无明显减轻。

既往史:否认肝、肾疾病史,否认麻疹、水痘等传染病史,否认输血史,否认糖皮质激素使用史,否认食物、药物过敏史,疫苗接种史不详。

个人史:患者系足月顺产,第 1 胎第 1 产,10 个月出牙。父母非近亲结婚。无异地及疫区久居史、毒物接触史。

婚育史:未婚未育。

家族史:患者父母亲皆体健,家族中无骨折史,亦无相似病史。

入院查体

T 36.7℃, P 91 次/分,R 27 次/分,BP 102/61 mmHg,身高 102 cm,体重 12 kg。神志清,营养不良貌,被抱入诊室。双下肢肌肉萎缩,肢体纤细,皮下脂肪薄。浅表淋巴结未触及肿大。胸廓无畸形,双肺呼吸音清,未及干、湿啰音,心率 88 次/分,律齐,未及病理性杂音。腹平软无压痛,肝、脾肋下未及,双下肢无水肿,神经系统检查正常。无蓝色巩膜,无听力减退,无脊柱畸形,无牙本质发育不全(两颗中切牙已脱落,图 50 - 1B),关节韧带略松弛,双侧肘关节膨大(图 50 - 1C),左前臂上段可扪及硬质肿块(2 cm×2.5 cm 大小),肘内翻,旋前旋后障碍,伸肘正常,屈肘受限。左大腿较右大腿明显增粗,左股骨下端可扪及一质硬包块(2 cm×3 cm 大小)。

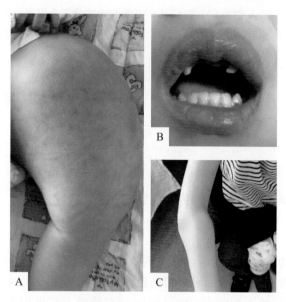

图 50 - 1 体格检查照片

A. 左大腿肿胀明显,血管显露,未见溃疡及瘀斑,摄于 2014 - 12;B. 两颗中切牙已脱落,摄于 2018 - 04 - 11;C. 肘关节膨大,肘内翻畸形,摄于 2018 - 04 - 11

辅助检查

实验室检查(2018 - 04 - 11):

血常规:WBC 8.6×10⁹/L, RBC 5.22×10¹²/L, Hb 125 g/L, PLT 496×10⁹/L, CRP 21.80 mg/L, ESR 28 mm/h。

生化:ALP 308 U/L,钙 2.62 mmol/L,血磷 1.44 mmol/L,PTH 14.2 pg/ml, 25 -羟维生素 D 38.44 ng/ml, N -端骨钙素 48 ng/ml,β - CTX 770.6 ng/L。

肝、肾功能:正常。

尿、大便常规:正常。

心电图:正常。

影像学检查:

左股骨正位(2014 年):左股骨中段骨皮质异常增生,且逐渐增大,骨折线显现不清(图 50 - 2)。

左、右尺桡骨正侧位(2018 - 04 - 10):①左尺桡骨形态异常,局部毛糙伴骨性突起,桡骨头脱位,尺桡关节间隙增宽,骨间膜钙化,左侧尺桡骨骨软骨瘤病可能(图 50 - 3A、B)。②右尺桡骨形态欠规整,局部毛糙伴骨性突起,桡骨头脱位,尺桡关节间隙增宽,骨间膜钙化,骨软骨瘤可能。③附见:右肱骨下端形态异常(图 50 - 3C、D)。

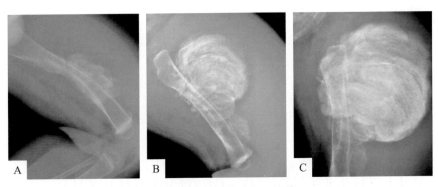

图 50 - 2　左股骨正位 X 线片

A. 摄于 2014 - 10 - 09；B. 摄于 2014 - 11 - 18；C. 摄于 2014 - 12 - 07

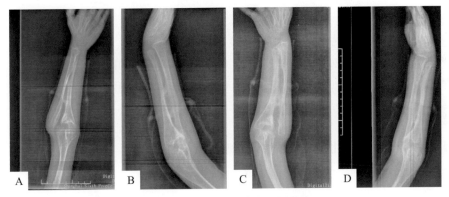

图 50 - 3　左右侧尺桡骨正侧位片

A、B. 左侧尺桡骨正侧位显示局部毛糙伴骨性突起，桡骨头脱位，骨间膜钙化；C、D. 右侧尺桡骨正侧位显示局部毛糙伴骨性突起，桡骨头脱位，骨间膜钙化

　　左胫腓骨正侧位＋右胫腓骨正侧位（2018 - 04 - 10）：①两侧胫腓骨下端骨性突起，右腓骨近端皮质毛糙，左腓骨细小，股骨远端形态异常，密度欠均，两侧胫腓骨远端骨软骨瘤。②附见：两侧股骨远端形态异常，密度欠均（图 50 - 4）。

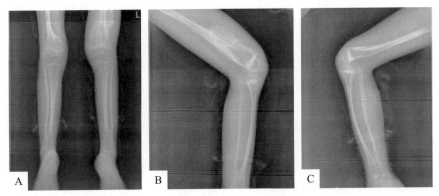

图 50 - 4　左胫腓骨正侧位＋右胫腓骨正侧位

A. 左右胫腓骨正位显示两侧胫腓骨远端骨性突起、骨间膜钙化；B. 左胫腓骨侧位显示左腓骨细小，股骨远端形态异常，骨皮质异常增生；C. 右胫腓骨侧位显示右腓骨近端皮质毛糙

基因检测：

IFITM5 基因突变检测（2018‒04‒26）：检测到 *IFITM5* 基因 5'‒UTR 的 c.‒14C＞T 突变（图 50‒5）。

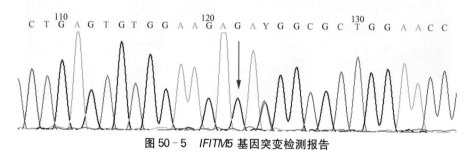

CTGAGTGTGGAAGAGAYGGCGCTGGAACC

图 50‒5　*IFITM5* 基因突变检测报告

骨密度检查：

骨密度（Lunar）（2018‒04）：L_1～L_4 0.311 g/cm^2。

复查骨密度（Lunar）（2019‒08）：L_1～L_4 0.429 g/cm^2，较 2018 年上升 37.9%。

复查骨密度（Lunar）（2020‒08）：L_1～L_4 0.678 g/cm^2，较 2019 年上升 58%。

初步诊断

前臂及小腿骨间膜钙化伴股骨增生性骨痂待查，骨软骨瘤？

治疗及转归

结合临床表现以及基因检测结果，明确诊断为：Ⅴ型成骨不全症。2019 年 3 月开始服用阿仑膦酸钠 70 mg 每周两次口服，治疗 5 个月后，因患儿不会吞药需要弄碎吃改为伊班膦酸钠 1 mg、每 3 个月一次静脉滴注的治疗方案，定期复查骨代谢指标、肝肾功能、电解质、血常规、血沉和骨密度，治疗期间无新发骨折。

讨论与分析

成骨不全症（OI）是一种以骨脆性增加和低骨量为特征的遗传性骨病。由于显著的表型变异性，Sillence 等[1]根据临床特征和疾病严重程度对 OI 进行了分型：Ⅰ型 OI，伴有蓝色巩膜，最常见，一般表型较轻；Ⅱ型 OI，临床表型最为严重，常在围生期致死；Ⅲ型 OI，患者有进行性加重的长骨畸形，不伴有蓝色巩膜；Ⅳ型 OI，介于Ⅰ型和Ⅲ型之间，临床表现差异较大，巩膜正常。大多数 OI 的遗传方式都是常染色体显性遗传，由 2 种编码Ⅰ型胶原蛋白 α 链基因之一发生突变所致，即 *COL1A1* 或 *COL1A2* 基因。2000 年，Glorieux 等[2]根据 7 名患者的临床表现，描述了一种新的常染色体显性遗传方式的 OI，将其称为Ⅴ型 OI，该型在 OI 患者中所占比例不到 5%。

Ⅴ型 OI 的临床表现除了有四肢长骨畸形、脊柱侧弯、多发骨折等 OI 的一般特征外，还具有其特异性的临床表现。首先，患者的骨间膜钙化，多累及尺、桡骨骨间膜，也可累及胫、腓骨骨间膜。骨间膜钙化也是Ⅴ型 OI 最常见的临床表现，几乎每一个Ⅴ型 OI 患者都会有这一表现。本例患者的影像学检查就显示其双侧前臂以及小腿骨间膜均有钙化。尺、桡骨骨间膜钙化会导致不同程度的前臂旋前、旋后功能障碍。除了骨间膜钙化，还可有其他部位的异位钙化,Kim 等[3]发现了股骨近端的肌肉、肌腱钙化。其次为桡骨头脱位,许多患者都存在桡骨头脱位,是肘关节畸形、运动功能障碍的原因之一。桡骨头脱位患者大都有异常增大的尺骨鹰嘴和冠状突,Kim 等[3]猜想尺骨鹰嘴和冠状突的增大会妨碍桡骨头的发育,并最终导致桡骨头脱位。再次为增生性骨痂,超过一半的患者在骨折或手术后会在病灶处出现增生性骨痂,甚至可无诱因地出现增生性骨痂,体表可见巨大肿块,触之质硬,可有压痛。X线检查可见骨痂巨大,附着在骨干周围,与骨皮质界限清楚,无骨质破坏,无骨膜反应。骨痂往往生长迅速,如本例患者在短时间内骨干增粗 2~3 倍,皮肤可见静脉怒张。早期密度低,后期骨痂内有不同程度钙化,密度增高与骨干无明显差异。手术切除后可见骨痂内为大量脂肪组织,骨痂壁皮质菲薄,骨质脆弱[4]。部分骨痂可呈自限性,生长到一定程度会逐渐缩小,甚至可恢复到正常形态。骨痂形成期 ALP 和 I 型胶原 N 端肽交联(N-terminal cross-linking telopeptide of type I collagen,NTx)的水平会升高。有研究显示发生增生性骨痂的患者血沉和 C-反应蛋白均会有所增加,提示增生性骨痂的形成涉及炎症反应。最后,部分患者的影像学检查可见干骺端致密带,需要与疾病、精神压力等非特异性事件导致的"Harris 线"以及双膦酸盐治疗引起的"斑马线"进行鉴别。此外,部分 V 型 OI 患者还有特殊的面部特征,如眼距宽、鼻子扁平、下巴宽、嘴唇小而薄和前额短而宽等;骨活检标本的组织学检查显示层状结构紊乱以及胶原纤维的直径发生很大变化。

V 型 OI 的发病机制至今仍未被确切阐明。2012 年,Cho 和 Semler[6]分别对患有 V 型 OI 的家系或个体进行全基因组外显子测序,均鉴定出一种杂合突变,该突变位于干扰素诱导跨膜蛋白 5(interferon-induced transmembrane protein5,IFITM5)编码基因的 5`-非翻译区(5`-UTR),一个碱基 C 转换成 T(c.-14C>T),并认为该突变(IFITM5 c.-14C>T)是 V 型 OI 的致病突变。IFITM5 是干扰素诱导跨膜蛋白基因家族成员,由于没有干扰素反应元件,不能被干扰素诱导,故也被称作骨限制性 IFITM 样蛋白(Bone Restricted IFITM-like protein,BRIL)。该基因位于 11 号染色体短臂 15 区 5 带(11p15.5),编码含 132 个氨基酸的蛋白质,具有两个跨膜结构域,N 端和 C 端均位于细胞外,细胞内是一个环。研究表明,IFITM5 基因在骨的矿化及成骨细胞的成熟过程发挥了重要作用。IFITM5 基因的 c.-14C>T 突变产生了一个新的起始密码子,在 N 端增加了 5 个氨基酸(Met-Ala-Leu-Glu-Pro),使该蛋白被延长,从而改变了 IFITM5 的功能。IFITM5 基因敲除小鼠和一个 BRIL 等位基因缺失的人都没有表现出骨骼发育不良,另外 IFITM5 在体外过表达会增加 ALP 的表达和矿物质的沉积,而使该基因沉默则有相反的效应。因此研究者们认为 V 型 OI 的致病机制可能是成骨功能的增加[7],如导致增生性骨痂、骨间膜钙化等表型。在成骨细胞中唯一已知的 BRIL 结合伴侣是 FKBP11,二者结合破坏了 CD9 与 FKBP11-CD81 的相互作用,进而导致免疫相关基因的表达,所以推测 IFITM5 突变不仅使骨形成过程失调,而且还影响了骨骼中的免疫反应[8]。成骨作用失调可能是低骨量的原因,对免疫反应的影响可能使得骨折后的修复条件和过程发生改变,导致增生性骨痂的形成。

V 型 OI 的诊断依据除了多次脆性骨折史、四肢畸形、脊柱侧弯等 OI 的共性特征外,还包括上述的骨间膜钙化、巨大骨痂、桡骨头脱位等特征性表现,组织学表现以及 ALP、ESR、CRP 等实验室检查指标也可作为参考,当然最终的确诊有赖于基因检测出 IFITM5 c.-14C>T 的致病突变。本例患者的临床表现、影像学特征以及突变基因检测结果都符合 V 型 OI 的诊断标准,所以诊断明确。

V型OI还需要与以下疾病鉴别:①骨软骨瘤:是儿童期常见的良性骨肿瘤,通常位于干骺端的一侧骨皮质,向骨表面生长。病变位于干骺端,骨疣内的骨髓中脂肪组织丰富,而V型OI患者增生的骨痂病变部位不限于干骺端。本例患者的影像学表现与骨软骨瘤相似,但结合全身的临床表现、病史以及基因检测结果可排除该疾病。②骨化性肌炎:是一种进行性骨质结构于肌肉、结缔组织内沉积而引起肌肉硬化的疾病,可表现为先天性斜颈和颈部肌肉肿胀、变硬等,全身肌肉均可累及,属于非遗传性骨病。骨化性肌炎无论是影像学表现还是临床症状都以肌肉病变为特征,而V型OI的增生性骨痂多包裹在骨干周围,异位骨化以骨间膜为主,肌肉、肌腱等结缔组织少见,临床表现也与其相异。本例患者的病变部位和临床表现不是以肌肉为主,同时基因检测有致病突变,所以不考虑该疾病。③婴儿骨皮质增生症:又称Caffey病,为婴儿时期侵犯骨骼及肌肉筋膜的疾病,其特点为长管状骨和扁平骨在骨膜下有新生骨形成,以及患处的肿胀和疼痛,发病年龄大都在5个月以前,实验室检查也会有ALP、ESR、CRP的升高,所以极易与V型OI混淆。但是Caffey病的致病基因为COL1A1,所以仅通过临床表现及影像学表现鉴别困难时,可通过基因检测确诊。本例患者基因检测的结果为IFITM5突变,故可明确诊断。④骨肉瘤:V型OI患者巨大增生的骨痂在临床表现及影像学上与骨肉瘤类似,但骨肉瘤多位于长管状骨的干骺端,边缘不清,骨小梁破坏,肿瘤组织穿破骨皮质后,肿瘤将骨膜顶起,产生该病具有特征性的X线征象——考德曼套袖状三角(Codman三角),必要时需活检鉴别。该患者X线表现及骨活检都排除骨肉瘤。此外V型OI还应与先天性桡骨头脱位等鉴别。

V型OI的治疗与其他型OI一样以对症治疗为主,旨在增加患者的骨密度,降低骨折率,改善骨畸形,提高生活质量[9]。除了加强功能锻炼、补充足够的钙和维生素D外,增加骨密度的药物治疗至关重要。目前广泛使用的、对OI较有效和经典的药物是双膦酸盐类(bisphosphonates,BPs)。本例患者静滴伊班膦酸钠1年之后,腰椎骨密度增幅显著,且治疗期间无新发骨折史,可继续随访观察,评估双膦酸盐对其骨密度、身高、活动能力、骨转换指标、骨折发生次数等的影响,从而评价其临床疗效。对于存在不稳定性骨折、严重骨骼畸形等,必要时行骨科手术或康复治疗,来提高患者的活动能力、改善生活质量。目前尚无针对V型OI增生性骨痂的有效药物及其他医疗干预手段。

最终诊断

V型成骨不全症。

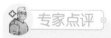 专家点评

OI是一种由于骨形成的缺陷而导致的遗传性骨病,它有许多亚型,而V型是较为特殊的一类OI。该型患者无蓝巩膜,骨折处有增生的骨痂倾向,有些为巨大骨痂,常伴有桡骨头脱位,前臂骨间膜钙化以及桡骨干骺端下密集的骺线。更为奇特的是,与其他致病基因有众多的突变位点不同,该型患者绝大多数均为IFITM5(c.-14C>T)的同一突变。骨折后巨大骨痂是V型OI最具特征性的临床表型,这些骨痂好发于长骨。肥大骨痂的临床表现为肢体疼痛及肿大,受累部位皮温增高,皮肤紧绷,经常伴随扩张的

静脉,其临床表型有时和骨肉瘤非常相像,必要时需行骨活检来鉴别。本例患者的临床表现为较典型的Ⅴ型OI,其具有前臂骨间膜钙化、前臂的旋前、旋后障碍,以及骨折后巨大的骨痂。由于未认识到该病,在其他科被诊断为骨软骨瘤,最后患者在我科通过基因诊断明确了Ⅴ型OI,用双膦酸盐后减少了再发骨折。所以对幼时起病、有骨折后巨大骨痂、前臂骨间膜钙化或有桡骨小头脱位的患者,要高度怀疑Ⅴ型OI,及早进行基因诊断确诊,并进行相应的药物干预。

病例提供单位:上海交通大学医学院附属第六人民医院

上海市骨疾病临床研究中心

整理:梅亚垦

述评:张浩

参考文献

[1] SILLENCE DO, SENN A, DANKS DM. Genetic heterogeneity in osteogenesis imperfecta [J]. J Med Genet, 1979,16(2):101-116.

[2] GLORIEUX FH, RAUCH F, PLOTKIN H, et al. Type Ⅴ osteogenesis imperfecta: a new form of brittle bone disease [J]. J Bone Miner Res, 2000,15(9):1650-1658.

[3] KIM OH, JIN DK, KOSAKI K, et al. Osteogenesis imperfecta type Ⅴ: clinical and radiographic manifestations in mutation confirmed patients [J]. Am J Med Genet A, 2013,161A(8):1972-1979.

[4] 房凤岭,任秀智,王志勇,等. OI型成骨不全的特殊临床表现及影像特点[J].中华放射学杂志,2016,50(7):522-525.

[5] CHO TJ, LEE KE, LEE SK, et al. A single recurrent mutation in the 5'-UTR of IFITM5 causes osteogenesis imperfecta type Ⅴ [J]. Am J Hum Genet, 2012,91(2):343-348.

[6] SEMLER O, GARBES L, KEUPP K, et al. A mutation in the 5'-UTR of IFITM5 creates an in-frame start codon and causes autosomal-dominant osteogenesis imperfecta type Ⅴ with hyperplastic callus [J]. Am J Hum Genet, 2012,91(2):349-357.

[7] FORLINO A, MARINI JC. Osteogenesis imperfecta [J]. Lancet, 2016,387(10028):1657-1671.

[8] SHAPIRO JR, LIETMAN C, GROVER M, et al. Phenotypic variability of osteogenesis imperfecta type Ⅴ caused by an IFITM5 mutation [J]. J Bone Miner Res, 2013,28(7):1523-1530.

[9] 中华医学会骨质疏松和骨矿盐疾病分会.成骨不全症临床诊疗指南[J].中华骨质疏松和骨矿盐疾病杂志,2019,12(1):11-23.

索引